全国高级卫生专业技术资格考试习题集丛书

皮肤与性病学习题集

主　编　张学军

副主编　崔　勇　高兴华　张福仁　陈　翔

人民卫生出版社
·北京·

图书在版编目（CIP）数据

皮肤与性病学习题集/张学军主编. —北京：人
民卫生出版社，2021.1
（全国高级卫生专业技术资格考试习题集丛书）
ISBN 978-7-117-29753-0

Ⅰ.①皮… Ⅱ.①张… Ⅲ.①皮肤病学－医药卫生人
员－资格考试－习题集②性病学－医药卫生人员－资格考
试－习题集 Ⅳ.①R75-44

中国版本图书馆 CIP 数据核字（2021）第 004184 号

人卫智网	www.ipmph.com	医学教育、学术、考试、健康，
		购书智慧智能综合服务平台
人卫官网	www.pmph.com	人卫官方资讯发布平台

全国高级卫生专业技术资格考试习题集丛书
皮肤与性病学习题集
Pifu yu Xingbingxue Xitiji

主　　编：张学军
出版发行：人民卫生出版社（中继线 010-59780011）
地　　址：北京市朝阳区潘家园南里 19 号
邮　　编：100021
E - mail: pmph @ pmph.com
购书热线：010-59787592　010-59787584　010-65264830
印　　刷：天津安泰印刷有限公司
经　　销：新华书店
开　　本：787×1092　1/16　　印张：25
字　　数：562 千字
版　　次：2021 年 1 月第 1 版
印　　次：2021 年 2 月第 1 次印刷
标准书号：ISBN 978-7-117-29753-0
定　　价：129.00 元
打击盗版举报电话：**010-59787491　E-mail: WQ @ pmph.com**
质量问题联系电话：**010-59787234　E-mail: zhiliang @ pmph.com**

编 委

出版说明

根据中共中央组织部、人事部、卫生部印发的《关于深化卫生事业单位人事制度改革的实施意见》(人发〔2000〕31号)、《关于加强卫生专业技术职务评聘工作的通知》(人发〔2000〕114号),全国高级专业技术资格采取考试和评审结合的办法取得,国家卫生健康委人才交流服务中心组织开展高级卫生专业技术资格考试。目前高级卫生专业技术资格考试开考专业共计114个,全国每年参加考试的人数近30万,并有逐年增长的趋势。

为进一步指导高级卫生人才评价工作,满足对医学创新理念、高精技术总结的需求,国家卫生健康委人才交流服务中心与人民卫生出版社共同组织全国的权威专家,编写出版了全国高级卫生专业技术资格考试指导和习题集丛书。

"考试指导"在介绍基本理论知识和常用诊疗技术的基础上更注重常见病防治新方法、疑难病例综合分析、国内外学科前沿进展;不仅能指导拟晋升高级职称的应试者进行考前复习,还可以帮助医务工作者提高临床综合服务能力。

"习题集"的内容紧扣考试大纲,题型与真实考试保持一致,包括单选题、多选题和案例分析题。同时附有两套模拟试卷,以帮助考生熟悉考试形式,掌握题型特点。

全国高级卫生专业技术资格考试指导和习题集丛书由各专业知名专家编写,确保了内容的权威性、先进性、实用性和系统性。内容密切结合临床,既能满足考生备考的需求,又能指导广大医务工作者提高临床思维能力和处理疑难病症的能力,以高质量的医疗服务助力健康中国建设。

考生在使用本套丛书时如有任何问题和建议,欢迎将反馈意见发送至邮箱zcks@pmph.com。

题型介绍

国家卫生健康委人才交流服务中心为各省、自治区、直辖市提供高级卫生专业技术资格考试服务。考试多以计算机形式进行。副高级专业技术资格考试题型包括单选题、多选题、共用题干单选题和案例分析题 4 种;正高级专业技术资格考试题型包括多选题和案例分析题 2 种。

每个专业的具体考试题型和各题型所占比例在每次考试中会略有不同。考生在答题前应仔细阅读答题说明,以便在考试时能顺利作答。每个常见题型的格式相对固定,现简介如下。

一、单选题

单选题简称"A 型题"。每道考题题干下面有 5 个备选答案。备选答案中只有 1 个正确答案,选对得分,选错不得分。

【机考示例】

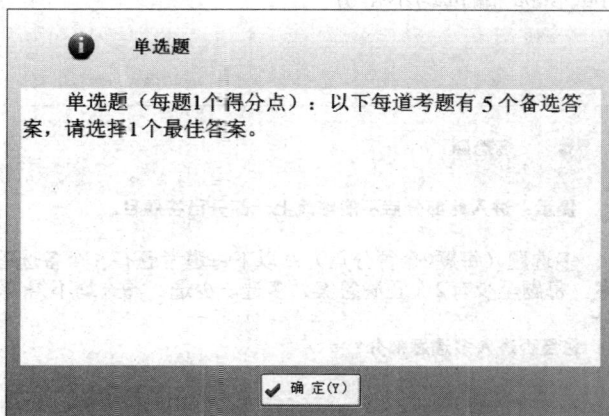

> ① 单选题
>
> 单选题(每题1个得分点):以下每道考题有 5 个备选答案,请选择1个最佳答案。
>
> ✔ 确 定(Y)

(一) A1 型题(单句型最佳选择题)

每道考题由 1 个题干和 5 个备选答案组成。备选答案中只有 1 个正确答案,其余 4 个均为干扰选项。干扰选项可以完全不正确或部分正确。

1. 与膀胱癌预后关系最密切的是
  A. 肿瘤的大小   B. 肿瘤的复发时间和频率
  C. 肿瘤的数目   D. 肿瘤的部位
  E. 肿瘤的病理分级和分期

【答案】E

【解析】膀胱癌的预后主要与肿瘤分级分期、肿瘤的大小、肿瘤复发时间和频率、肿瘤数目，以及是否存在原位癌等因素密切相关。其中肿瘤的病理分级和分期是影响预后的重要因素。

（二）A2 型题（病历摘要型最佳选择题）

每道考题由 1 个简要题干、1 个引导性提问和 5 个备选答案组成。备选答案中只有 1 个正确答案，其余 4 个均为干扰选项。干扰选项可以完全不正确或部分正确。

2. 患者男，50 岁。突然畏寒、发热、咳嗽、咳脓性痰，痰黏稠带血。血白细胞 18×10^9/L。X 线片示右上肺大片实变影，叶间隙下坠。经青霉素治疗无效。诊断可能为
  A. 肺炎球菌性肺炎   B. 肺炎克雷伯菌肺炎
  C. 葡萄球菌肺炎   D. 肺结核
  E. 渗出性胸膜炎

【答案】B

【解析】肺炎克雷伯菌肺炎的临床特点是起病急，高热、咳嗽、咳痰、胸痛，痰量较多，呈黏稠脓性，可带血，黄绿色或砖红色胶冻样。X 线片表现多样，为大叶实变，多见于右肺上叶，有多发性蜂窝状脓肿，叶间裂下坠。对庆大霉素及第三代头孢菌素敏感。

二、多选题

多选题简称"X 型题"。每道考题题干下面有 5 个备选答案。备选答案中至少有 2 个正确答案，选对得分，多选、少选、漏选均不得分。

【机考示例】

3. 关于单纯疱疹病毒性脑炎发病和病理变化的描述,正确的是

 A. 病变累及颞叶、岛叶、扣带回

 B. 大脑凸面、枕叶后部也可受累,基底节正常

 C. 双侧发生,但也可不对称

 D. 豆状核常受累

 E. 病程缓慢

【答案】ABC

【解析】单纯疱疹病毒性脑炎多数由Ⅰ型单纯疱疹病毒感染引起。临床常急性起病,伴发热、意识障碍、癫痫发作、弥漫性脑功能损害,通常有前驱期,多有上呼吸道感染的症状。病灶常位于双侧颞叶、岛叶及扣带回,呈对称或非对称性分布,以累及皮层灰质多见,亦可累及枕叶后部、脑干、小脑、丘脑,豆状核常不受累,岛叶病变与豆状核间有清楚的界限,凸面向外,如刀切样,是本病较具特征性的表现。

三、共用题干单选题

每组考题以 1 个叙述专业实践活动情景的题干作为共用题干,供下列多道考题使用。每道考题就共用题干进行提问,提问下面有 5 个备选答案。备选答案中只有 1 个正确答案,选对得分,选错不得分。其余 4 个均为干扰选项。干扰选项可以完全不正确或部分正确。

【机考示例】

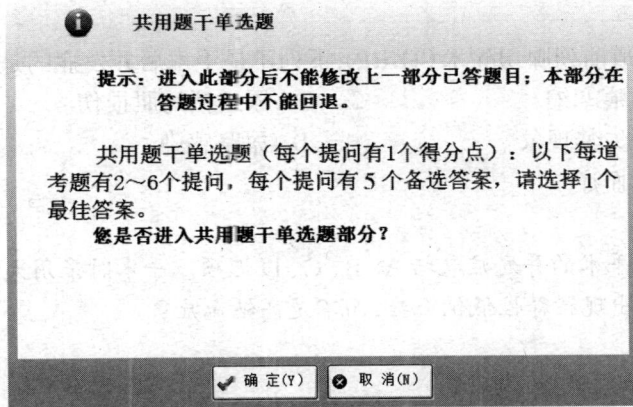

> **共用题干单选题**
>
> **提示:进入此部分后不能修改上一部分已答题目;本部分在答题过程中不能回退。**
>
> 共用题干单选题(每个提问有1个得分点):以下每道考题有 2~6 个提问,每个提问有 5 个备选答案,请选择1个最佳答案。
>
> **您是否进入共用题干单选题部分?**
>
> ✔ 确定(Y)　　✖ 取消(N)

(一) A3 型题(病历组型最佳选择题)

每组考题的共用题干后面分别有 2~3 个提问,每个提问考查的要点之间相互独立。

(4~6 题共用题干)

患者男,72 岁。排尿困难 5 年,近 2 个月加重伴食欲缺乏。直肠指检前列腺明显增大,为 5cm×6cm;叩诊示膀胱已达脐下 3 横指。血 BUN 36mmol/L,Cr 340μmol/L。B 超示双肾中度积水。

4. 下列治疗措施最为合理的是

 A. 经尿道前列腺切除术

 B. 经尿道前列腺热疗

    C. 耻骨上经膀胱前列腺切除术

    D. 留置导尿管或耻骨上膀胱穿刺造瘘

    E. 服用 α 受体拮抗剂和 5α- 还原酶抑制剂

【答案】D

【解析】该患者患有严重的前列腺增生症,并出现并发症,即慢性尿潴留、双肾积水和肾功能不全。此时应立即行留置导尿管或耻骨上膀胱穿刺造瘘引流膀胱,缓解肾功能不全,待肾功能不全缓解后再行进一步处理。目前行外科手术治疗危险性大,不宜进行。此患者已经出现了严重的并发症,仅用药物治疗难以有效,药物治疗应在膀胱引流的基础上作为辅助治疗方法。

5. 良性前列腺增生(BPH)患者**不宜**行手术治疗的情况是

    A. 伴有长期的、反复的下尿路感染   B. 伴有反复肉眼及镜下血尿

    C. 合并腹股沟斜疝   D. 有急性尿潴留病史

    E. 伴有尿道括约肌功能障碍

【答案】E

【解析】尿道括约肌功能障碍是手术的禁忌证,而其他选项均为前列腺增生症的手术适应证。前列腺增生症的手术适应证可分为 3 类:①症状明显,严重影响生活质量并且药物治疗效果不佳;②最大尿流率小于 10ml/s 和 / 或残余尿大于 60ml;③伴有并发症,如急、慢性尿潴留,膀胱结石,尿路感染及肾功能不全等。

6. BPH 行经尿道前列腺切除术(TURP),下列**不是**手术后并发症的是

    A. 膀胱颈瘢痕挛缩   B. 尿道括约肌损伤

    C. 短暂的尿失禁现象   D. 尿路感染

    E. 术后高钠血症

【答案】E

【解析】TURP 手术的并发症包括 A、B、C、D 选项。手术时采用大量的非离子液体灌注冲洗,患者术后会出现稀释性低钠血症,而不是高钠血症。

(二) A4 型题(病历串型最佳选择题)

    每组考题的共用题干后面分别有 4~6 个相互独立的提问,每个提问可随情景的发展逐步增加部分新信息,以考查考生综合思考和应用的能力。

    (7~10 题共用题干)

    患者男,25 岁,农民。面色苍白、疲乏无力 1 年。血常规:RBC 2.0×10^{12}/L,Hb 60g/L,WBC 7.6×10^9/L,N 0.50,L 0.26,E 0.14;SF 10μg/L;血涂片中成熟红细胞中央淡染区扩大。拟诊为缺铁性贫血。

    7. 给患者口服硫酸亚铁,0.3g/ 次,3 次 /d,治疗 1 个月效果不佳,其原因为

    A. 诊断不正确   B. 病因未去除

    C. 所给铁剂剂量不够   D. 未合并应用维生素 C

    E. 未使用注射铁剂

【答案】B

【解析】患者有面色苍白、疲乏无力表现,Hb 60g/L,SF 10μg/L,血涂片中成熟红细胞中央淡染区扩大,支持缺铁性贫血诊断。经口服补铁治疗无效,其原因为病因未去除。

8. 该患者可能的病因为
   A. 营养不良   B. 吸收障碍
   C. 消化性溃疡   D. 肠道钩虫病
   E. 胃肠道肿瘤

【答案】D

【解析】患者为男性,农民,嗜酸性粒细胞明显增高,提示该患者可能的病因为肠道寄生虫病。

9. 假设患者为女性,病史方面应补充的内容是
   A. 现病史   B. 个人营养史
   C. 月经生育史   D. 婚姻史
   E. 家族史

【答案】C

【解析】对于女性缺铁性贫血患者,病史方面应补充月经生育史,以了解是否存在慢性失血。

10. 假设此患者查出有胃肠道肿瘤,需手术治疗。手术前拟行铁剂注射,若患者体重50kg,其需铁剂总量约为
    A. 990mg   B. 1 150mg
    C. 1 320mg   D. 1 485mg
    E. 1 650mg

【答案】D

【解析】注射铁剂的总需要量(mg)=(需达到的血红蛋白浓度-患者的血红蛋白浓度)×患者体重(kg)×0.33。此患者注射铁剂的总量=(150-60)×50×0.33=1 485mg。

四、案例分析题

每个案例分析题以 1 个叙述专业实践活动的情景为题干,后面至少有 3 个提问,每个提问有 6~12 个备选答案,其中正确答案有 1 个或几个。在所有备选答案中又分为正确选项、关键选项、无关选项和错误选项。每选择 1 个正确选项得 1 个得分点,每选择 1 个关键选项得 2 个得分点,每选择 1 个错误选项扣 1 个得分点,选择无关选项不得分也不扣分,直至扣至本提问得分点为 0,即每个提问无得负分的情况。

【机考示例】副高级考试从 11 个案例中任选 8 个案例作答;正高级考试从 15 个案例中任选 12 个案例作答。

> ℹ️ **案例分析题**
>
> **提示：进入此部分后不能修改上一部分已答题目；本部分在答题过程中不能回退。**
>
> 案例分析题：请从11个案例中任选8个案例作答。每个案例至少有3个提问，每个提问有6～12个备选答案，其中正确答案有1个或几个，每选择1个正确答案得1个得分点，每选择1个错误答案扣1个得分点，扣至本提问得分点为0。
> **您是否进入案例分析题部分？**
>
> ✔ 确定(Y)   ✖ 取消(N)

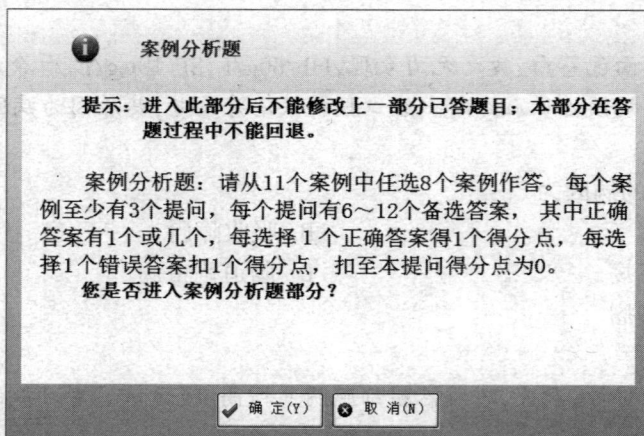

【**案例1**】患者女,14岁。偶然发现腹部包块。既往有急性胰腺炎病史。腹部超声发现胰尾部低回声包块,建议进一步检查。

第1问:患者下一步应进行的检查是

A. 腹部 X 线平片   B. 腹部 CT

C. 腹部增强 CT   D. 腹部 MRI

E. 腹部增强 MRI   F. 超声内镜

G. 立位腹部 X 线平片

【**答案**】C

【**解析**】患者超声检查发现低回声包块,说明有实性成分,应行腹部增强 CT 检查,发现病变及其强化方式,以判断病变性质。MRI 为进一步的影像学检查。

［**提示**］患者行腹部增强 CT 检查发现,胰腺尾部有 4cm×4cm 的囊实性肿块,边界较清,病变实性成分和囊性成分分界清,实性成分增强可见强化。

第2问:该患者首先考虑的疾病是

A. 胰腺假性囊肿   B. 胰腺黏液性囊腺瘤

C. 胰腺实性假乳头状瘤   D. 胰腺浆液性囊腺瘤

E. 胰腺神经内分泌肿瘤   F. 胰腺转移瘤

【**答案**】C

【**解析**】根据患者发病年龄及影像学表现,考虑为胰腺实性假乳头状瘤。

第3问:关于胰腺实性假乳头状瘤的描述,正确的是

A. 良性病变

B. 好发于年轻女性

C. 好发于胰体

D. 病变实性成分表现为明显强化

E. 可以有局部浸润,但远处转移极少发生

F. 同时具有实性和假乳头两种组织学特点

G. 多见胰管扩张

H. 出血较常见

【答案】BEFH

【解析】胰腺实性假乳头状瘤好发于年轻女性,为低度恶性肿瘤。病变实性成分多表现为渐进性强化,可见局部浸润,但远处转移少见。胰腺实性假乳头状瘤同时具有实性和假乳头两种组织学特点,而实际上乳头状结构是由于肿瘤细胞的退行性变及细胞的黏着力下降和囊腔所形成的假乳头。病变引起胰管和胆管扩张少见,出血较常见。

第4问:最终患者确诊为胰腺实性假乳头状瘤,下一步应采取的治疗有

A. 定期随诊	B. 手术治疗
C. 放疗	D. 化疗
E. 放化疗	F. 放弃治疗
G. 手术 + 术后放化疗	H. 先放化疗后手术治疗

【答案】B

【解析】胰腺实性假乳头状瘤为低度恶性肿瘤,会发生恶变,手术是其首选的治疗手段。该患者现病变较大,需及时行手术治疗。

➕ **温馨提示**

多数考试机构在进行人机对话考试设计时,设置了"进入下一个题型模块后不能再修改上一部分已经提交的试题选项"的限定。希望考生考试时分配好各个模块的考试时间。

有些题型因为考试内容和目的决定了"没有机会反悔",从而设置了"同一组试题内答题过程不可逆"的限定。请考生认真阅读每个模块中的提示。

前　言

为积极响应国家"深化卫生专业技术职称改革工作和完善卫生专业技术职务聘任制"的要求，进一步指导高级卫生人才评价工作，并满足对医学创新理念、高精技术总结的需求，国家卫生健康委人才交流服务中心与人民卫生出版社共同组织编写出版了全国高级卫生专业技术资格考试指导和配套习题集。

皮肤与性病学高级卫生专业技术资格考试指导及配套习题集的编委来自全国 50 余所医学院校附属医院，均是长期致力于皮肤病与性传播疾病的临床诊疗、教学和科研的专家学者，具有丰富的临床诊疗经验、良好的教学经验和较高的学术造诣。

考试指导及配套习题集的编写依据最新考试大纲，共有 27 章。第 1～6 章介绍皮肤病与性传播疾病诊断与治疗的基础理论，包括皮肤的结构，皮肤的功能，皮肤病的病因、临床表现及诊断，皮肤病与性传播疾病的实验室检查，皮肤病治疗学，皮肤保健和皮肤病的预防；第 7～27 章介绍各种皮肤病与性传播疾病的病因、发病机制、临床表现、实验室检查、诊断与鉴别诊断、治疗与预防。编写内容突出关键知识点，同时涵盖各种疾病的国内外诊疗标准、规范或指南。

习题集的题型包括单选题、多选题、共用题干单选题和案例分析题。试题数量丰富，覆盖考试大纲的所有知识点，重点、难点突出，并附有答案和解析。并提供两套全国高级卫生专业技术资格考试模拟试卷，模拟考试真题，分别用于拟参加正高级和副高级专业技术资格考试的人员使用，便于快速熟悉和适应考试内容与形式。

考虑到高级卫生专业技术资格考试的难度较大，因此编委在编写过程中力求内容全面，覆盖所有需要掌握和了解的知识点，同时要覆盖新理论、新药物、新方法与新技术。此外，力求习题集的试题具有一定难度和广度，与临床疾病的病因、发病机制、诊断、鉴别诊断及处理紧密相关，重点考核临床思维。希望本指导和习题集能对参加高级卫生专业技术资格考试的考生有重要的指导意义，而且也有助于提高皮肤与性病学专业医师的临床诊疗水平。

  尽管在编写过程中各位编委付出了大量心血，力求完美，但是由于编写时间紧张，难免存在一些不足之处，在此真诚希望各位读者提出宝贵意见，联系邮箱：wpg2370@163.com。

2020 年 10 月

目 录

第一章　皮肤的结构

一、单选题

1. 关于皮肤厚度,下列叙述**错误**的是
   A. 全层皮肤厚度为 0.5～4.0mm
   B. 眼睑、外阴、乳房等部位皮肤最薄,约为 0.5mm
   C. 掌跖部位皮肤最厚,可达 3～4mm
   D. 四肢及躯干的屈侧皮肤比伸侧皮肤厚
   E. 儿童皮肤较成人薄得多
   【解析】四肢及躯干的屈侧皮肤比伸侧皮肤薄。

2. 黑素细胞起源于
   A. 内胚层　　　　　B. 外胚层
   C. 中胚层　　　　　D. 外胚层和中胚层
   E. 中胚层和内胚层
   【解析】黑素细胞起源于外胚层的神经嵴。

3. 水疱发生于角质层下的疾病是
   A. 类天疱疮
   B. 寻常型天疱疮
   C. 线状 IgA 大疱性皮病
   D. 大疱性表皮松解症
   E. 白痱

4. 湿疹的水疱位于
   A. 表皮内　　　　　B. 基底膜带
   C. 真皮乳头层　　　D. 真皮网状层
   E. 皮下组织

5. 角质小体是分泌型细胞器,存在于
   A. 基底层　　B. 棘层　　　C. 颗粒层
   D. 透明层　　E. 角质层
   【解析】电镜下棘细胞的细胞质内有许多张力细丝聚集成束附着于桥粒上,并可见直径为 100～300nm 的胞膜颗粒,称为角质小体或 Odland 小体,能将脂质前体输送到角质形成细胞间隙。

6. 关于表皮角质层,下列描述**错误**的是
   A. 位于表皮最外层
   B. 由完全分化的、无核、多层堆叠的扁平角质细胞构成
   C. 通常为 5～20 层,掌跖部位厚度可达 40～50 层
   D. 电镜下细胞质内无细胞器,含大量角蛋白丝
   E. 角质层上部细胞间仍有桥粒连接
   【解析】角质层上部细胞间桥粒消失或形成残体,故易于脱落。

7. 显性遗传营养不良型大疱性表皮松解症水疱的原始裂隙发生于
   A. 基底膜带之上　　B. 基底膜带之下
   C. 马尔匹基层　　　D. 颗粒层
   E. 棘层

8. 下列疾病**不出现**表皮角化不良的是
   A. 毛囊角化病　　　B. 日光角化病

答案: 1. D　2. B　3. E　4. A　5. B　6. E　7. B　8. E

C. 鳞状细胞癌　　　D. Bowen病

E. 湿疹

【解析】表皮角化不良可分为良性和恶性，前者如毛囊角化病，后者如日光角化病、鳞状细胞癌和Bowen病。

9. 桥粒的特征性标志是

A. DP　　　　B. Dsc　　　　C. Dsg

D. PG　　　　E. PKP

【解析】桥粒斑蛋白（DP）仅存在于桥粒斑块中，因此是桥粒的特征性标志。

10. 关于基底膜带，下列描述**错误**的是

A. 胞膜层由基底细胞的细胞骨架、桥粒和浆膜构成

B. 透明层和致密层都含有板层素

C. 致密层的主要成分是Ⅳ型胶原

D. 致密层是基底膜带的重要支持结构

E. 致密下层中有锚原纤维穿行，其主要成分为Ⅶ型胶原

【解析】胞膜层由基底细胞的细胞骨架、半桥粒和浆膜构成。

11. 关于网状纤维和弹力纤维，下列叙述**错误**的是

A. Ⅲ型胶原是网状纤维的主要成分

B. 网状纤维又称为嗜银纤维

C. 网状纤维主要分布在网状层

D. 弹力纤维由弹力蛋白和微原纤维构成

E. 正常真皮内弹力纤维的数量较少

【解析】网状纤维主要分布在乳头层。

12. 下列属于毳毛的是

A. 头发　　　　　　B. 阴毛

C. 外耳道毛　　　　D. 面部毛发

E. 胎儿体表毛发

【解析】成人面部、颈部、躯干及四肢的

毛发短而细软、色淡，为毫毛或毳毛。

13. 下列**不属于**短毛的是

A. 眉毛　　　　B. 阴毛　　　　C. 鼻毛

D. 睫毛　　　　E. 外耳道毛

【解析】阴毛属于长毛。

14. 关于毛发，下列描述**错误**的是

A. 皮质是毛发的主要组成部分，由密集的角质细胞构成

B. 毛发的中心部分为髓质，整根毛发均有髓质

C. 毛囊位于真皮和皮下组织中，由上皮细胞和结缔组织形成

D. 毛囊从内到外分为内毛根鞘、外毛根鞘和结缔组织鞘

E. 毛乳头包含结缔组织、神经末梢和毛细血管，为毛球提供营养

【解析】毛发的中心部分为髓质，毛发末端通常无髓质。

15. 皮脂腺导管直接开口于皮肤表面的解剖部位是

A. 掌跖　　　　　　B. 指/趾屈侧

C. 头面部　　　　　D. 乳晕

E. 胸部

【解析】少部分皮脂腺在无毛皮肤，如颊黏膜、唇红、女性乳晕、阴唇、眼睑、包皮内侧等区域，导管直接开口于皮肤表面。

16. 关于皮脂腺，下列描述**错误**的是

A. 皮脂腺的分泌方式是全浆分泌

B. 皮脂腺在头皮、面部、胸部及背部数量丰富

C. 皮脂腺导管由单层柱状上皮构成

D. 皮脂腺分泌受雄激素水平控制

E. 在掌跖和指/趾屈侧无皮脂腺

答案：　9. A　10. A　11. C　12. D　13. B　14. B　15. D　16. C

【解析】皮脂通过导管排至皮肤表面或毛囊内，导管由复层鳞状上皮构成。

17. 关于顶泌汗腺，下列描述**错误**的是
    A. 顶泌汗腺由分泌部和导管组成
    B. 其分泌部位于真皮深层和皮下脂肪层
    C. 其导管的结构与外泌汗腺导管相似，多数直接开口于表皮
    D. 其分泌部是由单层上皮细胞组成的卷曲导管构成，导管由双层立方细胞和肌上皮细胞组成
    E. 顶泌汗腺的分泌主要受性激素影响，青春期分泌旺盛

    【解析】顶泌汗腺的导管大多开口于毛囊上部，也有少部分腺体直接开口于皮肤表面。

18. 下列关于外泌汗腺的描述中，**错误**的是
    A. 掌跖分布较多
    B. 外耳道、唇红、乳头无外泌汗腺分布
    C. 由明细胞和暗细胞构成，前者分泌黏蛋白和回收钠离子，后者分泌汗液
    D. 外泌汗腺导管由两层小立方形细胞组成，呈螺旋状穿过表皮并开口于汗孔
    E. 外泌汗腺受交感神经系统支配，参与体温调控

    【解析】明细胞分泌汗液，暗细胞分泌黏蛋白和回收钠离子。

19. 下列疾病中出现胶原溶解的是
    A. 天疱疮
    B. 大疱性类天疱疮
    C. 重症多形红斑
    D. 单纯型大疱性表皮松解症
    E. 营养不良型大疱性表皮松解症

    【解析】胶原溶解是指在光学显微镜下，表皮下乳头层狭窄的地带中出现均一化的胶原变性，可见于营养不良型大疱性表皮松解症。

20. 下列叙述**错误**的是
    A. 真皮乳头层下的血管丛包含丰富的毛细血管、乳头终末小动脉和小静脉
    B. 皮肤淋巴管的盲端起始于真皮网状层
    C. 皮肤中的组织液、细菌、肿瘤细胞等均易通过淋巴管到达淋巴结
    D. 皮肤的感觉神经极为复杂
    E. 皮肤内最常见的平滑肌是立毛肌

    【解析】皮肤淋巴管的盲端起始于真皮乳头层。

21. 感受压觉的神经小体是
    A. Meissner 小体
    B. Ruffini 小体
    C. Pacinian 小体
    D. Krause 小体
    E. Pinkus 小体

    【解析】Pacinian 小体、Meissner 小体、Ruffini 小体、Krause 小体等，主要分布在无毛皮肤。这些小体可分别感受压觉、触觉、热觉和冷觉，但目前发现仅有游离神经末梢而无神经小体的部位也能区分这些不同刺激，说明皮肤的感觉神经极为复杂。

22. 患者，女性，25 岁。全身红色皮疹 1 周，且皮疹逐渐增多、扩大。发疹前 2～3 天有头痛、低热和乏力病史。查体：T 38℃，BP 110/75mmHg，躯干、四肢散在分布水肿性红斑，边界清楚，部分皮疹呈虹膜样损害，口腔及眼部未见受累。该病的表皮组织病理学改变特征是
    A. 表皮角化过度
    B. 表皮角化不全
    C. 表皮角质形成细胞坏死
    D. 表皮角质形成细胞增生
    E. 表皮角质形成细胞萎缩

答案： 17. C 18. C 19. E 20. B 21. C 22. C

【解析】该患者诊断为多形红斑,其组织病理表现因临床类型不同而有所差异。多形红斑的基本改变为角质形成细胞坏死,基底细胞液化变性,表皮下水疱形成,真皮上部血管扩张,红细胞外渗,血管周围淋巴细胞及少数嗜酸性粒细胞浸润。

23. 患者,女性,18 岁。患面部皮疹 10 余年,皮疹无瘙痒和疼痛,日晒后加重。查体:面部散在米粒大小的淡褐色斑疹。符合该病组织病理改变的是
   A. 表皮基底层黑素含量增加
   B. 表皮角化过度
   C. 表皮基底层黑素细胞增多
   D. 真皮上部血管周围嗜黑素细胞增多
   E. 真皮血管周围淋巴细胞浸润

【解析】该患者诊断为雀斑。雀斑处表皮基底层黑素增加而黑素细胞数目正常。雀斑处黑素细胞与邻近正常表皮黑素细胞相比,形态变大,树枝状突起增多、变长。在黄褐斑中才会出现真皮上部血管周围嗜黑素细胞增多及淋巴细胞浸润。

24. 患者,女性,15 岁。左侧面部有色素斑 8 年。皮疹初发于左眼周围,为褐青色斑,逐渐扩大、颜色加深。查体:左侧上下眼睑、额部、颧部有青灰色斑片,左侧巩膜轻度变蓝。该病的组织病理改变是
   A. 表皮基底层黑素含量增加,而黑素细胞数目正常
   B. 真皮上部可见游离的黑素颗粒或嗜黑素细胞
   C. 真皮中下部可见充满黑素颗粒的梭形黑素细胞散布于胶原束之间
   D. 黑素细胞增多,角质形成细胞和黑素细胞内可见散在的异常大的黑素颗粒

   E. 充满黑素颗粒的黑素细胞散布于真皮中上部胶原纤维束之间,在浸润的色素斑处黑素细胞量更多

【解析】该患者诊断为太田痣。太田痣的组织病理改变为充满黑素颗粒的黑素细胞散布于真皮中上部胶原纤维束之间,与蒙古斑相比,黑素细胞数量更多,位置也较表浅,在稍隆起和浸润的色素斑处黑素细胞量更多。选项 A 是雀斑的组织病理改变,选项 B 是黄褐斑的组织病理改变、选项 C 是蒙古斑的组织病理改变、选项 D 是咖啡斑的组织病理改变。

25. 患者,男性,40 岁。四肢反复起水疱伴瘙痒 2 年。水疱主要发生于身体易受摩擦的部位。查体:四肢末端、肘膝关节伸侧见绿豆大小的水疱,基底不红,疱壁厚,尼氏征(-),皮损愈合处见瘢痕。皮肤组织病理示:表皮下水疱,疱内见中性粒细胞浸润。该患者血液循环中存在的自身抗体是
   A. 抗Ⅲ型胶原抗体
   B. 抗Ⅶ型胶原抗体
   C. 抗Ⅳ型胶原抗体
   D. 抗Ⅵ型胶原抗体
   E. 抗Ⅻ型胶原抗体

【解析】该患者诊断为获得性大疱性表皮松解症。Ⅶ型胶原是本病的抗原,位于基底膜带致密层及其下方的锚纤维内。患者血清中含有抗Ⅶ型胶原抗体,能与锚纤维结合形成免疫复合物并激活补体,产生趋化因子和吸引中性粒细胞至基底膜带,后者释放蛋白酶,导致表皮与真皮分离,形成水疱。

26. 患者,男性,65 岁。鼻梁左侧见黑色结节,边缘呈珍珠样,中央有溃疡,病程慢性,长期不愈合。该患者的组织病理学

答案: 23. A　24. E　25. B　26. D

特点**不包括**
A. 真皮内可见基底样细胞团块
B. 瘤细胞的核质比增大
C. 瘤细胞边界不清
D. 瘤细胞之间的细胞间桥发达
E. 瘤块周围可见结缔组织间质增生、黏液变性

【解析】该患者诊断为基底细胞癌,瘤细胞之间无细胞间桥。

27. 患者,男性,56岁。面部患皮损数年,无明显自觉症状。查体:面部散在扁平丘疹、斑片,呈深褐色,表面光滑,边界清楚,皮损呈对称性。该患者的组织病理学特点**不包括**
A. 表皮角化过度
B. 棘层肥厚
C. 棘层松解
D. 乳头瘤样增生
E. 增生的瘤组织由鳞状细胞和基底样细胞组成

【解析】该患者诊断为脂溢性角化病。本病所有类型均有表皮角化过度、棘层肥厚、乳头瘤样增生。增生的瘤组织由鳞状细胞和基底样细胞组成,其特点是瘤组织边界变平坦,且与两侧正常表皮位于同一平面。

28. 患儿,女性,2岁。确诊为 Siemens 大疱性鱼鳞病。该患儿皮损的特征性组织病理改变位于
A. 基底层
B. 棘层
C. 棘层上部和颗粒层
D. 透明层
E. 角质层

【解析】该病的病理改变为表皮松解性角化过度,位于棘层上部和颗粒层。

29. 患者,男性,17岁。左侧躯干见长约20cm 的褐色斑块,表面角化、粗糙。自幼发病,近期发展较快。该患者皮损的组织病理学特点**不包括**
A. 表皮角化过度
B. 表皮角化不全
C. 棘层肥厚
D. 乳头瘤样增生
E. 基底细胞液化变性

【解析】该患者诊断为表皮痣。本病组织病理学特点是表皮角化过度,棘层肥厚,表皮嵴伸长,乳头瘤样增生,并可见颗粒层增厚及柱状角化不全,基底层黑素增多。

30. 患者,男性,30岁。头部斑片状脱发1个月。1个月前患者理发时无意中发现头顶部有一处圆形、指甲盖大小的斑片状脱发区,头皮无痛痒,脱发面积逐渐增大,并于枕部又出现类似脱发区。患者既往体健,无烟酒嗜好。近半年因工作繁忙,经常失眠、头晕。该病早期的组织病理改变最典型的是
A. 出现发育不良的生长期毛发,但毛囊下端无炎性细胞浸润
B. 毛囊下端有淋巴细胞炎性浸润,但无发育不良的生长期毛发
C. 出现发育不良的生长期毛发,毛囊下端有淋巴细胞炎性浸润,并伴有皮脂腺发育异常
D. 毛囊下端有淋巴细胞炎性浸润,并伴有皮脂腺发育异常,但无发育不良的生长期毛发
E. 出现发育不良的生长期毛发,毛囊下端有淋巴细胞炎性浸润,但皮脂腺无异常

【解析】该患者诊断为斑秃。该病早期的典型表现为毛球周围淋巴细胞浸润,生长

答案: 27. C　28. C　29. E　30. E

期和退行期毛囊均可累及。毛发已脱落的毛囊中可有新生的毳毛,新生的毳毛缺乏色素。

二、多选题

1. 下列描述中,符合表皮特征的是
   A. 表皮属于复层鳞状上皮
   B. 表皮主要由角质形成细胞和树枝状细胞两大类细胞组成
   C. 角质形成细胞用苏木精 - 伊红染色即可着色
   D. 表皮内两大类细胞均有细胞间桥
   E. 树枝状细胞需用特殊染色或组织化学方法,甚至在电镜下才能识别
   【解析】角质形成细胞具有细胞间桥,而树枝状细胞没有。

2. 关于梅克尔细胞,下列叙述正确的是
   A. 分布于基底细胞之间
   B. 细胞具有长指状突起
   C. 细胞质中含有许多神经内分泌颗粒
   D. 电镜下,梅克尔细胞通过桥粒与角质形成细胞相连
   E. 梅克尔细胞 - 轴突复合体是一种突触结构
   【解析】梅克尔细胞有短指状突起。

3. 胶原纤维的特点是
   A. HE 染色呈浅红色
   B. 在真皮中含量最丰富,占真皮干重的 70%
   C. 真皮内胶原纤维的主要成分为 I 型胶原,少数为 III 型胶原
   D. 胶原纤维由直径为 70～140nm 的胶原原纤维聚合而成
   E. 胶原纤维韧性大、抗拉力强,但缺乏弹性

4. 下列有关真皮细胞和基质的描述中,正确的是
   A. 成纤维细胞、巨噬细胞和肥大细胞是真皮的常驻细胞
   B. 成纤维细胞是一种间质来源的细胞,合成前胶原分子、弹力纤维及细胞外基质
   C. 基质为充满于真皮胶原纤维和细胞之间的定形物质
   D. 蛋白多糖为基质的主要成分
   E. 基质形成具有许多微孔隙的分子筛立体构型,具有很强的吸水性
   【解析】基质为无定形物质。

5. 下列关于甲的叙述中,正确的是
   A. 甲由多层紧密的角质细胞构成
   B. 甲母质是甲板的生发结构
   C. 甲母质的远端部分通过透明的甲板可见,呈白色半月形,称为甲半月
   D. 正常情况下,趾甲的厚度约为 2.5mm,指甲的厚度约为 0.5mm
   E. 指甲的生长速度约为每 3 个月生长 1cm,趾甲的生长速度约为指甲的 1/3
   【解析】趾甲的厚度约为 1.35mm。

答案: 1. ABCE 2. ACDE 3. ABCDE 4. ABDE 5. ABCE

第二章 皮肤的功能

一、单选题

1. 与白癜青春期后自愈相关的皮肤屏障功能是
   - A. 对机械性损伤的防护
   - B. 对物理性损伤的防护
   - C. 对化学性损害的防护
   - D. 对微生物损害的防护
   - E. 防止体液过度丢失

2. 与皮肤糖代谢异常相关的疾病是
   - A. 肠病性肢端皮炎
   - B. 皮肤黄瘤
   - C. 胫前黏液性水肿
   - D. 皮肤淀粉样变
   - E. 痛风

3. 当环境温度高于体温时,人体的主要散热方式为
   - A. 辐射　　　　　B. 可感蒸发
   - C. 对流　　　　　D. 传导
   - E. 不感蒸发

4. 下列描述**错误**的是
   - A. 皮肤的正常 pH 为 7.0～7.5
   - B. 皮肤可防止体内水分、电解质和营养物质的丢失
   - C. 皮肤可保持机体内环境的稳态
   - D. 皮肤可防御外界有害物质的侵入

   - E. 皮肤是人体最大的器官
   【解析】皮肤的正常 pH 为 5.5～7.0。

5. 人体皮肤中糖原含量最高的时期是
   - A. 壮年期　　　　B. 少年期
   - C. 青年期　　　　D. 老年期
   - E. 胎儿期
   【解析】人体皮肤中的糖原含量最高的时期是胎儿期,成人期时含量明显降低。

6. 缺氧时通过无氧酵解途径提供能量的葡萄糖占表皮总量的百分比是
   - A. 10%～20%　　　B. 25%～50%
   - C. 50%～70%　　　D. 70%～80%
   - E. 75%～90%

7. 下列关于瘙痒的描述,**错误**的是
   - A. 人体内有专门的瘙痒感受器
   - B. 外界刺激可引起瘙痒
   - C. 焦虑或烦躁可加剧瘙痒
   - D. 瘙痒是皮肤黏膜的一种特有的感觉
   - E. 精神舒缓可减轻瘙痒
   【解析】至今尚未发现人体存在特殊的痒觉感受器。

8. 皮肤对脂溶性物质的吸收主要是通过
   - A. 角质层　　　　B. 基底层
   - C. 汗腺　　　　　D. 棘层
   - E. 毛囊和皮脂腺

答案: 1. D　2. C　3. B　4. A　5. E　6. D　7. A　8. E

【解析】皮肤对脂溶性物质的吸收主要是通过毛囊和皮脂腺,其吸收的强弱顺序为:羊毛脂>凡士林>植物油>液体石蜡。

9. 人类皮肤中的脂类总量占皮肤总重量的百分比是
  A. 0.5%～1%　　　　B. 1%～3%
  C. 3.5%～6%　　　　D. 10%～14%
  E. 15%～20%
  【解析】皮肤中的脂类包括脂肪和类脂质,人类皮肤中的脂类总量占皮肤总重量的3.5%～6%。

10. 从表皮的基底层到角质层含量逐渐降低的脂类是
  A. 胆固醇　　　　　B. 脂肪酸
  C. 神经酰胺　　　　D. 磷脂
  E. 花生四烯酸
  【解析】从基底层到角质层,胆固醇、脂肪酸、神经酰胺的含量逐渐增多,而磷脂的含量则逐渐减少。

11. 下列关于皮肤屏障功能的描述,正确的是
  A. 角质层主要吸收长波紫外线
  B. 正常的皮肤角质层具有半透膜的性质,可防止营养物质的丢失
  C. 棘层是皮肤防护化学性刺激的主要结构
  D. 皮肤对电损伤的防护作用主要由基底层来完成
  E. 皮肤的屏障功能具有单向性
  【解析】皮肤角质形成细胞可反射光线和吸收短波紫外线。棘细胞和基底细胞可吸收长波紫外线。角质层也是对化学性损伤最主要的防护结构。正常的皮肤角质层具有半透膜的性质,可防止营养物质的丢失。皮肤对电损伤的防护作用主要由角质

层完成。皮肤的屏障功能具有双向性,一方面皮肤防止体内水、电解质及营养物质的丢失,同时防止外来有害物质进入体内。

12. 皮肤中可维持细胞膜通透性的电解质是
  A. Ca^{2+}　　　　B. K^+　　　　C. Mg^{2+}
  D. Na^+　　　　E. Zn^{2+}
  【解析】皮肤中的电解质主要储存于皮下组织,其中 Na^+ 和 Cl^- 在细胞间液中含量较高;K^+、Mg^{2+}、Ca^{2+} 主要分布于细胞内,对维持细胞间的晶体渗透压和细胞内外的酸碱平衡起着重要的作用;Ca^{2+} 还可维持细胞膜的通透性和细胞间的黏着。

13. 与肠病性肢端皮炎发病相关的电解质是
  A. Ca^{2+}　　　　B. K^+　　　　C. Mg^{2+}
  D. Na^+　　　　E. Zn^{2+}

14. 介导细胞与细胞间或者细胞与基质间相互接触或结合的分子是
  A. 黏附分子　　　　B. P 物质
  C. 神经激酶 A　　　D. 补体
  E. 降钙素基因相关肽

15. 影响皮肤吸收的因素**不包括**
  A. 皮肤的结构
  B. 皮肤的部位
  C. 环境温度
  D. 透入物质的分子量
  E. 皮肤中黑素的含量

16. 下列描述**错误**的是
  A. 角质层受损后皮肤的吸收能力明显下降
  B. 表面活性剂使物质与皮肤紧密接触,增加其吸收率
  C. 封包可显著促进外用药物的吸收

答案:　9. C　10. D　11. B　12. A　13. E　14. A　15. E　16. A

D. 当外界湿度升高时皮肤的吸收能力下降

E. 药物的剂型可影响皮肤的吸收

17. 下列描述**错误**的是
    A. 在创伤皮肤组织中糖利用率降低
    B. 在银屑病皮肤组织中的糖利用率升高
    C. 真皮中黏多糖含量丰富
    D. 皮肤的葡萄糖含量约为血糖的2/3
    E. 表皮细胞具有合成糖原的能力

18. 下列关于表皮组织的能量代谢描述正确的是
    A. 糖酵解是最主要的能量代谢途径
    B. 表皮中乳酸脱氢酶的含量较丙酮酸脱氢酶低
    C. 正常表皮中含有大量的糖原
    D. 三羧酸循环是最主要的能量代谢途径
    E. 磷酸戊糖途径是最主要的能量代谢途径

19. 补体经典途径的激活顺序为
    A. C145236789   B. C123456789
    C. C124356789   D. C124536789
    E. C142356789

20. 下列关于补体的描述,**错误**的是
    A. 烧伤患者血清中补体含量升高
    B. 补体对某些病毒具有溶解作用
    C. 重症肝病患者血清中补体含量降低
    D. 补体含量相对稳定,不因免疫接种而有所升高
    E. 补体的两条激活途径均有C3的参与

21. 下列关于MHC I 类分子的描述,正确的是

A. 只存在于淋巴细胞上
B. 只存在于巨噬细胞上
C. 只存在于白细胞上
D. 只存在于红细胞上
E. 几乎存在于所有有核细胞上

22. 下列物质中最容易被皮肤吸收的是
    A. 葡萄糖   B. 滑石粉   C. 氨气
    D. 汞   E. 苯酚

23. 细胞因子的作用特点**不包括**
    A. 多效性   B. 重叠性   C. 高效性
    D. 网络性   E. 特异性

24. **不表达**HLA I 类抗原的细胞为
    A. 血小板   B. 成熟红细胞
    C. 网织红细胞   D. 淋巴细胞
    E. 粒细胞
    【解析】HLA I 类抗原表达于几乎所有的有核细胞表面,少数表达于无核细胞如血小板和网织红细胞。成熟红细胞不表达HLA I 类抗原。

25. IgE 结合肥大细胞的分子靶位是
    A. H链恒定区   B. HVR 区
    C. CH2 功能区   D. Fab 段
    E. Fc 段
    【解析】肥大细胞表面有IgE 的Fc 受体,能与IgE 的Fc 段结合,与I 型超敏反应关系密切。

二、多选题

1. 皮肤免疫系统的细胞成分包括
   A. 肥大细胞
   B. 角质形成细胞
   C. 淋巴细胞

答案: 17. A 18. A 19. E 20. A 21. E 22. C 23. E 24. B 25. E
1. ABCDE

D. 内皮细胞

E. 朗格汉斯细胞

2. 影响皮肤吸收的因素包括

A. 皮肤的机械性损伤

B. 外界环境因素

C. 皮肤的结构

D. 皮肤的部位

E. 皮肤角质层的水合程度

3. 皮脂中含有的脂类包括

A. 蜡脂　　　　　B. 甘油三酯

C. 胆固醇酯　　　D. 黏多糖

E. 角鲨烯

4. 下列关于皮肤淋巴细胞的描述，正确的是

A. 约80%为T淋巴细胞

B. 表皮内淋巴细胞以CD4⁺T淋巴细胞为主

C. 主要为CD4⁺T淋巴细胞和CD8⁺T淋巴细胞

D. 主要存在于真皮内

E. T淋巴细胞具有亲表皮性

【解析】皮肤内的淋巴细胞主要为T淋巴细胞，其中表皮内的淋巴细胞占皮肤淋巴细胞总数的2%，以CD8⁺T淋巴细胞为主。

5. 增加机体散热的因素有

A. 交感神经紧张性减弱

B. 产热减少

C. 交感神经紧张性增强

D. 产热增加

E. 皮肤与环境温差增大

6. 皮肤免疫系统的分子成分包括

A. 黏附分子　　　　B. 细胞因子

C. 补体　　　　　　D. 感觉神经肽

E. 分泌型IgA

【解析】免疫系统的分子成分包括细胞因子、黏附分子（包括整合素家族、免疫球蛋白超家族、选择素家族、钙黏素家族）、补体、感觉神经肽、其他分子（如分泌型IgA、降钙素相关肽、P物质、神经激酶A等）。

7. 下列属于黏附分子的是

A. 降钙素家族

B. 整合素家族

C. 选择素家族

D. 钙黏素家族

E. 免疫球蛋白超家族

8. 皮肤中最丰富的必需脂肪酸是

A. 亚油酸　　　　　B. 亚麻酸

C. 胆固醇　　　　　D. 花生四烯酸

E. 神经酰胺

9. 皮肤中含有的糖类物质包括

A. 糖原　　B. 葡萄糖　　C. 黏多糖

D. 果糖　　E. 蔗糖

答案：2. ABCDE　3. ABCE　4. ACDE　5. ADE　6. ABCDE　7. BCDE　8. AD　9. ABC

第三章　皮肤病的病因、临床表现及诊断

一、单选题

1. 引起药物性皮炎最常见的药物种类是
   A. 非甾体抗炎药
   B. 安眠镇静药与抗癫痫药
   C. 抗生素
   D. 血液制品及疫苗
   E. 某些中药制剂

2. 下列属于原发性皮损的是
   A. 浸渍　　　B. 糜烂　　　C. 裂隙
   D. 鳞屑　　　E. 囊肿

   【解析】原发性皮损包括斑疹、斑片、丘疹、斑块、结节、风团、水疱、脓疱、肿块、囊肿；继发性皮损包括鳞屑、表皮剥脱、抓痕、浸渍、糜烂、皲裂、苔藓化、硬化、痂、溃疡、萎缩、瘢痕。

3. 斑片的直径为
   A. >0.5cm　　B. >1cm　　　C. >2cm
   D. >3cm　　　E. >4cm

4. 皮下组织萎缩的特征是
   A. 表皮菲薄呈淡红色，透明，表面有细皱纹，呈羊皮纸样，正常皮沟变浅或消失
   B. 皮肤轻微凹陷，表皮纹理正常，毛发可能变细或消失
   C. 皮肤明显凹陷

   D. 皮肤轻微凹陷，表皮变薄，局部毛细血管扩张
   E. 条索状或形状不规则的暗红色略硬斑块

   【解析】萎缩为皮肤的退行性变，因表皮、真皮或皮下结缔组织减少所致。表皮萎缩常表现为表皮菲薄呈淡红色，透明，表面有细皱纹，呈羊皮纸样，正常皮沟变浅或消失；真皮萎缩表现为皮肤轻微凹陷，表皮纹理可正常，毛发可能变细或消失；皮下组织萎缩则表现为明显凹陷。皮肤萎缩常继发于炎症或外伤之后。

5. 查视皮损时需要首先观察的项目是
   A. 皮损颜色
   B. 皮损部位
   C. 皮损大小和数目
   D. 皮损性质
   E. 皮损形状

   【解析】观察皮损时首先要注意皮疹的性质，是原发性皮损还是继发性皮损，是单一皮损还是多形性皮损。

6. 下列病史中属于既往史的是
   A. 生活习惯　　　　B. 性接触史
   C. 饮食习惯　　　　D. 药物过敏史
   E. 嗜好

   【解析】既往史是指既往的患病史、诊疗经过及预后，有无类似病史及药物过敏史

答案：1. C　2. E　3. B　4. C　5. D　6. D

等。个人史包括患者的生活习惯、嗜好、月经、婚育、职业、生活环境、营养状况、旅游外出史、性接触史等。

7. 组织病理表现为真皮肉芽肿性改变的疾病是

  A. 寻常狼疮   B. 扁平苔藓

  C. 角层下脓疱病   D. 荨麻疹

  E. 多形红斑

【解析】肉芽肿性改变具有下列特点：①有一定的细胞浸润，包括朗汉斯巨细胞、异物巨细胞、上皮样细胞、组织细胞、纤维细胞、淋巴细胞及中性粒细胞等。②血管变化，包括毛细血管内皮增生、有新血管形成及血管壁增厚等变化。③结缔组织变化，包括胶原纤维增生、变性及坏死。寻常狼疮为皮肤结核中较常见的一种，特征损害为许多苹果酱色结节和斑块，不规则扩展，形成瘢痕，破坏组织，病程持续多年。病理浸润主要为结核性结节，真皮为结核性肉芽肿性改变。

8. 下列关于斑贴试验阳性结果的描述，正确的是

  A. （+）：红斑反应在 24 小时内消失

  B. （++）：只有红斑

  C. （+++）：出现红斑与水肿

  D. （++++）：出现红斑、水肿、簇集水疱或大疱，甚至溃疡

  E. （++++）：出现红斑、水肿、丘疹及少数水疱

【解析】斑贴试验常用来检测迟发型的接触过敏反应。主要用于接触性皮炎、职业性皮肤病的诊断，一般在 48～72 小时观察结果。试验需在标准条件下进行，并设立阴性对照。阳性结果分为 4 级。（+）：只有红斑；（++）：出现红斑与水肿；（+++）：出现红斑、水肿、丘疹及少数水疱；（++++）：出现红

斑、水肿、簇集水疱或大疱，甚至溃疡。如果红斑反应在 24 小时内消失，此种红斑可能是原发刺激，而不是超敏反应所致。

9. 下列关于皮肤组织病理学检查取材的描述，正确的是

  A. 仅取皮损处

  B. 对水疱性、脓疱性与含有病原体的损害，应选择早期损害，应保持疱的完整性

  C. 结节性损害仅取结节部分

  D. 同时存在多种类型皮损时，仅取其中一种皮损即可

  E. 环形损害应在中间取材

【解析】皮损组织病理学检查取材的注意事项有：①选择充分发育、具有代表性的典型损害。②应尽量取原发性损害。③应同时取一部分正常皮肤，以便于病变组织做对比。④对水疱性、脓疱性与含有病原体的损害，应选择早期损害，在取材时应保持疱的完整性。⑤取材时应包括皮下组织，不能过浅。⑥环形损害应在边缘取材。⑦当同时存在不止一种损害时，应同时取材进行检查。⑧为观察疗效，疗后的标本一定要在疗前取材的同一部位采取。

10. 皮损按压后可褪色的疾病是

  A. 鲜红斑痣   B. 黄褐斑

  C. 白癜风   D. 雀斑

  E. 过敏性紫癜

【解析】鲜红斑痣是先天性毛细血管畸形所致。管腔内充满红细胞，而管腔外无红细胞外溢，故压之可褪色。黄褐斑、白癜风、雀斑属色素异常性疾病。过敏性紫癜为白细胞碎裂性血管炎，红细胞外溢，故压之不褪色。

答案： 7. A   8. D   9. B   10. A

11. 皮内试验迟发反应出现的时间是
    A. 15～30分钟内
    B. 40分钟后
    C. 1小时后
    D. 6～48小时后
    E. 72小时后
    【解析】皮内试验结果分为即刻反应和迟发反应。即刻反应通常于15～30分钟内出现反应，如有风团发生，即为阳性。迟发反应通常于几小时至48小时后才出现反应，如发生浸润结节，即为阳性反应。

12. 下列可导致继发糜烂的皮损是
    A. 水疱　　　　　B. 结节
    C. 苔藓样变　　　D. 风团
    E. 硬化
    【解析】糜烂是由于水疱、脓疱或浸渍后表皮的脱落，或丘疹、小结节表皮的破损（抓、擦或其他损害）而露出潮湿面。

13. 导致皮肤病发展或加重的因素**不包括**
    A. 热水烫　　　　B. 搔抓
    C. 代谢障碍　　　D. 日晒
    E. 用药不当
    【解析】临床上引起皮肤病发展或加重的常见因素，包括热水烫、搔抓、日晒、用药不当、肥皂水等。代谢障碍是皮肤病发病的内因。

14. 下列关于痂的描述，**错误**的是
    A. 成分中有浆液或脓液、脱落的表皮碎屑、细菌
    B. 痂都比较厚
    C. 血清形成的痂呈黄色
    D. 脓性渗出物形成的痂呈绿色或黄绿色
    E. 血液形成的痂呈棕色或暗红色
    【解析】痂为创面上浆液或脓液与脱落的表皮碎屑及细菌等混合干涸而成的物质。痂可薄可厚，柔软或脆，并且与皮肤粘连。由血清形成的痂呈黄色，由脓性渗出物形成的痂呈绿色或黄绿色，由血液形成的痂呈棕色或暗红色。

15. 组织病理切片的处理流程依次为
    A. 脱水、包埋、染色、切片
    B. 染色、包埋、脱水、切片
    C. 包埋、染色、切片、脱水
    D. 脱水、包埋、切片、染色
    E. 染色、脱水、包埋、切片

16. 下列可以导致表皮内水疱形成的病理学变化是
    A. 乳头瘤样增生
    B. 角化不全
    C. 棘层松解
    D. 基底细胞液化变性
    E. 真皮乳头层毛细血管扩张

17. 组织病理出现基底细胞液化变性的疾病是
    A. 银屑病　　　　B. 湿疹
    C. 玫瑰糠疹　　　D. 扁平苔藓
    E. 神经性皮炎

18. 组织病理出现角化不全的疾病是
    A. 银屑病　　　　B. 鱼鳞病
    C. 白癜风　　　　D. 扁平苔藓
    E. 线状苔藓

19. 患者，男性，40岁。阴茎赘生物2年，无自觉症状。查体：阴茎近根部见多枚绿豆至黄豆大小的黑褐色扁平丘疹，表面光滑。对该患者应首先考虑的疾病是
    A. 珍珠状阴茎丘疹

答案： 11. D　12. A　13. C　14. B　15. D　16. C　17. D　18. A　19. D

B. 尖锐湿疣

C. 晚期梅毒

D. 鲍恩样丘疹病

E. 皮脂腺异位症

【解析】根据该患者皮损的特点诊断应首先考虑鲍恩样丘疹病。晚期梅毒的皮损表现为结节性梅毒疹和梅毒性树胶肿，损害的发病部位和特征均与之不符；尖锐湿疣的皮损表面粗糙隆起；珍珠状阴茎丘疹发生于龟头边缘，呈环形排列的淡红色或灰色光滑小丘疹；皮脂腺异位症的损害好发于包皮内，为多发性、针头大小的淡黄色小丘疹，群集成片。

20. 患儿，男性，8 岁。躯干、四肢出现皮疹 5 天。10 天前有咽痛史。查体：T 37.6℃，躯干散在分布少数红斑、丘疹，四肢密集红色斑丘疹，表面附着厚层鳞屑，以双下肢为重。扁桃体 I 度肿大。下列最为简便有效的诊断方法是

A. 皮肤划痕试验

B. 点刺试验

C. 斑贴试验

D. Auspitz 征试验

E. 组织病理

【解析】Auspitz 征指去除银屑病丘疹或斑块皮损表面的鳞屑和薄膜出现点状出血的现象，是寻常型银屑病的临床特征。因该病的病理特点是颗粒层变薄、乳头层毛细血管迂曲、扩张，故乳头层毛细血管轻易被刮破，出现点状出血现象。

21. 患者，男性，43 岁。双手阵发性苍白、麻木伴疼痛 2 年。病程中无吞咽困难和胸闷。查体：双手、前臂及面部皮肤紧张，不能捏起，表面有光泽；手指变细，张口受限，鼻变尖，呈面具脸，四肢

活动障碍。实验室检查：红细胞沉降率 43mm/h；血清抗核抗体（+），斑点型。肺部 CT 显示无间质性病变。腹部 B 超未见异常。最有助于该患者确诊的辅助检查是

A. 肌肉活检组织病理学检查

B. 血抗核抗体全套及滴度

C. 24 小时尿蛋白定量

D. 血抗 U1RNP 抗体

E. 皮肤活检组织病理学检查

22. 患者，女性，65 岁。右乳房红斑、糜烂多年，皮损无明显自觉症状。查体：右侧乳房浸润性红色斑片，表面轻度糜烂和结痂。组织病理学发现较多 Paget 细胞。对该患者应首先考虑的疾病是

A. 乳房湿疹

B. 鲍恩样丘疹病

C. 接触性皮炎

D. 乳房乳晕湿疹样癌

E. 皮肤 T 淋巴细胞瘤

【解析】乳房乳晕湿疹样癌又称乳房 Paget 病，是起源于乳腺导管的一种恶性肿瘤。根据患者临床表现和组织病理学特点，应首先考虑本病。Paget 细胞可沿毛囊、汗腺或乳腺导管上皮向真皮深部侵犯，其特点有体积较大、细胞呈圆形、胞质淡染、PAS 染色阳性等。

23. 患者，女性，30 岁。右侧前臂伸侧散在分布多个环状结节，直径为 0.5～3cm。皮损呈淡红色，表面光滑，质地坚韧，边界清楚，无明显自觉症状。对该患者的诊断应首先考虑

A. 结节病　　　B. 汗管角化症

C. 多形红斑　　D. 银屑病

E. 环状肉芽肿

【解析】依据患者年龄及发生于前臂的

答案：20. D　21. E　22. D　23. E

环形损害，首先应考虑环状肉芽肿。本病的组织病理学特征是真皮浅层呈栅栏状排列的组织细胞，中央有局灶性胶原纤维变性。

24. 患者，男性，50岁。头面、四肢出现皮疹伴痒1个月余，加重1周。易反复，瘙痒剧烈，自用激素药膏可缓解。查体：头面、四肢、手部有对称性红斑、丘疹、丘疱疹、抓痕，手部大量渗液。对该患者最先考虑的疾病是
    A. 脓疱疮
    B. 急性湿疹
    C. 寻常型银屑病
    D. 急性苔藓痘疮样糠疹
    E. 多形红斑

25. 患者，女性，45岁。手掌处反复皮疹数年伴痒，每于夏季加重，冬季缓解，病程中伴有甲损害及脓疱发生。查体：双手掌对称性角化、脱屑、肥厚，边界不清。为进一步明确诊断应首先采取的试验室检查是
    A. 真菌免疫荧光镜检
    B. 真菌培养
    C. 细菌培养
    D. 过敏原检测
    E. 斑贴试验
    【解析】真菌免疫荧光镜检是鉴别湿疹与真菌感染实验室检查有效手段。

26. 患者，女性，30岁。双手反复皮疹多年。皮疹伴有瘙痒及烧灼感，多于春末夏初发病，夏季加重，伴有多汗现象。查体：双手掌及双手指侧缘、指端散在分布针尖至粟粒大小的深在性水疱，伴有领圈样结构脱屑。皮损真菌镜检阴性。该

病可能的发病原因**不包括**
    A. 精神因素
    B. 胃肠功能紊乱
    C. 接触刺激物品
    D. 汗液潴留
    E. 镍、铬等金属的系统性过敏
    【解析】该患者诊断考虑为汗疱疹。本病没有明显的外泌汗腺受累及汗液潴留现象。

27. 患者，女性，21岁。全身皮疹1周。皮疹逐渐增多、扩大，发疹前2~3天有头痛、低热和乏力病史。查体：T 38.6℃，BP 120/70mmHg；躯干、四肢散在分布红色水肿性斑疹和斑片，伴有虹膜样损害。采集该患者病史时，下列因素与患者发病相关性**最小**的是
    A. 发病前的饮食情况
    B. 发病前的感染情况
    C. 婚姻状况
    D. 既往疾病情况
    E. 发病前的用药情况
    【解析】该患者诊断考虑为多形红斑。本病发病可能与感染、药物、系统疾病、食物等因素有关。

二、多选题

1. 关于皮肤黏膜检查的描述，正确的是
    A. 使用日光灯
    B. 皮疹广泛分布者需要全身检查
    C. 同时检查皮肤的感觉
    D. 室温适宜
    E. 同时检查毛发、甲及浅表淋巴结
    【解析】最好是自然光，其次为日光灯。

2. 下列属于非炎症性皮肤病变的是
    A. 雀斑　　　　　B. 鲜红斑痣

答案： 24. B　25. A　26. D　27. C
　　　 1. BCDE　2. ABCD

C. 文身　　　　　　D. 老年性紫癜

E. 过敏性紫癜

3. 下列疾病可引起淋巴结肿大的是

A. 一期梅毒

B. 传染性单核细胞增多症

C. 网状青斑

D. 结节病

E. 红皮病

【解析】一期梅毒和传染性单核细胞增多症属于感染性疾病；结节病属全身性疾病，几乎可侵犯全身任何器官或组织，其中以肺、淋巴结最易受累；红皮病为一种严重的炎症性皮肤病，炎症性红斑面积达到体表面积的 90% 以上，皮肤潮红肿胀、脱屑，有发热等全身症状。故以上疾病均可引起淋巴结肿大。而网状青斑由于皮肤小动脉血管痉挛、内腔狭小或闭塞引起小静脉扩张淤血或血液黏稠度增加，浅表毛细血管血流缓慢致皮肤出现网状或树枝状青斑，因此不会引起淋巴结肿大。

4. 棘层松解征的阳性表现是

A. 用手指压水疱时，水疱向四周扩大

B. 从一侧向前推压水疱时，水疱向前扩大

C. 如推压水疱之间的外观正常皮肤，表皮易剥离

D. 如牵扯破损水疱壁，正常表皮不易剥离

E. 牵扯患者破损的水疱壁时，周围外观正常的表皮发生剥离

【解析】棘层松解征，又称尼氏征（Nikolsky 征），出现在某些棘层松解性皮肤病，如天疱疮、中毒性表皮坏死松解症（TEN）、葡萄球菌性烫伤样皮肤综合征（SSSS）等。出现下列任何一种表现即可判定为尼氏征阳性：①用手指压水疱时，水疱向四周扩展；

②从一侧推压水疱时，水疱向对侧扩展；③如牵扯破损水疱壁，表皮容易剥离；④推压水疱周围外观正常皮肤，表皮易剥离。

5. 关于滤过紫外光检查结果的描述，正确的是

A. 黄癣呈暗绿色荧光

B. 白癣呈亮绿色荧光

C. 红癣呈珊瑚红色荧光

D. 花斑癣呈棕黄色荧光

E. 铜绿假单胞菌感染呈橙色

【解析】滤过紫外光检查又称伍德灯检查，即用高压水银灯发射出的 320～400nm 的长波紫外线照射皮损或尿液，根据皮损或尿液呈现不同颜色的荧光辅助疾病的诊断。可用于头癣的诊断，也可用于其他真菌、细菌感染的诊断。黄癣呈暗绿色荧光，白癣呈亮绿色荧光，红癣呈珊瑚红色荧光，花斑癣呈棕黄色荧光，铜绿假单胞菌感染因有绿脓青素而呈黄绿色。

6. 关于皮肤镜检查，下列描述正确的是

A. 主要应用于色素性皮肤病的诊断

B. 是一种无创技术

C. 在体表观测皮肤表面以下的细微结构

D. 对于恶性黑色素瘤的早期诊断有很大价值

E. 可以检测硬皮病皮损的厚度

【解析】皮肤镜检查也称表皮透光显微术、皮表显微技术，是一种在体表观测皮肤表面以下细微结构的无创技术。主要应用于色素性皮肤病的诊断，包括色素痣、蓝痣、非典型痣、脂溢性角化等。对于恶性黑色素瘤的早期诊断有很大价值。此外，皮肤镜还应用于非色素性及非肿瘤性皮肤病的观察研究。

答案：　3. ABDE　4. ABCE　5. ABCD　6. ABCD

7. 出现同形反应的疾病是
   A. 玫瑰糠疹   B. 白塞病
   C. 银屑病   D. 扁平苔藓
   E. 毛发红糠疹

【解析】同形反应指正常皮肤在受到非特异性损伤后可诱发与已存在的某一种皮肤病相同的皮损。最特征的见于银屑病,也可见于扁平苔藓、湿疹的急性期、毛发红糠疹、白塞病等。

8. 下列描述正确的有
   A. 棘层松解常导致表皮内水疱
   B. Kogoj 微脓肿位于颗粒层和棘层上部
   C. Munro 微脓肿位于棘层下部
   D. Pautrier 微脓肿可发生于外毛根鞘
   E. Pautrier 微脓肿可发生于表皮内

【解析】Munro 微脓肿位于角质层内或角质层下。

答案: 7. BCDE 8. ABDE

第四章　皮肤病与性传播疾病的实验室检查

一、单选题

1. 斑贴试验的适应证**不包括**
   A. 手部湿疹
   B. 进行性对称性红斑角化病
   C. 化妆品皮炎
   D. 接触性皮炎
   E. 职业性皮肤病

2. 点刺试验中观察结果的时间为
   A. 点刺后 1 小时
   B. 点刺后 2 小时
   C. 点刺后 20～30 分钟
   D. 点刺后 15 分钟之内
   E. 点刺后 24 小时内

3. 下列关于 Wood 灯检查结果的描述，**错误**的是
   A. 黄癣呈暗绿色荧光
   B. 白癣呈亮绿色荧光
   C. 花斑糠疹呈棕黄色荧光
   D. 白癜风皮损呈瓷白色
   E. 皮肤迟发性卟啉症患者的尿液呈棕黑色

【解析】皮肤迟发性卟啉症患者的尿液在 Wood 灯下呈粉红 - 橙黄色荧光。

4. 皮肤组织液涂片做麻风杆菌检查的取材部位**不包括**

A. 皮损
B. 眶上
C. 耳垂
D. 颧部和下颌部
E. 双手部鱼际肌

5. 狼疮细胞形成的必要条件**不包括**
   A. 存在狼疮细胞因子
   B. 有正常的细胞核作为核抗原
   C. 有受损伤或细胞核作为核抗原
   D. 有中性粒细胞参与
   E. 有补体参与

6. 下列关于淋病奈瑟菌检查取材的描述，**错误**的是
   A. 男性尿道取材时，用无菌棉拭子伸入尿道 2～4cm，轻轻转动取出分泌物
   B. 男性患者最好在清晨首次排尿前或排尿数小时后取材
   C. 女性患者检查时，取阴道内脓性分泌物
   D. 淋菌性结膜炎的患者检查时，取眼结膜分泌物
   E. 淋菌性前列腺炎患者检查时，取前列腺液

【解析】女性患者做淋病奈瑟菌检查时，应取宫颈分泌物检查，取材时先擦去阴道内分泌物，然后用无菌棉拭子插入宫颈内 1～2cm 处旋转取出分泌物。

7. 梅毒螺旋体特异性抗原血清学试验**不包括**
   A. TPPA
   B. FTA-ABS

答案： 1. B　2. C　3. E　4. E　5. B　6. C　7. E

C. TPHA　　　　D. TRUST

E. TP-Ab（ELISA 法）

8. 醋酸白试验呈现阳性的疾病是
A. 假性湿疣　　B. 外阴汗管瘤
C. 阴茎珍珠状丘疹　D. 尖锐湿疣
E. 皮脂腺异位症

9. 下列关于 HIV/AIDS 的描述，**错误**的是
A. 抗 HIV-1/2 抗体检测是 HIV 感染诊断的金标准
B. 抗 HIV 抗体初筛试验阳性者需要进行免疫印迹试验加以确证
C. 外周血中病毒载量和 CD4+ T 淋巴细胞计数是评价临床疗效的重要指标
D. 有流行病学史，抗 HIV 抗体阳性，CD4+ T 淋巴细胞数 <500 个/μl，可诊断为艾滋病
E. 有流行病学史，抗 HIV 抗体阳性，且有反复发作的口腔真菌感染，可诊断为艾滋病

10. 免疫组化检查的适应证**不包括**
A. 自身免疫性大疱病
B. 结缔组织病
C. 皮肤血管炎
D. 皮肤肿瘤
E. 湿疹

【解析】免疫组化技术的实验原理是基于抗原-抗体反应，利用标记的特异性抗体检测组织或细胞中的抗原成分，用于自身免疫性大疱病、结缔组织病、血管炎、某些感染性皮肤病和皮肤肿瘤的诊断和鉴别诊断。

11. 直接免疫荧光检查主要检测的成分是
A. 血清中的自身抗体
B. 病变组织或细胞中存在的抗体或补体
C. 病变组织的某种抗原
D. 病变细胞的某种抗原
E. 血清中的补体

12. 寻常型天疱疮的抗原是
A. Dsg3　　　　B. Dsg1
C. Ⅶ型胶原　　D. BP230
E. BP180

【解析】Dsg3 和 Dsg1 分别是寻常型天疱疮和落叶型天疱疮的抗原。BP230 和 BP180 为大疱性类天疱疮的抗原。Ⅶ型胶原是获得性大疱性表皮松解症的抗原。

13. 盐裂皮肤直接免疫荧光检查时，获得性大疱性表皮松解症的 IgG 抗体沉积的部位是
A. 表皮棘细胞间
B. 角质层
C. 真皮乳头层处
D. 表皮和真皮连接处的表皮侧
E. 表皮和真皮连接处的真皮侧

【解析】盐裂皮肤直接免疫荧光检查时，获得性大疱性表皮松解症的 IgG 抗体沉积于表皮和真皮连接处的真皮侧，而大疱性类天疱疮的 IgG 抗体沉积于表皮和真皮连接处的表皮侧。

14. 患者，男性，24 岁，未婚。阴茎溃烂 1 周，无疼痛。发病 3 周前有不洁性交史。查体：冠状沟有 2cm×2cm 浅溃疡，基底软骨样硬度，表面少量稀薄分泌物。对该患者首先考虑的诊断是
A. 扁平湿疣
B. 软下疳
C. 生殖器疱疹
D. 白塞病
E. 硬下疳

答案：8. D　9. D　10. E　11. B　12. A　13. E　14. E

15. 患者，女性，23 岁。肛周有新生物 1 个月。发病 3 个月前有不洁性交史。查体：肛周有 2 个红色斑块，大小分别为 1.5cm×1.5cm 和 2cm×2cm，表面有少量脓性黏液分泌物。该患者应该首先选择的检查是
    A. 醋酸白试验
    B. 组织病理检查
    C. 梅毒血清学试验
    D. HPV 检测
    E. 创面分泌物细菌培养
    【解析】根据患者病史和临床表现，考虑扁平湿疣，因此首先选择梅毒血清学试验。

16. 患者，男性，30 岁。尿道有脓性分泌物伴尿痛 2 天。1 周前有不洁性生活史。查体：尿道口红肿，有较多黄色脓性分泌物。双侧腹股沟淋巴结轻度肿大。该患者应该首先选择的快速实验室检查是
    A. 尿道分泌物涂片革兰氏染色镜检
    B. 尿道分泌物普通细菌培养和药敏试验
    C. 尿道分泌物衣原体检查
    D. 梅毒血清学试验和抗 HIV 抗体检测
    E. 尿道分泌物支原体检查

17. 患者，女性，50 岁。口腔溃烂 2 年，躯干水疱 5 个月。查体：躯干泛发较多薄壁水疱、大疱、糜烂和结痂，尼氏征阳性；口腔黏膜多处糜烂。该患者应该首先选择的辅助检查是
    A. 取新发水疱做组织病理检查，取新发水疱周围外观正常皮肤做直接免疫荧光检查
    B. 取新发水疱做直接免疫荧光检查
    C. 取新发水疱做盐裂皮肤直接免疫荧光检查
    D. 取疱液涂片做革兰氏染色镜检
    E. 取外周血做盐裂皮肤间接免疫荧光检查
    【解析】该患者临床诊断考虑为寻常型天疱疮的可能性大，因此首先应该取新鲜水疱进行组织病理检查。取新发水疱周围外观正常的皮肤做直接免疫荧光检查。自身免疫性大疱病直接免疫荧光检查时通常选择新发水疱周围 2cm 以内外观正常的皮肤组织作为标本。

18. 患者，女性，56 岁。全身隆起性皮损 6 个月。10 年前开始出现皮肤瘙痒，曾诊断为瘙痒症、湿疹样皮炎，进行多次治疗，病情无缓解。查体：躯干、四肢泛发暗红色浸润性斑片，部分表面有斑块和结节。皮损组织病理示表皮基底层界面皮炎，部分单一核细胞亲表皮，有轻度异形性，真皮浅层至中层有以大量单一核细胞为主的浸润，伴有明显异形。该患者的临床诊断是
    A. 瘙痒症
    B. 嗜酸性粒细胞增多性皮炎
    C. 皮肤 T 细胞淋巴瘤
    D. 湿疹样皮炎
    E. 扁平苔藓

二、多选题

1. 下列关于真菌检查的描述，正确的是
    A. 浅部真菌病常取鳞屑、菌痂、病发和甲屑等标本进行真菌检查
    B. 涂片或组织切片特殊染色后可显示真菌形态和结构
    C. 深部真菌病通常取血液、脓液、分泌物或病变组织进行真菌培养
    D. 深部真菌一般在 37℃下培养，需观察

答案：15. C　16. A　17. A　18. C
1. ABCD

3～4周

E. 直接镜检结果阴性时可排除真菌感染

2. 下列关于麻风杆菌检查的描述,正确的是

A. 疑诊为麻风病者均应进行麻风杆菌检查

B. 一般取材6～8处,包括皮损、眶上、耳垂、颧部和颌部,必要时做鼻黏膜查菌

C. 通常切开皮肤深约2～3mm,用刀尖刮取组织液,固定后抗酸染色镜检

D. 鼻黏膜查菌法取材部位通常选择鼻中隔前下部

E. 麻风杆菌检查阴性可排除麻风

【解析】麻风杆菌查菌阳性,结合临床可以确诊为麻风病。但是结核样型麻风查菌可阴性,所以查菌阴性尚不能排除麻风病。

3. 下列关于淋病的实验室检查,描述正确的是

A. 分泌物培养阳性有助于淋病的确诊

B. 尿道分泌物涂片镜检可见多形核白细胞和肾形排列的革兰氏阴性双球菌

C. 慢性淋病患者尿道分泌物涂片镜检通常不易见到细胞内双球菌

D. 宫颈分泌物涂片镜检对女性淋病患者的临床诊断价值不大

E. 急性淋病分泌物涂片镜检阳性率:女性为90%～95%,男性为50%～60%

4. 关于梅毒血清学试验中出现的生物学假阳性(BFP),描述正确的是

A. BFP指无梅毒感染史和临床症状,但出现非梅毒螺旋体抗原血清学试验阳性

B. BFP是抗心磷脂抗体引起的反应

C. 急性BFP反应可由免疫接种、病毒感染、细菌感染引起

D. BFP反应在6个月内即可转阴

E. 妊娠期女性可出现BFP

【解析】急性生物学假阳性反应一般在6个月内转阴。当用荧光密螺旋体抗原血清试验(FTA-ABS试验)或者TPHA试验来检测时,血清反应呈阴性。慢性生物学假阳性反应可持续数月或数年,甚至终身。

5. 梅毒螺旋体暗视野检查采集的标本包括

A. 皮肤、黏膜损害

B. 羊水

C. 淋巴结

D. 宫颈或阴道损害

E. 血液

6. 生殖道沙眼衣原体检测方法包括

A. 外周血抗体检测

B. 直接涂片染色

C. 细胞培养

D. 衣原体抗原检测

E. 直接免疫荧光

7. SLE患者的自身抗体包括

A. 抗dsDNA抗体   B. 抗Sm抗体

C. 抗RNP抗体   D. 抗SSA抗体

E. 抗Dsg3抗体

【解析】抗dsDNA抗体与抗Sm抗体是SLE的标记抗体。SLE患者还存在抗ENA抗体(包括抗U1RNP抗体、抗SSA抗体、抗SSB抗体等)、抗心磷脂抗体等。抗Dsg3抗体是寻常型天疱疮的标记抗体。

8. 关于皮肤组织病理学检查的取材,描述正确的是

A. 通常应选择未经治疗的成熟皮损

B. 大疱性皮肤病及感染性皮肤病应选择新鲜皮损

答案: 2. ABCD 3. ABCD 4. ABCE 5. ABCD 6. BCDE 7. ABCD 8. ABCE

C. 环状损害应选择损害边缘部分

D. 取材时不应切取正常组织

E. 取材时应包含一小部分正常组织

9. 脂溢性角化病的皮肤镜表现包括

A. 粉刺样开口　　B. 粟粒样囊肿

C. 虫蚀样边缘　　D. 脑回样结构

E. 轮辐状结构

【解析】脂溢性角化病在皮肤镜下有多种表现，其中粉刺样开口、粟粒样囊肿、脑回样结构、虫蚀样边缘、胖手指样结构以及典型发卡样血管等。轮辐状结构是基底细胞癌的皮肤镜表现之一。

10. 关于日光角化病的组织病理学特点，描述正确的是

A. 表皮明显增生肥厚，皮突规则延长，伴基底层色素增加

B. 广泛角化过度，伴境界清楚的角化不全

C. 以基底层为主的表皮下部角质形成细胞形态不规则，排列紊乱

D. 基底层细胞可呈芽蕾状增生

E. 真皮浅层明显弹力纤维变性

【解析】日光角化病的组织病理可分为肥厚型（角化过度型）、萎缩型、苔藓型、皮肤原位癌样型、棘层松解型和色素型6种。其组织病理学特点有：表皮有广泛性角化过度伴境界明显的角化不全，基底层非典型细胞常呈芽蕾状增生，伸向真皮上部；真皮呈明显的弹力纤维变性，并有较多的淋巴细胞浸润；异常表皮与邻近正常表皮相互交替存在，界限清楚。

11. 患者，男性，28岁。四肢无力、关节痛4个月。查体：手指关节及肘关节伸侧有紫红色斑丘疹，表面薄层鳞屑；上肢肌力4级，下肢肌力3级。胸部CT示双肺间质病变。该患者应做进一步的辅助检查包括

A. 肌电图检查

B. 肌炎抗体谱检查

C. 肌肉活检

D. 心肌酶谱检查

E. 骨代谢检查

【解析】该患者诊断考虑为皮肌炎的可能性大。皮肌炎的诊断依据主要有：①典型皮损；②对称性四肢近端肌群和颈部肌无力；③血清肌酶升高；④肌电图为肌源性损害；⑤肌肉活检符合肌炎病理改变。确诊为皮肌炎需具有上述3～4项标准加上典型皮损，确诊为多发性肌炎需上述4项标准且无皮损。部分皮肌炎患者ANA阳性，少数患者抗Jo-1抗体、抗Mi-2抗体和抗MDA5抗体阳性。

答案：9. ABCD　10. BCDE　11. ABCD

第五章 皮肤病治疗学

一、单选题

1. **不属于** H_1 受体主要分布部位的是
   A. 消化道　　　　B. 皮肤
   C. 黏膜　　　　　D. 脑组织
   E. 血管
   【解析】H_1 受体主要分布于皮肤、黏膜、血管及脑组织，而 H_2 受体则主要分布于消化道黏膜。

2. 下列**不适合**用糖皮质激素治疗的疾病是
   A. 疱疹样脓疱病
   B. 蕈样肉芽肿
   C. 成人 Still 病
   D. 肾上腺皮质功能亢进症
   E. 坏死性肉芽肿性血管炎
   【解析】糖皮质激素的绝对禁忌证，有系统性细菌、真菌感染，原发性单纯疱疹，肾上腺皮质功能亢进症，活动期结核病，糖皮质激素高度过敏。

3. 下列**不属于**抗生素的是
   A. 甲硝唑　　　　B. 两性霉素 B
   C. 四环素　　　　D. 利福平
   E. 螺旋霉素
   【解析】两性霉素 B 为多烯类抗真菌药。

4. 阿昔洛韦的前体药物是
   A. 伐昔洛韦　　　B. 泛昔洛韦

   C. 更昔洛韦　　　D. 利巴韦林
   E. 阿糖腺苷

5. 下列属于第三代维 A 酸的是
   A. 全反式维 A 酸
   B. 芳香维 A 酸乙酯
   C. 维 A 酸乙酰胺
   D. 维胺酯
   E. 依阿维 A 酸
   【解析】第一代维 A 酸是维 A 酸的天然代谢产物，主要为全反式维 A 酸、异维 A 酸和维胺酯。第二代维 A 酸为单芳香族维 A 酸，常用药物有阿维 A 酯、依阿维 A 酸、维 A 酸乙酰胺的芳香族衍生物。第三代维 A 酸为多芳香族维 A 酸，代表药物是芳香维 A 酸乙酯。

6. 皮肤型孢子丝菌病首选的治疗药物是
   A. 灰黄霉素　　　B. 四环素
   C. 碘化钾　　　　D. 利福平
   E. 更昔洛韦
   【解析】碘化钾为皮肤型孢子丝菌病的首选药物。另外，还可用于治疗血管炎及红斑性皮肤病（如多形红斑等），也可用于治疗环状肉芽肿、掌跖脓疱病。

7. 下列属于受体融合蛋白的生物制剂是
   A. 英夫利西单抗
   B. 杜普利尤单抗

答案：1. A 2. D 3. B 4. A 5. B 6. C 7. C

23

C. 益赛普

D. 乌司奴单抗

E. 司库奇尤单抗

【解析】益赛普为重组 TNF-α 受体融合蛋白。英夫利西单抗是一种针对 TNF-α 的人 - 鼠嵌合单克隆 IgG 抗体。杜普利尤单抗是一种完全人源化的 IgG4 抗体。乌司奴单抗是作用于 IL-12/IL-23 的全人源化单克隆抗体。

8. 酊剂是

A. 非挥发性药物的乙醇溶液

B. 植物油溶解药物或与药物混合

C. 粉剂与水的混合物

D. 挥发性药物的乙醇溶液

E. 药物的水溶液

【解析】酊剂是非挥发性药物的乙醇溶液；醑剂是挥发性药物的乙醇溶液；洗剂，也称振荡剂，是粉剂（30%～50%）与水的混合物；油剂用植物油溶解药物或与药物混合；溶液是药物的水溶液。

9. 下列属于二氢叶酸还原酶抑制剂的免疫抑制剂是

A. 环磷酰胺　　　B. 甲氨蝶呤

C. 硫唑嘌呤　　　D. 他克莫司

E. 环孢素

【解析】甲氨蝶呤为二氢叶酸还原酶抑制剂。环磷酰胺主要作用于细胞周期的 S 期，其对 B 细胞的作用强于 T 细胞，对 Ts 细胞的作用强于 Th 细胞，但抗炎作用弱。硫唑嘌呤为嘌呤类似物。环孢素（CsA）主要通过抑制 T 细胞发挥免疫抑制作用。他克莫司的作用机制与环孢素相似，主要通过阻断 T 细胞活性和细胞因子的应答来抑制免疫反应，但其免疫抑制作用是 CsA 的 10～100 倍。

10. 肉毒毒素注射治疗的适应证**不包括**

A. 肥厚性瘢痕

B. 局部多汗症

C. 口周皱纹

D. 瘦脸

E. 腋下臭汗症

【解析】肉毒毒素注射的禁忌有：①妊娠期或哺乳期妇女；②在治疗区域有活动性感染；③肥厚性瘢痕或瘢痕疙瘩体质；④凝血功能异常；⑤治疗区有活动性皮肤病，如银屑病或湿疹等；⑥已知对肉毒毒素或复合蛋白成分敏感或过敏；⑦治疗区域已经存在动作无力；⑧患有神经肌肉疾病；⑨正在接受会抑制神经肌肉传导或影响毒素效果的药物治疗；⑩患有严重的系统性疾病。

11. 适用于间擦部位急性皮炎（不伴有糜烂）的外用药物剂型是

A. 粉剂　　　B. 油剂　　　C. 软膏

D. 凝胶　　　E. 糊剂

【解析】粉剂有干燥、凉爽和减少摩擦的作用，适用于急性皮炎没有糜烂和渗出的皮损，特别适用于间擦部位。

12. 下列**不适合**外用糖皮质激素治疗的疾病是

A. 斑秃

B. 白癜风

C. 体癣

D. 类脂质渐进性坏死

E. 银屑病

【解析】糖皮质激素外用禁忌证为溃疡及细菌、真菌、病毒感染。

13. 光敏剂分布浓度最高的器官组织是

A. 脾　　　B. 膀胱　　　C. 肾

D. 皮肤　　　E. 肝

答案：　8. D　9. B　10. A　11. A　12. C　13. E

【解析】光敏试剂静脉注射后，组织内分布最高的部位是肝，其后依次为脾、肾上腺、膀胱和肾以及皮肤。从体内排出的主要途径是肠道，从尿排出量仅占 4%。

14. 下列**不适合**外用糊剂治疗的部位是
    A. 面部　　　　　B. 躯干
    C. 头皮　　　　　D. 手足
    E. 皱褶部
    【解析】糊剂是含有 25%～50% 固体粉末成分的软膏。作用与软膏类似，如硫松糊、氧化锌糊等。因其含有较多粉剂，因此，有一定吸水和收敛作用，多用于有轻度渗出的亚急性皮炎湿疹等。毛发部位不宜用糊剂。

15. 下列适合于紫外线照射治疗的疾病是
    A. 红斑狼疮　　　B. 毛囊炎
    C. 皮肌炎　　　　D. 卟啉病
    E. 布卢姆综合征
    【解析】紫外线治疗的禁忌证有着色性干皮病、卟啉病、皮肌炎、红斑狼疮、布卢姆综合征、恶性黑素瘤、牛痘样水疱病等。对年幼者（＜10 岁）、妊娠期妇女、甲状腺功能亢进患者、活动性肺结核患者等也不主张使用紫外线照射。

16. 伊曲康唑的适应证**不包括**
    A. 真菌性角膜炎
    B. 念珠菌感染
    C. 婴幼儿血管瘤
    D. 部分肿瘤
    E. 脓疱疮
    【解析】伊曲康唑的适应证有全身性或局部真菌感染、怀疑真菌感染的粒细胞缺乏、部分肿瘤及婴幼儿血管瘤。

17. 可导致低钾血症的药物是
    A. 特比萘芬　　　B. 西替利嗪
    C. 四环素　　　　D. 两性霉素 B
    E. 阿昔洛韦
    【解析】两性霉素 B 使用期间可出现低血钾症，应高度重视，及时补钾。

18. 既是角质促成剂又是角质剥脱剂的是
    A. 硫磺　　　　　B. 尿素
    C. 他扎罗汀　　　D. 维 A 酸
    E. 水杨酸
    【解析】低浓度（1%～3%）的水杨酸具角质促成及止痒作用；中浓度（5%～10%）具角质溶解作用；高浓度（20% 以上）有腐蚀作用。

19. 很少引起光敏反应性药疹的药物是
    A. 青霉素类　　　B. 喹诺酮类
    C. 四环素类　　　D. 大环内酯类
    E. 磺胺类

20. 抗组胺药物的主要作用机制为
    A. 在体内与组胺受体争夺 H_1 受体
    B. 抗氧化作用
    C. 干扰酶系统
    D. 免疫增强作用
    E. 破坏组胺
    【解析】抗组胺药物的作用机制有两个方面：一是阻断组胺与效应细胞的 H_1 受体结合，或通过非竞争性抑制作用，拮抗组胺的药理效应；二是抗变应性作用，即通过阻滞肥大细胞和嗜碱性粒细胞释放炎症等介质。

21. 关于氦氖激光作用原理，描述**错误**的是
    A. 扩张血管、加快血流
    B. 改善皮肤微循环
    C. 增加细胞和体液免疫

答案：　14. C　15. B　16. E　17. D　18. E　19. A　20. A　21. E

D. 促进组织代谢

E. 降低细胞膜的通透性和酶的活性

【解析】氦氖激光作用原理为扩张血管、加快血流，改善皮肤微循环；增加细胞膜的通透性和酶的活性，促进组织代谢；镇痛；抗炎；增加细胞和体液免疫、调节机体免疫功能。

22. 308nm 准分子激光属于

    A. UVA1　　　　　B. UVB

    C. UVC　　　　　D. UVA2

    E. 红外线

【解析】308nm 准分子激光属于中波紫外线（290～320nm）。

23. 能够调节毛囊角化过程的药物是

    A. 抗生素类

    B. 糖皮质激素类

    C. 雌激素类

    D. 维 A 酸类

    E. 雄激素类

24. 在糖皮质激素长期应用过程中，处于抑制状态的下丘脑 - 垂体 - 肾上腺轴功能恢复正常通常需要的时间为

    A. 1～3 个月　　　B. 4～6 个月

    C. 7～9 个月　　　D. 9～12 个月

    E. 1～2 年

25. 下列生物制剂中作用靶点为 IL-17 的是

    A. 益赛普

    B. 阿达木单抗

    C. 司库奇尤单抗

    D. 英夫利西单抗

    E. 乌司奴单抗

【解析】益赛普即重组人Ⅱ型肿瘤坏死因子受体 - 抗体融合蛋白；阿达木单抗及英

夫利西单抗的作用靶点为 TNF-α；乌司奴单抗的作用靶点为 IL-12/IL-23；司库奇尤单抗的作用靶点为 IL-17。

26. 下列**不适合**应用糖皮质激素冲击疗法的疾病是

    A. 狼疮性脑病

    B. 关节病型银屑病

    C. 过敏性休克

    D. Stevens-Johnson 综合征

    E. 中毒性表皮坏死松解症

27. 患者，女性，42 岁。接触不明成分化妆品后面部、双手出现红肿、水疱及渗出。该患者首选的外用药物是

    A. 氢化可的松乳膏

    B. 氧化锌糊

    C. 炉甘石洗剂

    D. 痱子粉

    E. 3% 的硼酸溶液

【解析】该患者诊断考虑为接触性皮炎，在急性期以溶液湿敷为主。

28. 患者，男性，37 岁。面部皮疹 1 年余。查体：患者鼻部、双颊可见红斑、毛细血管扩张、炎性丘疹、丘疱疹及脓疱。该患者**不宜**采取的处理措施是

    A. 口服甲硝唑

    B. 口服罗红霉素

    C. 外用 5% 硫磺制剂

    D. 口服 B 族维生素

    E. 静脉注射环磷酰胺

【解析】患者诊断考虑为酒渣鼻，不宜使用环磷酰胺治疗。

29. 患者，女性，56 岁。全身红色皮疹伴痒 20 年余，半年前外用偏方后皮疹加重。

答案：　22. B　23. D　24. D　25. C　26. B　27. E　28. E　29. E

查体：全身潮红、脱屑，伴有多处群集及散在针尖大小脓疱。该患者**不宜**采用的处理措施是

A. 血常规、生化检查

B. 外用保湿剂

C. 静脉注射英夫利西单抗

D. 支持治疗

E. 大剂量激素冲击治疗

【解析】患者诊断考虑为脓疱型银屑病，一般不采用系统性糖皮质激素治疗。

30. 患者，女性，妊娠 30 周。发现肛周赘生物 3 天。配偶有婚外性生活史。查体：肛周见数个暗红色、直径 1～3cm 扁平疣状损害，基底宽，界限清晰，表面轻微糜烂。该患者首选的治疗方法是

A. 口服红霉素

B. 口服多西环素

C. 肌肉注射苄星青霉素

D. 支持治疗

E. 冷冻治疗

【解析】该患者诊断考虑为二期梅毒，肌肉注射苄星青霉素为首选的治疗方法。

31. 患者，男性，51 岁。全身红肿、脓疱伴发热、关节疼痛 5 天。患寻常型银屑病 10 余年，半个月前开始静脉注射地塞米松治疗，治疗约 1 周。查体：体温 39℃，全身弥漫性红肿，泛发针尖大小密集脓疱。该患者首选的治疗方法是

A. 紫外线照射

B. 系统使用免疫抑制剂（环孢素、甲氨蝶呤等）

C. 口服中药

D. 口服抗组胺药物

E. 口服泼尼松

【解析】该患者为泛发性脓疱型银屑病，使用糖皮质激素后病情加重，首选免疫抑制剂治疗。

32. 患者，男性，24 岁。口腔糜烂伴四肢红斑 2 天。四肢皮疹轻度瘙痒。近日出现咽痛、干咳，体温最高达 38.6℃。查体：口腔黏膜多处糜烂，四肢远端散在多个 0.5～1cm 水肿性红斑，伴有靶形损害。该患者首选的治疗方法是

A. 外用糖皮质激素

B. 外用抗生素

C. 口服抗组胺药物

D. 静脉使用糖皮质激素

E. 系统使用免疫抑制剂

【解析】该患者诊断为多形红斑，首选静脉使用糖皮质激素。

二、多选题

1. 乌司奴单抗是全球首个获批治疗银屑病的白介素生物制剂，下列说法中正确的是

A. 通过抑制 IL-12/IL-23 共有的 P40 亚单位发挥作用，阻断 Th23 细胞产生 IL-23

B. 不会增加感染和再度激活潜伏性感染的风险

C. 不会增加恶性肿瘤的风险

D. 如果出现速发型超敏反应或者其他严重超敏反应，应立即停用

E. 在治疗期间及治疗后至少 15 周内，育龄期女性应进行避孕

【解析】乌司奴单抗是作用于 IL-12/IL-23 的全人源化单克隆抗体，阻断 Th17 细胞产生的 IL-17 等致炎因子。乌司奴单抗可能会增加感染和再度激活潜伏性感染的风险，可能会增加恶性肿瘤的风险。如果出现速

答案：30. C　31. B　32. D

　　　1. DE

发型超敏反应或者其他严重超敏反应,应给予适当治疗并停用本品。在治疗期间及治疗后至少 15 周内,有生育能力的女性应使用有效的避孕措施。

2. 肉毒毒素注射在皮肤科广泛应用于除皱和治疗局部多汗症、腋下臭汗症。肉毒毒素分多种不同的抗原型,下列属于嗜神经毒素型包括
  A. C1   B. C2   C. D
  D. E   E. F

【解析】肉毒毒素分 A、B、Cl、C2、D、E、F、G 8 种不同的抗原型。除 C2 是细胞毒素外,其余均为嗜神经毒素。

3. 糖皮质激素的适应证包括
  A. 白塞病
  B. 系统性真菌感染
  C. 关节病型银屑病
  D. 混合结缔组织病
  E. 原发性单纯疱疹

【解析】糖皮质激素的适应证有:重症药疹、过敏性休克、急性血管性水肿、血清病、系统性红斑狼疮、混合结缔组织病、皮肌炎、坏死性血管炎、天疱疮、类天疱疮、结节性多动脉炎、Sweet 病、红皮病、红皮病型银屑病、关节病型银屑病、蕈样肉芽肿、系统性硬皮病水肿期、白塞病、结节病等。禁忌证有:系统性细菌、真菌感染,原发性单纯疱疹,肾上腺皮质功能亢进症,活动期结核病,糖皮质激素高度过敏。

4. 临床上使用的抗组胺药物拮抗组胺受体的类型包括
  A. H_1 B. H_2 C. H_3
  D. H_4 E. H_5

5. 同时使用可以增加糖皮质激素血清浓度的药物是
  A. 苯巴比妥   B. 雄激素
  C. 麻黄碱   D. 酮康唑
  E. 克拉霉素

【解析】可以增加糖皮质激素血清水平或毒性的药物有:酮康唑、红霉素、克拉霉素、雌激素和口服避孕药。通过诱导肝脏微粒体酶的活性,增加糖皮质激素的代谢,降低糖皮质激素血清水平或活性的药物有抗酸药、格鲁米特、苯妥英、苯巴比妥、利福平、考来烯胺、麻黄碱。考来烯胺、降脂宁和抗酸剂可干扰糖皮质激素的吸收。

6. 关于青霉素类使用的注意事项,描述正确的是
  A. 与丙磺舒联合应用可使青霉素类血药浓度上升
  B. 青霉素类药物都可能导致过敏反应
  C. 普鲁卡因青霉素偶可致一种特异反应
  D. 低剂量青霉素可引起毒性反应
  E. 青霉素钾盐需快速静脉注射

【解析】丙磺舒可阻滞青霉素类药物的排泄,联合应用可使青霉素类血药浓度上升。青霉素类药物都可导致过敏反应,无论采用何种给药途径,用青霉素类抗菌药物前必须详细询问患者有无青霉素类过敏史、其他药物过敏史及过敏性疾病史,并须先做青霉素皮肤试验。普鲁卡因青霉素偶可致一种特异反应。低剂量青霉素不引起毒性反应。大剂量应用时可出现神经 - 精神症状。青霉素钾盐不可快速静脉注射。

7. H_2 受体拮抗剂的作用包括
  A. 增强抑制性 T 细胞活性
  B. 免疫调节
  C. 增强机体免疫力

答案: 2. ACDE   3. ACD   4. AB   5. DE   6. ABC   7. BCE

  D. 抑制肥大细胞和嗜酸性粒细胞释放炎症介质

  E. 抗组胺作用

【解析】H_2受体拮抗剂与H_2受体有较强的亲和力,通过可逆性抑制位于消化道和皮肤等组织中的H_2受体而发挥抗组胺作用,亦能抑制肥大细胞和嗜碱性粒细胞释放炎症介质等,而起到抗变应性作用。另外,H_2受体拮抗剂具有免疫调节、增强机体免疫力及降低抑制性T细胞活性等作用。

8. 关于放射疗法描述正确的是

  A. 皮肤科常用放射源为X线、电子束和核素

  B. X线可抑制细胞生长,治疗时应根据病变深度选择相应穿透深度的X线

  C. 核素疗法常采用磷-32和锶-90作局部敷贴治疗,两者的穿透能力均较强,照射面积小,适用于治疗较深的支损

  D. 电子直线加速器产生的电子束可调节,不会造成患者全身损伤,适合于治疗皮肤广泛浸润的疾病

  E. 放射治疗主要适应证是增生性皮肤病、瘙痒性皮肤病、皮肤恶性肿瘤、多汗症等

【解析】放射疗法是用射线治疗皮肤病变(良恶性肿瘤等)的治疗方法。皮肤科常用的放射源为X线、电子束和核素。X线可抑制细胞生长,治疗时应根据病变深度选择相应穿透深度的X线。核素疗法常采用磷-32和锶-90做局部敷贴治疗,两者的穿透能力均较弱,照射面积小,适用于治疗较浅表的皮损。电子直线加速器产生的电子束可调节,该方法不会造成患者全身损伤,适合于治疗皮肤广泛浸润的疾病。放射治疗主要适应证是增生性皮肤病(增生性瘢痕、瘢痕疙瘩、草莓状或海绵状血管瘤)、瘙痒性皮肤病、皮肤恶性肿瘤、多汗症等。腺体部位治疗时需严密注意保护腺体。

9. 下列属于抗组胺药物的抗组胺作用是

  A. 收缩毛细血管

  B. 增加血管通透性

  C. 收缩平滑肌

  D. 减少呼吸道分泌

  E. 升高血压

【解析】H_1受体拮抗药大都有与组胺相同的乙基胺结构,能与组胺争夺受体,消除组胺引起的毛细血管扩张、血管通透性增高、平滑肌收缩、呼吸道分泌增加、血压下降等作用。

10. 皮肌炎和多发性肌炎患者**不宜**长期大剂量系统使用的糖皮质激素种类是

  A. 地塞米松

  B. 氢化可的松

  C. 曲安奈德

  D. 甲泼尼龙

  E. 倍他米松

【解析】皮肌炎和多发性肌炎患者不宜系统使用含卤素的糖皮质激素,如地塞米松、倍他米松、曲安奈德等,以免加重肌炎,引起激素性肌病。

11. 同时使用时依诺沙星可引起其血药浓度升高的药物是

  A. 咖啡因　　　　B. 丙磺舒

  C. 茶碱类　　　　D. 华法林

  E. 环孢素

【解析】依诺沙星、培氟沙星等与咖啡因、丙磺舒、茶碱类、华法林和环孢素同用可减少后者药物的清除,使其血药浓度升高。

答案: 8. ABDE　9. ADE　10. ACE　11 ABCDE

12. 第一代 H_1 受体拮抗剂的适应证包括
    A. 慢性荨麻疹　　B. 过敏性鼻炎
    C. 晕动症　　　　D. 支气管哮喘
    E. 催吐

【解析】第一代 H_1 受体拮抗剂可拮抗组胺引起的血管扩张和通透性增加，减少皮肤红斑水肿，主要治疗荨麻疹等变态反应性疾病。部分药物兼有抗 5- 羟色胺和其他炎症介质作用，尚具有解除支气管平滑肌痉挛的作用，常用于治疗过敏性鼻炎和支气管哮喘。部分药物还具有抗胆碱作用，抑制前庭反应，常用来抗晕动症和镇吐。

13. 关于抗麻风病药物的描述正确的是
    A. 利福平为麻风联合化疗中的主要药物之一
    B. 异烟肼治疗着色性真菌病也有一定效果
    C. 利福平可用于治疗脑膜炎奈瑟菌感染
    D. 在个别情况下对抗甲氧西林金黄色葡萄球菌（MRSA）、抗甲氧西林凝固酶阴性葡萄球菌（MRCNS）所致的严重感染，可以考虑采用万古霉素联合利福平治疗
    E. 利福布汀可用于 HIV 患者的抗分枝杆菌感染的预防与治疗

【解析】利福平可用于脑膜炎奈瑟菌咽部慢性带菌者或与该菌所致脑膜炎患者密切接触者的预防用药；但不宜用于治疗脑膜炎奈瑟菌感染，因细菌可能迅速产生耐药性。

14. 下列关于益赛普的描述，正确的是
    A. 如果患者有易导致感染的潜伏疾病时，在使用时应极为慎重
    B. 在使用过程中患者出现上呼吸道反复感染应及时就医

C. 当发生严重感染如糖尿病继发感染、结核杆菌感染等时，患者应暂停使用
    D. 使用期间可接种活疫苗
    E. 可能导致充血性心力衰竭的患者病情恶化

15. 关于克林霉素类药物使用的注意事项，描述**错误**的是
    A. 应注意抗生素相关腹泻和假膜性肠炎的发生
    B. 应避免与其他神经肌肉阻滞剂合用
    C. 可以用于新生儿
    D. 哺乳期患者用药期间可以正常哺乳
    E. 对感染严重患者，应快速滴注或静脉推注

【解析】克林霉素的注意事项：不推荐用于新生儿；妊娠期患者确有指征时应慎用；哺乳期患者用药期间应暂停哺乳；静脉制剂应缓慢滴注，不可静脉推注。

16. 下列关于维 A 酸的描述，**错误**的是
    A. 有时糖尿病患者使用维 A 酸药物后，血糖变得很难控制
    B. 与多西环素合用有发生假脑瘤的危险
    C. 与大剂量的阿司匹林合用有导致黏膜损害的潜在危险性
    D. 维 A 酸类药影响口服避孕药的疗效，不可同时服用
    E. 苯妥英使维 A 酸药的血药浓度升高

【解析】有时糖尿病患者使用维 A 酸药物后，血糖变得很难控制，其机制不清。维 A 酸类药不影响口服避孕药的疗效，可同时服用。抗结核药物（如利福平）和抗惊厥药物（如苯巴比妥、卡马西平、苯妥英等）可诱导 CYP3A4 酶的活性，使维 A 酸药的血药浓度降低。

答案：　12. ABCD　13. ABDE　14. ABCDE　15. CDE　16. DE

17. 常用的皮肤保护剂包括
    A. 滑石粉　　　B. 炉甘石
    C. 淀粉　　　　D. 植物油
    E. 氧化锌粉

18. 羟氯喹具有抗炎、免疫调节及光滤作用,能够减少红细胞沉积及抑制血小板聚集和黏附。下列关于羟氯喹的描述,**错误**的是
    A. 羟氯喹不能与牛奶一起服用,因为会降低胃肠道的耐受性
    B. 推荐本药的安全剂量为13mg/(kg·d),低于此安全剂量时极少见眼部不良反应
    C. 视网膜黄斑区出现任何异常现象,且不能用调节困难或角膜混浊完全解释时,应立即停药
    D. 用药过量时,出现头痛、视力障碍、心力衰竭、惊厥,甚至心跳和呼吸停止
    E. 药物过量处理可口服氯化铵

    【解析】进食食物或牛奶时服用本药,可增加胃肠道的耐受性。推荐本药安全剂量为6.5mg/(kg·d),低于此安全剂量时极少见眼部不良反应。药物过量的处理是给予氯化铵口服,成人8g/d,分次使用,每周3~4天,在停止本药治疗后继续使用数月。

19. 下列属于中效糖皮质激素的是
    A. 泼尼松龙
    B. 泼尼松
    C. 倍他米松
    D. 甲泼尼龙
    E. 地塞米松

    【解析】弱效糖皮质激素:氢化可的松;中效糖皮质激素:泼尼松、泼尼松龙、甲泼尼龙、曲安奈德;强效糖皮质激素:地塞米松、倍他米松。

20. **不适合**化学换肤术的患者包括
    A. 痤疮后瘢痕者
    B. 严重光损伤和皱纹者
    C. 湿疹,特别是特应性皮炎患者
    D. 眼黄瘤患者
    E. 接受过放射线治疗者

    【解析】化学换肤术(剥脱术)的适应证:痤疮、痤疮后瘢痕、毛周角化症、日光角化病、脂溢性角化病、黄褐斑、雀斑、日光性色素斑、眼黄瘤、炎症后色素沉着、严重光损伤和皱纹等。禁忌证:①妊娠期、哺乳期。②剥脱术后不能坚持避光。③6个月以内局部实行过外科手术。④单纯疱疹等病毒感染。⑤免疫功能不全。⑥接受过放射线治疗。⑦2周以内局部实行过化学剥脱术。⑧湿疹,尤其是异位性皮炎。⑨精神、情绪紊乱。⑩敏感性皮肤。

21. 紫外线治疗的适应证包括
    A. 毛囊炎
    B. 红斑狼疮
    C. 斑秃
    D. 着色性干皮病
    E. 光敏性皮炎

    【解析】紫外线治疗的适应证:疖、痈、毛囊炎、甲沟炎、丹毒、带状疱疹、玫瑰糠疹、特应性皮炎、银屑病、白癜风、湿疹、慢性苔藓样糠疹、斑秃、皮肤慢性溃疡、光敏性皮炎(硬化疗法)、冻疮及多种瘙痒性皮肤病。禁忌证:紫外线可加重的疾病不采用该疗法,如着色性干皮病、卟啉病、皮肌炎、红斑狼疮、布卢姆综合征、恶性黑素瘤、牛痘样水疱病等。

22. 常用的角质促成剂包括
    A. 5%~10% 水杨酸
    B. 3%~5% 硫磺

答案: 17. ABCDE　18. AB　19. ABD　20 CE　21. ACE　22. BC

C. 5%～10% 黑豆馏油

D. 5%～10% 乳酸

E. 0.01%～0.1% 维 A 酸

【解析】常见的角质促成剂：2%～5% 煤焦油或糠馏油、5%～10% 黑豆馏油、3% 水杨酸、3%～5% 硫磺、1%～0.5% 蒽林、卡泊三醇软膏（50μg/g）等。角质剥脱剂常用 5%～10% 水杨酸、10% 间苯二酚、10% 硫磺、20%～40% 尿素、5%～10% 乳酸、10%～30% 冰醋酸、0.01%～0.1% 维 A 酸等。

第六章　皮肤保健和皮肤病的预防

一、单选题

1. 皮肤的健康指标**不包括**
   A. 色泽（肤色）和光洁度
   B. 纹理
   C. 湿润度
   D. 弹性
   E. 皮肤油光发亮

2. 与皮肤健康**无关**的因素是
   A. 遗传　　　　　B. 营养
   C. 年龄　　　　　D. 内分泌变化
   E. 身高

3. 皮肤的主要色素是
   A. 黑素和胡萝卜素
   B. 黑素和含铁血黄素
   C. 黑素和氧合血红素
   D. 氧合血红蛋白和胡萝卜素
   E. 脱氧血红蛋白和胡萝卜素
   【解析】内源性黑素和外源性胡萝卜素是皮肤的主要色素，血液中的氧合血红蛋白和脱氧血红蛋白也是影响皮肤颜色的主要因素之一。

4. 决定肤色的主要因素是
   A. 黑素　　　　　B. 氧合血红蛋白
   C. 胡萝卜素　　　D. 含铁血黄素
   E. 脱氧血红蛋白

【解析】胡萝卜素、氧合血红蛋白和脱氧血红蛋白以及含铁血黄素都是影响皮肤颜色的主要因素，但决定肤色的主要因素还是黑素。

5. 决定黄种人肤色的主要因素是
   A. 黑素和胡萝卜素含量
   B. 胡萝卜素含量
   C. 黑素含量
   D. 黑素和氧合血红素含量
   E. 含铁血黄素含量
   【解析】黄种人的肤色除与黑素有关外，还与皮肤内胡萝卜素含量有关，与黄种人食用绿色及黄红色食物密切相关。

6. 对我国人群而言，健康的肤色为
   A. 在黄色基调上的白里透红
   B. 淡黄色
   C. 黄白色
   D. 淡红色
   E. 白里透红的颜色

7. 皮肤细腻度的主要决定因素是
   A. 皮肤纹理
   B. 毛孔大小
   C. 皮脂腺的密度
   D. 皮下脂肪层的厚度
   E. 皮肤纹理和毛孔大小

答案：1. E　2. E　3. A　4. A　5. A　6. A　7. E

8. 健康的皮肤主要表现为
   A. 纹理细腻
   B. 毛孔细小
   C. 皮肤油腻
   D. 毛孔粗大
   E. 纹理细腻和毛孔细小

   【解析】健康的皮肤应表现为纹理细腻、毛孔细小，这主要是对中国人而言，外国人纹理、毛孔粗大也可能是健康的，跟遗传也有很大关系。

9. 与皮肤的弹性度**无关**的因素是
   A. 皮下脂肪厚度
   B. 皮肤含水量
   C. 真皮胶原纤维质量与功能
   D. 弹力纤维质量与功能
   E. 网状纤维质量与功能

10. 健康皮肤的表现**不包括**
    A. 外观丰满　　　B. 湿润
    C. 有弹性　　　　D. 肤色光泽鲜亮
    E. 紧绷

11. 皮肤的润泽度是指
    A. 皮肤的湿润
    B. 光泽程度
    C. 皮肤的湿润和光泽程度
    D. 皮肤的含水量
    E. 皮肤光亮

12. 健康皮肤的表皮含水量是
    A. 1%～5%　　　　B. 5%～10%
    C. 10%～20%　　　D. 2%～3%
    E. 20%～30%

    【解析】当表皮含水量维持在10%～20%，且皮肤表面皮脂膜正常时，皮肤才有良好的润泽度，否则太干燥或潮湿都会不舒服。

13. 下列**不属于**健康皮肤表现的是
    A. 能够抵御日常外界物质的侵袭
    B. 不出现皮肤过度敏感的状况
    C. 能够抵御细菌、病毒等微生物的侵袭
    D. 能够耐受温度高低的刺激
    E. 容易出现红肿

14. 与健康皮肤有关的因素是
    A. 皮肤结构和生理功能正常
    B. 皮肤干燥
    C. 皮肤清洁
    D. 皮肤潮红
    E. 皮肤黑素含量少

    【解析】健康的皮肤有赖于皮肤各种生理功能的完整与正常，否则会出现皮肤疾病。

15. 与皮肤健康**无关**的因素是
    A. 遗传因素
    B. 光辐射
    C. 吸烟
    D. 环境、理化及生物学因素
    E. 体重

16. 皮肤的老化分为
    A. 表皮老化和真皮老化
    B. 真皮老化和皮下组织老化
    C. 内源性和外源性老化
    D. 短期老化和长期老化
    E. 纤维老化和脂肪老化

    【解析】皮肤的老化分为内源性老化和外源性老化，内源性老化指的是皮肤生理性衰老，外源性老化主要是外部暴露刺激。

17. 由光辐射引起的皮肤外源性老化占皮肤老化的百分比是
    A. 10%　　　B. 30%　　　C. 40%
    D. 50%　　　E. 80%

答案：　8. E　9. E　10. E　11. C　12. C　13. E　14. A　15. E　16. C　17. E

【解析】约80%的外源性老化是由光辐射造成的，即所谓的光老化。

18. 与皮肤内源性老化**无关**的因素是
    A. 遗传　　　　　B. 内分泌
    C. 营养　　　　　D. 卫生状况
    E. 光辐射
    【解析】内源性老化是指随年龄增长而发生的皮肤生理性衰老，老化程度受遗传、内分泌、营养、免疫、卫生状况等因素的影响。

19. 皮肤照射 UVA 和 UVB 后出现的变化**不包括**
    A. 皮肤松弛、皱纹增多
    B. 皮肤增厚、粗糙
    C. 色素沉着
    D. 皮肤肿瘤
    E. 光洁水润
    【解析】由 UVA、UVB 照射引起皮肤基质金属蛋白酶表达异常，氧自由基产生过多，胶原纤维、弹力纤维变性、断裂和减少，黑素合成增加，从而使皮肤松弛、皱纹增多、皮肤增厚粗糙、色素沉着、毛细血管扩张，并易发生皮肤肿瘤。近年来发现，红外线辐射也能导致皮肤光老化。

20. 吸烟引起的皮肤变化**不包括**
    A. 手指皮肤黄染
    B. 皮肤皱纹加深
    C. 皮肤外观灰白
    D. 头发灰白
    E. 面色红润鲜亮
    【解析】吸烟可以造成手指皮肤的黄染。此外研究表明，吸烟还可促进皮肤皱纹的产生（特别是女性），还与皮肤外观灰白、头发灰白等密切相关。

21. 影响皮肤性状的环境因素**不包括**
    A. 季节气候　　　B. 温度
    C. 风、湿度　　　D. 环境污染
    E. 精神状态

22. 将皮肤分为5种类型的依据**不包括**
    A. 皮肤含水量
    B. 皮脂分泌状况
    C. 皮肤 pH
    D. 皮肤对外界刺激反应性
    E. 皮肤的颜色

23. 油性皮肤容易发生的皮肤疾病是
    A. 痤疮　　　　　B. 单纯糠疹
    C. 体癣　　　　　D. 单纯疱疹
    E. 银屑病

24. **不属于**敏感性皮肤特性的是
    A. 多见于过敏体质者
    B. 皮肤对外界刺激的反应性强
    C. 对冷、热、风吹、紫外线、化妆品等均较敏感
    D. 易出现红斑、丘疹和瘙痒等表现
    E. 皮肤粗糙

25. 中国人皮肤的光生物分型主要为
    A. Ⅰ型　　　　　B. Ⅱ型
    C. Ⅲ型和Ⅳ型　　D. Ⅲ型
    E. Ⅳ型
    【解析】中国人皮肤的光生物分型多数是Ⅲ型和Ⅳ型，Ⅰ型、Ⅱ型常见于白色人种。Ⅴ型、Ⅵ型常见于黑色人种。

26. 通常皮肤基底细胞代谢最旺盛的时间处于
    A. 上午8点至上午10点
    B. 上午10点至上午12点

答案： 18. E　19. E　20. E　21. E　22. E　23. A　24. E　25. C　26. E

C. 上午 10 点至下午 2 点

D. 晚上 10 点至晚上 12 点

E. 晚上 10 点至凌晨 2 点

【解析】基底细胞代谢最旺盛的时间一般在晚上 10 点至凌晨 2 点。所以，良好的睡眠习惯和充足睡眠对于维持皮肤更新和功能非常重要。

27. 成人每天的睡眠时间应为

A. 6～8 小时　　　B. 3～5 小时

C. 4～6 小时　　　D. 8 小时

E. 12 小时

【解析】成人应保持每天 6～8 小时的睡眠，过劳或失眠者往往因皮肤不能正常更新而肤色黯淡。

28. 影响皮肤健康的生活环境因素**不包括**

A. 寒冷　　　　　B. 高温

C. 雾霾　　　　　D. 动、植物

E. 疾病

【解析】寒冷、高温、雾霾、动物、植物等生活环境对皮肤状况均有影响，可通过改变环境或采取相应的措施保持皮肤健康。

29. 下列关于"忌口"的描述，最准确的是

A. 生活中善于发现与疾病相关的、某些特定的食物，并避免食用，而不是盲目"忌口"

B. 辛辣的东西不要吃

C. 戒烟限酒

D. 大鱼大肉不要吃

E. 为了防止过敏，鸡鸭鱼肉都不吃

【解析】生活中有过敏体质的患者要善于发现与疾病相关的、某些特定的食物，避免食用，但不要盲目"忌口"，以免营养物质缺乏、心理压力大而影响身心健康。

30. 皮肤干燥的患者平时应注意

A. 少吃蔬菜

B. 勤洗澡

C. 避免阳光

D. 多进食辣椒

E. 经常使用保湿剂

31. 关于皮肤病患者的心理因素，下列描述正确的是

A. 解决患者的皮肤疾病即可，可忽略其心理因素

B. 不仅要解决患者的皮肤疾病也要及时对其进行心理疏导

C. 心理因素对皮肤疾病影响极小

D. 心理疏导是患者自身的事情

E. 心理疏导是患者家属的事情

32. 皮肤病与性病的特点是

A. 发病率低

B. 对健康影响小

C. 发病率高及易复发

D. 女性易患

E. 冬季易患

33. 对于预防感染性皮肤病的**不利**因素是

A. 注重个人卫生

B. 改善卫生环境

C. 避免接触病原体

D. 保持皮肤各种生理功能的完整与正常

E. 接触患者前后不用勤洗手

34. 超敏反应性皮肤病的特点是

A. 具有遗传易感性

B. 发病率低

C. 多见于儿童

D. 多见于成人

E. 老年人少见

答案：　27. A　28. E　29. A　30. E　31. B　32. C　33. E　34. A

35. 对于过敏性疾病理想的处理措施是
    A. 确定及避免再次接触过敏原
    B. 长期口服抗组胺药物
    C. 长期口服糖皮质激素
    D. 静脉滴注葡萄糖酸钙
    E. 外用糖皮质激素

36. 药疹患者预防再次过敏的合理措施为
    A. 调整致敏药物使用的剂量
    B. 更换致敏药物使用的方法
    C. 避免再次使用化学结构相同或类似的药物
    D. 避免使用任何药物
    E. 联合使用抗过敏药物

37. 预防职业性皮肤病的合理措施**不包括**
    A. 改善工作环境　B. 注意通风换气
    C. 注意个人防护　D. 注意戴帽子口罩
    E. 勤换工作

38. 与摩擦密切相关的皮肤病是
    A. 带状疱疹　　　B. 跖疣
    C. 鸡眼　　　　　D. 褥疮
    E. 湿疹

39. 预防皮肤肿瘤的措施**不包括**
    A. 避免过度日晒
    B. 避免接触可能致癌的放射线
    C. 避免接触某些易致癌的化学物质
    D. 应早期治疗皮肤的癌前或可疑病变
    E. 儿童、青少年不会发生皮肤肿瘤，无需预防

40. 性病的预防措施**不包括**
    A. 固定性伴侣
    B. 减少性伴

C. 使用安全套
D. 避免与性病患者的性接触
E. 性接触前口服抗生素

二、多选题

1. 决定肤色的主要因素是
   A. 年龄
   B. 皮肤内各种色素的含量与分布
   C. 皮肤血液内氧合血红蛋白与脱氧血红蛋白的含量
   D. 性别
   E. 皮肤的厚度及光线在皮肤表面的散射

2. 影响皮肤性状的因素有
   A. 精神状态　　　B. 营养状况
   C. 睡眠状况　　　D. 生活习惯
   E. 工作性质

3. 影响皮肤健康的因素有
   A. 药物
   B. 某些化妆品
   C. 各种微生物
   D. 寒冷和潮湿的环境
   E. 高温和干燥的环境
   【解析】季节、气候、温度、风、湿度、环境污染等因素均可影响皮肤性状。药物、化妆品也可引起皮肤质地的改变，如长期使用糖皮质激素可引起皮肤萎缩、毛细血管扩张；某些化妆品可影响皮脂排出而发生痤疮样皮损。各种微生物（如病毒、细菌、真菌等）可引起皮肤感染，从而影响皮肤健康。

4. 皮肤类型包括
   A. 干性皮肤　　　B. 中性皮肤
   C. 油性皮肤　　　D. 混合性皮肤
   E. 敏感性皮肤

答案： 35. A　36. C　37. E　38. C　39. E　40. E
　　　　1. BCE　2. ABCDE　3. ABCDE　4. ABCDE

5. 干燥型皮肤的判定标准是
   A. 角质层含水量低于 10%
   B. pH > 6.5
   C. 皮脂分泌量少
   D. 皮纹细,毛孔不明显,洗脸后有紧绷感
   E. 对外界刺激(如气候、温度变化)敏感

【解析】干性皮肤,又称干燥型皮肤。其角质层含水量低于 10%,pH > 6.5,皮脂分泌量少,皮肤干燥,缺少油脂,皮纹细,毛孔不明显,洗脸后有紧绷感,对外界刺激(如气候、温度变化)敏感,易出现皮肤皲裂、脱屑和皱纹。干性皮肤既与先天性因素有关,也与经常风吹日晒及过多使用碱性洗涤剂有关。

6. 普通型皮肤的判定标准是
   A. 角质层含水量为 20% 左右
   B. pH 为 4.5～6.5
   C. 皮脂分泌量适中
   D. 皮肤表面光滑细嫩,不干燥,不油腻,有弹性
   E. 对外界刺激适应性较强

【解析】中性皮肤,也称普通型皮肤,为理想的皮肤类型。其角质层含水量为 20% 左右,pH 为 4.5～6.5,皮脂分泌量适中,皮肤表面光滑细嫩,不干燥,不油腻,有弹性,对外界刺激适应性较强。

7. 油性皮肤的判定标准是
   A. 角质层含水量为 20% 左右
   B. pH < 4.5
   C. 皮脂分泌旺盛
   D. 皮肤外观油腻发亮,毛孔粗大,易黏附灰尘,肤色往往较深,但弹性好,不易起皱
   E. 对外界刺激一般不敏感

【解析】油性皮肤,也称多脂型皮肤,多见于中青年及肥胖者。其角质层含水量为 20% 左右,pH < 4.5,皮脂分泌旺盛,皮肤外观油腻发亮,毛孔粗大,易黏附灰尘,肤色往往较深,但弹性好,不易起皱,对外界刺激一般不敏感。油性皮肤多与雄激素分泌旺盛、偏食高脂食物及香浓调味品有关,易患痤疮、脂溢性皮炎等皮肤病。

8. 引起油性皮肤的主要因素是
   A. 雄激素分泌旺盛
   B. 偏食高脂食物
   C. 香浓调味品
   D. 过多甜食
   E. 运动过多

9. 关于混合性皮肤描述**正确**的是
   A. 干性、中性或油性皮肤混合存在
   B. 面中央部位多呈油性
   C. 双面颊、双颞部等表现为中性或干性皮肤
   D. 躯干部皮肤和毛发性状一般与头面部一致
   E. 油性皮肤者毛发亦多油光亮,干性皮肤者毛发亦显干燥

【解析】混合性皮肤,是干性、中性或油性混合存在的一种皮肤类型。多表现为面中央部位(即前额、鼻部、鼻唇沟及下颌部)呈油性,而双面颊、双颞部等表现为中性或干性皮肤。躯干部皮肤和毛发性状一般与头面部一致。油性皮肤者毛发亦多油光亮,干性皮肤者毛发亦显干燥。

10. 目前最常使用的 Fitzpatrick 皮肤光型系统的分型依据是
   A. 日晒红斑　　　　B. 日晒黑化
   C. 未曝光区肤色　　D. 光敏度
   E. 曝光区肤色

答案: 　5. ABCDE 　6. ABCDE 　7. ABCDE 　8. ABC 　9. ABCDE 　10. ABC

11. Ⅲ型皮肤的表现是
    A. 日晒后曝光区有时发生红斑
    B. 日晒后曝光区有些晒黑
    C. 未曝光区肤色呈白色
    D. 很少发生红斑
    E. 容易晒黑
    【解析】Ⅲ型皮肤日晒时曝光区有对会发生红斑,也会轻微晒黑,未曝光区肤色呈白色;Ⅳ型皮肤日晒时曝光区很少会发生红斑,会中度晒黑,未曝光区肤色亦呈白色表现。

12. 预防皮肤病发生的合理措施是
    A. 保持皮肤清洁
    B. 避免过度热水烫洗
    C. 合理营养
    D. 保持情绪稳定
    E. 保证充足睡眠

13. 避免皮肤及黏膜直接暴露于可能致病因素的措施包括
    A. 使用防护口罩   B. 戴帽子
    C. 涂隔离霜   D. 穿防护服
    E. 戴手套

14. 可引起瘙痒的疾病包括
    A. 真菌性皮肤病
    B. 超敏反应性疾病

C. 病毒性皮肤病
D. 肿瘤性疾病
E. 代谢性疾病

15. 需要避免日晒的疾病包括
    A. 着色性干皮病
    B. 多形性日光疹
    C. 日光性皮炎
    D. 系统性红斑狼疮
    E. 白化病

16. 需要避免高温的疾病包括
    A. 痱   B. 疖   C. 足癣
    D. 体癣   E. 多汗症

17. 需要避免寒冷的疾病包括
    A. 冻疮
    B. 寒冷性荨麻疹
    C. 肢体动脉痉挛症
    D. 血管神经性水肿
    E. 类风湿性关节炎

18. 性传播疾病的主要传播途径包括
    A. 性接触传播
    B. 类似性接触传播
    C. 间接接触传播
    D. 呼吸道传播
    E. 消化道传播

答案: 11. ABC 12. ABCDE 13. ABCDE 14. ABCDE 15. ABCDE 16. ABCDE 17. ABCDE
      18. ABC

第七章　病毒性皮肤病

一、单选题

1. 下列属于 RNA 病毒的是
 A. 单纯疱疹病毒
 B. 风疹病毒
 C. 巨细胞病毒
 D. 传染性软疣病毒
 E. 水痘 - 带状疱疹病毒

2. 扁平疣的病原体是
 A. DNA 病毒
 B. RNA 病毒
 C. 埃可病毒
 D. 柯萨奇病毒
 E. 立克次体

3. 目前,疣的主要治疗方法是
 A. 中药治疗
 B. 口服核苷类抗病毒药物
 C. 使用免疫调节剂
 D. 局部用药和物理治疗
 E. 手术治疗
 【解析】疣的主要治疗方法是冷冻、激光、温热治疗或光动力等治疗。

4. 下列不产生同形反应的疾病是
 A. 银屑病　　　　B. 白癜风
 C. 扁平苔藓　　　D. 病毒疣
 E. 急性期湿疹

5. 下列关于疾病组织病理表现的描述,错误的是
 A. 尖锐湿疣:可见乳头瘤样增生和空泡细胞
 B. 黑素细胞痣:在基底部或真皮表皮交界处及真皮上层可见形态均一的黑素痣细胞
 C. 脂溢性角化病:可见假性角囊肿、棘层肥厚,无细胞异形性
 D. Bowen 病:细胞异形,胞核小而淡染,可形成瘤巨细胞,核仁常消失,胞质在核周可呈空泡状
 E. 扁平苔藓:基底细胞液化变性及真皮上部以淋巴细胞为主的带状浸润
 【解析】Bowen 病的组织病理表现:细胞的形态与大小不一致,胞核大而深染,可形成瘤巨细胞,核仁常较明显,胞质在核周可呈空泡状。

6. 鲍恩样丘疹病的好发部位不包括
 A. 腹股沟　　B. 阴茎　　　C. 口周
 D. 龟头　　　E. 肛周
 【解析】鲍恩样丘疹病的主要好发部位是腹股沟、阴茎、龟头、阴唇及肛周。

7. 疣状表皮发育不良的临床分型不包括
 A. 扁平疣型　　　B. 花斑癣型
 C. 点状瘢痕型　　D. 肥厚斑块型
 E. 泛发型

答案: 1. B　2. A　3. D　4. D　5. D　6. C　7. E

8. 疣状表皮发育不良通常伴发的异常表现**不包括**
   A. 掌跖角化　　　　B. 无汗
   C. 指甲改变　　　　D. 智力发育迟缓
   E. 瘙痒

【解析】疣状表皮发育不良通常伴有掌跖角化、指甲改变、雀斑状痣、智力发育迟缓和瘙痒。

9. 儿童丘疹性肢端皮炎可见的体征是
   A. Renbok 现象　　B. Nikolsky 征
   C. Darier 征　　　D. Koebner 现象
   E. Auspitz 征

【解析】Renbok 现象见于银屑病或先天性痣合并斑秃，或是带状疱疹合并皮肤移植物抗宿主病的病例中，其共同特点是原有皮肤病抵抗另一种免疫性皮肤病的侵犯。Nikolsky 征（尼氏征）见于棘层松解性皮肤病，如天疱疮、中毒性表皮坏死松解症（TEN）、葡萄球菌性烫伤样皮肤综合征（SSSS）等。Darier 征见于色素性荨麻疹。Koebner 又称为同形反应，指患有某种皮肤病的患者外观正常的皮肤在非特异性损伤后出现原皮肤病类似皮损的现象，见于银屑病、白癜风、扁平苔藓、毛囊角化病等多种疾病。Auspitz 征见于寻常型银屑病。

10. 儿童丘疹性肢端皮炎的常见病因**不包括**
    A. 乙肝病毒感染
    B. EB 病毒感染
    C. 分枝杆菌感染
    D. 接种麻疹疫苗
    E. 药物过敏

【解析】儿童丘疹性肢端皮炎的病因分为 3 类：①病毒感染，包括乙型肝炎病毒、EB 病毒、巨细胞病毒等；②细菌感染，包括 A 族乙型溶血性链球菌、葡萄球菌、分枝杆

菌等；③接种疫苗，包括百白破、麻疹、腮腺炎疫苗等。

11. 急性乙型病毒性肝炎最常见的皮损表现是
    A. 荨麻疹和血管性水肿
    B. 过敏性紫癜
    C. 丹毒和淋巴管炎
    D. 红斑狼疮
    E. 带状疱疹

【解析】乙型病毒性肝炎患者可有多种皮肤表现，急性者可有 20%～30% 的患者发生血清病样综合征，常表现为荨麻疹和血管性水肿。

12. 病毒性出血热患者出现的特殊容貌是
    A. 拍红性面颊　　B. 醉酒貌
    C. 面具面容　　　D. 苦笑面容
    E. 狮面

【解析】拍红性面颊见于传染性红斑患者；面具面容见于帕金森病患者；苦笑面容见于破伤风患者；狮面见于瘤型麻风患者。

13. **不属于**川崎病皮肤黏膜表现的是
    A. 唇黏膜潮红、皲裂
    B. 杨梅舌
    C. 猩红热样红斑
    D. 指／趾末端甲周脱屑
    E. 留有色素沉着

【解析】川崎病患者初起口唇充血、潮红，以后干燥、结痂、皲裂。舌、咽黏膜也有充血，舌部充血呈杨梅状。患病后的第 3～5 天可发疹，表现为猩红热样红斑、麻疹样红斑、荨麻疹或多形红斑样皮疹，少数患者可为全身泛发性无菌性脓疱疹。皮疹一般不痒，以躯干部较多，持续 1 周左右消退，不留色素沉着。在病程第 2 周，指／趾末端甲周开始膜状脱屑，继而全身脱屑。

答案： 8. B 9. D 10. E 11. A 12. B 13. E

14. 患儿，女性，3岁。发热4天，全身皮疹2天，皮疹自面部开始逐渐蔓延全身，伴有咳嗽、流涕和咽痛。查体：体温39.8℃，全身弥漫分布红色斑疹、斑丘疹；两侧球结膜充血，两侧近第一磨牙对应颊黏膜多个灰白色小点；耳后、颈后可触及肿大淋巴结。对该患者最可能的诊断是
    A. 风疹
    B. 手足口病
    C. 麻疹
    D. 传染性单核细胞增多症
    E. 水痘

【解析】患儿有明显发热、咳嗽、流涕、咽痛、结膜充血，且符合麻疹自上而下出疹顺序特点，两侧近第一磨牙对应颊黏膜上可见灰白色小点（Koplik斑），因此考虑麻疹的可能性大。

15. 患儿，男性，10岁。发热伴头痛2天，全身皮疹1天，皮疹轻度瘙痒。查体：体温37.7℃，全身泛发淡红色、红色斑疹，软腭、颊黏膜、腭垂等处散在暗红色斑疹，颈、枕部可触及明显肿大淋巴结。对该患者最可能的诊断是
    A. 风疹
    B. 手足口病
    C. 麻疹
    D. 传染性单核细胞增多症
    E. 传染性红斑

【解析】患者病程短，症状轻，低热，进展快速，皮疹迅速出齐，软腭、颊、腭垂等处出现暗红色斑疹（Forsheimer斑），颈、枕后可触及明显肿大淋巴结，因此考虑风疹的可能性大。

16. 患儿，男性，6岁。口周硬结、口腔溃疡1周。2周前曾到当地牧牛场，直接用口吸吮奶牛乳头。查体：下唇部见1个半球形暗红色结节，表面结痂；口腔散在多个溃疡。对该患者最可能的诊断是
    A. 挤奶人结节
    B. 牛丘疹性口炎
    C. 牛痘
    D. 羊痘
    E. 单纯疱疹

17. 患儿，男性，5岁。腹部皮疹数月。长期在游泳池学习游泳，有特应性皮炎病史。查体：下腹部多个绿豆大小的半球形白色丘疹，表面呈珍珠样光泽。对该患儿最可能的诊断是
    A. 游泳池肉芽肿
    B. 尖锐湿疣
    C. 扁平湿疣
    D. 传染性软疣
    E. 丝状疣

18. 患者，男性，23岁。右小腿皮疹1周。2周前在户外曾被猫抓伤右侧小腿，大约1周后，抓痕上出现红色小丘疹，逐渐转变成水疱、脓疱。查体：右侧小腿见数条抓痕，表面结痂，散在的脓疱，周围有红晕及水肿。对该患者最可能的诊断是
    A. 猫痘
    B. 牛痘
    C. 羊痘
    D. 传染性软疣
    E. 接触性皮炎

【解析】牛痘的自然宿主为小型啮齿类动物，现在家养宠物增多，大多散发病例和接触家养或野生的病猫有关。

19. 患者，女性，21岁，兽医。右手皮损1个月余。1个月前曾前往牧羊场行医，大约1周后，右手出现1个暗红色丘疹，逐渐转变为脓疱、结黑色痂，痂脱落后，逐渐形成结节。查体：右手掌侧见1个乳头瘤样结节，周围呈灰白色晕。对该患者最可能的诊断是
    A. 羊痘
    B. 挤奶人结节

答案： 14. C 15. A 16. A 17. D 18. B 19. A

C. 牛痘　　　　　D. 皮角

E. 传染性软疣

20. 患者，女性，20岁。发热伴咽痛4天。查体：体温39.0℃，两侧扁桃体红肿，表面见白色斑块，腭部见多个瘀点。全身浅表淋巴结肿大。躯干、双下肢泛发较多红色斑丘疹。该患者发病最可能的病因是

A. 链球菌感染

B. 巨细胞病毒感染

C. 风疹病毒感染

D. 呼吸道合胞病毒感染

E. EB病毒感染

【解析】传染性单核细胞增多症特征性的临床表现为：弥漫性膜性扁桃体炎，硬腭、软腭连接处可出现多数小出血点，此症具有特征性，一般在发热后2~3天出现。偶在腭或扁桃体上出现白色斑块，此是咽峡淋巴样组织增生。传染性单核细胞增多症是由EB病毒感染引起。

二、多选题

1. 临床用于治疗带状疱疹的一线抗病毒药物是

A. 阿昔洛韦　　　B. 伐昔洛韦

C. 更昔洛韦　　　D. 泛昔洛韦

E. 溴夫定

【解析】更昔洛韦是治疗巨细胞病毒感染的一线药物。

2. 关于疾病的潜伏期，下列描述正确的是

A. 水痘的潜伏期为9~23天，一般为14~17天

B. 单纯疱疹的潜伏期为2~12天，平均6天

C. 麻疹的潜伏期为2~3天

D. 风疹的潜伏期为7~10天

E. 传染性红斑的潜伏期通常为4~14天

【解析】麻疹的潜伏期一般为9~11天，风疹的潜伏期为14~21天。

3. 副黏病毒性皮肤病包括

A. 疱疹病毒4型感染

B. 麻疹

C. 风疹

D. 幼儿急疹

E. 呼吸道合胞病毒感染

【解析】疱疹病毒4型感染和幼儿急疹均属于疱疹病毒性皮肤病。

4. 小核糖核酸病毒所致的皮肤病包括

A. 传染性水疱病

B. 手足口病

C. 柯萨奇病毒疹

D. B病毒病

E. 埃可病毒疹

【解析】B病毒病属于疱疹病毒性皮肤病。

5. 虫媒和出血热病毒所致的皮肤病包括

A. 登革热

B. 病毒性出血热

C. 肠病毒性发疹热（波士顿皮疹热）

D. 绿猴病

E. 口蹄病

【解析】口蹄病和波士顿皮疹热属于小核糖核酸病毒所致的皮肤病。

6. 下列通常可以口服使用的抗病毒药物是

A. 膦甲酸　　　　B. 伐昔洛韦

C. 喷昔洛韦　　　D. 泛昔洛韦

E. 阿昔洛韦

答案：　20. E

1. ABDE　2. ABE　3. BCE　4. ABCE　5. ABD　6. BDE

【解析】膦甲酸是唯一被批准治疗耐阿昔洛韦的 HSV 感染药物，胃肠道耐受差，因此不用于口服，主要是静脉滴注。喷昔洛韦口服吸收率低，常用于局部给药。

三、共用题干单选题

（1～3 题共用题干）

患者，女性，23 岁。鼻周灼痛感 3 天，水疱 1 天。近 1 周工作劳累，既往有多次类似皮损发作。查体：鼻部下方红色斑片基础上有多个簇集性小水疱，表面无糜烂和溃疡。

1. 对该患者最可能的诊断是
   A. 脓疱疮　　　　B. 单纯疱疹
   C. 隐翅虫皮炎　　D. 毛囊炎
   E. 带状疱疹

2. 下列关于 HSV 的描述，正确的是
   A. HSV-1 主要引起生殖器部位皮肤的感染
   B. HSV-2 主要引起中枢神经系统的感染
   C. HSV-1 主要引起新生儿的感染
   D. HSV-1 主要引起生殖器部位黏膜的感染
   E. 生殖器以外的皮肤、黏膜感染的单纯疱疹主要为 HSV-1

   【解析】HSV 分为 HSV-1 和 HSV-2，HSV-1 主要引起生殖器以外的皮肤、黏膜及中枢神经系统感染。HSV-2 主要引起生殖器部位的皮肤、黏膜感染和新生儿感染。

3. 关于复发型单纯疱疹的描述，**错误**的是
   A. 发热、受凉、情绪激动、劳累会导致其复发
   B. 同一个部位多次复发
   C. 好发于耳后
   D. 表现为红斑、小丘疹和水疱
   E. 皮损通常 1～2 周内痊愈

（4～6 题共用题干）

患者，男性，12 岁。发热、咳嗽 3 天，全身水疱 2 天。查体：全身散在绿豆大小的水疱，疱液透明，周围有红晕，水疱以面部和躯干分布为主。在当地医院按照"感冒"治疗后体温下降至正常。

4. 对该患者最可能的诊断是
   A. 湿疹样皮炎
   B. 泛发性单纯疱疹
   C. 丘疹性荨麻疹
   D. 水痘
   E. 昆虫叮咬

5. 关于该病描述**错误**的是
   A. 潜伏期平均为 14 天左右
   B. 皮疹先发生于头面部，然后逐渐累及躯干和四肢
   C. 皮疹先发生于四肢，然后逐渐累及头面和躯干
   D. 皮疹呈向心性分布
   E. 成人患者病情往往较重

6. 关于该病的治疗，描述**错误**的是
   A. 瘙痒者可外用炉甘石洗剂
   B. 疱疹破裂者可外用 2% 的甲紫
   C. 首选阿昔洛韦 3～5mg/（kg·d）静脉滴注
   D. 如果继发细菌感染，可用抗生素治疗
   E. 避免搔抓

   【解析】阿昔洛韦静脉滴注的常用剂量为 10～15mg/（kg·d）。

（7～10 题共用题干）

患者，男性，67 岁。右侧腋窝红色皮疹伴酸胀 3 天。查体：右侧腋窝和胸部多处红斑基础上有簇集或散在、粟粒大至绿豆大的丘疱疹和小水疱，呈带状分布。

答案： 1. B　2. E　3. C　4. D　5. C　6. C

7. 对该患者最可能的诊断是
   A. 湿疹　　　　　　　B. 单纯疱疹
   C. 肋间神经痛　　　　D. 隐翅虫皮炎
   E. 带状疱疹

8. 该病的病原体是
   A. HSV　　　　　　　B. RV
   C. EBV　　　　　　　D. RNA 病毒
   E. VZV

9. 该病好发部位的顺序依次为
   A. 腰骶神经、三叉神经、面神经支配区域
   B. 肋间神经、三叉神经、腰骶神经支配区域
   C. 三叉神经、腰骶神经、肋间神经支配区域
   D. 颈神经、三叉神经、肋间神经支配区域
   E. 肋间神经、颈神经、三叉神经支配区域

10. 如患者水疱破裂或继发脓疱，宜选择的处理方法是
    A. 外用硼酸软膏
    B. 外用阿昔洛韦乳膏
    C. 外用干扰素乳膏
    D. 清创换药
    E. 照射 UVB

（11～13 题共用题干）
　　患儿，女性，4 岁。双手足水疱伴发低热 3 天。查体：双手掌、足底散在多个直径 2～4mm 的水疱，疱壁薄，周围有红晕，口腔黏膜有少数米粒大小浅溃疡。
11. 对该患儿最可能的诊断是
    A. 单纯疱疹　　　　　B. 水痘
    C. 幼儿急疹　　　　　D. 手足口病
    E. 疱疹性咽峡炎

12. 该病的病原体**不包括**
    A. VZV　　　　　　　B. CV-A16
    C. CV-A10　　　　　　D. CV-B5
    E. EV-71
    【解析】手足口病的发生主要与柯萨奇病毒和埃可病毒等肠道病毒有关，而 VZV 为水痘 - 带状疱疹病毒，与手足口病无关。

13. 关于该病的描述，正确的是
    A. 潜伏期平均为 3～5 天
    B. 多见于 10～14 岁儿童
    C. 无前驱症状
    D. 初发疹为水疱
    E. 容易复发
    【解析】手足口病的潜伏期平均为 3～5 天，多见于 2～10 岁儿童，发疹前可有不同程度的低热、头痛、纳差等前驱症状，初为红色斑疹，很快发展为水疱，病程 1 周左右，愈后极少复发。

（14～16 题共用题干）
　　患儿，男性，1 岁。发热 4 天，颈部、躯干皮疹 1 天。4 天前突然发热，最高体温 38.9℃，1 天前热退，颈部、躯干开始出现红色皮疹。查体：体温 36.5℃，颈部、躯干见散在较多红色斑疹、斑丘疹。
14. 对该患儿最可能的诊断是
    A. 多形红斑　　　　　B. 幼儿急疹
    C. 水痘　　　　　　　D. 风疹
    E. 麻疹

15. 该病的病原体是
    A. HSV-1　　　　　　B. CV
    C. VZV　　　　　　　D. EBV
    E. HHV-6
    【解析】幼儿急疹又称婴儿玫瑰疹，病原体为 HHV-6。

答案： 7. E　8. E　9. B　10. ⊃　11. D　12. A　13. A　14. B　15. E

16. 关于该病临床表现的描述,**错误**的是
    A. 潜伏期为 10～15 天
    B. 多见于 2 岁以下幼儿
    C. 热退时出现皮疹,常合并有水疱
    D. 常有颈部及枕部淋巴结肿大
    E. 颊、肘、膝以下及掌跖等部位多无皮疹

【解析】幼儿急疹的潜伏期为 10～15 天,多见于 2 岁以下幼儿,热退时出现皮疹,偶合并有水疱,常有颈部及枕后淋巴结肿大,颊、肘、膝以下及掌跖等部位多无皮疹。

（17～19 题共用题干）

患儿,女性,8 岁。面部红斑 3 天。自觉面部轻度灼热,晨起减轻,午后及活动后加重。查体:两侧面颊对称分布轻度水肿性红色斑片,表面无鳞屑,局部温度略高,无触痛;咽部轻度充血。

17. 对该患儿最可能的诊断是
    A. 丹毒　　　　　　B. 传染性红斑
    C. 蜂窝织炎　　　　D. 风疹
    E. 盘状红斑狼疮

【解析】传染性红斑又称第五病或拍红性面颊病,好发于 4～12 岁儿童,潜伏期为 5～15 天,发病突然,一般无全身症状或仅有微热,有时可有呕吐、咽痛、眼结膜及咽部轻度充血,首先于两侧面颊发生玫瑰红色丘疹,迅速融合形成水肿性红斑,无鳞屑,局部温度增加,类似丹毒。

18. 该病的病原体为
    A. HSV-1　　B. CV　　　C. PV-B19
    D. EBV　　　E. HHV-6

【解析】1983 年 Anderson 等从 33 例传染性红斑患者的血清中检测出人类细小病毒 B19（PV-B19）的 IgM 和 IgG 抗体,后来 Plummer 等也检测出这类患者皮疹中的 PV-

B19DNA,因此目前认为 PV-B19 是引起传染性红斑的病原体。

19. 关于该病的描述,**错误**的是
    A. 又称第五病或拍红性面颊病
    B. 好发于 4～12 岁儿童
    C. 是一种病毒性传染病
    D. 感染后易再发
    E. 可出现小规模流行

（20～22 题共用题干）

患者,女性,9 岁。发热 6 天,全身皮疹 3 天。伴有咳嗽、咽痛和畏光。查体:体温 39.8℃,全身弥漫分布红色斑疹、斑丘疹,两侧球结膜明显充血。

20. 对该患儿最可能的诊断是
    A. 风疹
    B. 手足口病
    C. 麻疹
    D. 传染性单核细胞增多症
    E. 幼儿急疹

21. 诊断价值**最小**的辅助实验室检查是
    A. 皮肤组织病理检查
    B. 取鼻咽分泌物进行病毒抗原检测
    C. 取鼻咽拭子涂片做瑞氏染色
    D. 检测外周血中病毒抗体效价
    E. 血常规

【解析】皮肤组织病理相对没有特异性,对于诊断意义不大。

22. 关于该病的处理,描述**错误**的是
    A. 大多有自限性,主要进行补液、退热等对症治疗
    B. 应及早使用抗生素
    C. 维生素 D 缺乏地区口服维生素 D 会降低该病的发生率和死亡率

答案:　16. C　17. B　18. C　19. D　20. C　21. A　22. B

D. 易感者接触该患者后,应隔离的时间
为 3 周

E. 患者应卧床休息,清淡饮食

【解析】麻疹有自限性,对症支持治疗,一般无需抗生素治疗。

（23～25 题共用题干）

患者,女性,19 岁。面、颈部皮疹半年余,皮疹逐渐增多,数日前自行挤压皮损,挤出白色乳酪样物质。查体:面、颈部较多粟粒至绿豆大小的半球形、珍珠色丘疹。

23. 该患者挤出的白色乳酪样物质是

A. Kogoj 微脓肿

B. Munro 微脓肿

C. Pautrier 微脓肿

D. 软疣小体

E. 风湿小体

【解析】该患者诊断考虑为传染性软疣,故挤出物考虑为软疣小体。

24. 若该患者合并有 HIV 感染,需要进行鉴别诊断的疾病是

A. 皮肤隐球菌病

B. 梅毒

C. 带状疱疹

D. 单纯疱疹

E. 孢子丝菌病

【解析】在艾滋病患者中,传染性软疣在临床上类似皮肤隐球菌病。

25. 对于上述两种疾病之间鉴别帮助不大的实验室检查是

A. 墨汁染色法　　B. 真菌培养

C. 真菌镜检　　D. 组织病理

E. 病毒培养

【解析】本例中病毒培养结果不可靠且难以培养。

（26～29 题共用题干）

患儿,男性,7 岁。双手掌皮疹 1 周。1 周前曾到动物园接触过仓鼠、牛、羊等。皮疹初起时为丘疹,后逐渐转变为水疱、脓疱。查体:双手掌见 2 个脓疱,中央有脐凹,周围有红晕,基底水肿,表面伴有糜烂。

26. 对该患者诊断可能性<u>最小</u>的疾病是

A. 牛痘　　　　　B. 脓疱疮

C. 孢子丝菌病　　D. 羊痘

E. 天疱疮

27. 对该患者确诊帮助<u>最小</u>的实验室检查是

A. 免疫病理　　　B. 组织培养

C. PCR 检测　　　D. 组织病理

E. 电子显微镜检

28. 对该患者合适的处理措施是

A. 预防继发细菌感染

B. 口服阿昔洛韦

C. 口服泼尼松

D. 手术切除

E. 冷冻治疗

【解析】根据患者的病情特点,考虑牛痘、羊痘的可能性大,目前无特效疗法,应对症治疗及防止继发感染。

29. 牛痘的潜伏期是

A. 1～2 天　　　　B. 2～14 天

C. 2～3 周　　　　D. 3～4 周

E. 1～2 个月

【解析】牛痘潜伏期为 2～14 天,一般 5～7 天。

（30～33 题共用题干）

患者,男性,45 岁。左手溃破 5 天。1 周前因家族祭祀曾接触羊头。皮疹初为 1 个质地坚硬的紫红色丘疹,后渐渐扩大、破溃。

答案:　23. D　24. A　25. E　26. E　27. A　28. A　29. B

查体：左手虎口部位见一个直径约3cm左右的脓疱，中央凹陷，表面结黑色痂，痂周绕有灰白色晕，外周红晕。

30. 对该患者最可能的诊断是
    A. 挤奶人结节　　　B. 牛痘
    C. 羊痘　　　　　　D. 鳞状细胞癌
    E. 孢子丝菌病

【解析】患者接触过羊头，结合临床表现，故考虑羊痘。

31. 对该患者确诊最有价值的实验室检查是
    A. 血常规
    B. 组织病理
    C. C反应蛋白测定
    D. 病毒培养
    E. 创面分泌物细菌培养

32. 下列**不适合**于该患者的处理措施是
    A. 对症治疗　　　　B. 手术切除
    C. 冷冻治疗　　　　D. 控制细菌感染
    E. 口服糖皮质激素

33. 该病的潜伏期是：
    A. 12小时　　　　　B. 1～2天
    C. 5～6天　　　　　D. 1～2周
    E. 3～4周

（34～37题共用题干）

患者，女性，21岁。左手指皮疹1周。2周前曾到牧场体验挤牛奶。皮疹初为暗红色丘疹，逐渐增大。查体：左手指见1个半球形暗红色结节，中央结痂，周围呈白色，最外周绕有红晕。

34. 对该患者最可能的诊断是
    A. 牛痘　　　　　　B. 羊痘
    C. 挤奶人结节　　　D. 传染性软疣
    E. 疱疹性瘭疽

【解析】患者接触过病牛乳头，结合临床表现，考虑挤奶人结节。

35. 该患者皮损的组织病理表现是
    A. 角质层内病毒包涵体
    B. 颗粒层内病毒包涵体
    C. 棘层内病毒包涵体
    D. 真皮乳头层中病毒包涵体
    E. 真皮网状层中病毒包涵体

【解析】病毒包涵体一般位于棘细胞层。

36. 对于该患者确诊价值**最小**的实验室检查是
    A. 组织病理　　　　B. 病毒培养
    C. 电镜　　　　　　D. PCR
    E. 病毒抗原检测

【解析】病毒培养结果不可靠，且难以实行。

37. 该病的感染源是
    A. 病牛　　B. 病羊　　C. 病人
    D. 病仓鼠　　E. 羊奶

【解析】该病主要为接触病牛的乳头及乳房感染所致。

（38～40题共用题干）

患儿，男性，11月龄。反复面、颈部红斑伴有渗液10个月，水疱2天。

38. 对该患儿可能性**最小**的诊断是
    A. 婴儿特异性皮炎
    B. 婴儿湿疹
    C. Kaposi水痘样疹
    D. 接触性皮炎
    E. 二期梅毒

【解析】面、颈部反复红斑伴有渗出、水疱可以是婴儿特异性皮炎、婴儿湿疹、Kaposi水痘样疹、接触性皮炎的皮损表现。

答案：　30. C　31. B　32. E　33. C　34. C　35. C　36. B　37. A　38. E

39. 如果体检发现患儿面、颈部密集绿豆大小的水疱、脓疱，基底潮红，部分疱顶呈脐窝状凹陷；部分水疱干涸、结痂。则对该患儿最可能的诊断是
    A. 婴儿湿疹
    B. 风疹
    C. Kaposi 水痘样疹
    D. 接触性皮炎
    E. 二期梅毒
    【解析】Kaposi 水痘样疹是在湿疹皮炎的基础上出现 HSV 病毒感染所致，出现疱顶呈脐窝状凹陷的水疱、血疱或脓疱。

40. 如果进一步体检发现患儿颈部淋巴结肿大，下列描述**错误**的是
    A. 患儿患有风疹
    B. 患儿颈部淋巴结肿大考虑为反应性增生
    C. 患儿原有基础疾病，如特异性皮炎、湿疹有助于明确诊断
    D. 该患儿发病前很可能有疱疹患者接触史
    E. 儿童和成人均可发生该病
    【解析】Kaposi 水痘样疹可以合并淋巴结肿大；患者原有基础疾病，如特异性皮炎，湿疹有助于明确诊断；出现水疱之前一般都有疱疹患者接触史；该病既可以发生于 3 岁以内的儿童，也可能发生于成年人。

(41～43 题共用题干)
　　患儿，女性，3 岁。口腔水疱 2 天。发疹前有低热、食欲缺乏，口服蒲地蓝消炎口服液口腔损害无好转。

41. 如果查体发现患儿口腔内散在丘疹、水疱，疱壁较厚，疱顶可见脐凹，诊断上首先应考虑的疾病是
    A. 单纯疱疹　　　B. 水痘

C. 幼儿急疹　　　D. 手足口病
E. 疱疹性咽峡炎
【解析】水痘疱壁较厚，顶端可见脐凹，为特征性表现。

42. 如果查体发现患儿口腔内颊黏膜散在直径 2～4mm 的水疱，疱壁薄，周围有红晕，与该患儿发病**无关**的病原体是
    A. CV-A10　　B. CV-A16　　C. VZV
    D. CV-B5　　E. EV-71
    【解析】3 岁患儿口腔内直径 2～4mm 的水疱，疱壁薄，周围有红晕，考虑手足口病，与该病发生无关的病毒为 VZV。

43. 如果该患儿诊断为疱疹性咽峡炎，关于疱疹性咽峡炎与疱疹性口炎之间鉴别，下列描述**错误**的是
    A. 后者为单纯疱疹病毒感染所致
    B. 后者多见于 1～3 岁儿童
    C. 前者仅累及咽部
    D. 后者疼痛剧烈
    E. 抗生素不能缩短两者的病程
    【解析】疱疹性口炎为单纯疱疹病毒感染所致，多见于 1～3 岁儿童，疼痛剧烈，多由患儿拒食啼哭被发现；疱疹性咽峡炎主要发生在咽部和软腭，一般不累及齿龈和颊黏膜，两者抗生素均不能缩短病程。

(44～47 题共用题干)
　　患儿，男性，1 岁。发热 4 天，颈部、躯干皮疹 1 天。

44. 如果患儿皮疹出现在发热缓解之后，查体发现颈部、躯干泛发红色斑丘疹，对患儿最可能的诊断是
    A. 多形红斑　　　B. 水痘
    C. 幼儿急疹　　　D. 风疹
    E. 麻疹

答案：　39. C　40. A　41. B　42. C　43. C　44. C

【解析】幼儿急疹又称婴儿玫瑰疹，热退疹出为其典型特点。

45. 如果查体发现患儿第二下磨牙相对的颊黏膜上有群集直径约 0.8mm 的灰白色小点，则对患儿最可能的诊断是
    A. 多形红斑　　　B. 水痘
    C. 幼儿急疹　　　D. 风疹
    E. 麻疹

【解析】第二下磨牙相对的颊黏膜上见直径约 0.8mm 的灰白色小点为麻疹的特征性皮疹，又称科氏斑。

46. 如果查体发现患儿颈部、躯干散在红色斑片及小风团，下列描述**错误**的是
    A. 皮疹可能由病毒感染所致
    B. 皮疹可能由细菌感染所致
    C. 患儿可能出现腹泻、腹痛、胸闷
    D. 治疗首选糖皮质激素静脉注射
    E. 皮疹可能自行消退

47. 如果查体发现患儿皮疹为鲜红色水肿性斑疹、丘疹，中央为青紫色或紫癜，形状如虹膜样皮损，下列描述正确的是
    A. 患儿症状轻，不需要治疗
    B. 发病与药物因素无关
    C. 皮损组织病理可见角质形成细胞坏死，基底细胞液化变性
    D. 口服抗组胺药物治疗疗效明显
    E. 患儿不会伴发口腔黏膜糜烂

【解析】根据患儿皮损特点，诊断考虑为多形红斑。

（48～51题共用题干）

患儿，男性，7岁。发热2天，全身皮疹1天。体温最高 38.5℃，伴轻度乏力、咽痛。皮疹初发于面、颈部，迅速蔓延至全身，轻

度瘙痒。口服阿莫西林颗粒及小儿氨酚黄那敏颗粒后病情无明显好转。查体：体温 37.8℃，全身泛发淡红色斑疹，两侧球结膜无充血，软腭、颊黏膜等处散在暗红色瘀点。

48. 对该患儿最可能的诊断是
    A. 风疹
    B. 传染性红斑
    C. 麻疹
    D. 传染性单核细胞增多症
    E. 手足口病

【解析】风疹在前驱期后 1～2 天进入发疹期，皮疹由面、颈部开始由上而下蔓延，大多于 1 天内遍布躯干和四肢，一般全身症状轻微。

49. 女性妊娠早期感染风疹病毒可能导致新生儿出现先天性风疹综合征，该综合征主要累及的器官系统是
    A. 心血管系统、淋巴系统、呼吸系统
    B. 呼吸系统、中枢神经系统、淋巴系统
    C. 眼、呼吸系统、淋巴系统
    D. 眼、心血管系统、中枢神经系统
    E. 呼吸系统、中枢神经系统、心血管系统

【解析】妊娠前 16 周感染风疹病毒，可引起先天先天性风疹综合征，包括：耳聋、白内障、先天性心脏病、动脉导管未闭、室间隔缺损、智力和运动障碍等。

50. 如患者诊断为风疹，下列关于风疹的描述，**错误**的是
    A. 患者需要需隔离3周
    B. 患者为该病的唯一传染源
    C. 好发于5～9岁儿童
    D. 治疗上主要是对症处理
    E. 免疫接种可以预防风疹

【解析】因风疹传染期短，自皮疹出现后隔离 5 天即可。

答案：　45. E　46. D　47. C　48. A　49. D　50. A

51. 如患者持续性发热，咽部红肿、疼痛明显，扁桃体有假膜形成，全身淋巴结肿大，并伴有肝功能损害及外周血中淋巴细胞增多，诊断上应首先考虑的疾病是
    A. 风疹
    B. 传染性红斑
    C. 麻疹
    D. 传染性单核细胞增多症
    E. 猩红热
    【解析】传染性单核细胞增多症好发于儿童及青少年，以发热、咽峡炎、淋巴结肿大、皮疹伴血中淋巴细胞增多为临床特征，多数伴有乏力、食欲缺乏，在软腭、颊、腭垂等处也可出现暗红色瘀点。

    （52～55题共用题干）
    患儿，男性，4岁。发热5天，全身皮疹3天。查体：体温38.3℃，发热后第2天应用氨苄西林抗感染治疗，发热无缓解，患者皮疹逐渐增多。

52. 下列原因与患儿发热相关性**最小**的是
    A. 支原体感染　　B. 药物过敏
    C. 细菌感染　　　D. 病毒感染
    E. 患儿体温调节中枢发育不完善
    【解析】体温调节中枢通常在3岁已发育完善。

53. 如果查体发现患儿颈部淋巴结肿大、渗出性扁桃体炎、腭部瘀点，诊断上首先考虑的疾病是
    A. 麻疹
    B. 风疹
    C. 传染性单核细胞增多症
    D. 疱疹性咽峡炎
    E. B病毒病
    【解析】传染性单核细胞增多症特征性

临床表现是弥漫性膜性扁桃体炎，硬腭、软腭连接处出现小出血点。腭部瘀点有诊断价值。

54. 如果查体发现患儿全身浅表淋巴结肿大，脾中度增大。血常规示：白细胞为$23 \times 10^9/L$，且淋巴细胞及单核细胞绝对数增多，则该患儿**很少**发生的并发症是
    A. 血小板减少性紫癜
    B. 脑膜脑炎
    C. 心肌炎
    D. 自身溶血性贫血
    E. 中耳炎
    【解析】该患儿临床诊断考虑为传染性单核细胞增多症。该病并发症包括血小板减少性紫癜、脑膜脑炎、心肌炎、自身溶血性贫血。中耳炎常为风疹并发症。

55. 如果患儿确诊为传染性单核细胞增多症，**罕见**出现的皮肤损害是
    A. 眼睑水肿　　　B. 紫癜
    C. 红色斑丘疹　　D. 红斑
    E. 结节
    【解析】传染性单核细胞增多症在第4～6天出现皮疹，皮损常为斑疹、斑丘疹、眼睑水肿等，主要发生于躯干及上肢，少见的亦可发生猩红热样、疱疹样、多形红斑样或Gianott-Crosti样疹、紫癜等。

四、案例分析题

【案例1】患者，男性，67岁。右侧眼周丘疹、水疱伴疼痛3天。
第1问：对该患者可能的诊断为
    A. 原发性单纯疱疹
    B. 带状疱疹
    C. 隐翅虫皮炎

答案：51. D　52. E　53. C　54. E　55. E
【案例1】　1. ABCD

D. 复发性单纯疱疹

E. 湿疹

F. 荨麻疹

第 2 问：患者既往无类似情况发作，2 年前发现患有糖尿病。对该患者可能的诊断为

　　A. 原发性单纯疱疹

　　B. 带状疱疹

　　C. 隐翅虫皮炎

　　D. 复发性单纯疱疹

　　E. 湿疹

　　F. 荨麻疹

第 3 问：给予该患者外用药物处理，就诊后第 2 天，皮疹进一步扩展，出现阵发性头痛和恶心。查体：患者右侧面颈部及耳郭多处水肿性红色斑片，表面簇集小水疱。对该患者的诊断是

　　A. 原发性单纯疱疹

　　B. 带状疱疹

　　C. 隐翅虫皮炎

　　D. 复发性单纯疱疹

　　E. 湿疹

　　F. 接触性皮炎

第 4 问：带状疱疹鉴别诊断的疾病包括

　　A. 脓疱疮　　　　　B. 固定型药疹

　　C. 单纯疱疹　　　　D. 隐翅虫皮炎

　　E. 天疱疮　　　　　F. 结节性红斑

第 5 问：该患者接受阿昔洛韦静脉滴注治疗，2 天后出现右侧口角下垂，伸舌左偏，右眼睑不能闭合，则对该患者诊断考虑为

　　A. 并发颅内感染

　　B. Kerning 征阳性

　　C. Brudzinski 征阳性

　　D. Ramsay-Hunt 综合征

　　E. Babinski 征阳性

　　F. Gordon 征阳性

　　G. Oppenheim 征阳性

【解析】Ramsay-Hunt 综合征包括外耳道疱疹、面瘫和耳痛。

第 6 问：对该患者的处理措施包括

　　A. 静脉滴注大剂量糖皮质激素

　　B. 局部外用药物

　　C. 静脉滴注阿昔洛韦

　　D. 口服呋喃硫胺和甲钴胺

　　E. 静脉滴注复方甘草酸苷

　　F. 疼痛难忍时，加用止痛药物，如加巴喷丁、普瑞巴林及非甾体止痛药物

　　G. 神经内科会诊

【解析】患者有糖尿病史，大剂量糖皮质激素可能促进病毒感染的扩散。

【案例 2】患者，男性，32 岁。右胸、背水疱 7 天，左下腹水疱 3 天。伴有右胸、背及左下腹疼痛。既往身体健康。查体：右侧胸、背、左侧下腹部多处簇集粟粒至黄豆大的水疱、血疱和脓疱，周围绕有红晕。

第 1 问：关于该患者诊断和治疗的意见和建议，正确的是

　　A. 考虑为泛发性单纯疱疹

　　B. 考虑泛发性带状疱疹

　　C. 考虑为播散性带状疱疹

　　D. 建议进行全身健康状况检查

　　E. 局部清创

　　F. 口服伐昔洛韦

【解析】从皮疹的形态和分布上诊断为泛发性带状疱疹。患者为青年男性，既往体检，发生泛发性带状疱疹，考虑与免疫功能异常低下有关，因此应进行全身健康检查，了解有无导致免疫功能异常低下的潜在疾患。

答案：　2. ABC　3. B　4. ABCD　5. D　6. BCDEFG　【案例 2】1. BDEF

第2问：该患者需要完善的实验室检查项目包括

    A. 血常规

    B. 免疫功能检查

    C. 抗 HIV 抗体检测

    D. 快速血浆反应素试验（RPR）和梅毒螺旋体颗粒凝集试验（TPPA）

    E. 抗核抗体谱检测

    F. 组织病理学检查

    G. 胸部 CT

第3问：该患者检查结果提示 TPPA 阳性，RPR 阳性，滴度 1∶8，抗 HIV 抗体初筛阳性。下列处理措施中**错误**的是

    A. 口服泼尼松[1.5mg/（kg·d）]

    B. 静脉滴注水剂青霉素（320 万 U/d）

    C. 苄星青霉素 240 万肌内注射，每周 1 次

    D. 抽取血标本进行抗 HIV 抗体确诊试验

    E. 填报传染病报卡

    F. 通知患者配偶进行梅毒血清学和抗 HIV 抗体检测

第4问：该患者抗 HIV 抗体确诊试验阳性，则患者可能发生的并发症包括

    A. 口腔念珠菌感染

    B. 巨细胞病毒感染

    C. Kaposi 肉瘤

    D. 淋巴瘤

    E. 弓形体病

    F. 痴呆症

    G. 卡氏肺孢菌肺炎

【案例3】患儿，女性，4 岁。发热 10 天，全身红色皮疹 2 天。患儿 10 天前无明显诱因出现发热，当地医院诊断为上呼吸道感染，给予头孢曲松静脉滴注及多种退热药物处理，发热未有缓解。5 天前复诊检查，发现转氨酶升高和肝、脾大。2 天前面部出现红斑，迅速增多，发展至全身。查体：全身泛发红色斑丘疹，颈部、腋窝和腹股沟浅表淋巴结肿大。双眼结膜轻微充血，口腔黏膜未见 Koplik 斑，咽部充血明显。上腹部轻度压痛，无反跳痛，肝肋下 2cm 可以触及，无触痛，脾肋下 4cm 可触及，无触痛。

第1问：对该患儿可能的诊断为

    A. 麻疹

    B. 风疹

    C. 传染性单核细胞增多症

    D. 药疹

    E. 荨麻疹性血管炎

    F. 急性发热性嗜中性细胞皮肤病（Sweet 病）

    G. 猩红热

第2问：有助于该患儿确诊的实验室检查包括

    A. 血常规

    B. 血涂片检查

    C. EB 病毒检查

    D. 腹部超声

    E. 血培养

    F. 骨髓穿刺细胞学检查

    G. 嗜异性凝集试验

【解析】根据患儿的病情特点，考虑为传染性单核细胞增多症可能性大，因此需要进行上述相关实验室检查。

第3问：下列支持患儿传染性单核细胞增多症的依据为

    A. 抗 EB 病毒衣壳抗原（VCA）IgM 阳性

    B. 双份血清抗 EB 病毒 VCA IgG 抗体滴度升高 4 倍

    C. 双份血清抗 EB 病毒 VCA IgG 抗体滴度升高 2 倍

    D. 抗 EB 病毒 VCA IgM 阴性

答案：　2. ABCDEG　3. AB　4. ABCDEFG　【**案例3**】1. CD　2. ABCDEFG　3. ABEF

E. 血液 EB 病毒 DNA 阳性

F. 鼻咽拭子 EB 病毒抗原检测阳性

第 4 问:在传染性单核细胞增多症的诊断依

据中,外周血异形淋巴细胞百分比至少为

A. 1%   B. 2%   C. 5%

D. 10%   E. 20%   F. 30%

第八章　细菌性皮肤病

一、单选题

1. 下列由金黄色葡萄球菌感染导致的一组疾病是
   A. 脓疱疮、丹毒、毛囊炎
   B. 脓疱疮、毛囊炎、猩红热
   C. 脓疱疮、毛囊炎、下疳样脓皮病
   D. 脓疱疮、猩红热、蜂窝织炎
   E. 丹毒、猩红热、下疳样脓皮病

   【解析】脓疱疮是由金黄色葡萄球菌和/或乙型溶血性链球菌引起的一种急性皮肤化脓性皮肤病；毛囊炎急性期可在皮损部位分离培养出金黄色葡萄球菌、表皮葡萄球菌或白色葡萄球菌；猩红热是由A族乙型溶血性链球菌引起的急性呼吸道传染病；蜂窝织炎的病原菌多为溶血性链球菌、金黄色葡萄球菌，也可由流感嗜血杆菌、厌氧性或腐败性细菌所引起；下疳样脓皮病皮损处可培养出金黄色葡萄球菌，亦有白色葡萄球菌及副大肠埃希菌；丹毒是由乙型溶血性链球菌感染所致的皮肤和皮下组织内淋巴管及其周围软组织的急性炎症。

2. 下列疾病中可出现探针贯通现象的是
   A. 疣状皮肤结核
   B. 蜂窝织炎
   C. 麻风病
   D. 痈
   E. 寻常狼疮

【解析】寻常狼疮皮损初期为鲜红色或红褐色、粟粒大小的结节，触之质软，稍隆起，结节表面薄嫩，用探针稍用力即可刺入，容易贯通，称为探针贯通现象。

3. 麻风杆菌侵入的黏膜部位主要是
   A. 鼻黏膜　　　　B. 口腔黏膜
   C. 颊黏膜　　　　D. 咽部黏膜
   E. 睑结膜

【解析】麻风杆菌侵入人体后，主要分布于皮肤、黏膜、周围神经以及单核-吞噬细胞系统，在黏膜主要分布于鼻黏膜。

4. 异烟肼治疗皮肤结核的用量一般为
   A. 0.5～1mg/(kg·d)
   B. 1～2mg/(kg·d)
   C. 3～6mg/(kg·d)
   D. 8～10mg/(kg·d)
   E. 6～8mg/(kg·d)

5. 蜂窝织炎累及的部位是
   A. 皮下疏松结缔组织
   B. 皮下组织内淋巴管及周围组织
   C. 多个毛囊及其周围组织
   D. 毛囊深部及其周围组织
   E. 真皮血管周围

【解析】丹毒累及的部位是皮下组织内淋巴管及周围组织；疖累及的部位是毛囊深部及其周围组织。

答案：1. C　2. E　3. A　4. C　5. A

6. 下列关于急性甲沟炎的描述，**错误**的是
   A. 急性甲沟炎通常是由感染引起，细菌是最常见的病原体
   B. 创伤后发生急性甲沟炎时应及时排除是否可能发生骨折
   C. 急性甲沟炎最常见的诱发因素是拇指吮吸和咬指甲的习惯
   D. 急性甲沟炎表现为患指/趾的患侧红、肿、热、痛
   E. 急性甲沟炎早期应该切开

【解析】急性甲沟炎早期尚无脓液形成时，应以三角巾高托患肢，外用杀霉菌剂及杀菌剂，有脓液积聚时，可沿甲沟纵形切开，排出脓液。

7. 下列描述**错误**的是
   A. 结核分枝杆菌是一种抗酸杆菌，对人类致病的有人型、牛型及非洲型
   B. 葡萄球菌性烫伤样皮肤综合征的特征性表现是在大片红斑基础上出现松弛性水疱，尼氏征阳性
   C. 治疗中毒性休克综合征首选的抗生素是万古霉素
   D. 猩红热超敏反应性并发症中最常见的是急性肾小球肾炎
   E. 化脓性汗腺炎是一种顶泌汗腺慢性化脓性炎症。主要发生于腋窝、外生殖器及肛周等处

【解析】中毒性休克综合征首选耐青霉素酶的半合成青霉素治疗，如苯唑西林。青霉素过敏患者，可选用万古霉素。

8. 下列**不出现**渐进性坏死的疾病是
   A. 类脂质渐进性坏死
   B. 类风湿结节
   C. 渐进性坏死性肉芽肿

D. 皮肤结核
E. 环状肉芽肿

9. 下列关于麻风病理组织特征的描述，**错误**的是
   A. 未定类麻风：表皮无改变，真皮有散在的非特异性炎症浸润
   B. 结核样型麻风：表皮常有炎症细胞浸润，真皮上部缺乏"无浸润带"，神经、血管和皮肤附件见上皮样细胞肉芽肿
   C. 瘤型麻风：表皮萎缩，无炎症细胞浸润，基底细胞层完整，真皮上部缺乏"无浸润带"
   D. 界限类偏结核样型麻风：表皮内无炎症细胞浸润，真皮上部"无浸润带"比较窄
   E. 中间界限类麻风：表皮内无炎症细胞浸润，真皮上部见明显的"无浸润带"

【解析】瘤型麻风的病理组织特征是：真皮上部见"无浸润带"，很少有麻风样细胞或炎症细胞。

10. 麻风反应治疗首选药物是
    A. 糖皮质激素　　　B. 免疫抑制剂
    C. 氨苯砜　　　　　D. 羟氯喹
    E. 利福平

11. 寻常型脓疱疮的脓疱位于
    A. 基底层　　　　　B. 棘层
    C. 颗粒层　　　　　D. 透明层
    E. 角质层下

12. 炭疽芽孢杆菌侵入人体的途径**不包括**
    A. 经皮　　　　　　B. 吸入
    C. 经口　　　　　　D. 性接触
    E. 静脉注射

答案：　6. E　7. C　8. B　9. C　10. A　11. E　12. D

13. 患者，男性，60岁。左面部红肿伴发热3天。查体：左面部见水肿性红斑，边界较清，局部皮温高，压痛明显，表面无水疱。颈部及耳前淋巴结肿大。对亥患者最可能的诊断是
    A. 接触性皮炎
    B. 丹毒
    C. 蜂窝织炎
    D. 系统性红斑狼疮
    E. 带状疱疹
    【解析】患者皮损处无异物接触史，排除接触性皮炎可能。无簇集性水疱，未诉神经痛，故排除带状疱疹。皮损位于单侧，局限，排除系统性红斑狼疮（SLE）。根据典型皮损表现，最可能考虑丹毒。

14. 患者，男性，54岁。额顶部红斑半年。无不适主诉，无明显外伤史，曾于外院多次就诊，均按皮炎湿疹治疗无效。体格检查：右侧额顶部4cm×3cm大小的红色斑块，表面少许鳞屑，感觉迟钝。对该患者最可能的诊断是
    A. 麻风
    B. 梅毒
    C. 脂溢性皮炎
    D. 扁平苔藓
    E. 盘状红斑狼疮
    【解析】局部红斑伴感觉迟钝，皮炎湿疹治疗无效，应该首先考虑麻风。

15. 患者，男性，29岁。臀部结节伴痛4天。查体：生命体征无异常，臀部见一黄豆大小的淡红色结节，顶部见淡黄色脓栓，触之质硬，皮温高，表面无溃疡。对该患者最可能的诊断是
    A. 表皮囊肿　　　　B. 痈

C. 疖　　　　　D. 化脓性汗腺炎
E. 痤疮
【解析】从皮损部位臀部，可排除化脓性汗腺炎和痤疮，化脓性汗腺炎好发于腋窝、外生殖器、肛周，痤疮好发于面部、前胸、后背。痈由多个聚集的疖组成，皮损为弥漫性炎性硬块，故排除。表皮囊肿多为皮色，一般无自觉症状，故排除。皮损顶部见淡黄色脓栓，为疖的典型表现。

二、多选题

1. 寻常型脓疱疮的好发部位是
   A. 鼻周　　　　　B. 口周
   C. 足底　　　　　D. 手掌
   E. 背部

2. 丹毒的诱因包括
   A. 足癣、甲癣
   B. 小腿溃疡、湿疹
   C. 鼻炎
   D. 外伤
   E. 高温

3. 下列说法正确的有
   A. 急性甲沟炎最常见的诱发因素是拇指吮吸和咬指甲的习惯
   B. 下疳样脓皮病多可引起发热等全身中毒症状
   C. 红斑丹毒丝菌革兰氏染色和咽拭子物培养通常阳性
   D. 皮肤炭疽胸部X线的特征性表现为纵隔对称性增宽和肺门淋巴结肿大
   E. 外伤后细菌性致死性肉芽肿在治疗上主要以抗生素为主，严禁使用糖皮质激素
   【解析】下疳样脓皮病的皮损多单发，无

答案：13. B　14. A　15. C
　　　1. AB　2. ABCD　3. ADE

自觉症状,很少引起发热等全身中毒症状;红斑丹毒丝菌多位于真皮深处,革兰氏染色和咽拭子物培养通常是阴性。

4. 下列关于麻风的说法,正确的有
   A. 麻风的传播途径为飞沫传播
   B. 各型麻风皮损中,麻风杆菌数量依次排列:LL>BB>TT>BL>BT
   C. 麻风反应的治疗首选药物为糖皮质激素
   D. 狮面见于瘤型麻风晚期
   E. 麻风的唯一传染源为麻风患者

   【解析】各型麻风皮损中麻风杆菌数量依次排列:LL>BL>BB>BT>TT。

5. 中毒性休克综合征的主要诊断标准包括
   A. 发热:体温多≥38.9℃
   B. 皮疹:弥漫性红斑,呈日灼样或猩红热样
   C. 皮肤脱屑:于发病后1~2周出现,尤多见于手掌和足底
   D. 低血压:收缩压<12kPa(90mmHg),或有直立性低血压和昏厥
   E. 存在皮肤、黏膜金黄色葡萄球菌感染或定植

   【解析】皮肤黏膜金黄色葡萄球菌感染或定植是需要获取的病原学指标,不属于主要诊断标准。

6. 化脓性汗腺炎的诊断标准包括
   A. 发病年龄:青年和中年
   B. 好发部位:腋窝、会阴部
   C. 遗传因素:可能有常染色体显性遗传
   D. 典型皮损:硬性结节、潜行性溃疡、交通性瘘管
   E. 细菌学检查

7. 下列关于葡萄球菌性烫伤样皮肤综合征的治疗,描述正确的是
   A. 加强眼、口腔、外阴的护理
   B. 选择对金黄色葡萄球菌敏感的头孢类抗生素
   C. 注意水电解质平衡,必要时可输注丙种球蛋白
   D. 外用药以杀菌、消炎、干燥为原则
   E. 应该及早使用糖皮质激素

8. 可出现尼氏征阳性的疾病包括
   A. 葡萄球菌性烫伤样皮肤综合征
   B. 新生儿脓疱疮
   C. 家族性良性慢性天疱疮
   D. IgA型天疱疮
   E. 疱疹样天疱疮

9. 下列**不属于**皮肤特异性感染的是
   A. 脓疱疮   B. 蜂窝织炎
   C. 皮肤结核   D. 皮肤炭疽
   E. 麻风

   【解析】皮肤特异性感染是指由一些特定的病原体(如结核分枝杆菌、破伤风杆菌、炭疽杆菌等)感染引起的,不同于一般的病菌感染,可以导致较为独特病变的皮肤感染病。

10. 下列关于非结核分枝杆菌感染的描述,正确的是
    A. 游泳池肉芽肿为海鱼分枝杆菌感染所致
    B. 布鲁里溃疡好发于成年人,女性多见
    C. 嗜血分枝杆菌对HIV、器官移植、白血病及淋巴瘤等患者易感
    D. 快速生长分枝杆菌感染好发于四肢、臀部及三角肌肌内注射部位或外伤后,可以引起寒性脓肿

答案: 4. ACDE   5. ABCD   6. ABCDE   7. ABCD   8. ABC   9. AB   10. ACDE

E. 堪萨斯分枝杆菌偶尔可以引起孢子丝菌病样皮肤损害，也可出现局限性肉芽肿或蜂窝织炎样损害

【解析】布鲁里溃疡好发于儿童。

11. 下列关于棒状杆菌癣样红斑描述**不正确**的是
    A. 由微细棒状杆菌引起的皮肤角质层轻微感染性疾病，多发生在皮肤间擦部
    B. 好发于大腿与阴囊接触的腹股沟部、腋窝、臀缝、乳房下和第4、5趾间等皱褶部位
    C. 陈旧性皮损或皮损边缘在 Wood 灯下显示紫色的荧光
    D. 对于皮损面积较大者应该选择青霉素类
    E. 该病治愈后不复发

【解析】棒状杆菌癣样红斑：老的皮损或皮损边缘在 Wood 灯下显示红珊瑚色的荧光；对于皮损面积较大者应选择大环内酯类；该病治愈后容易复发，局部应保持清洁干燥。

12. 下列关于腋毛癣的描述，正确的是
    A. 由纤细棒状杆菌引起的腋毛和阴毛浅表性感染
    B. 有腋臭和腋窝多汗的青年人更常见
    C. 患处皮肤外观正常
    D. 常有剧烈瘙痒
    E. 仅感染腋毛或阴毛

【解析】腋毛癣患者通常无明显自觉症状。

13. 下列关于外伤后细菌性致死性肉芽肿的治疗，描述正确的是
    A. 首选糖皮质激素
    B. 在 MRI 监控下治疗

C. 颅内非重要位置的小灶性感染，可先试用杀菌剂头孢曲松钠或大剂量青霉素，其后加磺胺吡啶治疗
D. 若颅内感染灶较局限、抗生素治疗无改善，可考虑用 X 光刀清除病灶或外科处理
E. 可试用高压氧治疗

【解析】外伤后细菌性致死性肉芽肿治疗严禁使用糖皮质激素。

14. 结核型麻风的神经功能障碍表现为
    A. 运动障碍　　　B. 肌萎缩
    C. 出汗障碍　　　D. 感觉障碍
    E. 畸形

15. 下列关于疣状皮肤结核的临床表现，描述正确的是
    A. 多累及成年男性的手背、指背
    B. 皮损呈单侧分布
    C. 可出现中央网状瘢痕、疣状边缘和四周红晕的"三廓征"
    D. 多累及成年女性的手背、指背
    E. 病程可达数年至数十年

三、共用题干单选题

（1～3题共用题干）

患儿，男性，4岁。面部皮疹1周，皮疹初为红斑，表面迅速出现脓疱和糜烂。查体：生命体征平稳，面部散在多处鲜红色斑疹、斑片，表面脓疱、糜烂和蜜黄色痂。

1. 该患儿临床诊断最可能的疾病是
   A. 水痘
   B. 丘疹性荨麻疹
   C. 寻常型脓疱疮
   D. 痤疮
   E. 面癣

答案： 11. CDE　12. ABCE　13. BCDE　14. ABCDE　15. ABCE
　　　1. C

【解析】寻常型脓疱疮以面部等暴露部位最为多见,皮损表现为红色斑点或小丘疹,迅速转变成脓疱,周围有明显红晕,壁薄、易破溃、糜烂、干燥结痂后形成蜜黄色厚痂,常因搔抓使相邻脓疱向周围扩散或融合,该患儿皮损表现符合典型的寻常型脓疱疮。

2. 对于本例患儿最有意义的辅助检查是
    A. 皮损处细菌培养
    B. 皮损组织病理检查
    C. 皮损处真菌检查
    D. 血生化
    E. 咽拭子细菌培养
【解析】寻常型脓疱疮多由金黄色葡萄球菌和/或乙型溶血性链球菌引起,故最有意义的辅助检查为皮损处细菌培养。

3. 该患儿处理时首先采取的措施是
    A. 清洁创面
    B. 外用抗生素软膏
    C. 湿敷创面
    D. 口服抗生素
    E. 简单隔离患儿
【解析】寻常型脓疱疮具有很强的传染性,可接触感染,故首先应该简单隔离患儿。

(4～6题共用题干)
    患儿,男性,3岁。1周前无明显诱因全身出现红斑、丘疹,伴发热,最高38℃。既往无过敏史、无用药史。查体:全身弥漫性潮红斑、针尖大小丘疹,疹间无正常皮肤,见"杨梅舌",咽部红肿,无颊黏膜损害,口鼻周围见"苍白圈",掌跖见少量脱屑。
4. 对该患儿最可能的诊断是
    A. 猩红热   B. 麻疹
    C. 风疹   D. 川崎病
    E. 手足口病

【解析】该患儿高热,皮损为弥漫性潮红斑,见"杨梅舌",口鼻周围见苍白圈,伴咽部充血,符合典型猩红热的表现。

5. 有助于该患儿确诊的辅助检查结果是
    A. 咽部分泌物培养见金黄色葡萄球菌
    B. 咽部分泌物培养见溶血性链球菌
    C. 血常规见淋巴细胞升高,中性粒细胞降低
    D. 胸部X线片见肺部纹理增粗
    E. 心电图示心率增快
【解析】猩红热是由A族乙型溶血性链球菌引起的急性呼吸道传染病,病原学诊断为咽拭子或其他病灶的分泌物培养出溶血性链球菌。

6. 该患儿首选的治疗药物是
    A. 青霉素类或头孢类
    B. 喹诺酮类
    C. 大环内酯类
    D. 甲硝唑类
    E. 氨基糖苷类
【解析】猩红热的抗菌治疗首选青霉素类或头孢类抗生素。

(7～9题共用题干)
    患者,男性,60岁。全身斑块1年。查体:面部、躯干、四肢伸侧散在分布淡红色、浸润性斑块,眉毛稀疏,部分脱落。周围神经干无肿大,浅感觉减退,无皮肤溃疡。
7. 对该患者最可能的诊断是
    A. 结节性红斑   B. 血管炎
    C. 多形红斑   D. 梅毒
    E. 瘤型麻风
【解析】该患者皮损为浸润性红斑,毛发脱落,神经干肿大,符合典型瘤型麻风的表现。

答案: 2. A 3. E 4. A 5. B 6. A 7. E

8. 有助于该患者确诊的辅助检查是
   A. 血常规
   B. 体液免疫检查
   C. 快速血浆反应素试验
   D. 组织病理检查和抗酸染色
   E. 血管彩超

【解析】瘤型麻风的组织病理主要变化是真皮内甚至皮下脂肪层有大量泡沫细胞浸润,皮肤附件破坏明显,抗酸染色见大量抗酸杆菌,对诊断有帮助。

9. 该患者首选的治疗药物是
   A. 糖皮质激素   B. 联合化疗药
   C. 抗组胺药   D. 青霉素
   E. 免疫抑制剂

【解析】麻风的治疗联合化疗(MDT)药物包括氨苯砜、利福平和氯法齐明。麻风反应的治疗首选糖皮质激素。

(10~12题共用题干)

患者,男性,35岁。右侧耳垂及右面部红褐色斑块5年。查体:体温正常,右侧颈部淋巴结肿大,右侧耳垂及右面部见红褐色浸润性斑块,覆有少量鳞屑。触之较软,其间见萎缩性瘢痕。

10. 如果玻片压诊出现棕黄色如苹果酱色,对该患者最可能的诊断是
    A. 寻常狼疮
    B. 着色芽生菌病
    C. 盘状红斑狼疮
    D. 疣状扁平苔藓
    E. 结节病

【解析】寻常狼疮皮损初起为鲜红或红褐色粟粒大小的结节,触之质软,稍隆起,结节表面薄嫩,用探针稍用力即可刺入、容易贯通(探针贯通现象),玻片压诊呈棕黄色,如苹果酱颜色(苹果酱现象)。

11. 如果该患者诊断为寻常狼疮,其组织病理表现**不包括**
    A. 肉芽肿性结节
    B. 淋巴细胞浸润
    C. 基底细胞液化变性
    D. 中心可有干酪样坏死
    E. 抗酸染色见抗酸杆菌

【解析】各型皮肤结核的共同特征是真皮内上皮样组织细胞和数量不等的多核巨细胞及淋巴细胞形成的结核结节,中央干酪样坏死,抗酸染色见结核分枝杆菌有助于诊断。

12. 如果该患者诊断为寻常狼疮,下列关于该病治疗的描述,**错误**的是
    A. 一般以外用药物为主
    B. 应积极治疗患者其他部位结核病灶
    C. 通常采用2~3种药物联合治疗
    D. 疗程一般不少于6个月
    E. 小病灶可予外科手术切除

【解析】早期、规范和联合抗结核治疗是该病治疗的基本原则。全身抗结核治疗的一线治疗药物有异烟肼(成人0.3g/d)、对氨基水杨酸钠(成人3g/次,每天3次)、链霉素(成人0.5g/次,每天2次)、利福平(成人0.45g/d)、利福定(成人0.15~0.2g/d)、乙胺丁醇(成人0.75g/d)、吡嗪酰胺(成人0.5g/次,每天3次),其中异烟肼、利福平、利福定、链霉素和吡嗪酰胺为杀菌药,其余为抑菌药。对寻常狼疮和瘰疬性皮肤结核选用2种杀菌药和1种抑菌药,称"三联疗法",对疣状皮肤结核、结核疹可选用1种杀菌和1种抑菌剂,称"二联疗法",疗程2~6个月。局部治疗可使用抗结核药物软膏如5%异烟肼软膏、病灶局部封闭、外科手术切除和物理治疗等,但通常以全身抗结核治疗为主。

答案: 8. D   9. B   10. A   11. C   12. A

四、案例分析题

【案例1】患者，男性，47岁。右手背结节3个月。患者于3个月前右手背被玻璃划伤，未处理，1周后，受伤部位出现红肿、疼痛，先后用左氧氟沙星、头孢曲松治疗，症状稍缓解。1个月前，右手背出现多个暗红色、黄豆大小结节，部分疣状增生。患者从事海产品养殖业，既往体健，无家族及遗传病史，无药物过敏史及传染病史。查体：右手背见多个暗红色、黄豆大小结节，部分结节破溃，见疣状增生。

第1问：对该患者目前可能的诊断是
　　A. 游泳池肉芽肿　　B. 孢子丝菌病
　　C. 皮肤结核　　D. 麻风
　　E. 慢性皮肤溃疡　　F. 结节性红斑
　　【解析】从患者外伤史、职业特点和皮损表现，可考虑游泳池肉芽肿、孢子丝菌病；单从皮损表现，也不能排除皮肤结核和麻风。

第2问：该患者需要完善的辅助检查是
　　A. 皮损涂片抗酸染色
　　B. 皮损分枝杆菌培养
　　C. PCR进行菌种鉴定
　　D. 皮损组织病理检查
　　E. 真菌镜检
　　F. PPD试验
　　G. 麻风菌素试验

第3问：若患者既往口服伊曲康唑、碘化钾治疗，无明显疗效，皮损处病原菌培养见抗酸分枝杆菌生长，硝酸还原试验阴性，尿素酶试验阳性，则应考虑的疾病是
　　A. 游泳池肉芽肿　　B. 孢子丝菌病
　　C. 皮肤结核　　D. 麻风
　　E. 慢性皮肤溃疡　　F. 结节性红斑
　　【解析】结合患者皮损特点，以及既往服

用治疗孢子丝菌病的药物无效，病原菌培养符合海鱼分枝杆菌的特点，因此诊断考虑为游泳池肉芽肿。

第4问：关于该疾病的描述，正确的是
　　A. 该病主要由海鱼分枝杆菌引起
　　B. 肘、膝、足、指关节或手指是主要受累部位
　　C. 对病原体进行培养鉴定是最好的诊断方法
　　D. 感染潜伏期约2～3周
　　E. 组织病理学改变与结核性肉芽肿很相似
　　F. 该病探针现象及苹果酱现象阳性
　　【解析】探针现象及苹果酱现象为寻常狼疮的表现。

第5问：关于该疾病的治疗，描述正确的是
　　A. 该病对异烟肼、链霉素、对氨水杨酸耐药
　　B. 乙胺丁醇和利福平合用作为经验治疗
　　C. 米诺环素每次100mg，每天2次治疗有效
　　D. 临床损害消退后应继续治疗2～3个月
　　E. 每月随访1次，直到治疗有效，然后每2周随访1次，直到感染完全治愈
　　F. 采用氨苯砜、利福平和氯法齐明联合化疗
　　【解析】游泳池肉芽肿推荐临床损害消退后再治疗4～6个月。联合化疗氨苯砜、利福平和氯法齐明是麻风的治疗方式。

【案例2】患者，女性，42岁，养猪场工人。右手指斑块伴痒痛1天。患者3天前清理猪粪时，手不慎被划伤，未处理，后于当地卫生院包扎处理，1天前患者受伤部位出现边界清楚的水肿性紫红色斑，逐渐增大，伴肿胀感，无畏寒、发热等症状。既往体健，否

答案：【案例1】1. ABC　2. ABCDEF　3. A　4. ABCDE　5. ABCE

认其他疾病史。家族中无类似患者。查体：生命体征平稳，一般状况良好，各系统检查无异常。全身浅表淋巴结未触及。肢体各关节无肿胀，活动好。皮肤科检查：右手示指、中指近端掌指关节处见 1.0cm×1.5cm 的紫红色水肿性斑块，边界清楚、中央透明、边界隆起，伴明显触痛，表面无水疱和破溃。

第1问：对该患者目前可能的诊断是

  A. 丹毒   B. 蜂窝织炎

  C. 类丹毒   D. 接触性皮炎

  E. 血管性水肿   F. 癣菌疹

【解析】根据患者职业和皮损表现首先应该考虑丹毒、蜂窝织炎、类丹毒。接触性皮炎应该有明确异物接触史，皮损局限于接触部位。血管性水肿多发生于眼周、唇部，有明确异物接触史或荨麻疹病史，表现为水肿性红斑，一般无明显触痛。癣菌疹多发生于有手足癣基础上。

第2问：为进一步明确诊断，该患者需完善的辅助检查包括

  A. 血常规

  B. 红细胞沉降率测定

  C. 抗链球菌溶血素 O 试验

  D. 细菌培养

  E. 尿常规

  F. X 线胸片

  G. 斑贴试验

【解析】为鉴别丹毒、蜂窝织炎、类丹毒，需要完善以上 5 项检查。斑贴试验主要用于接触性皮炎、手部湿疹等疾病的诊断。

第3问：若患者的血常规结果正常，抗链球菌溶血素 O 试验（抗 O 试验）阴性，则最可能的诊断为

  A. 丹毒   B. 蜂窝织炎

  C. 类丹毒   D. 接触性皮炎

  E. 血管性水肿   F. 癣菌疹

【解析】根据患者职业的特殊性，外伤史，典型皮损表现，且血常规正常，抗 O 试验阴性可排除丹毒和蜂窝织炎，应该首先考虑类丹毒。

第4问：关于类丹毒治疗的描述，正确的是

  A. 首选青霉素

  B. 青霉素过敏者，可选四环素、红霉素、磺胺类药

  C. 治疗量和疗程应充足

  D. 首选大剂量糖皮质激素治疗

  E. 早期应切开引流

  F. 弥漫型首选喹诺酮类药物治疗

【解析】该病不能早期切开引流，弥漫型首选青霉素治疗。

第5问：可选择的治疗方法是

  A. 局限型：青霉素，80 万 U/d，肌内注射

  B. 局部使用 10% 鱼石脂软膏敷包

  C. 氦氖激光局部照射

  D. 局部使用青霉素 G 20 万 U 与 1% 普鲁卡因溶液环状封闭

  E. 局部应该多用热水烫洗，加快红肿消退

  F. 多活动患处

【解析】该病急性期不能采用封闭疗法。热水烫洗和增加患处活动，可能会加重病情。

【案例3】患者，男性，18 岁。右足趾间小丘疹、水疱伴瘙痒 1 个月，未予治疗。2 天前突发右侧足背和小腿红肿、疼痛。体检：T 38.7℃，右足第 3、4 趾间针头大小丘疹、水疱伴轻度糜烂。左足正常，右足胫前大片红斑，轻度肿胀、紧张发亮、皮温高、触痛，右侧腹股沟触及肿大的淋巴结。

第1问：对该患者可能的诊断是

  A. 癣菌疹   B. 接触性皮炎

答案：【案例2】 1. ABC 2. ABCDE 3. C 4. ABC 5. ABC 【案例3】 1. EF

C. 单纯疱疹　　D. 蜂窝织炎

E. 丹毒　　F. 足癣

【解析】根据起病急骤，边界清楚的水肿性红斑，伴全身中毒症状及足趾间丘疹、水疱，因此诊断为丹毒或足癣。

第2问：下列有助于确诊的实验室检查是

A. 血常规

B. 尿常规

C. 血培养

D. 红细胞沉降率测定

E. 皮损真菌学检查

F. 下肢 X 线检查

【解析】丹毒的实验室检查有：①血常规，血液白细胞总数和中性粒细胞升高；②红细胞沉降率可增快；③尿常规，在伴发肾炎时偶见蛋白尿及管型尿；④血培养、创面及破损处分泌物及疱液培养有助于诊断和治疗；⑤下肢丹毒应做足真菌镜检。

第3问：下列对该病的描述，正确的是

A. 多由乙型溶血性链球菌感染引起，主

要累及淋巴管

B. 多由疱疹病毒感染引起，抵抗力低下时可复发

C. 足癣、趾甲真菌病、小腿溃疡、鼻炎、慢性湿疹等均可诱发该病

D. 可分为水疱或大疱性、坏疽性、游走性、复发性

E. 广泛的皮肤和皮下组织弥漫性化脓性炎症

F. 发生于颜面或外生殖器者可形成慢性淋巴水肿

第4问：下列关于该病的治疗，描述正确的是

A. 注意休息，发生下肢要抬高患肢，积极治疗足癣

B. 首选青霉素

C. 急性期可用 0.1% 依沙吖啶溶液湿敷，慢性期可选用紫外线、氦氖激光等照射

D. 可选用清热、凉血、泻火、解毒为治则的中药治疗

E. 可选用波长 810nm 的半导体激光治疗

F. 已化脓者应行手术切开排脓

答案： 2. ABCDE　3. ACDF　4. ABCDE

第九章 衣原体、立克次体和螺旋体感染性皮肤病

一、单选题

1. 流行性斑疹伤寒的病原体是
   A. 普氏立克次体
   B. 斑疹伤寒立克次体
   C. 恙虫立克次体
   D. Rickettsii 立克次体
   E. Conorii 立克次体

【解析】流行性斑疹伤寒是由普氏立克次体引起的疾病，通过患者身上的人虱传染。

2. 关于衣原体发育周期形成的 2 种结构体，描述正确的是
   A. 感染型——细胞外生存，原体——细胞内生存
   B. 感染型——细胞外生存，复制型——细胞内生存
   C. 原体——细胞内生存，始体——细胞外生存
   D. 始体——细胞外生存，复制型——细胞内生存
   E. 感染型——细胞内生存，复制型——细胞外生存

【解析】衣原体有独特的发育周期，有 2 种发育型：①感染型即原体，适应于细胞外生存；②复制型即始体，是细胞内的，无感染性，在宿主细胞外很不稳定。

3. 有助于立克次体病诊断的实验室检查是
   A. 肥达试验
   B. 外斐试验
   C. 嗜异性凝集试验
   D. 血培养
   E. 冷凝集试验

4. 关于巴通体感染，描述<u>不正确</u>的是
   A. 巴通体感染所致的猫抓病多为自限性疾病
   B. 杆状巴通体是猫抓病的主要病原体
   C. 五日热巴通体是战壕热的主要病原体
   D. 巴通体主要侵犯人的上皮细胞和红细胞
   E. 猫抓病是一种亚急性局部肉芽肿生淋巴结炎

【解析】汉塞巴通体是猫抓病的主要病原体；杆状巴通体引起奥罗亚热（Oroya fever）和秘鲁疣（Verruga peruana）。

5. 传播莱姆病的媒介是
   A. 软蜱   B. 硬蜱   C. 体虱
   D. 鼠蚤   E. 鼠虱

【解析】伯氏疏螺旋体（*B.burgdorferi*）是莱姆病的致病微生物。硬蜱是莱姆病的主要传播媒介，蜱叮咬时，病原体通过肠内容物反流、唾液或粪便侵入人体导致感染，激发异常免疫反应。

答案： 1. A 2. B 3. B 4. B 5. B

6. 莱姆病的病原体是
   A. 钩端螺旋体
   B. 伯氏疏螺旋体
   C. 苍白密螺旋体
   D. 回归热疏螺旋体
   E. 品他密螺旋体

7. 治疗立克次体感染的首选药物是
   A. 头孢他啶   B. 青霉素
   C. 庆大霉素   D. 多西环素
   E. 阿奇霉素

8. 下列易发生类似于白癜风样色素减退性
   皮疹的疾病是
   A. 莱姆病   B. 雅司病
   C. 品他病   D. 梅毒
   E. 猫抓病
   【解析】三期（晚期）品他病发生于感染
   后2～5年，其显著特点是发生色素变化，
   色素沉着表现为点状杂色斑，色素减退类似
   白癜风，多见于面部及身体的骨突部位，有
   时可见到播散性皮损。

9. 莱姆病的典型皮疹为
   A. 游走性环形红斑
   B. 散在分布的淡红色斑疹
   C. 鲜红色或紫红色丘疹、结节
   D. 红色斑块、厚鳞屑
   E. 瘀斑、紫癜
   【解析】莱姆病第一期可于蜱叮咬部位
   出现一个或多个慢性、移行性、红色斑疹或
   丘疹，伴有轻度烧灼感、疼痛或瘙痒，逐渐
   呈离心性扩展，中央消退，呈环形或靶形。

10. 下列以虱为传播媒介的疾病是
   A. 莱姆病
   B. 流行性斑疹伤寒

   C. 落基山斑点热
   D. 地中海斑疹热
   E. 立克次体痘
   【解析】流行性斑疹伤寒为虱传播疾病；
   莱姆病、落基山斑点热、地中海斑疹热为蜱
   传播疾病；立克次体痘为螨传播疾病。

11. 患者，男性，28岁，农民。发热4天，伴
   有头晕、头痛、食欲减退。查体：躯干、
   四肢散在淡红色斑丘疹，脾肋下1cm，
   外斐反应变形杆菌OX_{19}凝集试验阳性。
   对该患者诊断可能性大的疾病是
   A. 伤寒   B. 地方性斑疹伤寒
   C. 恙虫病   D. 腺热
   E. 猩红热
   【解析】地方性斑疹伤寒的临床表现类
   似于流行性斑疹伤寒，起病缓慢，皮疹较
   少，症状较轻。典型表现为发热、头痛、肌
   痛，伴有散在红色充血性斑疹。血清学检查
   变形杆菌OX_{19}抗原的外斐反应呈阳性。

12. 患者，男性，25岁。龟头红斑1个月余。
   起病前1个月曾有尿频、尿急、尿痛，自
   行口服抗生素（药品不详）1周后好转。
   查体：发现龟头处多处环状红斑伴点片
   状糜烂，周边轻微隆起。双侧结膜充血
   水肿，右侧膝关节轻度肿胀，有压痛。
   对该患者诊断可能性大的疾病是
   A. 二期梅毒
   B. 念珠菌性龟头炎
   C. Reiter综合征
   D. 扁平苔藓
   E. 银屑病
   【解析】尿道炎、结膜炎及关节炎三联征，
   是Reiter综合征典型的临床表现，皮肤表现
   可出现环状龟头炎和银屑病样皮疹。

答案： 6. B 7. D 8. C 9. A 10. B 11. B 12. C

13. 患者，男性，40 岁。30 天前被鼠咬伤，6 天前突然发热，体温 38℃ 以上，伴右手拇指咬伤处肿痛，右上肢有线状肿胀性红斑，伴有全身无力、畏寒、食欲缺乏、恶心、呕吐。查体：T 37.5℃，神志清楚，语言流利，全身浅表淋巴结未触及肿大。右手拇指大鱼际咬伤处见 3cm×3cm 大小的暗紫色斑块，表面结痂，向右上肢放射至肘窝线状红斑，轻压痛。引起该患者发病的最可能的病原体是
    A. 小螺菌　　　　　B. 念珠状链杆菌
    C. 回归热螺旋体　　D. 立氏立克次体
    E. 鹦鹉热衣原体
    【解析】小螺菌和念珠状链杆菌感染导致鼠咬热，念珠状链杆菌感染者的皮肤常表现为好发于掌跖部位的充血性斑点，潜伏期较短，一般为 1～2 天。

14. 患者，男性，15 岁。右踝肿痛伴反复发热 9 个月，四肢红斑、鳞屑伴瘙痒 3 个月。起病前有腹泻史，口服抗生素后好转。否认既往不洁性行为。查体：双眼结膜充血水肿，睑缘黄色分泌物。右侧踝关节肿胀、皮温升高、有压痛。左侧膝关节无明显肿胀，有压痛，浮髌试验阳性。全身散在大小不等暗红色斑、丘疹，上覆黄色鳞屑，呈蛎壳状。尿道口红肿。该患者最**不可能**出现的实验室检查结果为
    A. HLA-B27（+）
    B. RF（-）
    C. 尿细菌培养见大肠埃希菌生长
    D. 尿道口分泌物衣原体阳性
    E. 皮损组织病理提示表皮角化不全，表皮突延长，表皮内白细胞浸润形成海绵状脓疱，真皮内有中性粒细胞、淋巴细胞、组织细胞浸润

【解析】患者有结膜炎、关节炎、尿道炎，起病前有腹泻史，考虑符合痢疾型 Reiter 综合征，主要发生于具有 HLA-B27 抗原的青年男性，可能与衣原体感染相关，尿细菌培养呈阴性。

15. 患者，男性，19 岁。2 个月前患者被猫咬伤左手，给予清创对症治疗并注射狂犬病疫苗，于 1 周前无明显诱因出现左腋窝肿物伴疼痛，来我院就诊行肿物针吸活检示"见大量中性粒细胞"。查体：体温 36.8℃，左手虎口部位有一不规则瘢痕，左腋窝部可触及 5cm×5cm×4cm 肿物，质韧，无囊性感，有压痛，可活动。血常规：WBC $8.4×10^9$/L，ESR 29mm/h，CRP 33mg/L。腹部 CT 检查：肝右叶多发低密度病灶，考虑炎性病变。入院后完善相关检查，手术切除，组织病理结果显示坏死性肉芽样微脓肿形成。引起患者发病的病原体最可能为
    A. 五日热巴通体　　B. 杆状巴通体
    C. 汉塞巴通体　　　D. 普氏立克次体
    E. 小螺菌
    【解析】根据接触史、临床表现、组织病理考虑猫抓病可能性大，病原体为汉塞巴通体。

二、多选题

1. 下列由衣原体感染引起的人类疾病有
    A. 沙眼
    B. 鹦鹉热
    C. 包涵体结膜炎
    D. 非淋菌性尿道炎
    E. 性病性淋巴肉芽肿
    【解析】沙眼由沙眼衣原体的 A、B、Ba、C 血清型引起；鹦鹉热由鹦鹉热衣原体引

答案： 13. A　14. C　15. C
　　　1. ABCDE

起;包涵体结膜炎由沙眼衣原体的 D~K 血清型引起;非淋菌性尿道炎可由沙眼衣原体的 D~K 血清型引起;性病性淋巴肉芽肿由沙眼衣原体的 L1、L2、L3 血清型引起。

2. 下列关于立克次体描述正确的是
    A. 为专性胞内寄生
    B. 对干燥的抵抗力较强
    C. 在普通光学显微镜下可观察到
    D. 磺胺类药物可抑制其生长
    E. 属于人畜共患病的病原体
【解析】立克次体是一类严格细胞内寄生的原核细胞型微生物,是人畜共患病的病原体,大小介于细菌与病毒之间。在普通显微镜下可以看到其形态以球杆状或杆状为主。耐干燥,在虱粪中可保持传染性半年以上。对磺胺类药物不敏感,磺胺类药物反而可刺激其生长。

3. 关于鸟疫的描述,**错误**的是
    A. 多通过呼吸道和接触鸟类排泄物引起感染
    B. 患者不具有传染性
    C. 皮疹主要表现为结节性红斑、多形红斑样损害和伤寒样玫瑰色斑
    D. 严重者可发生重型肺炎、肺栓塞和肺梗死
    E. 白细胞显著增高
【解析】鹦鹉热(鸟疫)多通过呼吸道和接触鸟类排泄物而引起感染,由于患者痰中可长期带菌,亦可造成他人被感染,所以具有一定的传染性;鹦鹉热患者的皮疹主要表现为结节性红斑、多形红斑样损害和伤寒样玫瑰色斑,累及呼吸道可发生重型肺炎、肺栓塞和肺梗死。鹦鹉热患者白细胞显著减少,红细胞沉降率可增高。

4. Reiter 综合征特征性的三联征包括
    A. 尿道炎　　B. 结膜炎　　C. 银屑病
    D. 滑膜炎　　E. 关节炎
【解析】Reiter 综合征特征性的三联征为:尿道炎、结膜炎及关节炎。皮肤黏膜病变表现类似于蛎壳状银屑病和角化性皮肤病。

5. 外斐反应为 OX_{19} 阳性,OX_k 阴性,可能的诊断是
    A. 流行性斑疹伤寒
    B. 地方性斑疹伤寒
    C. 恙虫病
    D. 蜱斑疹伤寒
    E. 战壕热
【解析】流行性斑疹伤寒及地方性斑疹伤寒患者主要表现为变形杆菌 OX_{19} 抗原的外斐反应呈阳性;恙虫病患者主要表现为变形杆菌 OX_k 抗原的外斐反应呈阳性;蜱斑疹伤寒患者可表现为变形杆菌 OX_2、OX_{19} 及 OX_k 抗原的外斐反应呈阳性;战壕热患者外斐反应通常为阴性。

6. 针对立克次体感染通常选择的抗生素种类包括
    A. 氯霉素　　　　　　B. 头孢菌素
    C. 四环素　　　　　　D. 大环内酯类
    E. 磺胺类
【解析】治疗立克次体感染的敏感抗生素包括氯霉素、四环素类;而对于儿童和妊娠患者,可选用大环内酯类药物。

7. 关于猫抓病的描述,正确的是
    A. 是一种亚急性局部肉芽肿性淋巴结炎
    B. 由汉塞巴通体感染引起
    C. 所有患者均可见猫抓伤口
    D. 可发生杆菌性血管瘤及杆菌性紫癜
    E. 对已化脓的淋巴结应当及时切开引流

答案: 2. ABCE 3. BE 4. ABE 5. AB 6. ACD 7. ABD

【解析】猫抓病是一种亚急性局部肉芽肿性淋巴结炎，由汉塞巴通体通过猫、狗抓伤或咬伤，或通过结膜、破损的皮肤和黏膜发生感染引起。猫抓病可发生杆菌性血管瘤及杆菌性紫癜，主要表现为皮肤损害和内脏小血管壁增生。对已化脓的淋巴结，可行脓液抽吸术，不可切开和引流以避免形成慢性窦道。

8. 下列属于密螺旋体感染引起的疾病有
　　A. 梅毒
　　B. 雅司病
　　C. 品他病
　　D. 莱姆病
　　E. 流行性回归热
　　【解析】梅毒由苍白密螺旋体苍白亚种感染引起；雅司病由苍白密螺旋体极细亚种感染引起；品他病由品他密螺旋体感染引起；莱姆病由伯氏疏螺旋体感染引起；流行性回归热由回归热螺旋体感染引起。

9. 下列关于雅司病的描述，正确的是
　　A. 传染源主要是雅司病患者
　　B. 与梅毒一样可出现扁平湿疣
　　C. 二、三期雅司病可发生骨损害
　　D. 非特异性梅毒血清反应可呈阳性
　　E. 治疗首选青霉素
　　【解析】雅司病的传染源主要是雅司病患者，有报道蝇类也可传播该病。二期雅司病患者腋窝、肛周、腹股沟处的皮疹痂皮脱落后，可形成扁平湿疣样损害。二期雅司病患者可发生骨膜炎，三期雅司病患者胫骨和其他长骨骨膜常发生树胶肿样损害，胫骨发生慢性骨膜炎可形成佩刀胫。一期雅司病在母雅司出现2周左右后，非特异性梅毒血清反应呈阳性。雅司病治疗首选青霉素，青

霉素过敏者可用红霉素或四环素。

10. 莱姆病的特征包括
　　A. 是一种人畜共患的自然疫源性疾病
　　B. 皮损好发于头、面部
　　C. 皮损常表现为环状红斑
　　D. 可伴有神经系统、心脏和眼部症状
　　E. 血常规提示中性粒细胞降低
　　【解析】莱姆病是一种人畜共患的自然疫源性疾病。蜱叮咬后，可出现一个或多个慢性、移行性、红色斑疹或丘疹，逐渐呈离心性扩展，中央消退，呈环形或靶形，好发于躯干和四肢近端。起病后1～4个月，可出现神经系统、心脏和眼部症状。血液检查：红细胞沉降率增快、中性粒细胞增高。

三、共用题干单选题

（1～3题共用题干）
　　患儿，男性，6岁。右耳前皮肤肿物2个月。病程中患儿略有低热，视力正常。既往史、个人史无特殊，家长描述近期与宠物猫接触较多。家庭成员无类似疾病。查体：右耳前可触及1.5cm×1.5cm淡红色肿物，有波动感，触痛明显。右下眼睑见糜烂、结痂。右下颌下方可触及肿大淋巴结。

1. 对该患儿可能性大的临床诊断是
　　A. 化脓性肉芽肿
　　B. 孢子丝菌病
　　C. 霍奇金淋巴瘤
　　D. Parinaud综合征
　　E. Kaposi肉瘤
　　【解析】Parinaud综合征表现为慢性肉芽肿性结膜炎及耳前淋巴结肿大，可有发热等全身不适，为不典型猫抓病的重要特征之一，眼部症状的出现可能是由于汉赛巴通体直接或间接进入眼睑所致。

答案：　8. ABC　9. ABCDE　10. ACD
　　　　1. D

2. 该病的病原体是
   A. 杆状巴通体
   B. 五日热巴通体
   C. 汉塞巴通体
   D. Akai 立克次体
   E. Conorii 立克次体

【解析】猫抓病是由汉塞巴通体(*B.henselae*)通过猫、狗抓伤或咬伤,或通过结膜、破损皮肤、黏膜发生感染引起的疾病。

3. 下列对于该病确诊帮助**不大**的实验室检查是
   A. 皮损组织抗酸染色
   B. 皮损组织病理检查加 Warthin-Starry 银染色
   C. 酶联免疫吸附试验
   D. 免疫荧光抗体试验
   E. PCR 技术

【解析】皮损组织病理主要表现为肉芽肿性特征病变,通过 Warthin-Starry 银染色方法可发现汉塞巴通体感染的证据;而酶联免疫吸附试验、免疫荧光抗体试验及 PCR 技术对于查找病原体同样具有非常重要的意义。

(4~6题共用题干)

患者,男性,48岁。8天前无明显诱因开始出现高热,体温 39~40.2℃,伴有头痛及肌肉酸痛,精神萎靡,1天前患者自腋窝、躯干开始逐渐出现皮疹,表现为红色充血性斑疹,渐蔓延至身体其他部位。患者半个月前曾去国外旅游,并在当地停留3天。实验室检查:WBC $6×10^9$/L,N% 65%,L% 22%,PLT $200×10^9$/L,外斐反应变形杆菌 OX_{19} 凝集试验效价为 1:320,OX_2 及 OX_k 阴性。

4. 该患者最可能罹患的疾病是
   A. 回归热
   B. 伤寒
   C. 流行性出血热
   D. 流行性斑疹伤寒
   E. 蜱斑疹伤寒

【解析】患者于国外旅游后出现高热伴头痛、肌痛,同时在发病7~8天后出现全身充血性皮疹,行外斐反应提示:OX_{19} 阳性,OX_2 及 OX_k 阴性,这些证据提示患流行性斑疹伤寒的可能性较大。

5. 关于该病的临床表现,下列描述**不正确的是**
   A. 多见于成年人
   B. 皮疹可融合发生坏疽
   C. 面部皮损常较重
   D. 可出现多系统血管炎
   E. 可累及中枢神经系统

【解析】流行性斑疹伤寒多见于成年人,婴幼儿发病率低。典型表现有:全身高热、头痛、肌痛、面部潮红、结膜充血。皮疹于起病7~8天后出现,为红色充血性斑疹,可融合发生坏疽,皮损初发于腋窝、躯干两侧,逐步蔓延到身体其他部位,但不累及面部。不典型表现有:可出现多系统血管炎,可累及其他器官,如中枢神经系统受累出现精神迟钝、昏迷。

6. 该患者治疗首选的抗生素是
   A. 氯霉素   B. 头孢菌素
   C. 克林霉素   D. 庆大霉素
   E. 磺胺类药物

【解析】流行性斑疹伤寒的治疗方法包括氯霉素和多西环素,有特效。有严重毒血症症状伴低血容量者补充血浆、右旋糖酐、肾上腺皮质激素,必要时加用肝素等血管活性药物。

答案: 2. C 3. A 4. D 5. C 6. A

（7～10题共用题干）

患者，男性，21岁。1个月来无明显诱因自上肢出现皮疹，逐渐泛发全身，无明显疼痛、瘙痒等不适。患者来自非洲，既往史无特殊。家庭成员无类似疾病。入院后抗HIV抗体检查阴性，梅毒螺旋体血清学试验TPPA阳性，RPR阳性（滴度1:16）。皮损组织病理提示：表皮银屑病样改变，表皮内中性粒细胞微脓疡形成，真皮内淋巴细胞及浆细胞浸润。

7. 如果查体发现躯干、四肢对称分布红色斑疹，表面轻度脱屑，肛周多发红色扁豆样丘疹，表面少量渗液。追问患者病史，数月前有不洁性生活。对该患者诊断首先应考虑的疾病是
   A. 银屑病　　　　B. 梅毒
   C. 雅司病　　　　D. 莱姆病
   E. 品他病

【解析】患者有不洁性生活史，躯干、四肢皮损及肛周扁平湿疣特征符合二期梅毒疹表现，实验室检查提示TPPA阳性及RPR阳性，组织病理检查可见真皮内浆细胞浸润，因此诊断应首先考虑为梅毒。

8. 如果查体发现躯干、四肢群集性分布环形红斑，中央消退，周围略隆起，融合形成环状，伴有溃疡、结痂。追问病史，数月前曾接触有类似症状的患者，但否认不洁性生活史。对患者诊断应首选考虑的疾病是
   A. 银屑病　　　　B. 梅毒
   C. 雅司病　　　　D. 莱姆病
   E. 品他病

【解析】雅司病的传染源主要是雅司病患者，皮疹可呈群集性分布，特征主要为中央消退，周围发展融合呈环形，称为癣样雅司病。结合实验室检查及非性接触诱发的特点，考虑诊断为雅司病。

9. 如果患者上肢曾出现单发的红色丘疹，表面结黄褐色痂，去除痂后可见红色肉芽组织，周围有较小的卫星状皮疹，此时疾病的分期为
   A. 早期雅司病　　B. 中期雅司病
   C. 一期雅司病　　D. 二期雅司病
   E. 三期雅司病

【解析】一期雅司病又称母雅司期或原发损害期，潜伏期后感染部位发生单个丘疹，逐渐增大，表面结黄褐色痂，去除痂可见红色肉芽组织，此即母雅司，周围有较小的卫星状皮疹，可互相融合。好发于四肢、面部，自觉瘙痒，无压痛，可伴发热、关节痛、局部淋巴结肿大等全身症状。数月后母雅可自行消退，遗留轻度萎缩和色素脱失。

10. 如果患者最终确诊雅司病，下列关于该病的描述中**错误**的是
    A. 一期雅司病不具有传染性
    B. 二期雅司病可出现骨膜炎改变
    C. 三期雅司病骨质破坏最严重
    D. 多数患者病程终止于二期
    E. 治疗药物首选青霉素

【解析】一期雅司病患者母雅司中含有大量的细弱密螺旋体，具有较强的传染性。二期雅司病可出现骨膜炎改变，三期雅司病患者胫骨和其他长骨骨膜常发生树胶肿样损害，胫骨发生慢性骨膜炎可形成佩刀胫。多数雅司病患者病程终止于二期，只有少部分患者在感染5～10年后进入三期。雅司病治疗首选青霉素，青霉素过敏者可用红霉素或四环素。

四、案例分析题

【案例1】患者，男性，28岁，林业局森林调查队员。发热、头晕、头部胀痛4个月，伴畏寒及四肢关节肿胀酸痛、乏力，持续约半

个月，随之双膝关节周围出现散在小红色丘疹，并逐渐扩大形成环状红斑，1周后红斑消退，但仍有游走性关节肿痛，以肩、膝、踝关节为重，呈游走性间歇发作。

第1问：该患者诊断需要考虑的疾病是

  A. 离心性环状红斑

  B. 风湿热

  C. 成人 Still 病

  D. 莱姆病

  E. 匐行性回状红斑

  F. 结核

  G. 荨麻疹样血管炎

【解析】本例患者主要的临床表现为发热、关节肿痛、伴有环状红斑，常见可以表现为环状红斑的有选项 A、B、C、D、E、G，但离心性环状红斑一般持续时间稍长，不伴有系统症状，而荨麻疹样血管炎一般与肿瘤相关，在内脏肿瘤未改善前持续存在。而选项 B、C、D、G 均可表现为数天内消退的环状红斑，伴有发热、关节炎/痛等症状，以风湿热、莱姆病最为典型。

第2问：为了明确诊断，需要进一步询问的病史及完善的检查项目包括

  A. 询问上呼吸道感染病史、蚊虫叮咬史

  B. 抗链球菌溶血素 O 试验

  C. 血清抗伯氏疏螺旋体抗体 IgM 及 IgG 检查

  D. Kelly 培养基培养

  E. 神经系统检查

  F. 心脏结构功能检查

【解析】鉴别风湿热与莱姆病，同时评估有无出现相应系统的并发症。

第3问：患者起病前10天曾有蜱叮咬史，查血常规：WBC 10.2×10^9/L，N% 82.0%，ESR 30mm/h，ASO<500U/L，抗伯氏疏螺旋体抗体 IgG 1∶128。对该患者的诊断考虑为

  A. 离心性环状红斑

  B. 风湿热

  C. 成人 Still 病

  D. 莱姆病

  E. 匐行性回状红斑

  F. 结核

  G. 荨麻疹样血管炎

第4问：该患者优先选择的治疗方案是

  A. 阿莫西林 500mg，p.o.，t.i.d.，28 天

  B. 多西环素 100mg，p.o.，b.i.d.，28 天

  C. 头孢呋辛酯 500mg，p.o.，b.i.d.，28 天

  D. 阿奇霉素 500mg，p.o.，q.d.，7～10 天

  E. 头孢曲松 2g，i.v.，q.d.，14～28 天

  F. 青霉素 G 300 万～400 万 IU，i.v.，q.4h.，28 天

  G. 阿莫西林 500mg，p.o.，t.i.d.，14～21 天

  H. 多西环素 100mg，p.o.，b.i.d.，14～21 天

【解析】无神经系统、心脏和关节累及，仅有游走性红斑病损的早期莱姆病患者，疗程 14～21 天即足够；并发脑膜炎时疗程为 14～28 天，并发关节炎时为 28 天。阿奇霉素治疗效果不如其他方案。

【案例2】患者，男性，28 岁，工人。寒战、高热伴剧烈头痛 1 周。起病前 10 天曾在草坪中睡午觉。查体：体温 39.5℃，烦躁，头面及颈、胸皮肤潮红，左侧会阴有 1 处直径约 0.5cm 大小的溃疡，表面覆有焦黑色痂，周边有稍隆起性红晕，左侧腹股沟淋巴结肿大，有触痛，眼结膜充血。肝右下肋 15mm，质软、触痛。

第1问：对患者诊断需要考虑的疾病是

  A. 斑疹伤寒　　　　B. 伤寒

  C. 钩端螺旋体感染　D. 恙虫病

  E. 猫抓病　　　　　F. 莱姆病

答案：【案例1】1. BCDG　2. ABCDEF　3. D　4. ABCEF　【案例2】1. D

【解析】焦痂与溃疡是恙虫病的特殊体征，见于70%～98%的病例。当皮肤受咬后，首先出现红色丘疹，继而变为水疱，以后中心部坏死，形成黑色痂，即焦痂，呈圆形或椭圆形，直径多在0.2～1cm，也可小至0.1cm或大至1.5cm，周围绕以红晕，稍隆起成围堤状。由于焦痂与溃疡不痛不痒，通常匿于隐蔽处，患者和医生往往不易察觉，易造成漏诊和误诊。

第2问：下列有助于明确诊断的实验室检查是

A. 外斐反应OX_{19}滴度≥1∶160

B. 外斐反应OX_2滴度≥1∶160

C. 外斐反应OX_K滴度≥1∶160

D. 恙虫病东方体间接免疫荧光阳性

E. 小鼠腹腔内接种分离到病原体

F. PCR核酸检测到恙虫病东方体片段

【解析】恙虫病患者变形杆菌OX_K抗原的外斐反应呈阳性，滴度≥1∶160有诊断意义；可通过间接免疫荧光法检测到各血清型特异性IgM及IgG抗体；取患者的血液接种小鼠腹腔，可分离到病原体；可通过PCR核酸可检测到恙虫病东方体片段。以上实验室检查对于明确诊断有重要意义。

第3问：该病除以上表现外，还可引起的临床表现包括

A. 神经系统症状　　B. 心肌炎

C. 肺炎　　　　　　D. 瘀斑

E. 消化道出血　　　F. 肾损害

【解析】立克次体可引起全身小血管炎、血管周围炎，可出现多功能脏器损伤。

第4问：该患者治疗可选择的药物是

A. 多西环素　　　　B. 罗红霉素

C. 氯霉素　　　　　D. 青霉素

E. 头孢曲松　　　　F. 阿奇霉素

【解析】恙虫病的治疗药物包括四环素、氯霉素、多西环素，前两者有特效。儿童和妊娠患者，选用大环内酯类药物。

答案： 2. CDEF　3. ABCDEF　4. ABCF

第十章　真菌性皮肤病

一、单选题

1. 脓癣的发病机制是
   A. 化脓性真菌感染
   B. 皮肤癣菌引起的超敏反应
   C. 真菌感染继发细菌感染
   D. 用药不当所致局部湿疹样改变
   E. 病毒感染

2. 下列可嗅及鼠尿味的疾病是
   A. 黄癣　　　　　B. 白癣
   C. 黑点癣　　　　D. 股癣
   E. 足癣

3. 下列关于足癣的治疗,描述**不正确**的是
   A. 单用外用药效果不好时,可联合口服抗真菌药物
   B. 角化过度型伴皲裂可外用特比萘芬霜
   C. 糜烂浸渍者可用依沙吖啶或甲紫糊剂
   D. 渗液明显者先进行湿敷收敛
   E. 浸渍糜烂型可外用咪康唑溶液或10%水杨酸醋剂

4. 下列**不是**体癣典型皮损特点的是
   A. 鳞屑性红斑
   B. 界限清楚
   C. 边缘不断向外扩展,中央趋于消失
   D. 边缘可见丘疱疹,中央可见色素沉着
   E. 皮损呈结节状

5. 手癣的主要致病菌是
   A. 红色毛癣菌
   B. 须癣毛癣菌
   C. 石膏样毛癣菌
   D. 絮状表皮癣菌
   E. 疣状毛癣菌

6. 头皮出现小片状鳞屑斑,毛发稀少,病发刚出头皮即折断,镜检可见充满病发的发内型关节孢子,应考虑的疾病是
   A. 石棉状糠疹　　　B. 黑点癣
   C. 白癣　　　　　　D. 黄癣
   E. 脓癣

7. 关于马拉色菌毛囊炎和花斑糠疹叙述**不正确**的是
   A. 马拉色菌是皮肤上的正常菌群
   B. 从花斑糠疹患者皮损分离的菌种主要为合轴马拉色菌和球形马拉色菌
   C. 马拉色菌直接镜检可见到成簇的圆形和卵圆形芽生孢子及短菌丝
   D. 马拉色菌毛囊炎皮损可见丘疹、脓疱和粉刺
   E. 灰黄霉素治疗无效

8. 治疗皮肤型孢子丝菌病首选的药物是
   A. 碘化钾　　　　　B. 伊曲康唑
   C. 氯化钾　　　　　D. 糖皮质激素
   E. 抗生素

答案: 1. B　2. A　3. E　4. E　5. A　6. B　7. D　8. B

9. 念珠菌病的好发人群**不包括**
    A. 新生儿　　　　　B. HIV 感染者
    C. 正常人　　　　　D. 孕妇
    E. 器官移植患者

10. 口腔念珠菌病的临床分型**不包括**
    A. 假膜型　　　　　B. 红斑型
    C. 水疱型　　　　　D. 增生型
    E. 义齿性口炎

11. 可能与融合性网状乳头瘤病相关的真菌是
    A. 马拉色菌　　　　B. 放线菌
    C. 白念珠菌　　　　D. 克柔念珠菌
    E. 近平滑念珠菌

12. 侵袭性曲霉病最常见的致病菌是
    A. 构巢曲霉　　　　B. 土曲霉
    C. 烟曲霉　　　　　D. 黄曲霉
    E. 黑曲霉

13. 下列对于毛霉病的诊断最有意义的依据是
    A. 病变部位表现为红斑、疼痛，局部可见坏死、结痂
    B. 病变部位检出菌丝
    C. 血培养检出红色毛癣菌
    D. 组织病理可以见到血栓形成和坏死
    E. 抗生素治疗有效

14. 下列关于奴卡菌病的描述，**不正确**的是
    A. 奴卡菌广泛存在于土壤和家畜中
    B. 播散性感染与机体的抵抗力有密切关系
    C. 基本病理变化是化脓性炎症
    D. 奴卡菌病大多为内源性感染

E. 星状奴卡菌是引起人类奴卡菌病最常见的病原菌

15. 下列关于马尔尼菲蓝状菌的描述，**错误**的是
    A. 中间宿主为竹鼠
    B. 属于双相真菌
    C. 主要侵犯人的单核 - 吞噬细胞系统
    D. 主要感染免疫缺陷人群，尤其是 AIDS 患者
    E. 其孢子与荚膜组织胞浆菌孢子的形态明显不同

16. 由青霉引起的疾病是
    A. 曲霉病　　　　　B. 透明丝孢霉病
    C. 接合菌病　　　　D. 毛霉病
    E. 放线菌病

17. 患者，男性，25 岁。发现腋毛出现黄色结节 5 天。查体：双侧腋下腋毛上可见黄色结节颗粒，呈鞘状包被毛干，粘连较紧，毛干无光泽，易折断。患处皮肤外观正常。在滤过紫外光下可显荧光。对该患者最可能的诊断是
    A. 毛发管型　　　　B. 体虱感染
    C. 毛结节病　　　　D. 腋毛癣
    E. 狐臭

18. 患者，男性，50 岁。右侧腰部皮肤出现不规则带状损害伴瘙痒 5 天。查体：右侧腰部不规则带状红斑，界限清楚，边缘有丘疹、丘疱疹、脓疱、鳞屑，中心消退。对该患者最可能的诊断是
    A. 玫瑰糠疹　　　　B. 体癣
    C. 脂溢性皮炎　　　D. 麻风
    E. 带状疱疹

答案：　9. C　10. C　11. A　12. C　13. B　14. D　15. E　16. B　17. D　18. B

19. 患者，男性，35 岁。颜面、头皮红斑、脱屑伴瘙痒 3 年。查体：颜面部见片状暗红斑，上有散在丘疹、被覆油腻鳞屑及痂，皮损主要分布在鼻翼旁、口周、下颌等处；头发油腻，头屑较多。对该患者最可能的诊断是
    A. 银屑病　　　　　B. 湿疹
    C. 脂溢性皮炎　　　D. 玫瑰糠疹
    E. 玫瑰痤疮

20. 患者，男性，26 岁。阴茎包皮、龟头红斑、白色分泌物伴疼痛 3 天。查体：阴茎包皮、龟头见弥漫性红斑，边界不清，表面见乳酪样白色分泌物，未见水疱和溃疡；尿道口未见红肿和脓性分泌物。对该患者最可能的诊断是
    A. 接触性皮炎
    B. 固定型药疹
    C. 尿道炎
    D. 生殖器疱疹
    E. 念珠菌性包皮龟头炎

21. 患者，男性，24 岁。胸部及双侧腋下出现多个浅褐色斑片，表面有细碎鳞屑，无明显自觉症状。真菌镜检可见弧形短菌丝及成群的圆形孢子。对该患者最可能的诊断是
    A. 玫瑰糠疹　　　　B. 银屑病
    C. 花斑糠疹　　　　D. 体癣
    E. 单纯糠疹

22. 患儿，男性，6 个月。外阴、臀部及大腿内侧可见大片红斑，边缘有叶状鳞屑附着，并可见针尖至粟粒大小的水疱，疱壁破后形成环状鳞屑。真菌镜检可见大量孢子及假菌丝。对该患儿最可能的诊断是

    A. 尿布皮炎
    B. 增殖性天疱疮
    C. 念珠菌性间擦疹
    D. 葡萄球菌性烫伤样皮肤综合征
    E. 尿布银屑病

23. 患者，女性，69 岁。左前臂结节 9 个月。取结节边缘组织进行病理学检查，可见组织细胞肉芽肿及透明的真菌孢子和菌丝。对该患者诊断可能性大的疾病是
    A. 暗色丝孢霉病
    B. 透明丝孢霉病
    C. 着色芽生菌病
    D. 孢子丝菌病
    E. 隐球菌病

24. 患者，男性，49 岁，农民。左腹部无痛性包块 3 个月。组织病理检查显示慢性肉芽肿性改变。PAS 染色见大量淡红色的带荚膜的圆形、卵圆形的孢子。阿新蓝染色见大量天蓝色带荚膜的圆形、卵圆形孢子。对该患者诊断可能性大的疾病是
    A. 隐球菌病　　　　B. 透明丝孢霉病
    C. 着色芽生菌病　　D. 孢子丝菌病
    E. 放线菌病

25. 患者，男性，50 岁，农民。右小腿红斑、破溃伴疼痛 1 年余。1 年前劳作外伤后右侧小腿出现红斑，后破溃、流脓，自行外用多种药物治疗无效。经组织病理及病原菌检查诊断为奴卡菌病。该患者首选的治疗药物是
    A. 两性霉素 B　　　B. 伊曲康唑
    C. 伏立康唑　　　　D. 磺胺类药物
    E. 红霉素

答案：　19. C　20. E　21. C　22. C　23. B　24. A　25. D

二、多选题

1. 红色毛癣菌感染可引起的疾病包括
   A. 腋毛癣　　　　B. 股癣
   C. 花斑癣　　　　D. 甲癣
   E. 须癣

2. 体癣的传染方式包括
   A. 直接接触　　　B. 间接接触
   C. 自身传播　　　D. 消化道传播
   E. 血液传播

3. 关于 Wood 灯检查结果的描述，**不正确**的是
   A. 黄癣呈亮绿色荧光
   B. 白癣呈暗绿色荧光
   C. 花斑癣呈棕黄色荧光
   D. 黑点癣无荧光
   E. 红癣呈珊瑚红荧光

4. 白癣的主要临床特点是
   A. 鳞屑斑
   B. 断发和菌鞘
   C. 青春期可自愈
   D. 断发长度通常为 2～4mm
   E. 患处有鼠尿味

5. 下列疾病的描述中，正确的是
   A. 黄癣镜检可见病发中有气沟、气泡
   B. 白癣镜下常见发内链状孢子
   C. 黄癣镜检为沿头发长轴排列的发内菌丝或关节孢子
   D. 红癣的致病菌是一种类白喉杆菌，革兰氏染色阳性
   E. 黄癣菌可以侵犯呼吸道、消化道及脑部组织

6. 关于甲真菌病的描述，正确的是
   A. 远端侧位甲下型甲真菌病是最常见的一种
   B. 治疗过程通常以 48～52 周作为评估终点
   C. 成人趾甲真菌病可选用特比萘芬每天 250mg 口服，每天 1 次，连服 12～16 周
   D. 白念珠菌引起的甲真菌病常侵犯甲板近端
   E. 成人趾甲真菌病治疗可选用伊曲康唑 400mg/d，连服 7 天、停用 21 天为 1 疗程，连续 3～4 个疗程

7. 下列与马拉色菌有关的疾病是
   A. 头皮屑
   B. 扁平苔藓
   C. 脂溢性皮炎
   D. 融合性网状乳头瘤病
   E. 特应性皮炎

8. 关于孢子丝菌病的描述，正确的是
   A. 由申克孢子丝菌单一菌种引起
   B. 常在外伤后发病
   C. 其组织病理学可见典型的"三区病变"及星状小体
   D. 鉴定孢子丝菌属菌种的理想基因位点为钙调蛋白基因（*cal*）
   E. 我国孢子丝菌复合体以球形孢子丝菌为主

9. 关于念珠菌的叙述，正确的是
   A. 白念珠菌是最常见的浅部、深部念珠菌病的致病菌
   B. 克柔念珠菌对氟康唑天然耐药
   C. 1 年中反复发作 4 次以上的阴道念珠菌病称为复发性阴道念珠菌病

答案： 1. BDE　2. ABC　3. AB　4. ABCD　5. ACDE　6. ABCDE　7. ACDE　8. BCDE　9. ABCD

D. 念珠菌可感染皮肤、黏膜及全身多个系统

E. 基质辅助激光解吸飞行时间质谱（MALDI-TOFMS）不可用于检测白念珠菌对氟康唑及棘白菌素类的敏感性

10. 口服治疗花斑糠疹疗效差的药物是
    A. 伊曲康唑　　　B. 酮康唑
    C. 特比萘芬　　　D. 氟康唑
    E. 灰黄霉素

11. 白念珠菌的毒力因子包括
    A. 形态转换
    B. 黏附力
    C. 分泌型蛋白水解酶
    D. 免疫下调
    E. 嗜脂性

12. 着色芽生菌病的致病菌包括
    A. 裴氏着色霉　　　B. 疣状瓶霉
    C. 卡氏枝孢霉　　　D. 紧密着色霉
    E. 暗色丝孢霉

13. 下列为条件致病菌的真菌是
    A. 隐球菌　　　B. 毛霉
    C. 黄曲霉　　　D. 白念珠菌
    E. 瓶霉

14. 下列关于真菌性足菌肿的治疗，描述正确的是
    A. 若用伊曲康唑，需要连续用药 1 年以上
    B. 两性霉素 B 是针对顽固病例最有效的药物
    C. 氟尿嘧啶对暗色真菌感染治疗有效
    D. 可口服碘化钾治疗

E. 可外科手术治疗

15. 下列关于暗色丝孢霉病的描述，正确的是
    A. 由暗色真菌感染引起
    B. 在组织内存在硬壳小体或颗粒
    C. 好发于女性
    D. 分子生物学检查可以确定致病菌种及分类
    E. 可以行手术切除治疗

16. 下列关于放线菌病的描述，正确的是
    A. 放线菌细胞壁的化学组成与真菌类似而与细菌显著不同
    B. 大多数为内源性自身感染
    C. 在组织内形成慢性化脓性肉芽性改变
    D. 可发生于身体任何部位，最常见的部位为四肢
    E. 首选的治疗药物为青霉素

三、共用题干单选题

（1～2 题共用题干）

患者，男性，65 岁。下颌部可见红斑，慢性脓性小结节、肿块，毛须易折断、拔除。

1. 该患者临床诊断可能性最大的疾病是
    A. 须疮　　　　　B. 放线菌病
    C. 须癣　　　　　D. 狼疮样须疮
    E. 单纯疱疹

2. 下列关于该患者的处理措施中，**不合适**的是
    A. 外用抗生素软膏
    B. 拔除病须
    C. 做皮损组织病理检查
    D. 口服伊曲康唑
    E. 消毒个人用品

答案： 10. CE　11. ABCD　12. ABCD　13. ABCDE　14. ABCDE　15. ADE　16. BCE
　　　　1. C　2. A

（3～4题共用题干）

患儿，男性，4岁，体重15kg。鼻唇部红斑、鳞屑伴瘙痒10余天。近2个月患儿每天与兔子接触密切。取皮屑镜检见真菌菌丝及毳毛内孢子。

3. 对该患儿最可能的诊断是
   A. 湿疹
   B. 毳毛癣
   C. 脂溢性皮炎
   D. 盘状红斑狼疮
   E. 银屑病

4. 该患者的最佳治疗方案是
   A. 外用艾洛松乳膏，q.d.，同时加强润肤
   B. 外用他卡西醇软膏，b.i.d.
   C. 口服伊曲康唑0.1g/d，每连服2天停1天；外用酮康唑乳膏，b.i.d.
   D. 他克莫司软膏外用，b.i.d.
   E. 口服盐酸特比萘芬片125mg/d；外用1%联苯苄唑乳膏，b.i.d.

（5～6题共用题干）

患者，女性，30岁。外阴瘙痒10天。查体：外阴红斑，可见浅灰黄色豆渣样阴道分泌物。

5. 对该患者最有意义的检查是
   A. 真菌镜检及培养
   B. 淋病奈瑟菌检查
   C. 衣原体检查
   D. 人类免疫缺陷病毒检测
   E. 梅毒检测

6. 最有可能的病原体是
   A. 人类免疫缺陷病毒
   B. 梅毒螺旋体
   C. 淋病奈瑟菌
   D. 衣原体
   E. 白念珠菌

（7～8题共用题干）

患者，女性，53岁，农民。右上肢红色结节、破溃1年余。1年前患者右手臂在收玉米时被刺伤，未予特殊处理。否认冶游史及外出旅游史。查体：右手背、前臂伸侧散在数个紫红色皮下结节，蚕豆至桂圆大小，呈线状排列，轻度压痛，局部结节表面溃疡、流脓、结痂。

7. 对该患者最可能的临床诊断是
   A. 游泳池肉芽肿
   B. 上皮样肉瘤
   C. 孢子丝菌病
   D. 梅毒性树胶肿
   E. 利什曼病

8. 该病的诊断金标准是
   A. 真菌镜检
   B. 真菌培养
   C. 组织病理学检查
   D. 精制孢子丝菌素皮肤试验
   E. PCR、巢氏PCR

（9～11题共用题干）

患者，男性，58岁，农民。面部红斑半年，破溃2个月。患者半年前无明显诱因左侧面部出现红斑，逐渐增大，未给予治疗。2个月前出现破溃，给予抗生素治疗无效。组织病理检查显示慢性肉芽肿性改变。PAS染色见大量紫红色的孢子积聚在多核巨细胞内外，孢子圆形、卵圆形，直径较大，有荚膜，部分孢子可见出芽现象。

9. 对该患者诊断可能性大的疾病是
   A. 隐球菌病
   B. 透明丝孢霉病
   C. 着色芽生菌病
   D. 孢子丝菌病
   E. 放线菌病

答案： 3. B 4. C 5. A 6. E 7. C 8. B 9. A

10. 如果确诊为隐球菌病，下列关于隐球菌病的描述，**错误**的是
    A. 是一种人畜共患感染性疾病
    B. 最易侵犯中枢神经系统
    C. 皮肤是隐球菌病第二个容易累及的器官
    D. 好发于免疫功能低下的患者
    E. 肺部症状可能是隐球菌病最早的临床表现

11. 下列关于隐球菌病的治疗，描述**不正确**的是
    A. 隐球菌性脑膜炎需要进行分期综合治疗
    B. 特比奈芬对多种耐药的皮肤隐球菌病治疗无效
    C. 隐球菌性脑膜炎的诱导治疗常使用的药物是两性霉素 B 联合氟尿嘧啶
    D. 轻至中度肺隐球菌病可口服氟康唑治疗
    E. 局限性隐球菌病可采用手术治疗

（12～14 题共用题干）
　　患者，男性，32 岁。8 年前左足部因被钉子扎破足底后，足底出现硬肿，但不影响生活，未予治疗。3 年前无明显诱因患者左足部硬肿逐渐增大，并出现结节，逐渐融合成肿块及脓肿，与皮肤粘连，皮肤表面常有破溃，可见红色物质流出。皮损组织病理示：表皮呈假上皮瘤样增生，表皮内可见脓肿形成，真皮内可见弥漫性混合炎细胞浸润，可见硫磺颗粒。X 线显示骨质破坏。

12. 根据患者的临床表现及检查考虑诊断为
    A. 丹毒　　　　　　　B. 足菌肿
    C. 皮肤结核　　　　　D. 暗色丝孢霉病
    E. 孢子丝菌病

13. 下列关于足菌肿的临床表现，描述**错误**的是
    A. 好发于男性
    B. 最常累及足底
    C. 不同的病原菌引起的足菌肿的临床表现不同
    D. 典型皮肤损害为局限性皮肤肿胀、变形，窦道形成，颗粒状物通过窦道排出
    E. 可波及肌肉、骨骼、筋膜和肌腱

14. 引起足菌肿的病原菌**不包括**
    A. 放线菌
    B. 酵母菌
    C. 金黄色葡萄球菌
    D. 皮肤癣菌
    E. 结核分枝杆菌

（15～17 题共用题干）
　　患者，男性，58 岁。患者因电击致左手、左胸部烧伤 8 小时入院。患者入院后第 6 天，左手及左胸部创面发红并有分泌物。分泌物真菌镜检发现有粗大菌丝。取多处坏死组织行真菌培养诊断为电击伤继发皮肤毛霉病。

15. 毛霉病首选的治疗药物为
    A. 两性霉素 B　　　　B. 伊曲康唑
    C. 伏立康唑　　　　　D. 特比奈芬
    E. 氟胞嘧啶

16. 下列关于毛霉病的叙述，**不正确**的是
    A. 播散型毛霉病最常见的播散部位为肺部
    B. 皮肤型毛霉病最轻最轻
    C. 主要侵犯机体免疫功能低下的患者
    D. 鼻脑型毛霉病最为凶险
    E. 可累及鼻、脑、肺、皮肤等，甚至可血行播散到全身

答案：　10. C　11. B　12. B　13. C　14. E　15. A　16. A

17. 真菌镜检时毛霉病的菌丝特征为
    A. 45°分枝、分隔菌丝
    B. 宽大菌丝,呈90°分枝,不分隔
    C. 棕色、圆形、厚壁、分隔孢子(硬壳细胞)
    D. 假菌丝、圆形或椭圆形孢子,有出芽
    E. 棕色、分枝、分隔菌丝或酵母样细胞

(18~21题共用题干)

患者,男性,35岁,双侧腹股沟处环状红斑伴瘙痒3个月。

18. 如果患者皮损表现为双侧腹股沟处环状红斑,边缘隆起,界限清楚,其上有丘疹、丘疱疹和鳞屑,中央部位遗留色素沉着。真菌镜检阳性。对该患者最可能的诊断是
    A. 股癣   B. 湿疹
    C. 银屑病   D. 增殖性天疱疮
    E. 念珠菌间擦疹

19. 引起该病常见的致病真菌**不包括**
    A. 红色毛癣菌
    B. 毛癣菌
    C. 犬小孢子菌
    D. 絮状表皮癣菌
    E. 石膏样小孢子菌

20. 如果患者确诊为股癣,下列治疗方案中**不正确**的是
    A. 若有肉芽肿形成,可延长系统治疗至6周甚至更长
    B. 外涂酮康唑软膏,症状消失后,再用药2周
    C. 口服伊曲康唑胶囊,0.2g/d,连续7天
    D. 外用地奈德乳膏
    E. 口服特比萘芬片,0.25g/d,连续1~2周

21. 如果患者右足部第3、4趾缝间表现为局部皮肤浸渍糜烂伴痒,同时右下肢皮肤水肿性红斑,界限清楚,表面紧张,皮温高,触痛明显。血常规:白细胞计数12.8×10^9/L,中性粒细胞比例81%。该患者的最佳治疗方案是
    A. 口服伊曲康唑200mg/次,b.i.d.,疗程1周
    B. 青霉素G,480万U/d,静脉滴注,至少2周;同时足部外用联苯苄唑溶液,q.d.,连续2周
    C. 口服伊曲康唑200mg/次,b.i.d.,疗程1周,同时外用夫西地酸乳膏,b.i.d.
    D. 甲泼尼龙40mg/d,静脉滴注
    E. 25%的硫酸镁湿敷,酮康唑乳膏外用

(22~25题共用题干)

患儿,男性,12岁。头部脓肿20天。20天前患者头皮发痒,脱发,头皮出现结节,并形成脓肿,伴耳后和枕后的淋巴结肿大和触痛。

22. 如果患者之前曾口服青霉素治疗7天无效,诊断应考虑的疾病是
    A. 细菌性毛囊炎
    B. 脂溢性皮炎
    C. 脓癣
    D. 盘状红斑狼疮
    E. 脓疱疮

23. 如果真菌镜检阳性,下列描述**不正确**的是
    A. 病发可见发内或发外孢子以及菌丝
    B. 主要病原菌为犬小孢子菌
    C. 亲动物性皮肤癣菌常引起该病
    D. 亲土性皮肤癣菌常引起该病
    E. 发病机制为对真菌抗原产生迟发型超敏反应

答案: 17. B 18. A 19. D 20. D 21. B 22. C 23. B

24. 如果患者体重为 40kg,下列治疗方案**不正确**的是
    A. 伊曲康唑 200mg/d,每天晚饭后用牛奶送服
    B. 同时服用头孢克洛 125mg/ 次,b.i.d.
    C. 外用 2% 酮康唑乳膏
    D. 口服灰黄霉素 10～15mg/(kg•d),疗程 6～8 周
    E. 2% 酮康唑洗剂清洗头发

25. 关于脓癣的治疗,描述**错误**的是
    A. 口服抗真菌药物
    B. 脓肿应切开引流
    C. 可配合口服小剂量糖皮质激素
    D. 消毒个人用品
    E. 外用抗真菌药物

（26～29 题共用题干）

患者,男性,50 岁。发现左颊黏膜白斑 1 个月余。查体:左侧颊黏膜可见孤立的白色斑片。

26. 该病例的发病因素**不包括**
    A. 吸烟
    B. 梅毒
    C. 维生素 A 缺乏
    D. 病损局部机械性刺激
    E. 白念珠菌感染

27. 如果白斑为乳白色的丝绒状斑片,稍用力可擦除。对该病例的诊断可能是
    A. 口腔黏膜白斑病
    B. 口腔念珠菌感染
    C. 口腔扁平苔藓
    D. 白癜风
    E. 复发性阿弗他口炎

28. 如果白斑表面呈网状外观,使用棉签不能擦除,则患者的组织病理可能的表现**不包括**
    A. 角化过度伴角化不全
    B. 黏膜固有层大量淋巴细胞浸润
    C. 上皮表皮突呈锯齿状或变平消失,基底细胞液化变性
    D. 颗粒层呈楔形增厚
    E. 深层结缔组织毛细血管扩张

29. 对该患者进一步的处理措施**不包括**
    A. 长久不愈者应切取病变组织做组织病理学检查
    B. 清除口腔内感染灶,注意口腔清洁
    C. 真菌镜检
    D. 补充 B 族维生素
    E. 真菌培养

（30～33 题共用题干）

患者,男性,32 岁。发现胸部色素减退斑 3 天。查体:胸部可见圆形、椭圆形及不规则形色素减退斑,上覆薄层糠状鳞屑。

30. 对该患者最可能的诊断是
    A. 单纯糠疹　　　B. 玫瑰糠疹
    C. 花斑糠疹　　　D. 白癜风
    E. 贫血痣

31. 如皮损处行真菌镜检发现腊肠形菌丝及成簇圆形孢子,则致病菌是
    A. 小孢子菌　　　B. 球形马拉色菌
    C. 白念珠菌　　　D. 孢子丝菌
    E. 表皮癣菌

32. 该患者最终确诊为花斑糠疹,下列描述**不正确**的是
    A. 好发于胸背部、面颈等皮脂溢出部位
    B. 病程慢性,一般夏重冬轻

答案:　24. D　25. B　26. C　27. B　28. A　29. D　30. C　31. B　32. C

C. 基本皮损为斑疹、丘疹

D. 球形马拉色菌可产生二羧酸,导致色素减退斑

E. Wood 灯检查皮损显示淡黄色或淡褐色荧光

33. 该患者口服特比萘芬治疗,疗效较差,其最可能的原因是

　　A. 诊断错误

　　B. 疗程不足

　　C. 特比萘芬不能经汗腺排出

　　D. 马拉色菌耐药

　　E. 患者依从性较差

(34～37 题共用题干)

　　患者,女性,55 岁,农民。右前臂红斑、破溃、渗液 5 个月余。5 个月前户外劳动时右前臂外伤后出现红色结节伴瘙痒,后皮损扩大,出现破溃及脓性渗出液,曾于当地医院给予外用及系统抗生素治疗,无明显疗效。

34. 为进一步明确诊断,需要进行的检查**不包括**

　　A. 真菌、细菌、分枝杆菌培养及药敏

　　B. 真菌镜检

　　C. 组织病理检查

　　D. 分子生物学检测

　　E. 血培养

35. 如果组织病理检查发现棕色分隔菌丝,诊断首先考虑的疾病是

　　A. 孢子丝菌病　　B. 着色芽生菌病

　　C. 暗色丝孢霉病　　D. 疣状皮肤结核

　　E. 曲霉病

36. 下列关于暗色丝孢霉病的描述,**不正确**的是

A. 多因外伤引起皮肤感染

B. 皮肤及皮下组织暗色丝孢霉病最常见的病原菌为外瓶霉和瓶霉

C. 男性发病率高于女性

D. 宿主的免疫状态与疾病的严重程度无关

E. 局限性皮损宜早期手术切除

37. 下列关于暗色丝孢霉病的病原真菌的描述,**不正确**的是

　　A. 为条件致病性真菌

　　B. 菌落呈黑色或褐色

　　C. 病原真菌种类繁多

　　D. 镜检可见分隔、黑色或棕色菌丝

　　E. 镜检不会发现芽生酵母样孢子

(38～41 题共用题干)

　　患者,男性,44 岁,销售人员。全身泛发丘疹伴发热 1 个月余。1 个月前全身出现多发肤色丘疹伴发热,口服退热药物体温可降至正常,但停药后体温仍升高。既往曾有多次非婚性接触史。抗 HIV 抗体初筛及确认试验阳性。皮损组织多次沙氏琼脂培养呈双相性,菌落 25℃为菌丝相、35℃为酵母相。菌丝镜下可见多数为两轮生,少数单轮生的帚状枝。

38. 根据患者临床表现及组织培养的结果,对该患者最可能的诊断是

　　A. 孢子丝菌病

　　B. 着色芽生菌病

　　C. 暗色丝孢霉病

　　D. 马尔尼菲蓝状菌病

　　E. 毛霉病

39. 如果经 PCR 鉴定确认马尔尼菲蓝状菌感染,下列关于马尔尼菲蓝状菌的描述,**不正确**的是

答案: 33. C　34. E　35. C　36. D　37. E　38. D　39. C

A. 在自然界主要分布于土壤中，其孢子易随风播散

B. 为双相型真菌

C. 人类主要靠体液免疫清除该病原体

D. 主要侵犯单核 - 吞噬细胞系统

E. 竹鼠是该菌的天然携带宿主

40. 关于马尔尼菲蓝状菌病的临床特征，描述**不正确**的是

A. 隐匿发病

B. 白细胞通常降低

C. 可有消瘦、乏力、咳痰、咯血等临床表现

D. 皮肤多表现为中央凹陷的坏死性丘疹、痤疮样小脓疱及皮下脓肿等

E. 病死率高

41. 关于马尔尼菲蓝状菌病的治疗，描述**不正确**的是

A. 早期诊断、早期治疗极其重要

B. 伊曲康唑为治疗轻度、中度马尔尼菲蓝状菌病的首选药物

C. 两性霉素 B 一般只用于严重的马尔尼菲蓝状菌病患者的治疗

D. 氟康唑抗马尔尼菲蓝状菌的活性较低

E. 体外试验表明棘白菌素类抗真菌药物对马尔尼菲蓝状菌菌丝相的抗菌活性低于其酵母相

（42～45 题共用题干）

患者，女性，60 岁。右小腿溃烂伴疼痛 2 个月余。2 个月前无明显诱因右侧小腿局部出现多个黄豆大小的红色结节，后化脓，自行用针挑破排脓，后皮损溃烂并逐渐增大。患者既往体健。组织病理显示慢性肉芽肿性炎症，可见无色、有隔菌丝及分叉结构和分生孢子头。

42. 有助于该患者确诊及病情评估的实验室检查**不包括**

A. 真菌镜检

B. 真菌培养

C. 血培养

D. 淋巴细胞亚群检测

E. 肝、肾功能及血糖检查

43. 如果该患者确诊为曲霉病，下列关于曲霉的描述，正确的是

A. 曲霉不是条件致病菌

B. 在自然界繁殖力较弱

C. 室温时可以生长，更高温度时无法生长

D. 毒力强

E. 菌落颜色多样

44. 下列关于曲霉病临床特点的描述，**不正确**的是

A. 可引起皮肤、指甲、外耳道、鼻窦、支气管、肺及脑膜等慢性炎症改变

B. 皮肤曲霉病分为原发性皮肤曲霉病和继发性皮肤曲霉病

C. 最常见的致病菌为黄曲霉

D. 多见于免疫功能低下或抑制的患者

E. 侵袭性播散性曲霉病以肺部感染最常见，其次为脑和肾脏

45. 下列关于曲霉病的治疗，叙述**不正确**的是

A. 超敏反应性曲霉病可短期应用激素治疗

B. 部分患者可行手术治疗

C. 口服伊曲康唑

D. 禁忌使用两性霉素 B

E. 尽可能去除诱发因素

答案： 40. B 41. E 42. C 43. E 44. C 45. D

四、案例分析题

【案例1】患者，男性，60岁。右拇指甲板增厚变形2年。查体：右拇指甲板呈灰黄浑浊，甲板下可见粗糙角化堆积物，甲板增厚、脱屑。

第1问：为明确诊断和确定治疗方案，患者需要检查的项目包括

A. KOH湿片检查

B. 肝、肾功能检查

C. 甲状腺功能检查

D. 皮损组织病理

E. 真菌培养

F. 微量元素检查

G. 血、尿常规检查

第2问：对该患者可能的诊断是

A. 甲真菌病

B. 甲扁平苔藓

C. 银屑病

D. 甲营养不良

E. 先天性厚甲

F. 慢性皮肤黏膜念珠菌病

G. 毛发红糠疹

第3问：下列描述正确的是

A. 特比萘芬可抑制羊毛固醇14α-去甲基化酶

B. 伊曲康唑对皮肤癣菌、酵母菌均有较好的抗菌活性

C. 伊曲康唑使用时应餐后立即给药，用全脂牛奶或可乐送服

D. 氟康唑治疗甲真菌病的治愈率均明显低于特比萘芬

E. 20%尿素加10%水杨酸软膏封包至甲板软化后可拔除病甲

F. 甲板厚度>2mm可行病甲清除术

G. 伊曲康唑通过抑制真菌角鲨烯环氧化酶，干扰真菌麦角固醇的生物合成

第4问：该患者可能的易感因素包括

A. 合并糖尿病

B. 滥用类固醇皮质激素

C. 外伤

D. 肥胖

E. 经常游泳

F. 滥用抗生素

G. 肾功能受损

【案例2】患儿，男性，9岁，体重30kg。头皮黄痂伴疼痛3个月。既往多次接触兔子。查体：头皮可见圆形、碟状的黄痂，其中央微凹，界限明显，直径4mm左右，部分融合成片，伴脱发。

第1问：对该患儿诊断首先需要考虑的疾病是

A. 毛发扁平苔藓

B. 头皮脓肿性穿掘性毛囊周围炎

C. 细菌性毛囊炎

D. 脓疱疮

E. 脂溢性皮炎

F. 黄癣

G. 盘状红斑狼疮

第2问：患者病发真菌镜检和培养结果均为阳性。下列描述正确的是

A. 发病机制是局部强烈的超敏反应

B. 皮肤镜可见摩斯电码样断发

C. 可见断发及菌鞘

D. 痂内可见粗细不等的鹿角样菌丝及大小不等的孢子

E. 是一种接触性传染病

答案：【案例1】1. ABCDEFG　2. ABCDEFG　3. BCDEF　4. ABCDEFG　【案例2】1. F　2. DEFG

F. 病发可出现气泡和或气沟

G. 可嗅及鼠尿味

第 3 问：下列关于患者的诊断及治疗，描述正确的是

　　A. 口服抗真菌药物

　　B. 外用抗真菌洗液

　　C. Wood 灯检查皮损呈现暗绿色荧光

　　D. 剪除病发

　　E. 局部可用抗真菌药物

　　F. 毛巾、枕巾、床单、梳子煮沸消毒

　　G. 真菌镜检可见沿头发长轴排列的发内菌丝或关节孢子

第 4 问：下列关于患者的处理措施，正确的是

　　A. 灰黄霉素 20mg/(kg·d)，疗程 6～8 周

　　B. 灰黄霉素是治疗儿童头癣的一线抗真菌药物

　　C. 伊曲康唑（全脂牛奶送服）0.2g/d，服 3 天停 1 天，疗程 4～6 周

　　D. 特比萘芬 125mg/d，疗程 4～6 周

　　E. 外用酮康唑洗剂洗头

　　F. 口服抗真菌药物治疗时注意监测肝、肾功能

　　G. 联合口服泼尼松 30mg/d，疗程 3 天

【案例 3】患者，男性，15 岁。胸、背部红色皮疹 6 个月余。查体：胸、背部密集分布毛囊性半球状红色丘疹，直径 2～5mm，有光泽，间有小脓疱，周围有红晕，密集而不融合。

第 1 问：对该患者可能的诊断为

　　A. 寻常性痤疮

　　B. 细菌性毛囊炎

　　C. 脂溢性皮炎

　　D. 马拉色菌毛囊炎

E. 毛发红糠疹

F. 嗜酸性脓疱性毛囊炎

第 2 问：为明确诊断，对该患者的处理措施包括

　　A. 仔细询问病史　　B. 真菌镜检

　　C. 真菌培养　　　　D. 皮肤超声

　　E. 血常规　　　　　F. 组织病理学检查

第 3 问：该患者最终诊断为马拉色菌毛囊炎，其最常见的菌种是

　　A. 合轴马拉色菌

　　B. 限制马拉色菌

　　C. 球形马拉色菌

　　D. 钝形马拉色菌

　　E. 斯洛菲马拉色菌

　　F. 皮肤马拉色菌

第 4 问：下列治疗方法可用于该患者的有

　　A. 使用 2% 酮康唑洗剂清洗

　　B. 外用联苯苄唑酊

　　C. 外用他克莫司软膏

　　D. 口服伊曲康唑

　　E. 口服灰黄霉素

　　F. 口服氟康唑口服

【案例 4】患者，男性，60 岁。因双下肢进行性无力 3 个月余入院，诊断为皮肌炎。经大剂量激素、抗生素、支持治疗 1 个月余，肌力明显恢复。近 1 周来患者诉干咳，偶有泡沫样痰，有轻度胸闷；体温 37.9℃；胸部 X 线检查提示肺部呈间质性改变；血常规：白细胞计数 11.9×10^9/L，中性粒细胞百分比 78%。已进行血培养、痰涂片、痰培养检查。

第 1 问：目前考虑该患者可能的诊断是

　　A. 细菌性肺炎　　B. 念珠菌性肺炎

答案：　3. ABDEFG　4. ABCDEF　　【案例 3】1. ABDF　2. ABCEF　3. C　4. ABCDF
　　　　【案例 4】1. BCD

C. 支原体肺炎 D. 病毒性肺炎

E. 过敏性肺炎 F. 肺癌

第 2 问：该患者还需要进行的检查项目包括

A. PPD 试验

B. 肿瘤标记物检查

C. 肌肉活检

D. β-*D*- 葡聚糖试验（G 试验）和半乳甘露聚糖抗原试验（GM 试验）

E. MRI

F. 痰涂片及培养

第 3 问：患者血培养结果为阴性，痰涂片镜检可见成群芽孢和假菌丝，则该患者最可能的诊断是

A. 细菌性肺炎 B. 念珠菌性肺炎

C. 支原体肺炎 D. 病毒性肺炎

E. 过敏性肺炎 F. 肺癌

第 4 问：该患者确诊为白念珠菌肺炎，下列最有效的药物是

A. 氟康唑 B. 伊曲康唑

C. 酮康唑 D. 制霉菌素

E. 5- 氟胞嘧啶 F. 特比萘芬

【案例 5】患者，男性，45 岁，农民。右踝内侧溃疡伴疼痛 2 年。查体：右侧内踝可见直径 1.5cm 大小的溃疡，溃疡边缘隆起，周围可见片状、暗红色斑片。自诉发病前曾有外伤史，给予局部外用消炎药物及清创治疗，效果均不佳，皮损逐渐扩大。

第 1 问：对该患者可能的诊断是

A. 孢子丝菌病 B. 着色芽生菌病

C. 疣状皮肤结核 D. 梅毒

E. 鳞癌 F. 基底细胞癌

G. 恶性黑色素瘤

第 2 问：为进一步明确诊断，需要进行的检查项目包括

A. 组织病理检查

B. 真菌培养

C. 梅毒血清学试验

D. 细菌培养

E. 抗核抗体检查

F. 红细胞沉降率检查

G. 分枝杆菌培养

第 3 问：如果患者组织病理显示表皮假上皮瘤样增生，真皮血管扩张，可见褐色、圆形孢子，血管周围混合炎细胞浸润，则诊断考虑为

A. 孢子丝菌病 B. 着色芽生菌病

C. 疣状皮肤结核 D. 梅毒

E. 鳞癌 F. 基底细胞癌

G. 恶性黑色素瘤

第 4 问：患者确诊为着色芽生菌病，可采取的治疗方法包括

A. 口服伊曲康唑 B. 口服特比奈芬

C. 口服碘化钾 D. 局部温热疗法

E. 光动力疗法 F. 手术切除

G. 口服伏立康唑

答案： 2. ABDF 3. B 4. A 【案例5】1. ABCDE 2. ABCDG 3. B 4. ABCDEFG

第十一章　寄生虫与动物性皮肤病

一、单选题

1. 下列关于寄生虫对宿主的作用,描述**不正确**的是
   - A. 夺取营养
   - B. 机械性损伤
   - C. 侵袭作用
   - D. 毒性作用
   - E. 抗原物质的作用

2. 日本血吸虫在人体内的致病阶段包括
   - A. 成虫、毛蚴、尾蚴、虫卵
   - B. 成虫、毛蚴、尾蚴、童虫
   - C. 成虫、尾蚴、虫卵、童虫
   - D. 毛蚴、尾蚴、虫卵、童虫
   - E. 虫卵、微丝蚴、尾蚴、成虫

   【解析】在血吸虫感染过程中尾蚴、童虫、成虫和虫卵造成损害的主要原因是血吸虫不同虫期释放的抗原均能诱发宿主产生一系列免疫病理变化。

3. 诊断班氏丝虫病时,采血检出率最高的时段是
   - A. 晚10点至次晨2点
   - B. 晚8点至次晨4点
   - C. 晚6点至晚10点
   - D. 清晨空腹采血
   - E. 白天任何时候

4. 匐行疹最常见的部位是
   - A. 躯干
   - B. 头部
   - C. 大腿
   - D. 小腿
   - E. 足部

   【解析】匐行疹皮疹多发生于足部、手部、小腿下段、面部等暴露部位。

5. 与溶组织内阿米巴致病性相关的结构是
   - A. 原虫
   - B. 包囊
   - C. 滋养体
   - D. 鞭毛
   - E. 包囊和鞭毛

   【解析】滋养体是溶组织内阿米巴的致病性结构,主要发病机制是引起组织溶解。

6. 皮肤囊虫病的血常规检查表现为
   - A. 白细胞减少
   - B. 嗜酸性粒细胞减少
   - C. 嗜酸性粒细胞增多
   - D. 血小板减少
   - E. 红细胞减少

7. 下列关于黑热病血常规的检查结果,描述正确的是
   - A. 白细胞增加,有异型淋巴细胞
   - B. 全血细胞减少
   - C. 白细胞减少,嗜酸性粒细胞减少
   - D. 白细胞减少,血小板减少
   - E. 红细胞减少

   【解析】黑热病患者血常规的表现为全血细胞减少。流行性出血热、传染性单核细胞增多症均表现白细胞增加,有异型淋巴细胞。

答案:　1. C　2. C　3. A　4. E　5. C　6. C　7. B

伤寒表现为白细胞减少，嗜酸性粒细胞减少。登革热表现为白细胞减少，血小板减少。

8. 确诊为蚤病的依据是发现
   A. 虫卵　　　B. 幼虫　　　C. 若虫
   D. 蛹　　　　E. 成虫

9. 毛虫皮炎的好发季节是
   A. 5～10 月　　　B. 7～8 月
   C. 3～4 月　　　D. 1～2 月
   E. 11～12 月

10. 下列关于隐翅虫皮炎的描述，**错误**的是
    A. 由于隐翅虫叮咬皮肤所致
    B. 好发于夏、秋季
    C. 好发于暴露部位
    D. 典型皮损为水肿性红斑上有密集水疱、脓疱
    E. 严重者可出现发热、头痛
    【解析】隐翅虫皮炎的发生主要与隐翅虫的强酸性毒液刺激有关。

11. 下列关于螨虫皮炎的描述，**不正确**的是
    A. 常见于夏秋温暖、潮湿的季节
    B. 好发于颈部、躯干及上、下肢屈侧
    C. 表现为水肿性红斑、丘疹、丘疱疹、风团，可见被虫咬的瘀点
    D. 一般不出现全身表现
    E. 我国最常见的为粉螨
    【解析】我国导致螨虫皮炎的主要病原体是蒲螨，常在夜间叮咬人，因此多发生在接触谷类、草类。其次是粉螨，粉螨以腐烂的食物和面粉为食，人接触后出现过敏反应。

12. 蜂蜇伤早期的典型表现是
    A. 瘙痒、灼痛、红斑、风团、中央有一瘀点

B. 鲜红色、水肿性红斑或斑丘疹、丘疱疹
C. 点状、条索状红斑、水肿，伴瘙痒和灼痛
D. 丘疹、皮下出血
E. 水肿性红斑上有密集水疱、脓疱
【解析】皮肤被蜂蜇伤后局部立即出现瘙痒、灼痛，很快出现红斑、风团，中央有一个瘀点，甚至水疱、大疱、坏死。大面积的蜇伤时伴恶心、呕吐、头晕、头痛、发热、畏寒、心悸、烦躁，或出现抽搐、肺水肿、虚脱、昏迷甚至休克等全身症状，可在数分钟内死亡。蜂蜇后 7～14 天蜂毒抗原还可引起发热、关节痛、荨麻疹等迟发型血清病样超敏反应。

13. 蜈蚣蜇伤初期常见的临床表现是
    A. 指间丘疹、丘疱疹和隧道
    B. 晨起突然出现条索状红斑、丘疹或水疱
    C. 局限性瘙痒，皮肤上有血痂、瘢痕
    D. 伤处有一对毒牙的咬痕
    E. 伤处有两个瘀点
    【解析】指间丘疹、丘疱疹和隧道，夜间瘙痒加剧见于疥疮。晨起突然出现条索状红斑、丘疹或水疱见于隐翅虫皮炎。局限性瘙痒，皮肤上有血痂、瘢痕见于虱病。伤处有一对毒牙的咬痕见于毒蛇咬伤。伤处有两个瘀点见于蜈蚣蜇伤初期，继之周围皮肤出现肿胀，淋巴结发炎。

14. 水母蜇伤典型的皮损表现是
    A. 鞭痕状，伴疼痛、瘙痒、烧灼感
    B. 伤处有两个瘀点，周围皮肤水肿、出现红斑，伴疼痛
    C. 伤处中央有一个瘀点，严重时出现水疱、大疱坏死
    D. 伤处呈点状、条索状红斑，伴瘙痒

答案： 8. B　9. A　10. A　11. E　12. A　13. E　14. A

E. 手指指缝及其两侧、腕屈侧、下腹部红丘疹、抓痕

【解析】皮损呈鞭痕状，伴疼痛、瘙痒、烧灼感见于水母蜇伤。伤处有两个瘀点，周围皮肤水肿、出现红斑，伴疼痛见于蜈蚣蜇伤；伤处中央有一个瘀点，严重时出现水疱、大疱坏死见于蜂蜇伤；伤处呈点状、条索状红斑，伴痒见于隐翅虫皮炎；手指指缝及其两侧、腕屈侧、下腹部红丘疹、抓痕见于疥疮。

15. 患者，男性，13岁，学生。全身皮疹伴剧烈瘙痒1周。查体：手指缝及两侧、腋窝、脐周、腰围、下腹部、生殖器、腹股沟处散在较多红色小丘疹及抓痕，阴囊有多个黄豆大小的暗红色结节。对该患者诊断可能性大的疾病是
A. 疥疮
B. 丘疹性荨麻疹
C. 湿疹
D. 寻常痤疮
E. 银屑病

16. 患者，男性，45岁，渔民。出现畏寒、发热、肝大、周围血液嗜酸性粒细胞增多，伴有肝区压痛、脾大、腹胀、腹泻及脓血便等症状。发病前5周至8周有疫水接触史。粪便检查获血吸虫卵并孵化出尾蚴。对该患者诊断可能性大的疾病是
A. 急性血吸虫病
B. 进展期血吸虫病
C. 慢性血吸虫病
D. 晚期血吸虫病
E. 异位血吸虫病

【解析】急性血吸虫病大多数病例于感染后5～8周出现症状。临床上表现为畏寒、发热、多汗、淋巴结肿大、肝大、脾大、食欲减退、恶心、呕吐、腹痛、腹泻、黏液血便或脓血便等；呼吸系统症状多表现为干咳，偶可痰中带血丝，有气促、胸痛，多在发病后月余出现，一般持续2～3个月消失。

17. 患者，女性，55岁，农民。咳嗽、胸痛、气促1个月。查体：T 37.3℃，P 88次/min，R 24次/min，BP 140/90mmHg，双侧颌下淋巴结、左锁骨上淋巴结、左腹股沟淋巴结肿大、压痛。外周血查见马来微丝蚴。对该患者诊断可能性大的疾病是
A. 绦虫病
B. 囊虫病
C. 血吸虫病
D. 阿米巴
E. 丝虫病

18. 患者，男性，63岁。腹部皮损2年。皮疹缓慢增大，无自觉症状。查体：腹部可触及10余个绿豆至黄豆大小的皮下结节，结节呈圆形或椭圆形，表面光滑，质地坚硬，有弹性，活动度良好，无触痛。对该患者诊断可能性大的疾病是
A. 脂肪瘤
B. 皮肤纤维瘤
C. 疥疮
D. 丘疹性荨麻疹
E. 绦虫病

【解析】绦虫病致病幼虫常寄生于眼部、皮下、口腔颌面和脑部，临床表现为多发皮下坚实、无痛性结节。

19. 患者，男性，63岁。双小腿皮疹3天。既往有阿米巴肝脓肿6年。查体：双侧小腿泛发红斑、丘疹、脱屑，表面轻度渗液。对该患者诊断可能性大的疾病是
A. 阿米巴肝脓肿
B. 肠阿米巴病
C. 阿米巴皮炎
D. 阿米巴过敏症
E. 阿米巴肉芽肿

【解析】阿米巴过敏症可能是由于机体对阿米巴原虫或其代谢、分泌产物产生的超敏反应所致，多发生于躯干及四肢。

答案：　15. A　16. A　17. E　18. E　19. D

20. 患者，男性，33 岁。右下肢支损 2 周，皮损无瘙痒和疼痛。既往有食未煮熟的猪肉。查体：右下肢可见多个黄豆至核桃大小的结节，与皮肤不粘连，质地坚硬而有弹性，表面皮肤正常，无触痛。皮损组织病理显示皮下结节位于皮下组织和肌肉纤维之间，为纤维组织包裹的囊肿，囊内有澄清的液体及虫体，头节呈椭圆形，有 4 个吸盘，顶突上有一圈小钩。该患者诊断可能性大的疾病是
    A. 丝虫病　　　　　B. 绦虫病
    C. 结节性红斑　　　D. 皮肤囊虫病
    E. 皮肤阿米巴病

21. 患者，男性，36 岁。面部皮疹伴不规则发热 1 个月。既往有白蛉叮咬史。查体：体温 39.5℃，面部有较多红色结节。对该患者诊断可能性大的疾病是
    A. 白血病　　　　　B. 疟疾
    C. 布氏杆菌病　　　D. 伤寒
    E. 皮肤黑热病
    【解析】皮肤型黑热病主要表现为结节、丘疹和红斑，表面光滑，不破溃，好发于面部。

22. 患者，男性，63 岁。右小腿皮疹伴剧烈瘙痒 1 天。查体：右腿散在多个红色丘疹、风团和抓痕。对该患者诊断可能性大的疾病是
    A. 接触性皮炎
    B. 皮肤蚤病
    C. 结节性红斑
    D. 变应性皮肤血管炎
    E. 急性丹毒

23. 一位学生夏季在桑树下读书学习，不久，颈部、肩部等处皮肤出现红色斑丘疹、风团，中央有针头大小深红点，瘙痒剧烈。对该患者诊断考虑的疾病是
    A. 隐翅虫皮炎　　　B. 毛虫皮炎
    C. 接触性皮炎　　　D. 荨麻疹
    E. 螨虫皮炎
    【解析】根据发病季节以及在桑树下很快出现红色斑丘疹、风团，瘙痒剧烈，考虑为桑毛虫皮炎。深红色或黑色似针尖小点是毒毛的刺入点。

24. 一位农民夏季在菜园种菜时，下肢、前臂出现点状、条索状红斑、水肿，伴发痒，逐渐有灼热、疼痛感，约 12 小时后皮损处出现水疱，逐渐发展为脓疱或灰黑色坏死，皮损出现灼痛。对该患者诊断考虑的疾病是
    A. 疥疮　　　　　　B. 毛虫皮炎
    C. 隐翅虫皮炎　　　D. 接触性皮炎
    E. 螨虫皮炎

25. 一位农民收割水稻后双前臂和小腿出现散在的水肿性丘疹、瘀斑和水疱，瘙痒剧烈。对该患者诊断考虑的疾病是
    A. 疥疮　　　　　　B. 毛虫皮炎
    C. 接触性皮炎　　　D. 隐翅虫皮炎
    E. 螨虫皮炎

26. 患者男性，33 岁，花农。突发右踝部灼痛、瘙痒 1 天。查体：右踝外侧可见片状、红色风团，中央有一直径 2mm 大小的瘀点，触痛明显。对该患者诊断可能性大的疾病是
    A. 隐翅虫皮炎　　　B. 蜂蜇伤
    C. 螨虫皮炎　　　　D. 蜈蚣咬伤
    E. 丘疹性荨麻疹

27. 患者，男性，30 岁。右前臂红肿伴疼痛、刺痒感 1 天。查体：右前臂局部红斑、

答案： 20. D　21. E　22. B　23. B　24. C　25. E　26. B　27. D

水肿，表面可见两个瘀点，患处皮温稍高。对该患者诊断可能性大的疾病是

A. 隐翅虫皮炎　　B. 疥疮

C. 虱病　　　　　D. 蜈蚣蜇伤

E. 丹毒

28. 患者，男性，63 岁，渔民。右小腿红肿、疼痛伴畏寒、发热 1 天。发病数小时前海中捕鱼时自觉右小腿被某种生物蜇伤。查体：体温 38.8℃，右小腿有呈带状分布的鲜红色斑疹、丘疹，皮温高，触痛。对该患者诊断可能性大的疾病是

A. 接触性皮炎

B. 带状疱疹

C. 结节性红斑

D. 变应性皮肤血管炎

E. 水母蜇伤

【解析】水母蜇伤通常好发于渔民、海产品养殖者，临床表现为被水母蜇伤后出现带状或鞭痕状排列的疼痛性红斑、丘疹，病情严重者出现肌肉痛、呼吸困难、胸闷等症状。

二、多选题

1. 引起人体伤害的节肢动物包括

A. 蚊　　　B. 虱　　　C. 蚤

D. 疥虫　　E. 螨

【解析】动物引起皮肤病的方式一般有机械性损伤、毒性刺激、超敏反应、异物反应等。

2. 晚期血吸虫病的临床类型包括

A. 巨脾型　　　　B. 腹腔积液型

C. 肝硬化型　　　D. 结肠增殖型

E. 侏儒型

【解析】晚期血吸虫病是指肝硬化后出现的门脉高压综合征、严重生长发育障碍或

结肠显著肉芽肿性增生的血吸虫病。根据临床表现，晚期血吸虫病分为巨脾型、腹腔积液型、结肠增殖型和侏儒型。

3. 在外周血液涂片检查中可能查到的寄生虫是

A. 钩虫　　　　　B. 阴道毛滴虫

C. 丝虫　　　　　D. 疟原虫

E. 并殖吸虫

4. 下列需要与绦虫病鉴别的疾病是

A. 脂肪瘤　　　　B. 细菌性淋巴结炎

C. 疥疮　　　　　D. 丘疹性荨麻疹

E. 神经纤维瘤

【解析】绦虫病致病幼虫常寄生于眼部、皮下、口腔颌面和脑部，表现为多发的皮下坚实、无痛性结节。

5. 我国发现的皮肤阿米巴病多继发于

A. 阿米巴肝脓肿　　B. 肠阿米巴病

C. 阿米巴皮炎　　　D. 阿米巴过敏症

E. 阿米巴肉芽肿

6. 人感染囊尾蚴后脑脊液的变化是

A. 出现嗜酸性粒细胞

B. 出现嗜碱性粒细胞

C. 出现单核巨噬细胞

D. 出现异常淋巴细胞

E. 出现红细胞

7. 皮肤型黑热病皮损常见的类型是

A. 丘疹　　　B. 褐色斑　　　C. 脓肿

D. 结节　　　E. 红斑

【解析】皮肤型黑热病的常见表现是网状内皮系统增生，而无化脓性细菌感染，所以无脓肿。

答案：28. E

　　1. ABCDE　2. ABDE　3. CD　4. ABCE　5. AB　6. AD　7. ABDE

8. 蚤可以传播的疾病有
    A. 斑疹伤寒　　　　B. 黑热病
    C. 绦虫病　　　　　D. 疥疮
    E. 鼠疫
    【解析】蚤是一种吸血昆虫,对人的危害可分为骚扰吸血、寄生和传播疾病 3 个方面。蚤主要通过生物性方式传播疾病,最主要的是鼠疫,其次是鼠型斑疹伤寒(地方性斑疹伤寒);还能传播犬复孔绦虫、缩小膜壳绦虫和微小膜壳绦虫病。

9. 关于毛虫皮炎的描述,正确的是
    A. 好发于暴露部位
    B. 潜伏期为 10～15 天
    C. 有粟粒大小的红色丘疹
    D. 自身剧烈瘙痒,夜间尤甚
    E. 无全身症状
    【解析】接触桑毛虫或松毛虫毒毛后数分钟至 48 小时内即可出现皮疹,发生于暴露部位。

10. 关于螨虫皮炎的处理,**不正确**的是
    A. 瘙痒时剧烈搔抓即可
    B. 用热水烫洗、用力搓擦
    C. 多使用肥皂水清洗
    D. 食用刺激性食物
    E. 口服抗组胺药物

11. 下列关于蜂蜇伤的处理中,合适的措施是
    A. 立即取出毒刺和毒腺囊
    B. 黄蜂蜇伤处使用硼酸清洗,蜜蜂蜇伤处使用肥皂水或 5% 碳酸氢钠溶液清洗
    C. 瘙痒明显者口服抗组胺药,疼痛者口服非甾体类镇痛药

D. 大面积蜇伤时应密切监测生命体征
    E. 局部热敷

12. 蜈蚣蜇伤的临床处理措施包括
    A. 局部外用 5% 碳酸氢钠溶液
    B. 用 3% 硼酸溶液湿敷
    C. 注射 2% 利多卡因溶液
    D. 蒲公英捣烂后敷于患处
    E. 注射抗过敏药物
    【解析】蜈蚣蜇伤的伤口不宜湿敷,否则容易出现水疱、糜烂或组织坏死。

13. 水母蜇伤的临床处理措施包括
    A. 将患者移出受伤水域
    B. 开放气道、维持呼吸和循环
    C. 去除黏附在皮肤上的触手
    D. 海水冲洗
    E. 淡水及 75% 乙醇溶液清洗
    【解析】水母蜇伤时尽快除去黏附在皮肤上的触手,防止未排空的刺胞释放毒素加重病情。使用毛巾、衣物、泥沙、镊子、透明胶带等去除皮肤上的触手或毒液,不可用手直接擦拭。使用海水冲洗,切勿用淡水或 75% 乙醇溶液冲洗,避免刺激导致刺胞大量排空。

三、共用题干选题

(1～3 题共用题干)
    患者,男性,25 岁。阴阜处剧烈瘙痒数日。常发现内裤上有点状污褐色血迹。经询问得知该患者经常出差、住宿宾馆。
1. 对该患者临床诊断可能性最大的疾病是
    A. 痒疹　　　　　　B. 疥疮
    C. 丘疹性荨麻疹　　D. 阴虱病
    E. 瘙痒症

答案: 8. ACE　9. ACD　10. ABCD　11. ABCD　12. ACDE　13. ABCD
    1. D

2. 为进一步确诊，该患者应选择的实验室检查是
　A. 阴毛附着物镜检
　B. 皮损组织病理检查
　C. 直接免疫荧光检查
　D. TPPA＋RPR
　E. HPV-DNA 检测

【解析】本例患者诊断考虑为阴虱的可能性大，因此确诊应取阴毛附着物进行镜检，可以在毛干及根部发现虫卵与幼虫。

3. 关于该患者的处理方法，**不正确**的是
　A. 外用 30% 百部酊
　B. 外用 10% 的硫磺软膏
　C. 外用 0.3% 除虫菊酯
　D. 外用 25% 苯甲酸苄酯乳剂
　E. 外用地奈德乳膏

（4～6 题共用题干）

患者，女性，36 岁。自幼生长在南方。近 2 年来，经常腹泻，有便血史。体检：较消瘦，腹部膨隆，肝未触及，脾明显增大，下缘在季肋下 5cm。腹部移动性浊音，粪便检查出虫卵并孵化出尾蚴。

4. 对该患者临床诊断可能性大的疾病是
　A. 丝虫病　　　　　B. 绦虫病
　C. 阿米巴病　　　　D. 血吸虫病
　E. 皮肤囊虫病

5. 目前检测抗体的血吸虫病血清学诊断方法**不包括**
　A. 环卵沉淀试验
　B. 间接红细胞凝集试验
　C. 补体结合试验
　D. 酶联免疫吸附试验
　E. 生物标志物检测

6. 血吸虫病的综合防治措施**不包括**
　A. 查治患者，控制传染源
　B. 控制和消灭钉螺
　C. 加强粪便管理，搞好个人防护
　D. 积极开展预防注射
　E. 加强对血吸虫病的认识与宣教

（7～9 题共用题干）

患者，男性，40 岁，农民。左下肢肿胀 2 个月。查体：左下肢弥漫性肿胀，皮肤干燥、肥厚、有色素沉着，左侧腹股沟淋巴结肿大。血常规显示外周血嗜酸性粒细胞升高，尿常规显示乳糜尿。

7. 对该患者临床诊断可能性大的疾病是
　A. 血吸虫病　　　　B. 丝虫病
　C. 绦虫病　　　　　D. 囊虫病
　E. 钩虫病

8. 为进一步确诊，该患者应选择的实验室检查是
　A. 外周血生化检查
　B. 皮损组织病理检查
　C. 直接免疫荧光检查
　D. 双下肢彩超
　E. 乳糜尿离心后取沉渣涂片镜检

【解析】丝虫病病原学检查：在晚 9 时开始采血，凌晨 2 时前结束，自指尖或耳垂取 120μl 涂片检查。乳糜尿或淋巴积液，离心后取沉渣涂片检查如找到微丝蚴，即可确诊。

9. 该病的主要传染源是
　A. 象皮肿患者
　B. 乳糜尿患者
　C. 阴囊象皮肿及鞘膜积液患者
　D. 丝虫热患者
　E. 无症状患者

【解析】丝虫病的潜伏期约为 10～12 个

答案：2. A　3. E　4. D　5. C　6. D　7. B　8. E　9. E

月,此期间感染者无任何自觉症状,仅为带虫者,其末梢血中含有大量的微丝蚴,是该病重要的传染源。

（10~11题共用题干）

患者,男性,25岁。足部游走性、线状红斑伴瘙痒7天。平素健康,发疹前10天有进食生鱼史,无宠物喂养史,家族人员无类似病史。查体:一般情况良好,系统检查未见异常。皮肤科检查:足部可见匐行性、隆起性红斑。

10. 对该患者临床诊断可能性大的疾病是
    A. 疥疮　　　　　B. 线状皮炎
    C. 湿疹　　　　　D. 匐行疹
    E. 接触性皮炎

11. 为明确诊断应选择的实验室检查是
    A. 肝功能检查
    B. 直接免疫荧光检查
    C. 间接免疫荧光检查
    D. 真菌镜检
    E. 皮肤组织病理检查

【解析】匐行疹的组织病理检查可见真皮浅层有较多淋巴细胞和散在嗜酸性粒细胞浸润,可见幼虫虫体。

（12~14题共用题干）

患者,男性,55岁。左腹部溃疡伴有剧烈疼痛2周。既往阿米巴肝脓肿2年。查体:左腹见一处不规则、深在性溃疡,边缘不整齐,稍高出皮面,基底为暗红色肉芽组织,表面覆盖着坏死组织及脓液,有恶臭;溃疡周围有2cm宽的红晕。

12. 对该患者临床诊断可能性大的疾病是
    A. 阿米巴过敏症　　B. 阿米巴皮炎
    C. 阿米巴脓肿　　　D. 阿米巴溃疡
    E. 阿米巴肉芽肿

【解析】阿米巴溃疡多继发于内脏阿米巴病,表现为深在性溃疡,自觉疼痛剧烈,溃疡呈圆形或不规则形,周围有近2cm宽的红晕,溃疡向四周及深部扩散迅速,可形成直径数厘米至十几厘米的大溃疡,边缘不整齐,稍高出皮面,有的可外翻,基底为暗红色肉芽组织,表面覆盖着坏死组织及脓液,有恶臭。在分泌物和坏死组织中能查到阿米巴原虫。常伴局部淋巴结炎。

13. 为明确诊断,应选择的实验室检查是
    A. 创面细菌培养
    B. 皮损组织病理检查
    C. 直接免疫荧光检查
    D. 血非梅毒螺旋体抗原血清试验（TRUST）和梅毒螺旋体颗粒凝集试验（TPPA）
    E. *HLA-B51*等位基因检测

【解析】阿米巴溃疡的组织病理检查为从溃疡边缘处取材,可见表皮增生,棘层肥厚。真皮有明显的溶解性坏死和基质水肿,血管、淋巴管扩张,周围有淋巴细胞、浆细胞、中性粒细胞、嗜酸性粒细胞浸润,形成肉芽肿样结构。扩张的血管、淋巴管及坏死组织中常可找到成群的阿米巴滋养体。

14. 患者皮损的组织病理表现**不包括**
    A. 表皮增生,棘层肥厚
    B. 真皮有明显的溶解性坏死和基质水肿,血管、淋巴管扩张
    C. 有淋巴细胞、浆细胞、中性粒组胞、嗜酸性粒细胞浸润,形成肉芽肿样结构
    D. 扩张的血管、淋巴管及坏死组织中常可找到成群的阿米巴滋养体,胞质呈嗜酸性,内含有空泡及红细胞和核碎片
    E. 真皮胶原增生、均质化

答案:　10. D　11. E　12. D　13. B　14. E

（15～16题共用题干）

患者，男性，38岁。既往有猪肉绦虫病史2年，发现双侧肢体皮下结节5天。查体：双下肢散在多个黄豆至核桃大小的结节，表面光滑，与皮肤不粘连，质地坚硬而有弹性，表面皮肤正常，无压痛。

15. 对该患者临床诊断可能性大的疾病是
    A. 绦虫病　　　　　B. 蕈样肉芽肿
    C. 皮肤囊虫病　　　D. 蚤病
    E. 皮肤阿米巴病

16. 为明确诊断应选择的实验室检查是
    A. 血清补体结合试验及间接血凝试验
    B. 抗体检测
    C. 直接免疫荧光检查
    D. 抗原检测
    E. 组织病理检查

（17～19题共用题干）

患者，女性，30岁。畏寒、发热、贫血、消瘦、全身酸痛2个月。查体：体温38.9℃，双肺呼吸音粗，腹部柔软，肝不大，脾在肋下缘可触及，面部及胸、背部弥散分布红色斑疹、丘疹和结节，以颈部最显著，直径为0.3～0.8cm。组织细胞胞浆内可见无鞭毛体。

17. 对该患者临床诊断可能性大的疾病是
    A. 皮肤结核　　　　B. 结节性梅毒疹
    C. 蕈样肉芽肿　　　D. 系统性红斑狼疮
    E. 皮肤黑热病

【解析】皮肤黑热病是由利什曼原虫引起的一种慢性皮肤病，大多继发于内脏黑热病，皮损多发于头面部也可侵犯躯干、四肢等。

18. 为明确诊断应选择的实验室检查是
    A. 抗酸染色
    B. 梅毒螺旋体检查
    C. 组织病理学检查
    D. 自身抗体检查
    E. 结节穿刺活检

19. 患者治疗首选的药物是
    A. 异烟肼　　　　　B. 青霉素
    C. 甲氨蝶呤　　　　D. 糖皮质激素
    E. 葡萄糖酸锑钠

（20～22题共用题干）

患者，男性，25岁。左下肢红斑、水疱伴疼痛1天。发病前曾到海中潜水。查体：左下肢可见鞭痕排列的水肿性红斑，触痛明显，其上散在黄豆大小的水疱。左下肢活动受限，腹股沟淋巴结未触及肿大。

20. 对该患者临床诊断可能性大的疾病是
    A. 珊瑚皮炎　　　　B. 水螅皮炎
    C. 海葵皮炎　　　　D. 水母皮炎
    E. 海胆刺伤

【解析】水母皮炎是由水母螫伤后引起，临床特点是与水母触手接触部位的皮疹呈鞭痕状，螫伤后产生即刻的疼痛、灼烧感，红斑、水肿，1～2天内可形成水疱或大疱。病情严重者可出现呼吸困难、血压降低等系统症状。水螅皮炎表现为螫伤后出现红斑、小风团，约30分钟后皮疹消退，不久又在原皮疹处出现较大丘疹，即典型的"复燃"现象。海葵皮炎表现为螫伤后先出现瘙痒，继之出现红斑、丘疹、水疱，皮损呈长条形或网状，亦可出现全身中毒症状。珊瑚皮炎螫伤后呈辐射状，有剧烈刺痒和疼痛，很快出现红斑、水疱、瘀斑，典型线状损害。海胆刺伤后产生剧烈疼痛、灼热感，常伴出血，刺伤2～12个月出现局部肉芽肿性结节。

21. 对该患者可以选择的实验室检查是
    A. 创面细菌培养

答案：15. C　16. E　17. E　18. E　19. E　20. D　21. D

B. 皮损组织病理检查

C. 直接免疫荧光检查

D. "免疫三项"

E. *HLA-B51* 等位基因检测

【解析】水母蜇伤后血中可出现抗水母毒素的免疫球蛋白,常为 IgE 或 IgG 增高,但特异性不高。

22. 通常水母蜇伤的并发症**不包括**

A. 细菌感染　　　　B. 呼吸困难

C. 肌肉酸痛　　　　D. 血管炎

E. HPV 感染

（23～25 题共用题干）

患者,男性,24 岁。全身皮肤瘙痒 2 个月,夜间瘙痒剧烈,共同居住的弟弟也有同样的症状。发病后诊断为过敏性皮炎,先后口服多种抗组胺药物、外涂曲安奈德益康唑乳膏,全身皮损未有改善。查体:腹部及四肢散在较多红色小丘疹、抓痕,双手指背缝间多个小水疱,阴囊、阴茎多个黄豆大小的暗红色结节。

23. 对该患者的诊断应首先考虑的疾病是

A. 接触性皮炎　　B. 荨麻疹

C. 痒疹　　　　　D. 体癣

E. 疥疮

24. 为明确诊断,该患者应进行的实验室检查是

A. 疥螨镜检

B. 病理组织活检

C. 刮片培养

D. TPPA＋RPR

E. 抗 HSV 抗体检测

【解析】根据患者病史和皮损特点,临床诊断考虑疥疮的可能性大,镜检找到疥螨或虫卵可确诊。

25. 如果患者确诊为疥疮,下列处理措施**错误**的是

A. 成人与儿童都外用 10% 硫磺软膏

B. 外用 10%～25% 苯甲酸苄酯乳剂

C. 外涂 10% 克罗米通乳剂

D. 生殖器结节可行冷冻治疗

E. 外用药物期间不洗澡、不更衣

【解析】儿童疥疮患者治疗时应选择 5% 硫磺软膏。

（26～28 题共用题干）

患者,男性,28 岁。发热、腹痛、脓血便 1 个月。经询问,患者 3 个月前曾到湖北、湖南农村,当时天气炎热,曾多次到河里洗澡,约 2 天后四肢出现红色皮疹、瘙痒,未有治疗。发生皮疹 3 天后出现发热、咳嗽,自行口服感冒药后,发热和咳嗽缓解。近 1 个月患者再次出现发热,伴脓血便,每天 2～4 次,上腹部疼痛,食欲减退,消瘦,曾到乡卫生院诊断为痢疾,治疗无效。查体:体温 39℃,消瘦病容,神志清楚;心、肺未见异常;腹部稍膨胀,肝剑突下 3cm 有压痛,脾可触及。血常规：WBC 19.2×10^9/L,N% 43%,L% 35%,E% 17%,尿常规正常,胸片正常。

26. 为明确诊断,该患者首先需要进行的实验室检查是

A. 免疫学检查　　B. 病原学检查

C. 超声波检查　　D. 磁共振检查

E. 血培养＋药敏试验

【解析】根据患者病情特点,诊断考虑为血吸虫病的可能性大。确诊血吸虫病的依据是从受检者粪便或组织中检出血吸虫卵或毛蚴。

27. 如果该患者大便中检出虫卵并孵化出尾蚴,诊断上应首先考虑的疾病是

A. 丝虫病　　　　　B. 血吸虫病

答案：ㅤ22. E　23. E　24. A　25. A　26. B　27. B

C. 阿米巴病   D. 绦虫病
E. 皮肤囊虫病

28. 该患者首选的治疗药物是
    A. 阿苯达唑
    B. 青蒿素
    C. 槟榔南瓜子合剂
    D. 吡喹酮
    E. 青霉素
    【解析】急性血吸虫病的治疗，采用吡喹酮口服 6 日疗法，并辅助以护肝、改善肠道循环的治疗。晚期血吸虫病的治疗，主要是以治疗其并发症为主，包括肝硬化、消化道出血等严重并发症的治疗。

（29～31 题共用题干）
    患者，男性，30 岁。发现腹部皮损数月，皮损无瘙痒和疼痛。发病前曾食用未煮熟的猪肉。查体：腹部可触及多个直径为 2～5cm 的皮下结节，软骨样硬度，有一定活动度，无压痛，表面皮肤正常。下肢无水肿。

29. 对该患者诊断可能性大的疾病是
    A. 囊虫病
    B. 丝虫病
    C. 皮肤阿米巴病
    D. 蚤病
    E. 绦虫病

30. 如果患者出现视力障碍，则诊断应考虑的疾病是
    A. 视网膜炎   B. 脉络膜炎
    C. 全眼球炎   D. 玻璃体剥离
    E. 眼囊虫病
    【解析】对于眼囊虫病患者，大多数绦虫寄生在眼底深部，在玻璃体及视网膜下。轻者出现视力障碍，重者可失明，特别是虫体死亡后由于强烈的炎症反应而引起视网

膜炎、脉络膜炎及全眼球炎，可发生视网膜剥离，并发白内障、青光眼等，最后导致眼球萎缩而失明。

31. 对该患者的临床处理措施**不包括**
    A. 如果不伴有皮肤外病变，暂时予以医学观察
    B. 手术切除
    C. 口服吡喹酮
    D. 口服头孢类抗生素
    E. 口服阿苯达唑
    【解析】眼囊虫病治疗药物包括吡喹酮、阿苯达唑、甲氧达唑、甲苯达唑。

（32～34 题共用题干）
    患者，女性，39 岁。左侧腹股沟皮疹 8 个月。皮疹初为少数淡红色斑丘疹，逐渐增多、增大。近 2 个月出现局部胀痛，全身乏力，食欲减退，偶有不规则低热。查体：左侧腹股沟多个大小不等的红色结节。

32. 若患者腹股沟结节的病理组织切片中找到无鞭毛体，可能诊断为
    A. 皮肤黑热病
    B. 腹股沟肉芽肿
    C. 寄生虫感染
    D. 结核分枝杆菌感染
    E. 自身免疫性疾病
    【解析】根据患者病史特点分析以及患者腹股沟结节病理活检组织中找到无鞭毛体即可确诊该病，具有典型特征。

33. 如果局部穿刺组织液涂片检查除淋巴细胞外，亦可见原淋细胞、幼淋巴细胞及网状细胞，并见有少量的杜氏利什曼小体，诊断上应首先考虑的疾病是
    A. 腹股沟肉芽肿
    B. 组织胞浆菌病

答案： 28. D 29. A 30. E 31. D 32. B 33. D

C. 腹股沟淋巴结核

D. 皮肤黑热病

E. 慢性血吸虫病

34. 下列对皮肤黑热病确诊价值较小的依据是

A. 抗体检测呈阳性

B. 肝、脾进行性肿大

C. 涂片检查见杜氏利什曼小体

D. 长期不规则发热

E. 外周血白细胞升高

【解析】皮肤黑热病患者的白细胞降低

（35～38题共用题干）

患者，男性，32岁，从事农林工作。近期四肢出现较多绿豆大小的水肿性红斑及丘疹，剧烈瘙痒。

35. 若患者伴有足部关节疼痛、活动受限和周围软组织红肿，则可能诊断为

A. 隐翅虫皮炎　　B. 松毛虫皮炎

C. 接触性皮炎　　D. 荨麻疹

E. 螨虫皮炎

【解析】松毛虫皮炎多见于参加农业劳动的青壮年。一般，劳动后不久出现皮炎、关节炎等症状，要考虑有松毛虫皮炎的可能。

36. 该患者足部X线检查的表现为

A. 骨小梁模糊，呈鼠咬样或虫蚀状，在骨破坏区附近呈单层细条状骨膜反应

B. 骨空洞形成

C. 多层状骨膜增生

D. 边缘不齐的小死骨

E. 骨折

37. 为进一步明确诊断，该患者首选的检查是

A. 疥螨镜检

B. 皮损组织病理检查

C. 直接免疫荧光检查

D. 从皮损处检出毒毛

E. X线

38. 下列关于该患者的处理措施中，**不正确**的是

A. 反复用胶布粘贴患处，尽量拔除毒毛

B. 局部外用清凉止痒剂或糖皮质激素制剂

C. 口服糖皮质激素和非激素类抗炎药控制关节病变

D. 关节炎症状消退后进行功能锻炼

E. 用热水烫洗患处

（39～42题共用题干）

患者，男性，70岁。左侧颈肩部脓疱伴疼痛2天。患者2天前晨起自觉左侧颈、肩部疼痛，局部红肿，伴有水疱、脓疱，到社区医院诊断为带状疱疹，给予其院自制外用药物及口服维生素 B_6，2天后皮疹加重，再次就诊。查体：左侧颈、肩、胸部多处水肿性红斑，表面较多密集米粒至绿豆大小的薄壁脓疱。

39. 患者皮损加重可能的原因**不包括**

A. 诊断不正确

B. 治疗错误

C. 对外用药物过敏

D. 搔抓后导致感染

E. 年龄大

40. 询问病史，患者诉发病前夜间睡觉时自觉左颈部有小虫叮咬并进行拍打。对该患者的诊断考虑为

A. 疥疮　　　　B. 毛虫皮炎

C. 隐翅虫皮炎　　D. 带状疱疹

E. 螨虫皮炎

答案：34. E　35. B　36. A　37. D　38. E　39. E　40. C

41. 引起该患者发病的原因是
    A. 水痘 - 带状疱疹病毒感染
    B. 隐翅虫强酸性毒液的刺激
    C. 隐翅虫强碱性毒液的刺激
    D. 隐翅虫体液引起的超敏反应
    E. 隐翅虫直接叮咬所致

42. 下列关于隐翅虫皮炎的描述，**不正确**的是
    A. 毒液累及眼睑时可引起眼睑红肿
    B. 毒液累及外阴时可出现红色斑片
    C. 皮损严重时可出现大面积糜烂
    D. 皮损可伴有瘙痒或疼痛
    E. 发疹前出现神经痛

（43～45题共用题干）

患者，男性，农民，55岁。收割小麦时被虫叮咬，此后自觉皮肤瘙痒，夜间奇痒难忍。查体：全身散在较多水肿性红斑、丘疹、丘疱疹，伴有瘀点，皮损以颈、躯干多见。

43. 对该患者临床诊断可能性最大的疾病是
    A. 痒疹　　　　　B. 疥疮
    C. 丘疹性荨麻疹　D. 螨虫皮炎
    E. 瘙痒症

【解析】螨虫皮炎多发生在夏、秋温暖潮湿的季节，被叮咬后先出现局部皮肤瘙痒，尤以夜间为甚，为持续性剧痒，局部出现水肿性红斑、丘疹、丘疱疹、水疱、风团，中央常有虫咬的瘀点。先发生与身体接触部位或暴露部位，以后累及其他部位，以颈、躯干多见。

44. 螨虫引起的临床表现通常**不包括**
    A. 支气管哮喘　　B. 腹痛、腹泻
    C. 尿路感染　　　D. 局部淋巴结肿大
    E. 肾病综合征

【解析】螨虫皮炎常因搔抓出现抓痕、血痂、湿疹样变或继发感染，引起局部淋巴

结肿大，病程迁延数日不愈。患者白细胞及嗜酸性粒细胞增高，极少患者可出现蛋白尿、结膜充血和哮喘等。粉螨常随污染的食物被吞食，可引起腹痛、腹泻、消瘦，在粪便中常能查到螨或虫卵。粉螨亦可引起尿路感染。

45. 下列关于该病的处理，**不合适**的措施是
    A. 脱离现场，及时更衣、洗澡
    B. 外涂消炎止痒药
    C. 口服抗组胺药物
    D. 皮损泛发时可口服适量糖皮质激素
    E. 粉螨引起尿路感染时口服四环素类药物治疗

【解析】由粉螨引起的肠螨症、肺螨症或尿路感染宜口服氯喹治疗。

（46～47题共用题干）

患儿，女性，4岁。捕捉蜜蜂时左手臂出现局部灼痛伴瘙痒。皮疹为风团样，中心有一瘀点，触痛明显。

46. 对该患儿诊断可能性大的疾病是
    A. 隐翅虫皮炎　　B. 蜂蜇伤
    C. 螨虫皮炎　　　D. 烧烫伤
    E. 急性荨麻疹

【解析】皮肤被蜜蜂蜇伤后立即局部出现瘙痒、灼痛，很快出现红斑、风团，中央有一个瘀点，甚至水疱、大疱、坏死。

47. 如果患儿出现发热、烦躁、抽搐，伴头晕、恶心、心悸等不适时，应首先考虑
    A. 热射病
    B. 中毒性休克
    C. 中枢神经系统感染
    D. 癫痫发作
    E. 感染性休克

【解析】依据患者对蜂毒的过敏程度，

答案：41. B　42. E　43. D　44. E　45. E　46. B　47. B

可能出现恶心、无力、发热等全身症状，甚至出现过敏性休克或急性肾功能衰竭，可导致休克、昏迷、抽搐、心脏停搏和呼吸麻痹等，可致死亡。

（48～50题共用题干）

患者，女性，56岁，渔民。双手水肿、红斑伴疼痛1天。患者1天前在下海汀捞时双手伸入水下，感觉针刺样疼痛，迅速收回双手，发现皮肤表面留有水母触须。患者随即呼唤同伴帮助清除表面水母触须，并用海水大量冲洗，之后未做进一步处理。现患者感觉胸闷、呼吸困难。

48. 如果查体发现患者双上肢鞭痕样红斑、轻度肿胀和较多散在的小水疱，整个皮损边界清楚。诊断上对该患者应首先考虑的疾病是
    A. 接触性皮炎　　　B. 荨麻疹
    C. 日晒伤　　　　　D. 水母蜇伤
    E. 抓伤

49. 该患者下一步需要进行的实验室检查**不包括**
    A. 肾功能检查　　　B. 血常规
    C. 尿常规　　　　　D. 肝功能检查
    E. 血糖检测
    【解析】血常规，尿常规，肝、肾功能检查结果有助于评估患者的病情。

50. 下列关于该患者的处理措施中，**错误**的是
    A. 口服抗组胺药物
    B. 吸氧
    C. 使用75%乙醇溶液冲洗双手
    D. 系统使用糖皮质激素
    E. 外用抗生素制剂
    【解析】水母蜇伤时，处理时切勿使用

淡水或75%乙醇溶液冲洗，避免刺胞大量排空，加重病情。

四、案例分析题

【案例1】患者，男性，20岁，北方某大学在校生。发热、腹痛、黏液血便2个半月，头痛、呕吐半个月。数月前患者曾到湖北度假，多次到湖中游泳，此后全身多个部位出现红色丘疹，伴有奇痒、灼痛，未予处理。几天后，开始发热、咳嗽，疑为感冒，稍做处理后症状缓解。2个半月前出现腹泻，每天3～5次，黏液便居多，呈脓血状，逐渐出现上腹痛，食欲缺乏，消瘦，时有发热，校医院疑为肠炎，予甲硝唑等药物治疗，未见缓解。近半个月，头痛剧烈，伴呕吐，呈射状。幼年时曾患中毒性痢疾。体检：T 38.2℃，P 80次/min，R 24次/min，BP 120/70mmHg；发育尚可，表情痛苦，神清，心、肺未见异常；神经系统检查：颈项强直，布氏征阳性，克氏征阳性，四肢肌力基本正常。

第1问：患者治疗前需要进行的检查项目包括
    A. 血、尿、粪便常规检查
    B. 血液生化检查
    C. 组织病理检查
    D. 直肠镜活组织检查
    E. 粪便病原学检查
    F. 抗核抗体全套
    G. 血清免疫学检查
    【解析】常规的实验室检查有助于了解患者健康状况，病原学检查、直肠镜活组织检查、免疫学检查有助于疾病的确诊。

第2问：对该患者的诊断需要考虑的疾病是
    A. 急性胃肠炎　　　B. 血吸虫病
    C. 肝硬化　　　　　D. 门静脉高压
    E. 溃疡性结肠炎　　F. 细菌性脑炎

答案：　48. D　49. E　50. C
【案例1】　1. ABDEG　2. BCDE

第3问：粪便检查发现虫卵，虫卵侧面具小刺状物。此寄生虫的特征包括

　　A. 雄虫有抱雌沟

　　B. 为叉尾型尾蚴，经皮肤感染宿主

　　C. 生活史中无尾蚴和囊蚴阶段

　　D. 具有回腹吸盘

　　E. 其生活史中包括微丝蚴阶段

　　F. 其生活史中包括尾蚴阶段

【解析】由病原学检查可确诊为血吸虫病，其特征包括雄虫有抱雌沟，其生活史中包括尾蚴阶段，为叉尾型尾蚴，经皮肤感染宿主。

第4问：下列可用作预防该病的药物是

　　A. 吡喹酮　　　　　B. 蒿甲醚

　　C. 青蒿琥酯　　　　D. 酒石酸锑钾

　　E. 甲苯达唑　　　　F. 四环素

　　G. 氨苯砜

【解析】在接触疫水后第7天至第10天服用蒿甲醚或青蒿琥酯，每周服用1次，离开疫水后可加服1次，可达到早期治疗的目的。

【案例2】患者，女性，56岁，农民。咳嗽、胸痛、气促1个月，左下肢肿痛半个月。1个月前无明显诱因出现咳嗽、气促、胸闷，入当地县医院治疗，胸腔穿刺抽出的积液起初为黄色清亮液体，以后转变为血性积液，给予青霉素、链霉素等治疗2周症状无好转。半个月前出现左下肢肿胀疼痛。查体：T 37.3℃，P 88次/min，R 24次/min，BP 150/90mmHg，慢性病容，一般情况差；双下颌、左胸骨上及左腹股沟处淋巴结肿大，约3cm×2cm，压痛，活动，气管左偏，右胸饱满、叩浊、呼吸音消失、语颤及语音传导减弱；肝肋下2cm，剑突下3cm，触痛；左膝关节以下明显肿胀，呈凹陷性，皮温高于右侧，膝关节以下皮肤发绀，无表浅静脉曲张和溃疡，两侧足背动脉搏动正常。胸片示右侧胸腔大量积液，胸腔穿刺为血性积液，Rivalta试验阴性，比重1.024，蛋白7.831g/L，红细胞23 250个/mm³，白细胞530个/mm³。

第1问：该患者治疗前需要进行的检查项目是

　　A. 血常规　　　　　B. 尿常规

　　C. 胸片　　　　　　D. 心电图

　　E. 腹部超声　　　　F. 胸腔积液培养

第2问：对该患者诊断需要考虑的疾病是

　　A. 肺结核　　　　　B. 淋巴瘤

　　C. 肺炎　　　　　　D. 丝虫病

　　E. 胸膜炎　　　　　F. 胸膜结核

第3问：如果患者的诊断考虑可能为丝虫感染，下列处理措施中正确的是

　　A. 耳垂血涂片检查

　　B. 防蚊、灭蚊，避免传播

　　C. 腹部、盆腔B超检查

　　D. 淋巴结活检

　　E. 丝虫特异性抗体检查

　　F. 口服解热镇痛药物

第4问：如果患者最终确诊为丝虫病，下列治疗方法**不适合**该患者的有

　　A. 短程口服泼尼松

　　B. 口服氨苯砜

　　C. 口服乙胺嗪

　　D. 口服抗生素

　　E. 外用抗生素制剂

　　F. 静脉滴注IVIG

　　G. 营养支持治疗

　　H. NB-UVB照射

【解析】乙胺嗪是治疗淋巴性丝虫病的首选药物，对2种丝虫的成虫及微丝蚴均有杀灭作用。国内乙胺嗪的常用疗法为：7日疗法治疗班氏丝虫病；4日疗法治疗马来丝虫病。

答案： 3. ABF　4. BC　【案例2】1. ABCDEF　2. ABCDEF　3. ABCDEF　4. BFH

患者应用杀虫药物后可因大量微丝蚴的死亡而引起超敏反应，出现发热、寒战、头痛等症状，应及时处理。

【案例3】患者，女性，33岁。双下肢多发结节1年。查体：双下肢散在多个圆形或椭圆形结节，质地坚硬，有弹性，活动度良好，无触痛，表面皮肤正常。

第1问：对该患者，需要询问的病史包括
- A. 出生地
- B. 饮食习惯
- C. 家族史
- D. 既往史
- E. 有无癫痫
- F. 有无智力障碍
- G. 有无发热

第2问：下列对该患者确诊价值最大的辅助检查是
- A. 皮肤组织病理检查
- B. 血常规
- C. 肝功能检查
- D. 红细胞沉降率检查
- E. 肿瘤学指标检测
- F. 皮损超声波检查

第3问：如果患者皮损组织病理检查发现虫体，需要进一步完善的检查项目包括
- A. 头颅CT
- B. 头颅MRI
- C. 眼底检查
- D. 眼底裂隙灯
- E. 直接免疫荧光
- F. 抗核抗体检查

【解析】该患者诊断考虑为囊虫病，需要检查有无脑部受累。

第4问：患者最终诊断为绦虫病，下列关于该病的处理措施中合适的有

- A. 消灭传染源
- B. 口服阿苯达唑
- C. 口服吡喹酮
- D. 对于并发颅内压增高者需要及时使用适量地塞米松和降颅压药物
- E. 手术治疗
- F. 对于癫痫发作频繁者可使用地西泮

【案例4】患者，男性，40岁。外阴溃烂伴疼痛2周。既往肠阿米巴病3年。查体：外阴部可见深在性溃疡和脓肿，有波动感。

第1问：该患者需要进行的实验室检查包括
- A. 抗体检测
- B. 抗原检测
- C. 分子生物学技术
- D. 病原体检测
- E. 组织病理检查
- F. 分泌物培养

第2问：该患者通过各项实验室检查确诊为皮肤阿米巴病，首选的治疗药物是
- A. 甲硝唑
- B. 四环素
- C. 红霉素
- D. 新霉素
- E. 巴龙霉素
- F. 青霉素

【解析】目前治疗各型阿米巴病的药物首选甲硝唑。

第3问：该病病原体传播时的主要形态是
- A. 滋养体
- B. 包囊
- C. 原虫
- D. 幼虫
- E. 虫卵
- F. 成虫

【解析】包囊对外界抵抗力强，是传播疾病的主要形态。

第4问：该病的预防措施包括
- A. 开展卫生宣传工作

答案：【案例3】1. ABCDEF 2. A 3. ABCD 4. ABCDEF 【案例4】1. ABCDE 2. A 3. B
4. ABCDEF

B. 加强食品卫生管理

C. 对于粪便、垃圾、污水进行无害化处理

D. 及时治疗患者及带虫者是预防该病的主要措施

E. 饭前便后洗手，不饮生水，不吃不洁食物

F. 搞好安全给水

【案例5】患者，女性，42岁。腰腹及四肢红斑、水疱伴发剧烈瘙痒2天。查体：躯干和四肢泛发水肿性红色斑片，伴有较多抓痕、血痂。

第1问：患者治疗前需要做的检查是

A. 常规实验室检查

B. 自身抗体检测

C. 疱液细菌培养及药敏试验

D. 疱液涂片检查

E. 皮肤病理组织学检查

F. 过敏原检查

第2问：对该患者诊断需要考虑的疾病是

A. 湿疹

B. 多形红斑

C. 线状 IgA 大疱性皮病

D. 瘙痒症

E. 大疱性系统性红斑狼疮

F. 蚤叮咬

【解析】根据患者病史特点，需要考虑为蚤叮咬。

第3问：关于蚤叮咬，描述正确的是

A. 蚤叮咬是指蚤叮刺人体所引起的皮肤过敏和炎症反应

B. 叮咬人的蚤主要是人蚤

C. 毛蚤、犬蚤也可叮咬人的皮肤，也可寄生在人体

D. 皮损多呈线状或成群分布

E. 蚤吸血并分泌毒素，并将毒素注入皮内

F. 典型的临床表现为腰部、腹部、小腿等出现水肿性红斑、丘疹、风团等

G. 蚤叮咬的患者居住环境多为阴暗潮湿

H. 皮损处发现蚤即可确诊

【解析】毛蚤、犬蚤也可叮咬人的皮肤，但不可寄生在人体。

第4问：最终患者确诊为蚤叮咬，下一步应采取的处理措施包括

A. 保持室内清洁、通风、透光

B. 勤洗换衣物，勤晒被褥

C. 可在墙角或地板缝喷洒倍硫磷粉

D. 尽量不与宠物同屋居住

E. 个人防护可涂 20% 樟脑油

F. 瘙痒严重可口服抗组胺药物

G. 可外用糖皮质激素制剂

【案例6】患者，男性，50岁。于树下纳凉后出现手臂皮肤刺痒、灼痛，稍久即感外痒内痛。皮损中心出现米粒大丘疹和黄豆大小的风团样皮疹，周围有水肿性红斑，约7小时后水肿性红斑消退，留下中央的丘疹，皮肤瘙痒和触痛。

第1问：患者治疗前需要做的检查是

A. 疥虫镜检

B. 皮损组织病理检查

C. 直接免疫荧光检查

D. 从皮损处检出刺毛

E. X 线检查

F. 皮肤划痕试验

第2问：该患者诊断需要考虑的疾病是

A. 接触性皮炎

B. 荨麻疹

C. 桑毛虫皮炎

D. 刺毛虫皮炎

答案：【案例5】 1. ABCDEF 2. F 3. ABDEFGH 4. ABCDEFG 【案例6】 1. D 2. D

E. 松毛虫皮炎

F. 疥疮

【解析】我国的6~9月为刺毛虫盛发的季节，在面、手、颈、前臂等露出部位，刺毛虫的毒刺刺入皮肤后，开始时感觉刺痒、灼痛，稍久即感外痒内痛，这为刺毛虫刺伤后的特点。

第3问：下列关于刺毛虫的说法，正确的是

A. 刺毛虫的毒毛散布在衣服内可引起广泛的损害

B. 如病变发生在眼睑可引起急性结膜炎、角膜炎

C. 如发生在口腔及唇部能引起口唇高度肿胀

D. 患者全身症状较轻．但严重者也可致死亡

E. 刺毛虫毒液为碱性毒液

F. 可伴有关节炎的表现

【解析】关节炎为松毛虫皮炎的表现。

第4问：最终患者确诊为刺毛虫皮炎，下列治疗正确的是

A. 使用胶布粘贴法拔除毒毛

B. 外用1%~2%的含酚或薄荷炉甘石洗剂

C. 1%~2%明矾溶液冷湿敷

D. 使用压碎的鲜马齿苋或鲜半边莲敷于患处

E. 使用压碎的鲜棉花桃果肉敷于患处

F. 若症状严重，可口服抗组胺药、止痛剂或糖皮质激素

G. 将刺毛虫压碎挤出体液涂于患处

【案例7】患者，女性，45岁。颈部红色皮疹伴瘙痒2小时。查体：颈部可见黄豆大小的水肿性红色斑疹，中央可见小水疱。

第1问：采集病史时需要询问的内容包括

A. 发病是否与季节相关

B. 密切接触人群是否有相同症状

C. 是否伴有发热、咽痛等前驱症状

D. 居住场所是否温暖、潮湿

E. 皮疹瘙痒程度及时间特点

F. 发疹前有无特殊接触史

【解析】详细询问病史，用于鉴别荨麻疹、疥疮、病毒疹、痒疹等疾病。

第2问：患者需要检查的项目包括

A. 血常规

B. 粪便常规

C. 胸片

D. 腹部平片

E. 真菌检测

F. 尿常规

【解析】常规的实验室检查有助于了解患者健康状况。

第3问：对该患者诊断考虑的疾病是

A. 疥疮

B. 丘疹性荨麻疹

C. 水痘

D. 螨虫皮炎

E. 痒疹

F. 接触性皮炎

第4问：该疾病的处理措施包括

A. 脱离现场，及时更衣洗澡

B. 局部外用消炎止痒药物，如1%的含酚或者薄荷炉甘石洗剂

C. 如症状严重可口服抗组胺药、外用糖皮质激素制剂

D. 粉螨引起的肠螨症、肺螨症和尿路感染的患者，可口服氯喹预防感染

E. 发现虫螨应及时喷洒消毒杀虫药物

F. 保持房间通风、干燥

答案： 3. ABCDE 4. ABCDEFG 　【案例7】 1. ABCDEF 2. ABCDEF 3. D 4. ABCDEF

【案例8】患者，女性，42岁。4小时前右手臂被蜂蜇伤，局部灼痛伴瘙痒。皮疹为风团样，中心有一瘀点，触痛明显。

第1问：下列支持蜂蜇伤诊断的2项依据是

　A. 有全身症状，如头晕、头痛、恶心、呕吐、心悸等

　B. 既往有蜂蜇伤病史

　C. 伤口存在异物

　D. 4小时前蜂蜇伤病史

　E. 同行人员有类似情况

　F. 皮损表现为风团样损害，中心有一瘀点

第2问：患者未出现头晕、头痛等全身症状，治疗的措施包括

　A. 立即拔出毒刺，用细针挑出毒腺囊

　B. 黄蜂蜇伤处外涂硼酸，蜜蜂蜇伤处使用肥皂水或5%碳酸氢钠溶液清洗

　C. 瘙痒明显者口服抗组胺药，疼痛明显者口服非甾体类镇痛药

　D. 局部热敷

　E. 蜇伤处外用蜂蜜

　F. 用小刀在蜇伤处划十字形刀口，放血

第3问：下列关于蜂蜇伤的预防，描述正确的是

　A. 穿长袖衣衫，戴面罩及手套、披肩

　B. 不要追捕毒蜂

　C. 蜂农与花农应做好职业防护

　D. 穿黄黑相间条纹的上衣

　E. 使用花香味道的香水

　F. 当被单个蜂蜇伤后需要离开当前区域

第4问：患者被多个蜂蜇伤，其临床表现可包括

　A. 过敏性休克

　B. 急性肾衰竭

　C. 全身大面积红肿

　D. 呼吸衰竭

　E. 昏迷、抽搐

　F. 发热

【案例9】患者，女性，42岁，潜水爱好者。突发四肢红斑、水疱伴发瘙痒2天。查体：四肢表面皮损呈条索状、水肿性红色斑片，表面散在分布水疱，疱液清亮，尼氏征阴性，眼部和口腔黏膜均未有受累。

第1问：患者治疗前需要做的检查包括

　A. 血、尿、粪便常规检查

　B. 血液生化检查

　C. 心电图

　D. 胸片

　E. 腹盆腔B超

　F. 肝、肾功能检查

【解析】根据患者海中潜水后四肢出现条索状、水肿性红斑伴水疱，诊断考虑为海中生物蜇伤可能性大。血、尿、粪便常规检查，血液生化检查，心电图，胸片，肝、肾功能可评估患者内脏有无受累。

第2问：对该患者诊断需要考虑的因素是

　A. 物理性　　　　B. 接触性

　C. 环境　　　　　D. 病毒

　E. 药物　　　　　F. 寄生虫

第3问：该患者可能的诊断是

　A. 珊瑚皮炎　　　B. 水螅皮炎

　C. 海葵皮炎　　　D. 水母蜇伤

　E. 海胆刺伤　　　F. 体虱

【解析】此患者潜水时发病，应考虑与水生动物刺伤有关。

答案：【案例8】1. DF　2. ABC　3. ABCF　4. ABCDEF　　【案例9】1. ABCDF　2. ABCDF　3. ABCDE

第4问：患者确诊为水母蜇伤，应采取的治疗措施包括

A. 口服泼尼松

B. 口服抗组胺药物

C. 口服抗生素

D. 外用糖皮质激素制剂

E. 外用收敛制剂

F. 外用抗生素

第十二章　物理性皮肤病

一、单选题

1. 成人面部胶样粟丘疹的病理改变为
   - A. 真皮纤维变性
   - B. 皮脂腺增生
   - C. 顶泌汗腺变性
   - D. 外泌汗腺增生
   - E. 毛囊增生

2. 青少年春季疹是指早春季节发生在男性青少年耳部的丘疹和丘疱疹，其发病原因为
   - A. 遇热刺激
   - B. 腺病毒感染
   - C. 副黏病毒感染
   - D. 紫外线照射
   - E. 不良生活习惯

3. 种痘样水疱病是一种好发于儿童面部的慢性皮肤病，其病因为
   - A. 紫外线照射
   - B. 自身免疫
   - C. 神经因素
   - D. 内分泌因素
   - E. 心理因素

4. 摩擦性苔藓样疹又名儿童丘疹性皮炎，最常见的受累部位是
   - A. 前臂
   - B. 手背
   - C. 肘
   - D. 膝
   - E. 大腿

5. 与痱子发病相关的因素是
   - A. 顶泌汗腺闭塞
   - B. 皮脂腺闭塞
   - C. 外泌汗腺闭塞
   - D. 毛囊口闭塞
   - E. 毛囊漏斗闭塞

6. 下列关于冻疮的治疗，**不正确**的方法是
   - A. 受冻后立即用热水浸泡、复温
   - B. 口服烟酰胺
   - C. 扩血管治疗
   - D. 理疗
   - E. 外用保护性药膏

7. 下列关于冻伤的处理，**不正确**的措施是
   - A. 受冻后立即用温水浸泡、复温
   - B. 受冻后缓慢复温
   - C. 出现组织坏死时，可待坏死组织边界清楚后，行清创术或植皮术
   - D. 应用抗凝剂
   - E. 应用血管扩张剂

8. 黑踵病病灶部位的自觉症状是
   - A. 疼痛
   - B. 瘙痒
   - C. 无症状
   - D. 麻木感
   - E. 烧灼感

9. 患者，女性，75岁。因发热3天伴咳嗽、咳痰诊断为坠积性肺炎。予莫西沙星静脉滴注3天，伴有大汗，体温渐下降。随后发现躯干部泛发针尖大小的透明水疱，无症状。查体：躯干泛发针尖至粟粒大小的薄壁水疱，片状分布，基底无红斑肿胀，尼氏征（+）。对该患者最可能的诊断是
   - A. 寻常型天疱疮
   - B. 白痱

答案： 1. A　2. D　3. A　4. B　5. C　6. A　7. B　8. C　9. B

C. 脓痱　　　　　D. 马拉色菌毛囊炎

E. 脓疱型银屑病

【解析】该患者发疹前发热、大汗。发疹部位为躯干。皮疹表现为成批出现的针头大小的浅表透明水疱，周围无红晕、易破，无自觉症状。因此考虑为白痱，又称为晶形粟粒疹。

10. 患者，男性，43岁。左颈部支疹1天，自觉灼痛、瘙痒。患者1周前因鼻咽癌行局部X线照射治疗，每次照射以后均自行外涂莫匹罗星软膏。查体：左颈部有手掌大水的水肿性红斑、衰面水疱，边界清楚，伴烧灼感。对该患者最可能的诊断是

A. 接触性皮炎

B. 急性放射性皮炎

C. 热灼伤

D. 光感性皮炎

E. 热激红斑

【解析】该患者由于大剂量放射线照射引起皮疹。皮疹为红斑，伴有水肿。自觉灼热与瘙痒。因此考虑为Ⅰ度急性放射性皮炎。

11. 患者，女性，23岁。左小腿皮疹，无自觉症状半个月，无发热及关节痛。患者近1个月来因室温偏低，于办公桌下放置红外线电暖气取暖。查体：左小腿外侧见片状分布的暗紫红色斑，呈网格状，伴网状色素沉着及少量毛细血管扩张，对该患者最可能的诊断是

A. 色素性紫癜性皮肤病

B. 冻疮

C. 热激红斑

D. 网状青斑

E. 瘀积性皮炎

【解析】该患发病前长期用红外线照射，皮疹为网状暗紫红斑，伴网状色素沉着及毛细血管扩张。因此该患者诊断为热激红斑。

12. 患者，女性，81岁，长期卧床。双侧腹股沟皮疹3周余，略瘙痒，搔抓后灼痛。查体：双腹股沟区红斑、浸渍、糜烂，局部皮肤真菌透明法检测结果阴性。对该患者最可能的诊断是

A. 念珠菌皮肤感染

B. 尿布皮炎

C. 家族性慢性良性天疱疮

D. 间擦疹

E. 乳房外Paget病

【解析】患者长期卧床、皮疹部位为皮肤皱褶处，皮疹为双腹股沟区红斑、浸渍、糜烂，真菌透明法检测阴性，排除股癣。故最可能的诊断是间擦疹。

二、多选题

1. 下列关于日晒伤的描述，**错误**的是

A. 是正常皮肤过度接受UVA后产生的一种急性炎症反应

B. 皮疹局限于曝光部位

C. 皮疹表现为红斑、水肿、水疱和色素沉着、脱屑

D. 不伴有全身症状

E. 特征性的病理改变是出现晒斑细胞

2. 下列关于多形性日光疹的描述，正确的是

A. 该病的致病光谱是UVA

B. 皮疹为多形性，如红斑、斑丘疹、丘疱疹、水疱、斑块或苔藓化等

C. 愈后遗留有色素沉着

D. 全身症状不明显

E. 同一患者皮疹的形态比较单一

答案：　10. B　11. C　12. D

　　　　1. AD　2. BDE

3. 下列属于光线性弹性纤维病的是
   A. 项部菱形皮肤
   B. 播散性弹性纤维瘤
   C. 结节性类弹性纤维病
   D. 线状局灶性弹性组织变性
   E. 手足胶原斑

4. 关于慢性光化性皮炎的描述，**错误**的是
   A. 是一组以慢性光敏感为特征的病谱性疾病
   B. 致病光谱为 UVA 和 UVB
   C. 皮疹可累及暴露部位和非暴露部位
   D. 极少数可发展为红皮病
   E. 需与光线性类网织细胞增生症鉴别

5. 关于种痘样水疱病的描述，**错误**的是
   A. 多数幼年发病，多见于 5～6 岁男孩
   B. 皮疹好发于曝光部位
   C. 皮疹表现为红斑、水疱、糜烂、结痂
   D. 愈合后不遗留瘢痕
   E. 青春期后可自愈

6. 关于光毒性接触性皮炎的叙述，正确的是
   A. 皮肤接触光感物质后，在日光照射后发生日晒伤样损害
   B. 是一种 T 细胞介导的免疫反应
   C. 皮疹可延及非暴露部位
   D. 伴有烧灼及刺痛感
   E. 常见于接触沥青、焦油的工人

7. 某女性患者夏季上山采摘处理野生荠菜数小时后双上臂皮疹，自觉瘙痒、灼热、刺痛。查体：双前臂及手背有红斑、肿胀、水疱、渗出。关于该病，下列描述正确的是
   A. 是一种 T 细胞介导的免疫反应
   B. 是光敏性物质在紫外线作用下，诱导

细胞基因突变死亡所致
   C. 病理可见表皮内及表皮下水疱，直接免疫荧光试验阳性
   D. 立即外用炉甘石洗剂可缓解症状
   E. 可予糖皮质激素治疗

8. 关于继发性冷球蛋白血症的描述，**错误**的是
   A. 患者可伴有 HCV 感染
   B. 治疗包括抗凝剂及纤溶剂
   C. 病理表现为真皮和皮下组织血管栓塞，管壁周围炎细胞浸润，免疫荧光显示基底膜带 IgM 和补体沉积
   D. 可继发于系统性红斑狼疮
   E. 口服烟酰胺治疗

三、共用题干单选题

（1～2 题共用题干）
　　某老年男性患者，冬夜外出饮酒后昏迷，醒来发现面部手足苍白、冰冷、麻木、疼痛。查体：面部及双手暴露部位苍白、皮温低。

1. 对该患者可能的诊断是
   A. 寒冷性荨麻疹　　　B. 冻疮
   C. 冷球蛋白血症　　　D. 冻伤
   E. 挤压伤

2. 该患者治疗上首先应采取的措施是
   A. 尽快热水浸泡或烘烤
   B. 浸泡 35～38℃温水中，10～15 分钟
   C. 浸泡 38～42℃温水中，5～7 分钟
   D. 浸泡 42～45℃温水中，5～7 分钟
   E. 浸泡 38～42℃温水中，15～30 分钟

（3～4 题共用题干）
　　患儿，女性，6 岁。面部手足皮疹 1 个月，伴手指关节痛。患儿家住杭州来到北方

答案：　3. ABCE　4. BE　5. AD　6. ADE　7. BE　8. BCE
　　　　1. D　2. C

探亲，来北方前略有淡红斑，近日加重。既往出现过类似皮疹，寒冷环境可诱发疾病复发。曾就诊于杭州、上海等多家医院，各项辅助检查排除自身免疫性疾病。家族史中外祖母及其姊妹中有类似皮疹，目前健在。否认外出冻伤可能。查体：双面颊紫红色斑片，表面散在不规则形凹陷性瘢痕，口唇溃疡，双手指关节红肿，指腹紫癜、血痂。

3. 对该患儿，应考虑的诊断是
　　A. 寒冷性多形红斑
　　B. 冻疮
　　C. 冷球蛋白血症
　　D. 红斑狼疮
　　E. 寒冷性荨麻疹

　　【解析】该患者有遗传史，各项辅助检查排除自身免疫性疾病。寒冷环境可诱发皮疹。伴手指关节痛，及红肿。皮疹为双面颊紫红色斑片，伴有不规则形凹陷性瘢痕，指腹紫癜、血痂。故考虑诊断为冷球蛋白血症。

4. 为明确诊断，必要的辅助检查是
　　A. 血管超声
　　B. 抗核抗体、补体检测
　　C. 冷球蛋白测定
　　D. 凝血酶原测定
　　E. 血浆原卟啉检测

（5～8题共用题干）

　　患者，男，38岁，建筑工人。颈部斑块伴痒3个月。查体：颈项部有大小不等的丘疹及环状、不规则斑块，边缘隆起，正常皮色或暗红色，略浸润，无鳞屑。

5. 为明确诊断与鉴别诊断，意义**最小**的辅助检查是
　　A. 皮肤组织病理检查
　　B. 真菌镜检

　　C. 抗核抗体检验
　　D. 光生物学试验
　　E. 点刺试验

6. 患者的组织病理显示：弹性纤维溶解性肉芽肿，即在病变浸润区内弹性纤维消失，并被巨噬细胞吞噬。环状皮疹周围的皮肤真皮内有大量弹性纤维变性。对该患者最可能的诊断是
　　A. 结节性类弹性纤维病
　　B. 弹性纤维性假黄瘤
　　C. 环状肉芽肿
　　D. 光线性肉芽肿
　　E. 光线性扁平苔藓

　　【解析】患者为露天工作者，皮疹位于曝光部位，呈环状，病理表现为弹性纤维溶解性肉芽肿。因此考虑诊断为光线性肉芽肿。

7. 患者使用羟氯喹治疗后皮疹好转，下列**不适合**使用羟氯喹治疗的疾病是
　　A. 环状肉芽肿
　　B. 光线性肉芽肿
　　C. 光线性扁平苔藓
　　D. 结节病
　　E. 寻常型银屑病

8. 该病的发病机制可能为
　　A. 紫外线辐射导致皮肤细胞的 DNA 结构改变，从而具有抗原性
　　B. 持续存在于皮肤内的外源性变应原或光变应原与人体蛋白结合促使其组氨酸氧化，使具有弱抗原性
　　C. 由于体内代谢异常等原因，色氨酸代谢产物犬尿酸的生成增多，犬尿酸是一种内源性光变应原
　　D. 长期接受日光照射和热等因素后引起弹性纤维变性，抗原性发生改变，从

答案：　3. C　4. C　5. E　6. D　7. E　8. D

而发生细胞免疫应答

E. 紫外线辐射使真皮内多种细胞释放组胺、5- 羟色胺、激肽等炎症介质引起皮肤免疫反应

四、案例分析题

患者，女性，31 岁。植物园春游 2 天后面颈部、双上肢皮疹，伴痒。无胸闷及呼吸困难。查体：面部、颈下 V 区、前臂伸侧红斑、斑丘疹、丘疱疹、小水疱。血常规：白细胞计数 $3.9 \times 10^9/L$，余无异常。外用炉甘石洗剂 2 天皮损无消退，腰部及双下肢出现红斑和丘疱疹。

第 1 问：根据患者病情特点，诊断考虑的疾病是

A. 花粉症

B. 多形性日光疹

C. 离心性环形红斑

D. 急性荨麻疹

E. 化妆品过敏性皮炎

F. 日晒伤

【解析】该患者发病季节为春季，于短期日晒后发病，皮疹位于暴露部位，皮疹为多形性，包括红斑、斑丘疹、丘疱疹、小水疱，因此诊断考虑为多形性日光疹。

第 2 问：该病与急性荨麻疹的鉴别重点是

A. 皮损为多形性

B. 糖皮质激素治疗有效

C. 皮损 24 小时以上不消退

D. 伴有瘙痒

E. 皮损多见于曝光部位

F. 患者有过敏性鼻炎家族史

第 3 问：该病的病理特点包括

A. 基底细胞液化变性

B. 表皮角化不全和灶性海绵形成

C. 棘层肥厚

D. 可见 Munro 微脓肿

E. 真皮浅层和深层血管周围有中等密度的致密淋巴细胞浸润

F. 胶原纤维均质化

第 4 问：该病可以选择的治疗方法包括

A. 较严重的患者可预防性给予小剂量 PUVA 或 UVB 疗法几个疗程

B. 外用酮康唑乳膏

C. 口服羟氯喹

D. 外用光敏剂

E. 口服广谱抗菌药物

F. 口服伐昔洛韦

答案：1. B　2. ACE　3. BCE　4. AC

第十三章 神经精神障碍性皮肤病

一、单选题

1. 在神经性皮炎与瘙痒症均可发生的皮损是
   A. 苔藓样变
   B. 红斑
   C. 丘疱疹
   D. 水疱
   E. 丘疹

   【解析】瘙痒症为皮肤瘙痒而无原发性皮疹，红斑、丘疱疹、水疱和丘疹均为原发性皮疹，只有苔藓样变为继发性皮疹，且其也是神经性皮炎的主要皮损特点。

2. 关于神经性皮炎的描述，**错误**的是
   A. 好发于眼睑、颈、肘及骶尾等
   B. 老年人多发
   C. 皮疹以苔藓样变为特征
   D. 阵发性剧痒
   E. 局部皮下封闭治疗有效

   【解析】神经性皮炎的特点为典型的苔藓样变皮损、阵发性剧烈瘙痒、好发部位为身体伸侧如眼睑、颈、肘及骶尾等、慢性病程，多发于中青年。

3. 关于瘙痒症，下列描述**不正确**的是
   A. 临床上仅有瘙痒症状而无原发性支肤损害的皮肤病
   B. 病因繁多，常与某些系统性疾病有关

   C. 某些物理、化学刺激及药物反应可引起该病的发生
   D. 临床上很少见到继发皮损
   E. 积极寻找原发病因并进行相应的治疗，是治疗该病的关键

   【解析】瘙痒症为仅有瘙痒症状而无原发性皮肤损害的皮肤病，病因比较复杂，多与神经精神因素、系统性疾病、妊娠、药物反应、烟酒及辛辣刺激饮食有关。

4. 下列关于全身性皮肤瘙痒的描述，正确的是
   A. 甲状腺功能低下者一般不会出现皮肤瘙痒
   B. 急性肾炎患者皮肤瘙痒剧烈
   C. 瘙痒可能是霍奇金病发病的最初症状
   D. 糖尿病性瘙痒常与空腹血糖成正比
   E. 黄疸引起的皮肤瘙痒与患者皮肤中的胆盐浓度不平行

   【解析】系统性疾病如甲状腺功能低下、急性肾炎、恶性肿瘤、糖尿病及阻塞性黄疸等是全身性皮肤瘙痒的主要原因之一。特别是恶性肿瘤，如霍奇金病，全身性皮肤瘙痒经常是其最初症状。

5. 单纯性痒疹的好发部位为
   A. 躯干及四肢伸侧
   B. 颈部
   C. 头、面部

答案： 1. A 2. B 3. D 4. C 5. A

D. 外阴及肛周

E. 臀部

6. 拔毛癣最常受累的毛发是

A. 头发　　　　　B. 眉毛

C. 睫毛　　　　　D. 阴毛

E. 毳毛

【解析】拔毛癣最常受累的是头发，也可累及眉毛、睫毛或阴毛，脱毛区形状不规则，毛发长度不等，间有正常未受累的区域，可有外伤导致的表皮剥脱、出血点甚至脓肿。

7. 拔毛癣皮肤镜检查最常见的特点是

A. 脱发斑光滑，少残留毛发

B. 感叹号发

C. 黑点征和断发

D. 正常，无外伤、感染的痕迹

E. 黄点征

【解析】拔毛癣皮肤镜下典型表现为黑点征、断发。黄点征和感叹号发则多见于斑秃，斑秃的其他特点还包括脱发斑光滑、少残留毛发以及表皮正常，无外伤、感染的痕迹。

8. 关于人工皮炎的特点，叙述正确的是

A. 皮损形态较单一，多数患者皮疹以抓痕为主

B. 患者多能配合医师，使医师能得到真实病情

C. 多在身体对称部位出现皮损

D. 可造成皮下气肿，表现为皮肤捻发音

E. 人工性淋巴水肿不属于人工皮炎的范畴

【解析】人工皮炎主要与精神因素有关，患者通常具有不同程度的精神或心理异常，常隐瞒自伤皮肤的行为，造成诊断困难。其皮损表现多形，好发于患者自身易触及的地方。人为行为可造成皮下气肿，表现为皮肤捻发音，偶可见人工性淋巴水肿。

9. 下列关于疾病恐怖症的描述，**错误**的是

A. 患者对某种疾病有强烈的恐惧感

B. 患者常要求医务人员给做不必要的检查和治疗

C. 根据不同病症，给予不同的心理行为疗法、支持性心理疗法等

D. 多数患者伴有全身剧烈的瘙痒

E. 属自身强迫性神经官能症

【解析】疾病恐怖症属自身强迫性神经官能症，是以对某些特殊的疾病怀有强烈恐惧为特征的疾病，此病患者终日情绪焦虑，常要求医务人员给做不必要的检查和治疗，但一般不会有全身剧烈瘙痒等症状。

10. 皮痛症的特征是

A. 皮肤局限性疼痛而无皮损

B. 皮痛与感觉过敏类似，两者常合并存在

C. 疼痛多为持续性

D. 暗示疗法无效

E. 好发于中老年男性

【解析】皮痛症是以皮肤局限性疼痛而无皮损为特征的神经障碍性皮肤病，多发于中年妇女，疼痛多为阵发性，皮痛不同于感觉过敏，但两者常合并存在。维生素 B_1、维生素 B_{12}、冷冻疗法、水杨酸盐及暗示疗法有一定疗效。

11. 股外侧皮神经炎的特征**不包括**

A. 多见于 20～50 岁较肥胖的男性

B. 患处组胺试验及毛果芸香碱出汗试验皆正常

C. 又称为 Bernhardt 病或 Roth 病

答案：　6. A　7. C　8. D　9. D　10. A　11. E

D. 主要症状为股前外侧（尤其是股外侧下 2/3）出现皮肤感觉障碍，以麻木最为多见，并常为最初出现的症状

E. 常双侧对称发生

【解析】股外侧皮神经炎多见于 20～50 岁较肥胖的男性。1895 年首先由 Bernhardt 进行描述，故又称 Bernhardt 病。继而 Roth 命名为感觉异常性股痛（meralgia paresthetica），因此，也称 Roth 病。其主要症状为股前外侧（尤其是股外侧下 2/3）出现皮肤感觉障碍。该处出现麻木、蚁走感、刺痛、烧灼感、发凉、出汗减少及深重感等症状，但以麻木最为多见，并常为最初出现的症状。该病通常是单侧性，少数双侧发病。患处组胺试验及毛果芸香碱出汗试验皆正常。

12. 下列关于妊娠性瘙痒症的描述，<u>不正确</u>的是

A. 好发于妊娠末期

B. 与肝内胆汁淤积有关

C. 多数患者分娩后瘙痒可自行缓解或痊愈

D. 可致早产、胎儿窘迫，甚至死胎

E. 实验室检查可见碱性磷酸酶、血清胆红素及转氨酶升高

【解析】妊娠性瘙痒症是发生于妊娠妇女的瘙痒性皮肤病，好发于妊娠末期。85% 的患者是由于雌激素增多引起肝内胆汁淤积所致。多数患者分娩后瘙痒和黄疸可自行缓减或痊愈。该病一般不引起孕妇死亡，但可导致早产、胎儿窘迫，甚至死胎。实验室检查可见碱性磷酸酶、血清胆红素升高，转氨酶正常。

13. 患者，女性，56 岁。左上眼睑皮疹伴瘙痒反复发作半年余。查体：左侧上眼睑淡红色苔藓化斑块，表面脱屑。对该患者诊断可能性大的疾病是

A. 睑黄疣　　　　B. 特应性皮炎

C. 扁平苔藓　　　D. 神经性皮炎

E. 慢性湿疹

【解析】神经性皮炎好发于眼睑、颈项部及四肢伸侧，其典型特征为苔藓样变皮损、阵发性剧烈瘙痒及慢性病程。慢性湿疹一般由急性或亚急性湿疹演变而来，无明确好发部位，病程中有渗出倾向，皮损边界多不清楚，苔藓样变不显著，但浸润肥厚较显著。

14. 患者，男性，78 岁。糖尿病病史 1 年，全身皮肤干燥瘙痒 1 个月余。专科查体：躯干、四肢皮肤松弛、干燥、脱屑，可见许多纵横交错的皮肤抓痕和血痂。对该患者诊断可能性大的疾病是

A. 荨麻疹　　　　B. 疥疮

C. 虫咬皮炎　　　D. 湿疹

E. 全身性瘙痒症

【解析】全身性瘙痒症的特点为全身皮肤瘙痒而没有原发性皮损，系统性疾病（如糖尿病等）可能是其主要发病原因之一。

15. 患者，女性，38 岁。双下肢皮肤丘疹、结节伴剧烈瘙痒反复发作 2～3 年。无糖尿病、甲状腺功能亢进等其他系统性疾病。查体：双大腿伸侧、胫前见皮肤抓痕，散在角化性丘疹及大小不一的暗褐色结节，皮疹表面粗糙，不融合、触之有坚实感。对该患者诊断可能性大的疾病是

A. 丘疹性荨麻疹

B. 结节性痒疹

C. 寻常疣

D. 疣状扁平苔藓

E. 原发性皮肤淀粉样变

答案：　12. E　13. D　14. E　15. B

【解析】结节性痒疹好发于四肢伸侧，剧烈瘙痒，可为疣状结节性损害。

16. 患者，女性，22岁。其母亲陪同就诊。双大腿皮肤红斑、瘀青伴疼痛10余天。患者神情淡漠，不配合问诊。查体：双大腿伸侧皮肤散在红斑、青紫瘀斑，可见数条长短不一的皮肤细小划痕，局部血痂。血常规及凝血四项正常。追问病史，其母诉患者在外院诊断为抑郁症。对该患者诊断可能性大的疾病是
    A. 瘙痒症
    B. 过敏性紫癜
    C. 人工皮炎
    D. 脂膜炎
    E. 皮肤外伤性感染

【解析】人工皮炎患者通常具有不同程度的精神或心理异常，多见于女性，皮肤表现形态各异，包括红斑、烧伤、大疱、紫癜或瘀斑等，好发于患者自身易触及的地方。脂膜炎和皮肤外伤性感染也可出现类似人工皮炎的皮损表现，但是多无精神异常病史。

17. 患者，男性，45岁。右侧大腿麻木及烧灼感10余天。查体：体型肥胖，行走正常。右大腿皮色正常，略干燥，无萎缩，未见明显皮疹。股前外侧皮肤痛觉迟钝，但温觉、触觉基本正常，左侧大腿无类似感觉。对该患者诊断可能性大的疾病是
    A. 麻风
    B. 股外侧皮神经炎
    C. 皮痛症
    D. 股神经病变
    E. L_2 神经根病变

【解析】股外侧皮神经炎多见于20～50岁较肥胖的男性，主要症状为股前外侧（尤其是股外侧下 2/3）出现皮肤感觉障碍，以麻木最为多见；客观检查时可有程度不等的浅感觉减退或缺失，通常是单侧发病。股神经病变可同时累及感觉支和运动支，L_2 神经根病变感觉障碍分布在大腿前内侧，可伴髂腰肌和股二头肌无力等。而麻风可见浅色斑以及浅表神经粗大。皮痛症也属于神经痛，多发于中年妇女，好发于头皮、掌跖、脊柱及腕部等处，常为局限性点状或线状分布。

18. 患者，男性，8岁。双手多个指甲变形半年余，右手大拇指指甲外侧甲沟红肿3天。专科查体：双手拇指、中指、右手小指指甲甲板缩短，甲表面常无光泽，有横沟，其中双手拇指指甲游离缘呈锯齿状。右手大拇指指甲外侧甲沟发红肿胀、触痛明显。追问病史，患儿母亲述其有啃咬指甲的不良习惯。对该患者诊断可能性大的疾病是
    A. 甲营养不良　　B. 指甲扁平苔藓
    C. 咬甲癖　　　　D. 甲真菌病
    E. 甲沟炎

【解析】咬甲癖多见于儿童，有咬甲史，损害多发生于一个指甲或多个指甲，表现为甲板缩短，甲的游离缘呈锯齿状，可诱发甲沟炎。

19. 患者，女性，20岁，农民。面部有黑色油性鳞屑伴头皮痒、脱发2年。查体：面部表情呆滞，除鼻唇沟、唇红线外，整个面部有污垢样黏着的油性黑褐色结痂。对该患者诊断可能性大的疾病是
    A. 脂溢性皮炎　　B. 皮肤垢着病
    C. 接触性皮炎　　D. 皮肤黑变病
    E. 局限性硬皮病

【解析】皮肤垢着病多见于女性青少年，好发于面部，皮损为反复发作的、污垢样黏

答案：16. C　17. B　18. C　19. B

着的、油性鳞屑样结痂。其发病与精神因素、头面部外伤或长期未擦洗有关。

20. 患者，女性，56岁。躯干、四肢瘙痒及虫咬感1个月余。患者神情憔悴，坐立不安，坚持认为身体皮肤有虫，且自带物品声称是自己从皮肤里捉到的虫子要求化验。查体：胫前散在抓痕、血痂，全身其他部位皮肤未见异常。对该患者临床诊断可能性大的疾病是
    A. 瘙痒症　　　　　B. 寄生虫妄想
    C. 疾病恐怖症　　　D. 人工皮炎
    E. 神经官能症
    【解析】寄生虫妄想是指患者错误地认为自己的皮肤感染了寄生虫，常到医院要求医务人员做不必要的检查与治疗，或自行挖取小块皮肤或皮屑、毛发送到医院检查，即所谓的"火柴盒征"。瘙痒症表现为无原发皮疹的皮肤瘙痒，少有妄想倾向。疾病恐怖症是一种不正常的恐惧及疑病症，寄生虫妄想应属于疾病恐怖症的一种。而人工皮炎是指患者使用各种损伤性手段、自我造成的皮肤损害。

二、多选题

1. Hebra 痒疹的特点有
    A. 儿童期发病
    B. 皮疹好发于四肢伸侧，下肢较上肢为重
    C. 可并发腹股沟淋巴结肿大
    D. 血液中中性粒细胞增多
    E. 皮损常称为痒疹小结节
    【解析】Hebra 痒疹多发于2岁以前的儿童，特别是1岁左右。常发生于丘疹性荨麻疹或荨麻疹之后，皮损初为风团样丘疹，继而转变为肤色或淡红色、粟粒至绿豆大小的丘疹，质较硬，称为痒疹小结节，好发于

四肢伸侧，腹部、头面部亦可发生。瘙痒剧烈，常伴有淋巴结肿大，尤以腹股沟淋巴结无痛性肿大最为显著。皮损反复发作，慢性迁延，血液中嗜酸性粒细胞增多。

2. 符合咬甲癖诊断标准的有
    A. 多见于儿童和青春期青少年
    B. 患者习惯性吸吮手指
    C. 患者反复咬甲
    D. 甲有变形损害，甲的游离缘常呈锯齿状
    E. 男女均可发病
    【解析】咬甲癖的好发人群多为儿童和青春期青少年，男女均可发病。典型表现为指甲的游离端被咬的机会较多，甲板缩短，甲的游离缘常呈锯齿状。

3. 下列关于寄生虫妄想的描述，正确的是
    A. 年轻人寄生虫妄想常提示可能服用了违法的苯丙胺和可卡因等中枢兴奋性药物
    B. 多见于青少年
    C. 常有"火柴盒征"的特异性行为
    D. 该病的本质不是躯体疾病而是一种心理障碍
    E. 匹莫齐特治疗该病有效
    【解析】寄生虫妄想多见于中年人或老年人。匹莫齐特（pimozide）治疗该病有效，剂量开始为4～8mg/d，分次服用，需要时增加至12～20mg/d，分次口服。年轻人寄生虫妄想常提示可能服用了违法的苯丙胺和可卡因等中枢兴奋性药物。

4. 皮肤垢着病的诊断依据包括
    A. 反复发作的污垢样黏着的油性鳞屑样结痂
    B. 好发于面部

答案： 20. B
    1. ABCE　2. ACDE　3. ACDE　4. ABCD

C. 组织病理检查显示表皮角化过度，角化物质形成块状

D. 透射电镜检查示疣状物为角化过度物质

E. 起病急，多见于中老年女性

【解析】皮肤垢着病病程缓慢，多见于女性青少年。发病年龄为9~51岁，平均20岁左右。

5. 下列关于舌舔皮炎的描述，正确的是

A. 多见于儿童，好发于干燥的秋、冬季节

B. 需要与口周皮炎相鉴别

C. 其本质是舌舔唇周皮肤所致的接触性皮炎

D. 皮损边界清楚，近唇缘皮损炎症较重

E. 在口唇周围的皮肤上涂些带有苦味的小檗碱溶液，减少舌舔唇，往往可以自行痊愈

【解析】舌舔皮炎多见于儿童，好发于干燥的秋、冬季节，是由于舌舔唇周皮肤所致的接触性皮炎。皮损可见唇周皮肤出现红斑、丘疹、皲裂，甚至皮肤有细小的脱屑，最后形成黑褐色的色素沉着，边界清楚，近唇缘皮损炎症较轻。需要与口周皮炎相鉴别。对一些自控能力差，皮损严重的儿童，可采用一些强制性手段，如在口唇周围的皮肤上涂些带有苦味的小檗碱溶液，往往可以自行痊愈。

6. 下列关于拔毛癖的描述，正确的是

A. 是一种自身强迫性神经疾病

B. 认知行为治疗是最有效的治疗手段

C. 同一患者的拔毛部位较固定

D. 多见于少年儿童和绝经期妇女

E. 拔发试验中拔出的毛发发根属休止期

【解析】拔毛癖以9~13岁少年儿童多见，最常受累的是头发，由于休止期毛发已被拔出，故留在头皮的都是生长期。

7. 局限性瘙痒症多见于

A. 肛门　　　B. 躯干　　　C. 外阴

D. 阴囊　　　E. 头皮

【解析】局限性瘙痒症表现为身体某一部位的局限性瘙痒，以外阴、肛周、小腿和头皮等部位多见。

8. 下列疾病中好发于四肢伸侧的是

A. 慢性单纯性苔藓

B. 瘙痒症

C. 痒疹

D. 妊娠性痒疹

E. 冬季瘙痒症

【解析】慢性单纯性苔藓与痒疹好发于四肢伸侧，瘙痒症仅有皮肤瘙痒而无原发性皮疹，以皮肤抓痕及苔藓样变为主，多见于双手易触及的范围，主要在四肢伸侧。

三、共用题干单选题

（1~3题共用题干）

患者，男性，70岁。全身皮肤瘙痒1年余，以夜间为重。近2天因进食辛辣食物症状加重。查体：躯干、四肢大片皮肤抓痕、血痂，右下肢胫前皮损增厚、轻度苔藓化。

1. 对该患者临床诊断可能性大的疾病是

A. 慢性单纯性苔藓

B. 湿疹

C. 老年性全身性瘙痒症

D. 寻常性鱼鳞病

E. 痒疹

【解析】该患者为老年人，仅有全身皮肤瘙痒而无原发性皮疹，首先要考虑老年性瘙痒症。

答案：　5. ABCE　6. ABCD　7. ACDE　8. ABCDE
　　　　1. C

2. 下列对寻找原发病因意义**最小**的实验室检查是
    A. 空腹血糖　　B. 血 T_3、T_4 检测
    C. 肝、胆 B 超　　D. 心脏彩超
    E. 肾功能检查
【解析】许多系统性疾病如糖尿病、甲状腺功能亢进、阻塞性黄疸及肾衰竭等都可引起全身性皮肤瘙痒，需要详细检查排除。

3. 下列关于瘙痒症的处理措施，**错误**的是
    A. 口服抗组胺药
    B. 使用性激素可能有一定的疗效
    C. 局部用药前用热水或肥皂清洗
    D. 外用药根据皮损形态可用洗剂、霜剂等
    E. 口服镇静催眠药
【解析】热水烫洗或碱性肥皂清洗是全身性皮肤瘙痒的诱因，或可加重瘙痒。

　　（4～6题共用题干）
　　患者，女性，42岁。躯干、四肢丘疹、结节，伴瘙痒反复发作3年余。查体：躯干和四肢泛发角化性丘疹、大小不一的半球形结节及皮肤抓痕，皮疹相对孤立，下肢胫前皮损周围的皮肤有色素沉着，呈苔藓样变。
4. 对该患者临床诊断可能性大的疾病是
    A. 单纯性痒疹　　B. 结节性痒疹
    C. 丘疹性荨麻疹　　D. 慢性单纯性苔藓
    E. 结节性类天疱疮
【解析】丘疹性荨麻疹的主要临床表现为风团，中央有丘疹及小水疱形成，病程较短，好发于儿童，可以首先排除。慢性单纯性苔藓为典型的苔藓样变皮损，该患者皮疹以丘疹结节为主，且皮疹相对孤立，也可以排除。单纯性痒疹以较坚实丘疹为主，且丘疹较小、较多，也可排除。结节性类天疱疮除结节外，还可见水疱等，故排除。

5. 下列对确诊最有帮助的实验室检查是
    A. 皮损组织病理检查
    B. 皮肤镜
    C. 血、尿常规
    D. 肿瘤标志物检查
    E. 抗核抗体检测
【解析】皮损组织病理检查可以将结节性痒疹与结节性类天疱疮、单纯性痒疹相鉴别。

6. 针对该患者，下列治疗方法**不正确**的是
    A. 使用抗组胺类药物、钙剂等对症止痒
    B. 外用糖皮质激素或焦油类制剂
    C. 可物理治疗如光疗（UVB 和 PUVA）、液氮冷冻、激光治疗
    D. 中等剂量的泼尼松口服
    E. 局部封闭治疗
【解析】结节性痒疹一般不主张系统使用糖皮质激素，对于皮疹泛发、病情顽固的患者，采用免疫抑制剂，如沙利度胺或秋水仙碱，联合小剂量泼尼松口服治疗有一定的疗效。

　　（7～8题共用题干）
　　患者，男性，28岁。尿道瘙痒及全身不适半年余。半年前曾与按摩女无保护性交，第2天即感头痛乏力，尿道瘙痒，有蚁走感，半年来每隔2周就查1次淋病奈瑟菌、支原体和衣原体，结果均无异常发现。查体：患者神情焦虑，不停地诉说病情，躯干、四肢、外阴及肛周未见皮疹，尿道口黏膜无红肿，无分泌物，浅表淋巴结未触及。
7. 对该患者临床诊断可能性大的疾病是
    A. 非特异性尿道炎
    B. 疾病恐怖症
    C. 寄生虫妄想
    D. 神经官能症
    E. 神经梅毒

答案：2. D　3. C　4. B　5. A　6. D　7. B

【解析】疾病恐怖症是一种不正常的恐惧及疑病症，患者因害怕得某种疾病总是竭力寻找自己身体患病的证据，但经一切躯体及实验室检查均不能证明有患者所认定的某种疾病存在，是神经官能症的一种，即强迫性神经官能症。

8. 对该患者的治疗措施**不包括**
   A. 如患者坚决要求，可再次做相关的临床及实验室检查，以释疑虑
   B. 以心理治疗为主，对患者进行解释性治疗，讲解有关性传播疾病的知识，消除顾虑
   C. 在正面解释、心理疏导仍未奏效时可采用暗示疗法
   D. 可适当应用安定或多塞平
   E. 针对其生殖器部位的症状做相关治疗，如口服抗组胺药及喹诺酮类抗生素等

【解析】疾病恐怖症以心理治疗为主，辅以抗焦虑或抗抑郁药。该患者为性病恐怖症，无相应的临床及实验室检查异常，不建议使用抗生素。

（9～12题共用题干）
患者，男性，12岁，小学6年级学生。脱发2周。查体：右侧颞部见一约2cm×2cm大小的脱发区，其中央见少许断发。系统检查无异常发现。

9. 下列对该患者确诊价值**不大**的检查是
   A. 真菌镜检
   B. 皮肤镜
   C. 拉发试验
   D. 组织病理检查
   E. 心电图

【解析】患者诊断上斑秃、头癣、拔毛癣等均有可能，心电图对诊断意义不大。

10. 如果查体发现脱发区断发高出头皮2～4mm不等，其残根包绕灰白色套状鳞屑，下列对临床诊断帮助**不大**的检查是
    A. 真菌直接镜检
    B. 滤过紫外线灯检查
    C. 真菌培养
    D. 真菌荧光检查
    E. 组织病理检查

【解析】根据病史和体检，考虑白癣的可能性大，组织病理检查对白癣诊断帮助不大。

11. 如果进一步查体发现脱发区形状不规则，头皮见表皮剥脱及出血点，皮肤镜提示为黑点征与断发，拉发试验阴性，诊断上应首先考虑
    A. 斑秃   B. 白癣
    C. 拔毛癣   D. 脂溢性脱发
    E. 雄激素性脱发

【解析】脂溢性脱发或雄激素性脱发多见于青壮年，部分有家族史，表现为额前发际后移或头顶部弥漫性脱发。白癣多见于儿童，其病发高出头皮2～4mm处折断，残根可见菌鞘，愈后通常不引起永久性脱发。拔毛癣指患者拔除自己的头发造成脱发，其脱发区不规则，拉发试验阴性，皮肤镜特点为黑点征与断发。斑秃为一个或多个边界清楚的脱发区，拉发试验阳性，皮肤镜特点为黄点征和感叹号发。

12. 如果患者确诊为拔毛癣，下列临床处理措施中**不正确**的是
    A. 心理治疗
    B. 抗抑郁药物
    C. 抗焦虑药物
    D. 认知行为治疗
    E. 局部封闭治疗

【解析】目前还没有FDA批准的治疗拔

答案： 8. E　9. E　10. E　11. C　12. E

毛癣的药物。认知行为治疗（CBT）似乎是最有效的治疗手段，习惯逆转训练的心理治疗已成为一种重要的治疗方式。药物疗法主要包括抗抑郁药物、抗精神病药、苯二氮䓬类抗焦虑药等。

（13～16题共用题干）

患者，男性，46岁。躯干、四肢皮扶丘疹伴瘙痒2～3个月，加剧1周。查体：躯干、四肢伸侧泛发大小不一的丘疹，下肢胫前皮肤见抓痕、血痂及苔藓样变皮损。

13. 患者瘙痒加剧的原因可能性**最小**的是
    A. 进食辛辣食物
    B. 热水烫洗患处
    C. 秋、冬季气候干燥
    D. 夏季高温潮湿，出汗增多
    E. 运动量减少

14. 进一步问诊及查体，如果患者诉瘙痒以夜间为甚，腋前壁、指缝见点状红斑、小丘疹，阴囊有褐红色扁平结节，诊断上应首先考虑
    A. 疥疮
    B. 单纯性痒疹
    C. 慢性单纯性苔藓
    D. 特应性皮炎
    E. 结节性痒疹

【解析】选项中的5种疾病都伴剧烈皮肤瘙痒：特应性皮炎的皮疹以屈侧为主，多两侧对称；单纯性痒疹、慢性单纯性苔藓及结节性痒疹的皮损分布均以伸侧为主，可伴苔藓样变；但本例患者的皮疹见于腋前壁、指缝及阴囊，则是疥疮的好发部位。

15. 如果进一步查体发现患者皮疹表现为坚实丘疹，部分丘疹顶端轻度角化，伴

腹股沟淋巴结肿大，则诊断上首先考虑
    A. 疥疮
    B. 单纯性痒疹
    C. 慢性单纯性苔藓
    D. 特应性皮炎
    E. 结节性痒疹

【解析】单纯性痒疹的皮疹为小角化性丘疹，可见皮肤抓痕及苔藓样变，偶有淋巴结肿大；结节性痒疹的皮疹主要表现为半球形结节，不融合；慢性单纯性苔藓的皮疹则主要为继发于丘疹的苔藓样变。

16. 如果该患者最后诊断为单纯性痒疹，外用药物**不宜**选用
    A. 糖皮质激素制剂
    B. 钙调磷酸酶抑制剂
    C. 炉甘石洗剂
    D. 3%硼酸湿敷
    E. 表面麻醉剂

【解析】外用药的使用原则中，有糜烂渗出才使用湿敷。

四、案例分析题

患者，女性，48岁。右手腕部阵发性刺痛1个月余。查体：右手腕关节活动可，关节周围皮肤色泽正常，未见任何皮疹。

第1问：对该患者临床诊断应考虑的疾病是
    A. 类风湿性关节炎
    B. 带状疱疹
    C. 皮痛症
    D. 系统性红斑狼疮
    E. 皮肤软组织感染
    F. 神经官能症

【解析】皮痛症是以皮肤局限性疼痛而无皮损为特征的神经障碍性皮肤病，常见于神经官能症患者。类风湿关节炎和系统性

答案： 13. E 14. A 15. B 16 D
　　　1. ABCDF

红斑狼疮均可伴关节疼痛,实验室检查可以鉴别。顿挫型带状疱疹可以是仅有局部疼痛而暂无皮疹。皮肤软组织感染除疼痛以外多有局部红斑肿胀。

第2问:为进一步鉴别诊断,应进行的实验室检查是

A. 腕关节 X 线检查

B. 类风湿因子测定

C. 自身抗体全套测定

D. 血常规

E. 红细胞沉降率(ESR)测定

F. 血清 C 反应蛋白(CRP)测定

【解析】本例中应首先排除感染性疾病和风湿性疾病导致的关节痛。

第3问:实验室检查显示,患者腕关节 X 线检查无异常发现,类风湿因子、自身抗体、血常规及 ESR 及 CRP 均正常。对该患者诊断考虑的疾病是

A. 类风湿性关节炎

B. 带状疱疹

C. 皮痛症

D. 系统性红斑狼疮

E. 皮肤软组织感染

F. 神经官能症

【解析】结合病史、查体和实验室检查结果,可以排除类风湿关节炎、带状疱疹、系统性红斑狼疮及皮肤软组织感染。

第4问:患者最终确诊为皮痛症,应采取的治疗措施有

A. 积极寻找病因

B. 应用镇静安定剂

C. 针灸及理疗

D. 服用维生素 B_1、维生素 B_{12}

E. 口服糖皮质激素

F. 暗示疗法

【解析】皮痛症可见于中枢神经和周围神经系统的某些疾病,如神经梅毒、风湿病、糖尿病、子宫功能障碍、闭经及顿挫型带状疱疹等,其治疗首先应积极寻找病因。治疗措施包括使用镇静安定剂、针灸及理疗、服用维生素 B_1 和维生素 B_{12} 等,暗示疗法也有一定疗效,但不主张口服糖皮质激素。

答案: 2. ABCDEF　3. CF　4. ABCDF

第十四章　变态反应性皮肤病

一、单选题

1. 发病机制与迟发型变态反应**无关**的疾病是
   - A. 湿疹
   - B. 接触性皮炎
   - C. 药物变态反应综合征
   - D. 荨麻疹
   - E. 荨麻疹性血管炎

   【解析】荨麻疹性血管炎的发病机制为Ⅲ型变态反应。

2. 下列关于丘疹性荨麻疹的描述，正确的是
   - A. 与节肢类昆虫叮咬有关，是一种速发型变态反应性疾病
   - B. 需与荨麻疹、Hebra 痒疹、水痘、急性苔藓痘疮样糠疹等进行鉴别
   - C. 好发于婴幼儿及儿童，其他年龄段基本不发病
   - D. 表现为群集或散在略呈纺锤形的风团，顶端常有小水疱，伴瘙痒
   - E. 治疗以口服抗组胺药及类固醇激素为主，辅以炉甘石洗剂等外用，并进行患者教育

   【解析】丘疹性荨麻疹为迟发型变态反应性疾病，其好发于婴幼儿及儿童，但其他年龄段也可发病。其皮损为风团样丘疹，而非风团。治疗以外用而非口服类固醇激素。

3. 下列关于自身敏感性皮炎的描述，正确的是
   - A. 指在某种皮肤疾患的基础上处理不当，导致机体对外来物质敏感性增高而产生的更为广泛的损害
   - B. 表现为在原有皮损附近或远隔部位的丘疹、丘疱疹、小水疱，分布以躯干为主，其次为面部
   - C. 诊断的主要依据是实验室检查及组织病理结果，组织病理多呈湿疹样改变
   - D. 治疗方案应个体化，目的是控制现有皮损
   - E. 系统治疗常采用抗组胺类药物，继发感染者需使用抗生素。病情严重者可用糖皮质激素

   【解析】自身敏感性皮炎是指在某种皮肤疾患的基础上由于处理不当，导致机体对自身组织的敏感性增高而产生的更为广泛的皮损。自身敏感性皮炎的皮损分布以四肢为主，下肢为甚，其次是躯干及面部，自觉剧烈瘙痒。其诊断主要依据原发病灶后出现继发损害的表现。其治疗应在控制原发病基础上，尽量去除刺激因素。

4. 麻疹型药疹与麻疹的主要鉴别要点是
   - A. 皮疹瘙痒程度　　B. 皮疹出现顺序
   - C. 有无 Koplik 斑　　D. 皮疹颜色
   - E. 皮疹分布

答案：1. E　2. B　3. E　4. C

【解析】Koplik 斑为麻疹前驱期的特征性表现。

5. 血管性水肿常累及的组织是
   A. 表皮
   B. 真皮
   C. 表皮和真皮浅层
   D. 皮下疏松组织及黏膜
   E. 附属器

【解析】血管性水肿为急性局限性水肿，多发生于皮下疏松组织及黏膜部位，如眼睑、口唇、外阴和肢端等。

6. 下列各项说法**不正确**的是
   A. 少数人在外用药物处出现边界清楚的红斑、丘疱疹，应考虑变应性接触性皮炎
   B. 常用于杀虫剂中的接触性致敏物质为除虫菊酯
   C. 接触致敏所致的接触性皮炎，首次发生的潜伏期通常为 24～48 小时
   D. 变应性接触性皮炎的接触物分子量较低，大多数人接触后不致病
   E. 接触性皮炎的皮损呈多形性，为红斑、丘疹、结节、水疱，呈对称分布，边界不清

【解析】接触性皮炎的皮损通常与接触物的形态和范围一致，局限分布，边界清楚，以红斑、丘疹和水疱为表现，皮损以单一形态为主。

7. 下列关于汗疱疹的典型皮损，描述最恰当的是
   A. 边界清楚的红斑，其上有丘疹及丘疱疹，形态单一
   B. 表皮深处针尖至粟粒大小圆形小水疱，后期干涸形成领圈样脱屑

C. 红斑基础上的薄壁松弛性水疱、脓疱，易破溃形成糜烂面及结痂
D. 足癣基础上出现足背成群的水疱，鳞屑样改变，伴剧烈瘙痒
E. 呈环状分布的针尖大小的丘疹、丘疱疹，伴有鳞屑、浸渍，好发于手足缝

【解析】选项 A 描述的是接触性皮炎的典型皮损，选项 C 为脓疱疮皮损的表现，选项 D 为癣菌疹的典型皮损，选项 E 为手足体癣的典型皮损。汗疱疹的典型皮损为深在性针尖至粟粒大小圆形小水疱。

8. 下列关于湿疹的描述，**错误**的是
   A. 湿疹的水疱位于表皮内
   B. 急性湿疹需与急性接触性皮炎相鉴别，慢性湿疹需与神经性皮炎相鉴别
   C. 湿疹患者明显瘙痒与 IL-31 有关
   D. 湿疹皮损好发于四肢等暴露部位
   E. 急性湿疹的诊断依据包括皮损特点、皮损边界、自觉症状、病程等

【解析】湿疹的皮损常呈对称性分布，而不是好发于暴露部位。根据临床部位可分为手湿疹、肛周湿疹、阴囊湿疹、乳房湿疹、耳湿疹及眼睑湿疹等。

9. 关于瘀积性皮炎的临床表现，描述正确的是
   A. 好发于下肢静脉高压、静脉曲张者
   B. 小腿中上 1/3 处水肿、红斑、色素沉着、湿疹样改变甚至溃疡
   C. 急性发作表现为患肢红、肿、热、痛及溃疡
   D. 患者踝关节等处不易形成溃疡
   E. 临床表现与患者微血管病变及急性炎症有关

【解析】瘀积性皮炎慢性发作者出现小腿下 1/3 处水肿，逐渐出现红斑、斑块、色素沉

着、湿疹样改变甚至溃疡。急性发作者表现为患肢肿胀、潮红、发热，可有湿疹样表现，而溃疡是慢性发作者的表现。患者踝关节等皮肤较薄处常形成难以愈合的溃疡。该病的发生与微血管病变及慢性炎症均有关。

10. 口周皮炎的**不典型**表现是
    A. 皮损距离口周边缘 5mm 处散在分布的红斑、丘疹、脓疱
    B. 口唇红斑、皲裂、鳞屑、结痂
    C. 口周、眶周及鼻周红斑、丘疹，也可累及颈部及胸背部，病理可见肉瘤样肉芽肿改变
    D. 口唇红斑、肿胀，边界不清，表面光亮触之有弹性感
    E. 口周、面部及下颌红斑基础上针尖大小丘疹、丘疱疹、水疱，可有明显浆液性渗出

    【解析】选项 A 描述的是口周皮炎的典型表现。选项 B 是唇炎的表现。选项 C 是口周皮炎的不典型表现。选项 D 是血管性水肿的表现。选项 E 是湿疹的表现。

11. 下列关于特应性皮炎（AD）的描述，**错误**的是
    A. AD 是多基因与环境因素共同致病的遗传异质性疾病
    B. *FLG* 基因与 AD 发病高度相关
    C. AD 患者免疫系统 Th1 功能相对强势，Th2 功能发育障碍
    D. 皮肤屏障受损是 AD 免疫失常的启动因素
    E. AD 的发生与金黄色葡萄球菌的定植有关

    【解析】特应性皮炎患者免疫系统发育异常，Th2 功能相对强势，Th1 功能发育障碍。

12. 患者，女性，25 岁。有花生过敏史，误食花生酱后立即出现全身风团，伴瘙痒、颜面水肿、胸闷、呼吸困难。此时，应立即采取的抢救治疗措施是
    A. 皮下注射或肌内注射 0.1% 肾上腺素 0.5～1ml
    B. 肌内注射或静脉注射地塞米松 0.5～1mg
    C. 支气管痉挛时，予解痉药（硫酸沙丁胺醇）吸入气雾剂雾化
    D. 立即气管插管解除喉头水肿和呼吸受阻
    E. 口服抗组胺药

    【解析】患者已经出现过敏性休克的表现，应立即皮下注射或肌内注射 0.1% 肾上腺素 0.5～1ml，或地塞米松 5～10mg 肌内注射或静脉注射。口服抗组胺药不是抢救过敏性休克的治疗措施。过敏性休克患者支气管痉挛时，可静脉注射氨茶碱解痉。患者喉头水肿、呼吸受阻时行气管切开术。

13. 患者，女性，30 岁。染发后 1 天出现面部红斑，弥漫性肿胀伴瘙痒。对该患者最可能的诊断是
    A. 日光性皮炎
    B. 原发性刺激性接触性皮炎
    C. 荨麻疹
    D. 变应性接触性皮炎
    E. 特应性皮炎

    【解析】患者有明确染发剂接触史，接触后数小时出现接触部位密切相关的、面部局限的红斑、水肿伴瘙痒，故应考虑诊断为变应性接触性皮炎。

14. 患儿，男性，4 岁。出生 1 个月后开始反复出现面部对称性红斑、丘疹和鳞屑，伴瘙痒。1 岁左右开始出现四肢屈侧红

答案： 10. C　11. C　12. A　13. D　14. A

斑、丘疹和鳞屑，部分苔藓样变，偶有轻度渗出，伴剧烈瘙痒，影响睡眠，母亲有变应性鼻炎病史。对该患者首先考虑的诊断是

A. 特应性皮炎

B. 自身敏感性皮炎

C. 慢性单纯性苔藓

D. 慢性湿疹

E. 接触性皮炎

【解析】患儿2岁以前发病，病程长，病情反复发作，有一级亲属的过敏史，有屈侧湿疹史，现有屈侧湿疹的表现，符合特应性皮炎的诊断标准。

15. 患者，男性，44岁。因发热及咳嗽口服头孢克肟和氨酚麻美，2天后出现高热，伴全身散在浸润性红斑，红斑基础上出现松弛性水疱、大疱，尼氏征(+)，口唇、眼睑及外阴黏膜糜烂及黑色结痂。对该患者最可能的诊断是

A. 葡萄球菌性烫伤样皮肤综合征

B. 天疱疮

C. 副肿瘤性天疱疮

D. 大疱性表皮松解型药疹

E. 固定型药疹

【解析】患者出疹前有明确的用药史，且皮损表现为浸润红斑基础上的松弛性水疱、大疱，如烫伤样，伴有2个以上部位的黏膜受累。

16. 患者，女性，40岁。右小腿胫前及踝关节有红斑、肿胀、色素沉着伴瘙痒、鳞屑4个月，外伤后外踝关节溃疡1个月。患者有右下肢静脉曲张病史18年。对该患者最可能的诊断是

A. 自身敏感性皮炎

B. 接触性皮炎

C. 慢性湿疹

D. 变应性皮肤血管炎

E. 瘀积性皮炎

【解析】患者有明确的静脉曲张病史，且皮损位于小腿下部，以红斑、肿胀、色素沉着及湿疹样表现为主，故符合瘀积性皮炎诊断。

17. 患者，男性，17岁。口周皮疹伴烧灼感2个月。喜食辛辣刺激性食物，常习惯性舔嘴唇。皮损为距离口周边缘5mm处散在的红斑、丘疹、脓疱，表面脱屑。对该患者最可能的诊断是

A. 湿疹   B. 唇炎

C. 接触性皮炎   D. 口周皮炎

E. 特应性皮炎

【解析】患者有喜食辛辣刺激性食物，常舔嘴唇，皮损表现为距离口周边缘5mm处散在的红斑、丘疹、脓疱，表面脱屑。故考虑口周皮炎。

18. 患者，男性，42岁。高热伴全身红斑，水疱、大疱，表皮剥脱3天。病前因呼吸道感染口服解热镇痛类药物，入院诊断大疱性表皮松解型药疹。其SCORTEN评分的内容**不包括**

A. 年龄   B. 血压

C. 血糖浓度   D. 受累皮损面积

E. 血清尿素氮水平

【解析】SCORTEN评分包括年龄、恶性疾病、受累皮损面积、血糖浓度、血清尿素氮水平、碳酸氢盐水平、心率。

19. 患者，女性，40岁。右小腿湿疹多年。近期因剧烈瘙痒，搔抓后糜烂渗出，在当地医院外敷中药，3天后糜烂加重，在双下肢迅速出现泛发的丘疹、小水疱，

答案：15. D　16. E　17. D　18. B　19. C

伴剧烈瘙痒。对该患者双下肢新发皮疹考虑为

A. 接触性皮炎

B. 湿疹

C. 自身敏感性皮炎

D. 药疹

E. 系统性接触性皮炎

【解析】患者由于右下肢原发皮损处理不当，导致双下肢迅速出现泛发的丘疹、小水疱，伴剧烈瘙痒，故考虑新发皮损为自身敏感性皮炎。

二、多选题

1. 关于自身敏感性皮炎的描述，正确的是

A. 原发病灶存在较明显的糜烂及渗出

B. 在病变附近及远隔部位发生群集性丘疹、丘疱疹、水疱或脓疱

C. 自觉瘙痒剧烈

D. 常有原发真菌感染灶

E. 原发病灶改善，病情也随之改善

【解析】原发真菌感染灶释放的真菌抗原经血液带至皮肤，并在该处发生抗原抗体反应，所造成的变态反应性皮肤病为癣菌疹。

2. 胆碱能性荨麻疹发作的诱发因素是

A. 运动　　　　B. 寒冷

C. 饮酒　　　　D. 情绪紧张

E. 进食辛辣食物

【解析】胆碱能性荨麻疹主要由运动、受热、精神紧张、进食辛辣食物或含乙醇饮料后，乙酰胆碱分泌增加，其作用于肥大细胞而发病。

3. 参与湿疹发病的迟发型变态反应的细胞包括

A. Th1　　B. Th2　　C. B 细胞

D. Th17　　E. NK 细胞

【解析】参与湿疹发病的迟发型变态反应的细胞包括 Th1、Th2、Th17。

4. 下列关于药疹的处理，正确的是

A. 立即停用可疑致敏药物

B. 加强支持疗法，注意酸碱平衡，促进药物的排出

C. 积极抗过敏治疗

D. 积极使用抗生素预防感染

E. 尽快消除药物反应

【解析】对于药疹，在没有继发感染的高危因素时，不需要积极使用抗生素预防感染，因抗生素本身也是最常见的致敏药物之一。

5. 下列关于尿布皮炎的描述，正确的是

A. 尿布皮炎的发生与局部水分过多、摩擦、pH 增高、粪便细菌产生的蛋白酶和脂肪酶损伤皮肤屏障有关

B. 皮损累及尿布覆盖区域

C. 尿布皮炎本质是一种接触性皮炎

D. 尿布皮炎的护理包括：及时更换尿布、空气暴露、清洗、选择合适尿布等

E. 外用屏障保护剂、外用糖皮质激素和抗菌药物是尿布皮炎的一线治疗

【解析】对于轻度、中度尿布皮炎，外用屏障保护剂为一线治疗，对于单用屏障保护剂无效的重度尿布皮炎，建议联合外用弱效非卤代糖皮质激素，对于继发细菌、真菌感染的尿布皮炎，需加用抗细菌、抗真菌外用药。

6. 需要与汗疱疹相鉴别的疾病包括

A. 水疱鳞屑型手癣

B. 掌跖脓疱型银屑病

C. 剥脱性角质松解症

D. 手足口病

E. 手单纯疱疹

答案：　1. ABCE　2. ACDE　3. ABD　4. ABCE　5. ABCD　6. ACDE

【解析】汗疱疹主要表现为手掌、指侧缘深在性的水疱伴瘙痒，疱液清亮，粟粒至米粒大小，水疱消退后出现领圈样或片状脱屑，故需与水疱鳞屑型手癣、剥脱性角质松解症、手足口病、单纯疱疹等鉴别。

7. 癣菌疹的诊断依据是
   A. 发生于皮肤真菌感染灶炎症明显时
   B. 起病急，皮损呈多形性，常对称分布
   C. 皮损真菌检查阳性
   D. 皮肤癣菌素试验阳性
   E. 需要与汗疱疹、结节性红斑、脉管炎及丹毒等鉴别

   【解析】癣菌疹为机体对真菌代谢产物发生的超敏反应，其皮损真菌检查应为阴性。

8. 下列关于遗传性血管性水肿的描述，正确的是
   A. 为常染色体显性遗传，*C1-INH*、*F XII*、*ANGPT1*、*PLG* 基因突变
   B. 分为 C1INH 缺乏型和非 C1INH 缺乏型
   C. 30 岁前起病，青春期加重
   D. 有发作性、自限性、非对称性，一般 3～5 天自然缓解
   E. 急性期治疗主要应用新鲜冷冻血浆

9. 口周皮炎的发病相关的因素包括
   A. 感染因素   B. 免疫因素
   C. 药物因素   D. 日光照射
   E. 精神心理因素及饮食习惯

三、共用题干单选题

（1～3 题共用题干）

患儿，女性，6 岁。全身反复瘙痒 6 年，四肢屈侧红斑、丘疹伴瘙痒 2 年，伴睡眠欠佳，性格易急躁，好动。查体：皮肤干燥，肘窝、腘窝、颈部有片状红斑、丘疹和苔藓样变，伴抓痕、鳞屑、色素沉着。

1. 对该患儿最可能的诊断是
   A. 慢性荨麻疹   B. 慢性湿疹
   C. 特应性皮炎   D. 单纯性苔藓
   E. 苔藓样糠疹

   【解析】慢性荨麻疹的临床表现主要为反复发作的风团伴瘙痒。慢性湿疹以局限性、瘙痒性、肥厚或苔藓样皮疹为表现，无屈侧分布的特点。单纯性苔藓皮损主要分布在颈、背部、四肢关节伸侧部位，有瘙痒—搔抓—瘙痒的反复循环病史。慢性苔藓样糠疹为反复发作性的红斑、鳞屑性丘疹，分布在躯干及四肢，无明显自觉症状，数周或数月能自行消退。该患者从小发病，且反复四肢屈侧为主的红斑、丘疹、苔藓样变，呈多形性皮损，伴剧烈瘙痒，符合特应性皮炎的分布和形态特征，故特应性皮炎可能性最大。

2. 为明确诊断，需进一步询问病史或进行的检查**不包括**
   A. 一级亲属和个人哮喘史
   B. 一级亲属和个人荨麻疹病史
   C. 一级亲属和个人过敏性鼻炎史
   D. 血清 IgE 测定
   E. 皮肤过敏原点刺试验

   【解析】一级亲属有无荨麻疹与特应性皮炎的发病无直接相关性。

3. 对该患者，最基础和必备的处理是
   A. 抗感染
   B. 食物回避
   C. 保湿、润肤
   D. 口服抗组胺药
   E. 外用糖皮质激素

答案： 7. ABDE 8. ABCDE 9. ABCDE
　　　　1. C 2. B 3. C

【解析】对于特应性皮炎最基础和必备的处理是皮肤的保湿及润肤,修复和改善皮肤屏障功能。外用糖皮质激素为一线治疗药,根据严重程度选择激素的强度,继发细菌感染时才需要抗生素治疗,对于确定某些食物为过敏诱发因素的患者可根据具体诱因进行食物回避。

(4~5题共用题干)

患者,女性,50岁。反复面部红斑伴瘙痒3年。日晒后无明显加重,无全身症状。查体:面部、颏下、颈部、前胸可见红斑,轻微脱屑,边界较清楚。

4. 对该患者最可能的诊断是
    A. 红斑狼疮
    B. 特应性皮炎
    C. 神经性皮炎
    D. 接触性皮炎
    E. 脂溢性皮炎

【解析】该患者有边界清楚、形态单一的皮损,有相同部位反复发作史,故考虑接触性皮炎可能性最大。湿疹和特应性皮炎的皮损均为多形性,且对称分布。神经性皮炎以颈、背部、四肢伸侧为主,皮损呈苔藓样变。脂溢性皮炎以头皮、面部、耳背、肩胛部、外阴等皮脂分泌较多的部位为主,表现为黄红色斑片,上覆油腻性鳞屑及结痂。

5. 该患者下一步需做的检查是
    A. 自身抗体检测
    B. 皮损细菌培养
    C. 马拉色菌检查
    D. 外周血嗜酸性粒细胞计数
    E. 斑贴试验

【解析】接触性皮炎应进行斑贴试验以明确致敏物质。自身抗体检测用于诊断结缔组织病。皮损细菌培养、马拉色菌检查用于脂溢性皮炎的辅助诊断。外周血嗜酸性粒细胞计数增高见于寄生虫病、变态反应性疾病等,没有特异性。

(6~8题共用题干)

患儿,男性,14岁。发热、腹泻3天,全身反复皮疹伴瘙痒1天,外院补液治疗无好转,既往无药物过敏史。查体:躯干、四肢泛发大小不等、形态不规则的水肿性红斑、风团,无瘀点、瘀斑。血常规:WBC 18×10^{9}/L,N% 90%。粪便常规:白细胞(+++)。

6. 对该患者诊断可能为
    A. 败血症、感染性腹泻
    B. 药疹、急性胃肠炎
    C. 急性荨麻疹、感染性腹泻
    D. 过敏性紫癜、感染性腹泻
    E. 病毒疹、急性胃肠炎

【解析】该患者起病急、病程短,有发热伴腹泻病史,血常规及粪便常规均提示感染,皮损以风团为特征表现,故诊断应考虑为感染性腹泻、急性荨麻疹。

7. 引起本次皮疹的主要原因是
    A. 食物　　　　　　B. 药物
    C. 感染因素　　　　D. 发热
    E. 脱水

【解析】根据题干,患者有明确的消化道感染,检查提示炎症指标明显增高,故该患者的急性荨麻疹为感染诱发。

8. 目前对该患者最主要的治疗方法是
    A. 禁食,保护消化道黏膜
    B. 补液支持,纠正水电解质紊乱
    C. 应用钙剂、抗组胺药抗过敏
    D. 积极选择敏感抗生素抗感染治疗
    E. 系统应用糖皮质激素

【解析】因该患者腹泻、发热、荨麻疹均

答案: 4. D 5. E 6. C 7. C 8. D

为感染因素导致,故目前最主要的治疗原则是选择敏感抗生素积极抗感染治疗。

（9～11题共用题干）

患者,男性,29岁。发热伴全身皮疹1天,晕厥5分钟。平素体健,1天前,患者全身出现大小不等、形态不规则的水肿性红斑,伴明显瘙痒和低热,不伴腹泻、咳嗽,5分钟前,突发面色苍白、出冷汗、随即意识丧失,急诊入院。查体：T 38.2℃,R 30次/min,P 120次/min,BP 70/45mmHg,呼吸急促,神志不清,呼之不应、四肢厥冷,全身分布大小不等的红斑和风团,融合成片。血常规：WBC $11×10^9$/L,N 79%。

9. 根据其临床表现,对该患者诊断应考虑为
   A. 感染性休克
   B. 过敏性休克
   C. 低血容量性休克
   D. 心源性休克
   E. 神经源性休克

【解析】根据题干,患者起病急,病程短,有急性荨麻疹的基础,突然发生的呼吸急促、血压下降、意识丧失,考虑过敏性休克可能性最大。患者无严重感染性疾病表现,炎症指标无显著增高,不考虑感染性休克。患者无心源性、神经源性疾病基础和相关表现,故不考虑心源性和神经源性休克。患者也没有导致循环容量不足的病因和临床表现,不考虑低血容量性休克。

10. 关于该种休克发病机制的描述,**不正确**的是
    A. 外周血管扩张
    B. 血浆外渗
    C. 血管通透性增加
    D. 毛细血管床容积减小
    E. 心排血量下降

【解析】过敏性休克时,血管通透性增加,血浆外渗,外周血管扩张,毛细血管床容积增大,导致回心血量减少,心排血量下降,血压下降。

11. 对该患者首选的药物是
    A. 钙剂
    B. 拟交感神经药物
    C. 抗组胺药物
    D. 糖皮质激素
    E. 敏感抗生素

【解析】拟交感神经药物主要是肾上腺素、去甲肾上腺素等兴奋肾上腺素受体的药物,因该患者为过敏性休克,故首选应急处理是应用拟交感神经药物。

（12～15题共用题干）

患儿,女性,3岁。双下肢皮疹伴剧烈瘙痒10天。患儿10天前回农村老家,有接触猫、狗史,后腰部、背部、四肢出现成群的红色皮疹,伴瘙痒,且皮疹逐渐增多。

12. 如查体发现以四肢为主、成群分布的纺锤形坚实丘疹,部分顶端张力性水疱,无糜烂。对该患者诊断考虑为
    A. 急性荨麻疹　　B. 玫瑰糠疹
    C. 多形红斑　　　D. 水痘
    E. 丘疹性荨麻疹

【解析】该患者病程短,有接触宠物史,皮损分布以四肢暴露部位为主,呈典型的纺锤形丘疹、丘疱疹,故考虑丘疹性荨麻疹。荨麻疹的皮损为风团,水痘的皮损为呈向心性分布的、绿豆大小的丘疹、水疱,结痂,可伴发热等全身症状,有传染患者接触史。多形红斑的皮损为靶形损害。玫瑰糠疹的皮损为以躯干为主、沿着皮纹方向分布的斑疹、斑丘疹,伴有鳞屑。

答案：　9. B　10. D　11. B　12. E

13. 该病最常见的发病原因是
    A. 食物过敏　　　B. 病毒感染
    C. 昆虫叮咬　　　D. 气候因素
    E. 搔抓、摩擦刺激
    【解析】丘疹性荨麻疹最常见的发病因素是节肢类昆虫叮咬。

14. 若该病反复发作,病程6个月,查体:四肢伸侧及背部成群分布绿豆至黄豆大小的、坚实褐色结节,伴色素沉着及抓痕。诊断应首先考虑的疾病是
    A. 慢性苔藓样糠疹
    B. Hebra 痒疹
    C. 神经性皮炎
    D. 慢性荨麻疹
    E. 特应性皮炎
    【解析】Hebra 痒疹好发于四肢伸侧,也可累及面部及躯干,早期可为风团样丘疹,后为褐色结节伴剧烈瘙痒,反复搔抓可出现苔藓样变、色素沉着。

15. 对该患者的下列措施中,处理**不正确**的是
    A. 外用糖皮质激素软膏
    B. 避免接触花草动物
    C. 口服抗组胺药
    D. 口服抗生素
    E. 皮损破溃继发感染时,外用抗生素软膏
    【解析】丘疹性荨麻疹有自限性,以避免诱发因素和抗炎止痒对症处理为原则,没有继发严重的全身感染,不需口服抗生素治疗。

(16~20题共用题干)
　　患者,女性,20岁。腹泻2天,皮疹半天。患者2天前出现腹泻、低热,自行口服诺氟沙星、颠茄磺苄啶片(泻痢停)、对乙酰氨基酚等药物,半天前出现红色皮疹,追问

病史,患者多年前有磺胺类药物过敏史。

16. 若专科查体发现患者上唇皮肤、黏膜交界处一指甲大小的水肿性红斑,边界清楚,中央有水疱。则对该患者的诊断考虑为
    A. 多形红斑型药疹
    B. 固定型药疹
    C. 荨麻疹型药疹
    D. 血管炎型药疹
    E. 湿疹型药疹
    【解析】患者上唇皮肤、黏膜交界处单发水肿性红斑,边界清楚,中央有水疱,故考虑固定型药疹。

17. 若查体发现患者全身散在分布水肿性红斑,中央有水疱,呈靶型改变,累及黏膜。则对该患者的诊断考虑为
    A. 多形红斑型药疹
    B. 固定型药疹
    C. 荨麻疹型药疹
    D. 血管炎型药疹
    E. 湿疹型药疹
    【解析】患者皮损为全身散在分布的水肿性红斑,呈靶型损害,累及黏膜,故考虑多形红斑型药疹。

18. 若查体发现患者面部、躯干、四肢弥漫分布暗红色斑丘疹、融合,伴大小不等的松弛性水疱、大疱,尼氏征阳性,部分水疱破溃,表皮剥脱,露出浅表糜烂面,伴有口唇、眼睑、外阴黏膜糜烂。则对该患者的诊断考虑为
    A. 药物超敏反应综合征
    B. 大疱性表皮坏死松解型药疹
    C. 荨麻疹型药疹
    D. 血管炎型药疹
    E. 湿疹型药疹

答案: 13. C　14. B　15. D　16. B　17. A　18. B

【解析】根据患者全身弥漫受累，有超过2个部位的黏膜累及，有浸润红斑、松弛性大疱、表皮剥脱、尼氏征阳性，故考虑为大疱性表皮坏死松解型药疹。

19. 若该患者诊断为重症药疹，处理上首要的措施是
    A. 大剂量糖皮质激素冲击
    B. 停用可疑致敏药物
    C. 注射丙种球蛋白
    D. 抗组胺药物
    E. 皮损治疗及全身支持治疗
    【解析】考虑药疹后，首要的治疗原则是立即停用可疑致敏药物。

20. 患者既往有药物过敏史，再次应用同类药物的发病时间为
    A. 24小时以内   B. 12小时以内
    C. 36小时以内   D. 6小时以内
    E. 48小时以内

（21～24题共用题干）
    患者，男性，25岁。右小腿皮疹、化脓10天，周围皮肤发红、丘疹、水疱5天。患者10天前骑自行车时挂伤右小腿，伤处局部皮肤红肿、疼痛，未予处理。后局部红肿处皮肤出现渗液，伴脓性分泌物，5天前，红肿处周围皮肤瘙痒，出现群集丘疹和水疱并渐向四周扩展。

21. 根据病史及临床表现，对该患者的诊断考虑为
    A. 急性湿疹
    B. 自身敏感性皮炎
    C. 传染性湿疹样皮炎
    D. 脓疱疮
    E. 接触性皮炎
    【解析】本例患者的皮损为在感染性病

灶基础上发生，呈局限性湿疹样表现，故考虑诊断为传染性湿疹样皮炎。自身敏感性皮炎是在某种皮肤病的基础上，由于处理不当或理化因素刺激，使机体对自身组织产生的某种物质敏感性增高，进而导致更广泛皮损的一种皮肤炎症反应。

22. 若患者5天前在皮损处使用创可贴，后在敷贴处及周围出现条状、边界清楚的红斑、丘疹、水疱，伴瘙痒。则对该患者的诊断考虑为
    A. 传染性湿疹样皮炎
    B. 自身敏感性皮炎
    C. 急性湿疹
    D. 继发真菌感染
    E. 接触性皮炎

23. 若诊断为传染性湿疹样皮炎，应做的实验室检查是
    A. 过敏原检查
    B. 分泌物真菌学检查
    C. 分泌物细菌检查
    D. 血培养
    E. 斑贴试验
    【解析】传染性湿疹样皮炎是由于细菌感染性病灶不断排出分泌物，使周围皮肤受到刺激而发病，表现为感染灶周围红斑、密集小丘疹、水疱、结痂及鳞屑。皮损处分泌物细菌学检查常可见葡萄球菌。

24. 若患者诊断为传染性湿疹样皮炎，治疗原则应首选
    A. 应用糖皮质激素
    B. 外涂收敛药物
    C. 应用抗组胺药物
    D. 应用敏感抗生素
    E. 局部湿敷

答案： 19. B 20. A 21. C 22. E 23. C 24. D

【解析】传染性湿疹样皮炎是由于细菌感染性病灶不断排出分泌物，使周围皮肤受到刺激而发病，故治疗原则应首选敏感抗生素针对病因治疗。

四、案例分析题

【案例1】患者，女性，27岁。近半年来，每次接触冷水或吹冷风后，于暴露部位或接触部位出现局限性红斑、肿胀，严重时有麻胀感、胸闷、腹痛等症状，红斑、肿胀持续数分钟至数小时后可自行消退，消退后不留痕迹。

第1问：对该患者最可能的诊断是
A. 胆碱能性荨麻疹
B. 获得性寒冷性荨麻疹
C. 家族性寒冷性荨麻疹
D. 日光性荨麻疹
E. 冷球蛋白血症
F. 获得性血管性水肿

【解析】患者为青年期发病，受冷刺激后局部出现水肿性红斑，伴麻胀感、胸闷、腹痛等症状，故考虑获得性寒冷性荨麻疹。家族性寒冷性荨麻疹应有家族史，且出生后或早年发病。胆碱能性荨麻疹是由运动、受热、情绪紧张、进食热饮或含乙醇饮料后，促使乙酰胆碱作用于肥大细胞而发病。日光性荨麻疹是日光照射后数分钟在暴露部位出现的荨麻疹。冷球蛋白血症多继发于某些原发性疾病（如感染、自身免疫病等），常见症状为雷诺现象、皮肤风团、紫癜、坏死、溃疡、感觉麻木等。获得性血管性水肿为药物、食物、吸入物或物理刺激因素导致，好发于组织疏松部位的局限性肿胀，边界不清，一般持续1～3天消退。

第2问：**不属于**物理性荨麻疹的是
A. 寒冷性荨麻疹
B. 皮肤划痕症
C. 延迟压力性荨麻疹
D. 日光性荨麻疹
E. 水源性荨麻疹
F. 胆碱能性荨麻疹

【解析】荨麻疹分为自发性及诱导性，诱导性荨麻疹分为物理性及非物理性，非物理性荨麻疹分为接触性荨麻疹和水源性荨麻疹。

第3问：需要与荨麻疹相鉴别的疾病包括
A. 丘疹性荨麻疹
B. 荨麻疹性血管炎
C. 血管性水肿
D. 多形红斑
E. 血清病样反应
F. 变应性皮肤血管炎

【解析】多形红斑的皮损为靶型损害、非典型风团。变应性皮肤血管炎的皮损呈多形性，如瘀斑、水疱、血疱、溃疡及坏死。

第4问：Ⅰ型变态反应后的病理生理效应包括
A. 毛细血管扩张
B. 血管通透性增高
C. 腺体分泌减少
D. 平滑肌收缩
E. 皮肤红斑、风团
F. 平滑肌舒张

【解析】Ⅰ型变态反应的化学介质主要是组胺、激肽等，导致腺体分泌增加，毛细血管扩张，血管通透性增加，平滑肌收缩等。

第5问：寒冷性荨麻疹的治疗可选用
A. 酮替芬　　　　B. 冷脱敏疗法
C. 多塞平　　　　D. 6-氨基己酸
E. 赛庚啶　　　　F. 羟氯喹

【解析】寒冷性荨麻疹的治疗通常用酮替

答案：【案例1】1. B　2. E　3. ABCE　4. ABDE　5. ABCDE

芬、多塞平、6-氨基己酸、赛庚啶及冷脱敏治疗。羟氯喹主要用于日光性荨麻疹的治疗。

【案例2】患者,男性,15岁。左足趾缝、足掌丘疹、水疱伴瘙痒1周,摩擦后加重,足趾缝出现糜烂、浸渍、渗液。逐渐在手足掌心、手足背出现成群分布的粟粒大小的丘疱疹、水疱,伴瘙痒及灼热感。

第1问:对该患者最可能的诊断是
　　A. 汗疱疹
　　B. 传染性湿疹样皮炎
　　C. 足癣,癣菌疹
　　D. 自身敏感性皮炎
　　E. 接触性皮炎
　　F. 青少年跖部皮病

第2问:癣菌疹的鉴别诊断包括
　　A. 汗疱疹　　　　　B. 结节性红斑
　　C. 荨麻疹　　　　　D. 湿疹
　　E. 脉管炎　　　　　F. 丹毒
　　【解析】癣菌疹的临床表现复杂,有疱疹型、湿疹型、丹毒样型、多形红斑型、结节性红斑样、荨麻疹样、游走性栓塞性脉管炎样等。

第3问:下列关于癣菌疹的病因及发病机制,描述正确的是
　　A. 真菌感染灶释放真菌抗原经血液带至皮肤,并在该处发生抗原抗体反应所致
　　B. 是一种速发型变态反应
　　C. 是一种非变态反应
　　D. 是一种迟发型变态反应
　　E. 真菌感染基础上继发细菌感染所致
　　F. 感染的真菌直接致病

第4问:癣菌疹的治疗包括
　　A. 积极治疗原发病
　　B. 对继发皮损进行局部和系统治疗

　　C. 局部治疗需根据皮损性质选择正确的药物及剂型
　　D. 应用抗真菌药物
　　E. 应用抗组胺药物
　　F. 全身反应显著时,可加用糖皮质激素

【案例3】患者,男性,48岁。口服磺胺甲噁唑3周后,面部、躯干、四肢出现密集的、深红色、粟粒大小的红斑、斑丘疹伴瘙痒,面部稍肿胀。肝、脾及浅表淋巴结肿大。检查提示:嗜酸性粒细胞计数 $2.5×10^9/L$,丙氨酸转氨酶850U/L,天冬氨酸转氨酶770U/L。

第1问:对该患者最可能的诊断是
　　A. 多形红斑型药疹
　　B. 固定型药疹
　　C. 出疹型药疹
　　D. 紫癜型药疹
　　E. 药物超敏反应综合征
　　F. 荨麻疹型药疹
　　【解析】根据题干描述,患者有服用可疑致敏药物史,潜伏期3周左右,皮损为麻疹样红斑,进展快,合并肝、脾、淋巴结肿大,肝功能损害,嗜酸性粒细胞计数增高,故考虑药物超敏反应综合征。

第2问:引起该病最常见的药物是
　　A. 抗癫痫药　　　　B. 磺胺类药
　　C. 糖皮质激素　　　D. 抗生素
　　E. 抗肿瘤药　　　　F. 钙剂
　　【解析】引起药物超敏反应综合征最常见的药物是抗癫痫药及磺胺类,较少见的是别嘌呤醇、米诺环素、钙通道阻滞剂、雷尼替丁等。

第3问:关于药疹的发病机制,描述**不正确**的是
　　A. Ⅰ型变态反应可引起荨麻疹型药疹

答案:【案例2】1. C　2. ABCDEF　3. A　4. ABCDEF　　【案例3】1. E　2. AB　3. F

B. Ⅱ型变态反应可引起紫癜型药疹

C. Ⅳ型变态反应可引起湿疹型药疹

D. Ⅲ型变态反应可引起血管炎型药疹

E. 阿司匹林引起的药疹为非变态反应机制

F. Ⅱ型变态反应可引起麻疹型药疹

【解析】麻疹型药疹的发病机制是Ⅳ型变态反应参与。

第4问：药疹诊断的主要依据是

A. 淋巴细胞转化试验

B. 划破试验

C. 皮内试验

D. 药物激发试验

E. 服药史及临床表现

F. 嗜碱性粒细胞脱颗粒试验

【解析】嗜碱性粒细胞脱颗粒试验和淋巴细胞转化试验为体外试验，皮内试验、划破试验、药物激发试验为体内试验，均为致敏药物的检测试验。体内试验风险高，需在皮损消退半个月后进行。体外试验结果不稳定，操作繁杂，临床上难以普遍开展。故药疹的诊断主要依据明确的用药史及临床表现。

第5问：药疹处理首要的措施是

A. 积极抗过敏

B. 防止交叉过敏

C. 促进药物的排泄

D. 停用致敏药物

E. 加强支持治疗

F. 积极防治感染

【解析】药疹的治疗首先是停用致敏药物，包括可疑致敏药物，慎用结构相似的药物，加速药物的排出，尽快消除药物反应，防止和及时治疗并发症。

答案：　4. E　5. D

第十五章　红斑丘疹鳞屑性皮肤病

一、单选题

1. 多形红斑最常见的病因是
   A. 药物　　　　　　B. 感染
   C. 自身免疫　　　　D. 内脏恶性肿瘤
   E. 妊娠
   【解析】药物、感染、自身免疫、内脏恶性肿瘤和妊娠均是多形红斑的可能病因，以感染最为常见。

2. 小棘苔藓**较少**累及的部位是
   A. 颈部　　　　　　B. 项部
   C. 臀部　　　　　　D. 面部
   E. 四肢伸侧
   【解析】小棘苔藓好发于儿童颈、项、股、臀、四肢伸侧等部位，面部、掌跖较少累及。

3. 匐行性回状红斑最常合并的肿瘤是
   A. 食道癌　　　　　B. 乳腺癌
   C. 肺癌　　　　　　D. 膀胱癌
   E. 胃癌
   【解析】匐行性回状红斑可合并肺癌、食道癌、乳腺癌、膀胱癌、宫颈癌、胃癌和前列腺癌等，以肺癌最常见。

4. 下列**不是**多形红斑组织病理学表现的是
   A. 表皮角质形成细胞坏死
   B. 表皮下水疱形成
   C. 表皮内水疱形成

D. 基底细胞液化变性
E. 真皮上部血管扩张,红细胞外渗
【解析】多形红斑组织病理学表现为表皮角质形成细胞坏死,表皮下水疱形成,基底细胞液化变性;真皮上部血管扩张,红细胞外渗,水肿明显,血管周围淋巴细胞及少数嗜酸性粒细胞浸润。

5. 下列可出现同形反应的疾病是
   A. 慢性单纯性苔藓　B. 多形红斑
   C. 线状苔藓　　　　D. 光泽苔藓
   E. 小棘苔藓

6. 脓疱型银屑病的关键驱动因素是
   A. IL-12 稳态的破坏
   B. IL-22 稳态的破坏
   C. IL-23 稳态的破坏
   D. IL-17 稳态的破坏
   E. IL-36 稳态的破坏

7. **不符合**寻常型银屑病的组织病理特征的是
   A. 角化过度
   B. 角化不全
   C. 颗粒层减少或消失
   D. 颗粒状增厚
   E. 真皮乳头层毛细血管扩张,迂曲
   【解析】寻常型银屑病的组织病理特征为角化过度、角化不全、Munro 微脓肿,颗粒层变薄或消失,棘层增厚,表皮嵴长、末

答案:　1. B　2. D　3. C　4. C　5. D　6. E　7. D

端较宽，乳头层血管扭曲扩张水肿，乳头层水肿向上伸长呈杵状，其顶部的棘层变薄。

8. 银屑病患者黏膜受累者约占
   A. 5%　　　B. 10%　　　C. 15%
   D. 20%　　　E. 25%

9. 重度银屑病指体表受累面积（BSA）超过
   A. 3%　　　B. 5%　　　C. 10%
   D. 15%　　　E. 20%

【解析】临床上简单界定银屑病严重程度的方法称为"10分制规则"。当体表受累面积（BSA）≥10%（10只手掌的面积），或银屑病面积和严重程度指数（PASI）≥10，或皮肤病生活质量指数（DLQI）≥10即为重度银屑病。

10. 患儿，男性，9岁。1个月前患儿家长发现患儿小腿外侧出现条状排列的丘疹，伴瘙痒。查体：小腿外侧见线状分布的淡红色丘疹，表面干燥，有少许鳞屑。对该患儿最可能的诊断是
    A. 线状皮炎　　　B. 疣状痣
    C. 线状苔藓　　　D. 线状银屑病
    E. 线状扁平苔藓

【解析】线状苔藓主要发生在5~15岁儿童，皮损常沿四肢或躯干呈单侧性、线状排列，以苔藓样小丘疹为特征，可在4周~3年内自行消退。

11. 患儿，女性，6岁。患儿家属3个月前发现患儿胸部、腹部有密集的肤色丘疹，逐渐增多，不伴瘙痒。查体：胸部、腹部可见密集、针头到粟粒大小的圆形、肤色丘疹，表面光滑有光泽。对该患儿最可能的诊断是
    A. 小棘苔藓

B. 摩擦性苔藓样疹
C. 扁平苔藓
D. 点状硬皮病
E. 光泽苔藓

【解析】光泽苔藓好发于阴茎、龟头、下腹部、前臂、胸部、大腿内侧、肩胛部、踝腕关节、足部和手部。皮损多为一种针头到粟粒大小的圆形或多角形、半球状顶部扁平的丘疹，多为肤色，形态一致，散在而互不融合。

12. 患儿，女性，15岁。5个月前患儿面部出现无明显诱因的白色斑疹，不伴瘙痒。查体：双颊部可见几处散在分布的类圆形斑片，直径为1~1.5cm，表面有细薄的糠状鳞屑。该患儿最可能的诊断是
    A. 炎症后色素减退斑
    B. 白癜风
    C. 花斑癣
    D. 贫血症
    E. 单纯糠疹

【解析】单纯糠疹好发于3~16岁儿童及青少年的面部，皮损为圆形或椭圆形色素减退性斑片，大小不等，边界清楚，上覆有少许细小鳞屑。无自觉症状，数月或更长时间后可自行消退。

13. 患儿，女性，5岁。患儿家属2个月前发现患儿颈部有密集的丘疹，逐渐增多，不伴瘙痒。查体：颈部可见片状针尖大小的毛囊性角化丘疹，每个丘疹顶端有一纤细角质丝，触之坚硬。对该患儿最可能的诊断是
    A. 小棘苔藓　　　B. 摩擦性苔藓样疹
    C. 毛周角化症　　　D. 光泽苔藓
    E. 线状苔藓

答案： 8. B　9. C　10. C　11. E　12. E　13. A

【解析】小棘苔藓的皮损为片状针尖大小毛囊性角化丘疹,每个丘疹顶端有一纤细角质丝,触之坚硬。损害可在短期内成批出现,无自觉症状或微痒,数月后自行消退。

二、多选题

1. 需要与单纯糠疹进行鉴别的疾病包括
   A. 白癜风　　　　　B. 贫血痣
   C. 无色素痣　　　　D. 黄褐斑
   E. 花斑癣

   【解析】单纯糠疹的鉴别诊断包括先天色素减少性疾病(如贫血痣、无色素痣)和后天色素减少性疾病(如白癜风、花斑癣),黄褐斑为色素增加性疾病。

2. 遗传型毛发红糠疹的遗传方式包括
   A. 常染色体显性遗传
   B. 常染色体隐性遗传
   C. 性联显性遗传
   D. 性联隐性遗传
   E. 多基因遗传

   【解析】遗传型毛发红糠疹通常为常染色体显性遗传,少数呈常染色体隐性遗传。

3. 毛发红糠疹的临床类型包括
   A. 典型成人型　　　B. 不典型成人型
   C. 典型幼年型　　　D. 幼年局限型
   E. 不典型幼年型

4. 下列与硬化性萎缩性苔藓发病可能相关的因素是
   A. 感染因素　　　　B. 自身免疫
   C. 内分泌　　　　　D. 遗传
   E. 外伤

5. 下列关于光泽苔藓的组织病理,描述正确的是

A. 真皮乳头部局限性球形浸润,浸润细胞主要是淋巴细胞及组织细胞
B. 真皮上部致密的淋巴细胞呈带状浸润
C. 浸润灶上方表皮萎缩
D. 基底细胞液化变性
E. 浸润灶上方表皮明显增生

【解析】光泽苔藓组织病理可见真皮乳头部局限性球形浸润,浸润细胞主要是淋巴细胞及组织细胞,有时可见上皮样细胞,偶见多核巨细胞,浸润灶两侧表皮突延伸并内弯,环抱着浸润的细胞而呈抱球状,浸润灶上方表皮萎缩,基底细胞液化变性,表皮下或有空隙。

6. 下列可试用于鳞状毛囊角化病治疗的药物是
   A. 维生素A　　　　B. 维生素E
   C. 维生素C　　　　D. 罗红霉素
   E. 维胺酯

7. 扁平苔藓的鉴别诊断包括
   A. 银屑病
   B. 慢性盘状红斑狼疮
   C. 慢性单纯性苔藓
   D. 结节性痒疹
   E. 原发性皮肤淀粉样变

8. 红皮病型银屑病的诱因包括
   A. 感染　　　　　　B. 精神紧张
   C. 酗酒　　　　　　D. 创伤
   E. 外用刺激性药物

三、共用题干单选题

(1~2题共用题干)

患者,女性,20岁。臀部环形红斑2个月。患者2个月前臀部出现无明显诱因的多发红斑,不伴痒、痛。红斑初起为风团样,

答案:　1. ABCE　2. AB　3. ABCDE　4. ABCDE　5. ACD　6. ABDE　7. ABCDE　8. ABCDE

逐渐向外扩大,中央消退,形成环形,环形红斑可自行消退,新红斑又不断出现,交替反复发作。查体:臀部可见几个环形红斑,环的直径最大达6cm,中央为正常皮肤。

1. 对该患者最可能的诊断是
    A. 荨麻疹性血管炎
    B. 慢性游走性红斑
    C. 匐行性回状红斑
    D. 离心性环状红斑
    E. 风湿性回状红斑

【解析】荨麻疹性血管炎表现为反复周期性发作的疼痛性、持续性荨麻疹样皮损,皮损持续时间超过24小时,消退后有色素沉着,可伴有系统症状和关节炎。慢性游走性红斑是发生于蜱叮咬部位的单发红斑,发展较慢,数周后直径可达15cm以上,环边宽度较宽。匐行性回状红斑主要发生在老年人,临床表现为脑回状、水纹状、地图状、木纹状的鳞屑性红斑,伴有不同程度的瘙痒,常与潜在的内脏肿瘤有关。离心性环状红斑以青壮年多见,表现为离心性向外扩大的环状红斑。风湿性回状红斑表现为环状或多环状的红斑,不形成鳞屑,伴有发热、关节痛、心肌炎等风湿热症状。

2. 下列检查对确诊最有意义的是
    A. 血常规
    B. 尿常规
    C. 红细胞沉降率检测
    D. 抗链球菌溶血素O试验
    E. 组织病理检查

【解析】根据患者病史特点和皮损特征,临床考虑离心性环状红斑的可能性大。因此确诊应行组织病理检查。

(3~4题共用题干)
患者,女性,55岁。右下肢红斑2周。

患者2周前爬山时被虫子叮咬后出现发热、乏力、关节痛,随后右下肢叮咬部位出现红斑,不伴瘙痒,红斑渐扩大,中央消退。查体:右下肢可见一环状红斑,直径约3cm,中央为正常皮肤。

3. 对该患者最可能的诊断是
    A. 荨麻疹性血管炎
    B. 慢性游走性红斑
    C. 匐行性回状红斑
    D. 离心性环状红斑
    E. 风湿性回状红斑

4. 对该患者的治疗,正确的是
    A. 维生素C   B. 钙剂
    C. 抗组胺药物   D. 四环素
    E. 糖皮质激素

【解析】慢性游走性红斑使用青霉素、四环素等抗生素治疗有效。

(5~6题共用题干)
患者,女性,35岁。躯干及四肢近端鳞屑性红斑3周。患者3周前右腹部无明显诱因出现一个红斑伴鳞屑,不伴瘙痒,未予以重视。1周前红斑增多并延及躯干、四肢近端。查体:躯干及四肢近端散在分布指尖到钱币大小的红色椭圆形斑疹,部分表面有白色糠状鳞屑,其长轴与皮纹平行。右下腹可见一个直径约为3cm的椭圆形斑片,表面有白色糠状鳞屑,长轴与皮纹平行。

5. 对该患者最可能的诊断是
    A. 副银屑病   B. 银屑病
    C. 玫瑰糠疹   D. 蕈样肉芽肿
    E. 二期梅毒

【解析】根据皮损分布于躯干四肢近端,表现为红色椭圆形鳞屑性斑疹,长轴与皮纹平行,以玫瑰糠疹的可能性大。

答案:　1. D　2. E　3. B　4. D　5. C

6. 该患者皮损的组织学表现**不包括**
   A. 角化不全
   B. 棘层肥厚
   C. 细胞内水肿
   D. 海绵形成
   E. 真皮中下部血管周围有边界清楚、呈袖套状分布的炎症细胞浸润

【解析】玫瑰糠疹的组织病理为非特异性炎症，表现为表皮局灶性角化不全及棘层轻度肥厚，有细胞内水肿及海绵形成或有小水疱出现；真皮上部水肿，毛细血管扩张并有密集的淋巴细胞浸润。真皮中下部血管周围有边界清楚、呈袖套状分布的炎症细胞浸润为离心性环状红斑的组织学表现。

（7～8题共用题干）

孕妇，35岁，孕20周。反复躯干、四肢红色丘疹伴瘙痒2个月。患者2个月前小腿出现无明显诱因的红色丘疹伴剧烈瘙痒，丘疹逐渐增多并延及躯干、四肢，丘疹1～2周可自行消退，但不断新发。查体：躯干、四肢可见大量散在分布的、米粒到黄豆大小的红色丘疹，部分表面可见表皮剥脱及血痂。

7. 对该患者最可能的诊断是
   A. 湿疹
   B. 妊娠类天疱疮
   C. 妊娠丘疹性皮炎
   D. 妊娠瘙痒性荨麻疹性丘疹和斑块
   E. 妊娠胆汁淤积

【解析】发生于妊娠期，皮损为广泛分布于全身的红色、暗红色丘疹，伴剧烈瘙痒，考虑妊娠丘疹性皮炎。

8. 该病的发病率约为
   A. 1/240   B. 1/300
   C. 1/1 400   D. 1/2 400
   E. 1/5 000

（9～10题共用题干）

患者，男性，55岁。全身鳞屑性红斑、斑块伴瘙痒5个月。患者5个月前头皮、面部无明显诱因出现红斑、鳞屑，瘙痒明显。随之躯干、四肢逐渐出现红色斑块。查体：头皮、额部可见红斑，表面有白色鳞屑；躯干、四肢可见大小不等的暗红色斑块，表面有白色鳞屑；肘、膝及第1、2指节背面可见红褐色毛囊角化性丘疹，中央有角栓，掌、跖皮肤可见对称分布、边界清楚的角化性斑块。

9. 对该患者最可能的诊断是
   A. 红皮病   B. 脂溢性皮炎
   C. 毛发红糠疹   D. 维生素A缺乏症
   E. 银屑病

【解析】根据特征性的红褐色毛囊角化性丘疹、黄红色鳞屑性斑块、头皮脂溢性皮炎样表现和掌、跖角化过度等特点，考虑毛发红糠疹的诊断。

10. 该患者的组织病理学表现**不包括**
    A. 角化过度   B. 角化不全
    C. 角化不良   D. 颗粒层增厚
    E. 棘层肥厚

【解析】毛发红糠疹的组织病理表皮为弥漫性角化过度和毛囊口角化过度，间有点状角化不全，有时在角质层水平方向及垂直方向都可见交替存在的角化过度和角化不全，颗粒层增厚，棘层肥厚，基底细胞液化变性；真皮上部血管周围轻度非特异性慢性炎症细胞浸润。

（11～12题共用题干）

患者，女性，63岁。外阴萎缩性白斑伴瘙痒2年。患者2年前外阴无明显诱因出现白斑，伴明显瘙痒。查体：大、小阴唇可见白色斑片，表面萎缩、发硬，阴道口变窄。

答案：6. E 7. C 8. D 9. C 10. C

11. 对该患者最可能的诊断是
    A. 扁平苔藓
    B. 硬皮病
    C. 白癜风
    D. 硬化性萎缩性苔藓
    E. 慢性单纯性苔藓

12. 该患者的组织病理学表现**不包括**
    A. 角化过度
    B. 棘层肥厚
    C. 棘层萎缩
    D. 基底细胞液化变性
    E. 真皮浅层胶原纤维水肿、均质化
    【解析】硬化性萎缩性苔藓的组织病理学表现为角化过度伴毛囊角栓,棘层萎缩变薄,基底细胞液化变性;真皮浅层胶原纤维水肿、均质化,毛细血管和淋巴管扩张,真皮中部慢性炎症浸润,主要以淋巴细胞为主。

    (13~16题共用题干)
    患者,女性,20岁。双上肢扁平丘疹伴瘙痒半年。患者半年前无明显诱因出现双手背扁平丘疹,伴轻微瘙痒,皮损逐渐增多并累及前臂。查体:双手背、双前臂可见多量散在分布的米粒到黄豆大小的丘疹。

13. 如果查体发现患者双手背、双前臂皮损呈肤色和灰褐色,表面光滑无鳞屑,诊断上应首先考虑的疾病是
    A. 疣状表皮发育不良
    B. 扁平疣
    C. 寻常疣
    D. 脂溢性角化病
    E. 汗孔角化病

14. 如果查体发现患者双手背、前臂皮损呈紫红色,部分表面可见白色网状纹,双

颊黏膜可见网状白纹。诊断上应首先考虑的疾病是
    A. 慢性单纯性苔藓
    B. 线状苔藓
    C. 盘状红斑狼疮
    D. 硬化性萎缩性苔藓
    E. 扁平苔藓

15. 如果患者确诊为扁平苔藓,其组织病理学表现**不包括**
    A. 角化过度
    B. 角化不全
    C. 颗粒层增厚
    D. 基底细胞液化变性
    E. 致密的淋巴细胞在真皮上部呈带状浸润
    【解析】扁平苔藓的组织病理学表现为表皮角化过度、颗粒层增厚(常呈楔形)、棘层不规则性增殖,表皮突呈锯齿形,表皮真皮交界处基底细胞液化变性,致密的淋巴细胞在真皮上部呈带状浸润;真皮乳头层可见红染的胶样小体及噬黑素细胞。

16. 如果患者确诊为扁平苔藓,其治疗的外用药物**不包括**
    A. 糖皮质激素
    B. 维A酸制剂
    C. 钙调磷酸酶抑制剂
    D. 维生素 D_3 衍生物
    E. 煤焦油制剂

    (17~20题共用题干)
    患者,男性,65岁。下肢鳞屑性斑块3年,全身鳞屑性红斑1周。患者3年前无明显诱因出现双下肢红色斑块,伴有瘙痒,在当地医院诊断为银屑病,并予以外用药物治疗(具体不详)后改善,后患者间断外用药

答案: 11. D 12. B 13. B 14. E 15. B 16. D

物治疗,皮疹反复。1周前患者感冒后出现咳嗽、发热,体温最高达39.2℃,并迅速出现全身弥漫性红斑。查体:头、面、躯干、四肢可见弥漫性红斑,部分表面有糠状鳞屑,红斑占全身体表面积的95%,口、眼黏膜无糜烂、渗出。

17. 对该患者最可能的诊断是
    A. 药物超敏反应综合征
    B. 蕈样肉芽肿
    C. 红皮病
    D. 葡萄球菌性皮肤烫伤样综合征
    E. 中毒性休克综合征
    【解析】患者全身皮肤90%以上出现红斑,符合红皮病的诊断。

18. 该病最常见的病因是
    A. 特发性
    B. 药物反应
    C. 继发于恶性肿瘤
    D. 继发于其他皮肤病
    E. 继发于自身免疫性病
    【解析】红皮病的常见病因:继发于其他皮肤病,继发于皮炎者占24%、继发于银屑病者占20%;药物反应(20%);继发于肿瘤(8%);特发性(25%~30%)。继发于其他皮肤病最常见。

19. 该病的代谢紊乱**不包括**
    A. 低钠血症　　　B. 低氯血症
    C. 低钙血症　　　D. 低蛋白血症
    E. 高钠血症
    【解析】红皮病因大量鳞屑脱落,丢失大量蛋白质,可致低蛋白血症;由于红皮病患者皮肤血流显著增多和体表蒸发丧失大量液体,可出现低钙血症、低钠血症、低氯血症。

20. 该患者的治疗一般**不推荐**系统应用的药物是
    A. 维A酸类　　　B. 糖皮质激素
    C. 甲氨蝶呤　　　D. 环孢素
    E. 生物制剂
    【解析】除非患者出现严重中毒症状并危及生命,红皮病型银屑病一般不推荐局部或系统应用糖皮质激素。

四、案例分析题

【案例1】患儿,女性,7岁。躯干、四肢丘疹、丘疱疹、结痂、瘢痕1个月。患儿1个月前无明显诱因腹部出现丘疹、丘疱疹,伴有轻度瘙痒,在当地医院诊为丘疹性荨麻疹,予以治疗(具体不详)后无改善,皮疹逐渐增多,延及躯干、四肢,并出现结痂、瘢痕。起病以来,患儿间有低热,关节痛。查体:躯干、四肢可见大量的针尖到黄豆大小的丘疹、丘疱疹以及散在的糜烂、黑痂、瘢痕。

第1问:对该患儿诊断应考虑的疾病是
    A. 淋巴瘤样丘疹病
    B. 种痘样水疱病
    C. 红细胞生成性原卟啉病
    D. 迟发性皮肤卟啉病
    E. 种痘样水疱病样T细胞淋巴瘤
    F. 丘疹坏死性结核疹
    G. 急性苔藓痘疮样糠疹
    【解析】种痘样水疱病、红细胞生成性原卟啉病、迟发性皮肤卟啉病好发于曝光部位,种痘样水疱病样T细胞淋巴瘤好发于面部。

第2问:该患儿病理活检提示:局灶性角化不全,表皮内细胞间及细胞内水肿,表皮可见坏死角质形成细胞,基底细胞液化变性,真皮浅层血管扩张,红细胞外溢,真皮浅、

答案:　17. C　18. D　19. E　20. B
　【案例1】　1. AFG　2. E

深层血管周围淋巴细胞浸润。对该患儿最可能的诊断是

A. 淋巴瘤样丘疹病

B. 种痘样水疱病

C. 红细胞生成性原卟啉病

D. 丘疹坏死性结核疹

E. 急性苔藓痘疮样糠疹

F. 变应性皮肤血管炎

第3问：该患儿可选择的治疗药物包括

A. 红霉素　　　　B. 四环素

C. 糖皮质激素　　D. 甲氨蝶呤

E. 抗疟药　　　　F. 抗组胺药

【解析】儿童不适合用四环素。

第4问：如果该患儿使用糖皮质激素联合甲氨蝶呤治疗，甲氨蝶呤的副作用包括

A. 恶心、呕吐　　B. 白细胞减少

C. 口腔糜烂　　　D. 间质性肺炎

E. 心肌炎　　　　F. 肝炎、肝硬化

G. 腹痛

【解析】甲氨蝶呤少见引起心肌炎。

【案例2】患者，女性，50岁。反复口腔糜烂伴疼痛1年。患者1年前无明显诱因出现舌头及颊部糜烂伴疼痛，在当地医院诊断为阿弗他溃疡，予以治疗（具体不详）后症状反复。查体：右颊黏膜及舌头可见多发性、黄豆到指尖大小的糜烂面，表面少许渗液。

第1问：对该患者诊断应考虑疾病的是

A. 口腔阿弗他溃疡

B. 白塞病

C. 寻常型天疱疮

D. 黏膜类天疱疮

E. 红斑型天疱疮

F. 扁平苔藓

G. 红斑狼疮

H. 落叶型天疱疮

【解析】红斑型和落叶型天疱疮一般不累及黏膜。

第2问：该患者病理活检提示：颗粒层楔形增厚、棘层不规则性增殖，表皮突呈锯齿形，基底细胞液化变性，真皮上部致密的淋巴细胞呈带状浸润。对该患者最可能的诊断是

A. 口腔阿弗他溃疡

B. 白塞病

C. 寻常型天疱疮

D. 黏膜类天疱疮

E. 扁平苔藓

F. 红斑狼疮

第3问：可诱发或加重该病的药物是

A. 链霉素　　　　B. 咪唑斯汀

C. 青霉胺　　　　D. 氯磺丙脲

E. 甲苯磺丁脲　　F. 氢氯噻嗪

G. 罗红霉素

第4问：如果该患儿使用糖皮质激素联合沙利度胺治疗，沙利度胺最严重的副作用包括

A. 口干　　　　　B. 嗜睡

C. 致畸　　　　　D. 食欲增加

E. 多发性神经炎　F. 心肌炎

【解析】沙利度胺最严重的副作用是致畸和多发性神经炎。

【案例3】患者，男性，55岁，汉族。全身红斑、水疱、糜烂伴发热3天，口腔、会阴部糜烂2天。患者半个月前因牙痛口服卡马西平片，3天前面部、躯干、四肢出现红斑伴瘙痒，同时有发热，体温最高达39℃，2天前出现口腔、会阴部糜烂，伴疼痛。查体：T 38.5℃；R 20次/min；P 90次/min；BP 120/80mmHg。面部、躯干、四肢可见大量黄豆到指尖大小

答案：　3. ACDEF　4. ABCDFG　【案例2】1. ABCDFG　2. E　3. ACDEF　4. CE

的椭圆形、水肿性红斑，大部分呈虹膜状，部分表面有水疱、大疱和糜烂，尼氏征阳性。口唇、颊黏膜、阴囊、阴茎可见大小不等的糜烂面，表面少许渗液。水疱、糜烂约占体表面积的 20%。

第 1 问：对该患者最可能的诊断是

  A. 重症多形红斑（Steven-Jonson 综合征，SJS）

  B. 中毒性表皮坏死松解症（TEN）

  C. 中毒性休克综合征

  D. SJS-TEN 重叠

  E. 葡萄球菌性皮肤烫伤样综合征

  F. 药物超敏反应综合征

【解析】SJS 表皮剥脱面积小于 10% 的体表面积，TEN 表皮剥脱面积大于 30% 的体表面积，表皮剥脱面积是 10%～30% 的体表面积为 SJS-TEN 重叠。

第 2 问：对该患者进行筛查的易感基因是

  A. *HLA-A*31:01*　　B. *HLA-A*24:02*

  C. *HLA-B*15:02*　　D. *HLA-B*57:01*

  E. *HLA-B*58:01*　　F. *HLA-B*13:01*

【解析】汉族 *HLA-B*15:02* 等位基因与卡马西平引起的 SJS-TEN 相关，非亚裔 *HLA-A*31:01* 等位基因与卡马西平引起的 SJS-TEN 相关。

第 3 问：该病最常见的死亡原因是

  A. 呼吸衰竭

  B. 肾衰竭

  C. 心力衰竭

  D. 感染

  E. 水电解质失衡

  F. 消化道出血

第 4 问：该患者采用丙种球蛋白冲击治疗，目前推荐的剂量是

  A. 0.4g/（kg·d），连用 3 天

  B. 0.2g/（kg·d），连用 3 天

  C. 1.0g/（kg·d），连用 3 天

  D. 0.1g/（kg·d），连用 3 天

  E. 0.5g/（kg·d），连用 3 天

  F. 0.75g/（kg·d），连用 3 天

【解析】对 SJS 或 TEN，目前推荐丙种球蛋白的剂量是 1.0g/（kg·d），连用 3 天。

【案例 4】患者，男性，45 岁。四肢鳞屑性斑块伴瘙痒 2 年，右手指间关节肿痛 2 个月。患者 2 年前四肢无明显诱因出现暗红色、鳞屑性斑块，伴瘙痒，在当地诊断为寻常型银屑病，不规则予以外用糖皮质激素治疗后病情反复。2 个月前患者出现右手指间关节红、肿、痛，在当地治疗（具体不详）后无明显好转。查体：四肢散在分布指尖到钱币大小的暗红色斑块，边界清楚，部分表面有银白色鳞屑，蜡滴现象阳性，薄膜现象阳性，点状出现征阳性。右手第 2、3、4 指间关节肿胀，有压痛。

第 1 问：为明确诊断，该患者应进一步完善的检查包括

  A. 血常规

  B. 尿常规

  C. C 反应蛋白测定

  D. 红细胞沉降率测定

  E. 类风湿因子测定

  F. X 线

  G. B 超

  H. 血生化

【解析】该患者诊断考虑可能为关节病型银屑病。该病在 X 线、核磁共振成像和 B 超等影像学检查时显示附着点炎，受累关节腔积液、滑膜增厚，严重者出现关节变形、关节腔狭窄或骨质破坏；并且 C 反应蛋白升高，红细胞沉降率加快，类风湿因子常阴性。

答案：【案例 3】1. D　2. C　3. D　4. C　【案例 4】1. CDEFG

第2问：该患者检查结果提示C反应蛋白升高，红细胞沉降率加快，类风湿因子阴性，右手X线提示关节边缘被侵蚀。对该患者最可能的诊断是

　　A. 寻常型银屑病
　　B. 扁平苔藓
　　C. 关节病型银屑病
　　D. 脓疱型银屑病
　　E. 类风湿关节炎
　　F. 骨关节炎

第3问：该患者治疗可使用的药物包括

　　A. 阿维A　　　　B. 非甾体抗炎药
　　C. 甲氨蝶呤　　D. 利妥昔
　　E. 依那西普　　F. 阿达木

【解析】关节病型银屑病的系统药物包括非甾体抗炎药、甲氨蝶呤和生物制剂如TNF-α抑制剂等。

第4问：该患者考虑采用阿达木治疗，治疗前应进行的检查项目是

　　A. 血、尿常规
　　B. 肝、肾功能检查
　　C. 胸片、心电图
　　D. 腹部B超
　　E. T-spot 或 PPD 试验
　　F. 乙肝及丙肝抗原检测
　　G. 抗HIV抗体检测和RPR
　　H. 血脂测定

答案：　2. AC　3. BCEF　4. ABCEFG

第十六章　结缔组织病

一、单选题

1. 皮肤型红斑狼疮中占 50%～85% 的临床类型是

   A. SLE   　　B. BSLE

   C. CCLE   　D. DLE

   E. ACLE

   【解析】皮肤型红斑狼疮（CLE）中 50%～85% 是盘状红斑狼疮（DLE），男女患病比例为 1:3，好发年龄为 40～50 岁；部分系统性红斑狼疮（SLE）患者也可有 DLE 皮损，1.3%～5% 的 DLE 患者可进展为 SLE。

2. 系统性红斑狼疮最常出现的系统性损害是

   A. 关节痛与关节炎

   B. 心包炎

   C. 中枢神经系统损伤

   D. 肾脏损害

   E. 血液系统损害

   【解析】70%～80% 的 SLE 患者出现关节痛与关节炎，常侵犯踝、腕、膝、肘及近端指间关节，多呈游走性关节痛，大关节可以肿痛、压痛，但红肿的不多，而小关节则常伴有轻度红肿。关节痛尤其是关节炎可以作为该病活动的表现。

3. 皮肌炎的诊断标准**不包括**

   A. 肌肉活检符合肌炎病理改变

   B. 心电图异常

   C. 肌电图为肌源性损伤

   D. 血清肌酶升高

   E. 对称性近端肌群和颈部肌无力

   【解析】皮肌炎目前主要根据 Bohan 和 Peter 在 1975 年提出的标准（简称 B/P 标准）进行诊断：典型皮损，以及①对称性四肢近端肌群及颈部肌无力；②血清肌酶升高；③肌电图表现为肌源性损害；④肌肉活检符合肌炎病理改变。确诊皮肌炎需具有典型皮损及上述其他 3～4 项标准，确诊为多发性肌炎需具有 4 项其他标准且无皮损。

4. 系统性硬皮病最常见的首发症状是

   A. 关节痛   　　B. 雷诺现象

   C. 不规则发热   D. 肌无力

   E. 食欲减退

   【解析】雷诺现象为系统性硬皮病最常见的首发症状，几乎见于 90% 的患者，同时可有不规则发热、关节痛、食欲减退、体重下降等症状。

5. 狼疮带实验中免疫球蛋白和补体沉积的部位是

   A. 角质形成细胞

   B. 真皮浅层

   C. 表皮底层

   D. 真皮与表皮交界处

   E. 真皮深层

   【解析】75% 的 SLE 患者皮损处或正常

答案： 1. D　2. A　3. B　4. B　5. D

皮肤狼疮带试验阳性(沿真皮与表皮交界处有颗粒型免疫球蛋白及补体沉着)

6. 患者,女性,45 岁。体温 37.9℃,关节肿痛 5 年,加重 2 个月,诊断为类风湿关节炎。其免疫学特征**不包括**

A. 激活补体的类风湿因子为 IgG 型和 IgM 型的类风湿因子

B. 类风湿因子与变性的 IgG 分子结合形成循环免疫复合物

C. 中性粒细胞吞噬循环免疫复合物,释放活化肽和胶原酶等,致关节组织炎症损伤

D. 致敏的 CTL 细胞释放穿孔素与颗粒酶,攻击靶细胞

E. 关节局部表现是以中性粒细胞浸润为主的炎症反应

【解析】类风湿关节炎患者由于感染、炎症等产生变性 IgG,其刺激免疫系统产生类风湿因子,两者结合,形成中等大小的免疫复合物,沉积于关节滑膜等部位,激活补体,引起慢性渐进性免疫炎症损害。

7. 患者,女性,35 岁。1 年前面部、手部出现皮疹,轻痒,日晒后加重,不伴有其他症状。查体:颧、鼻、外耳、手背部见暗红色斑块,表面附黏着性鳞屑,皮损中央萎缩,毛细血管扩张,边界清楚。实验室检查:血、尿常规正常;肝功能正常;血抗核抗体阳性,效价 1∶100。对该患者最可能的诊断是

A. 扁平苔藓　　　　B. 冻疮

C. DLE　　　　　　D. SLE

E. 银屑病

【解析】该患者抗核抗体阳性,但不符合 SLE 的诊断标准。局限性 DLE 最常发生于头皮、面部、耳部及口唇。典型表现为边界清楚的盘状红斑、斑块,表面覆有黏着性鳞屑,剥除鳞屑可见扩张的毛囊口形成毛囊角栓,外周色素沉着,中央色素减退、轻度萎缩,并可产生萎缩性瘢痕。

8. 患者,女性,35 岁。双手遇冷变色,手指肿胀、硬化 5 年,肌无力 3 年,气短 1 年。实验室检查:肺动脉压力 75mmHg,抗 ENA 抗体 1∶10 000,抗 U1RNP 抗体阳性,抗 Sm 抗体阴性。对该患者的诊断为

A. 系统性硬皮病

B. 重叠综合征

C. 混合性结缔组织病

D. 系统性红斑狼疮

E. 皮肌炎

【解析】系统性硬皮病患者手指硬化较重,且累及面部、躯干等部位,特异性抗体(抗 Scl-70 抗体、抗着丝点抗体)阳性。重叠综合征患者所具有的临床表现能同时满足两种以上结缔组织病的诊断标准。系统性红斑狼疮患者有典型的蝶形红斑、指腹红斑、光敏感和肾损害,血清中抗 Sm 抗体阳性。皮肌炎患者有典型的双上睑暗紫红色、水肿型斑疹及典型的 Gottron 丘疹。

9. 某女性患者双眼睑紫红色水肿斑 2 个月余,四肢肌无力 2 个月,近 1 个月伴有咳嗽及吞咽困难。该患者合并肿瘤的概率为

A. 5%～30%　　　　B. 30%～55%

C. 55%～70%　　　　D. 70%～85%

E. <1%

【解析】患者具有典型皮疹及肌无力症状,诊断为皮肌炎,皮肌炎的肿瘤发生率为 5%～30%。

答案: 6. D　7. C　8. C　9. A

二、多选题

1. SLE 引起的皮肤黏膜病变包括
   A. 皮肤血管炎　　　　B. 黏膜损害
   C. 斑秃　　　　　　　D. 多形红斑
   E. 蝶形红斑

【解析】斑秃与狼疮脱发不同,狼疮脱发是弥漫性非瘢痕性脱发,表现为额部顶前区的头发参差不齐、短而易折断,称为狼疮发。

2. CREST 综合征的临床表现包括
   A. 食管功能异常　　B. 毛细血管扩张
   C. 肢端硬化　　　　D. 皮肤钙化
   E. 雷诺现象

【解析】CREST 综合征是肢端硬皮病的一种亚型,表现为皮肤钙化、雷诺现象、食管功能异常、肢端硬化及毛细血管扩张,由于系统受累有限,病程缓慢,故预后较好。

3. 结缔组织病的表现包括
   A. 关节痛　　　　　B. 肌痛
   C. 雷诺现象　　　　D. 抗核抗体阳性
   E. 食管蠕动障碍

4. SCLE 皮损的主要表现为
   A. 丘疹鳞屑型
   B. 盘状红斑或斑块
   C. 环状红斑型
   D. 鳞屑下有扩大的毛囊口
   E. 银屑病样皮损

【解析】亚急性皮肤红斑狼疮(SCLE)皮损特征可分为丘疹鳞屑型及环形红斑型:前者皮损与银屑病皮损近似,为大小不一的红斑、斑块或丘疹,上覆薄层非黏着鳞屑;后者表现为环形、多环形或弧形外观,为轻度隆起的水肿性红斑。

5. 皮肌炎的临床亚型包括
   A. 无肌病性皮肌炎
   B. 合并恶性肿瘤的皮肌炎或多发性肌炎
   C. 儿童皮肌炎或多发性肌炎
   D. 合并其他结缔组织病的皮肌炎或多发性肌炎
   E. 多发性肌炎

【解析】皮肌炎可分为 6 种类型:①多发性肌炎;②皮肌炎(完全型);③合并恶性肿瘤的皮肌炎或多发性肌炎;④儿童皮肌炎或多发性肌炎;⑤合并其他结缔组织病的皮肌炎或多发性肌炎;⑥无肌病性皮肌炎。

6. 皮肌炎主要累及的肌群是
   A. 肩胛带肌群　　　B. 颈部肌群
   C. 咽喉部肌群　　　D. 腹肌
   E. 四肢近端肌群

【解析】皮肌炎主要累及横纹肌,亦可累及平滑肌,表现为受累肌群无力、疼痛和压痛。最常侵犯四肢近端肌群、肩胛带肌群、颈部及咽喉部肌群。

7. 在皮肌炎的诊断中,特异性较高的血清肌酶有
   A. AST　　　B. CK　　　C. LBT
   D. LDH　　　E. ALD

【解析】95% 以上的皮肌炎患者急性期有肌酸激酶(CK)、醛缩酶(ALD)、乳酸脱氢酶(LDH)、丙氨酸转氨酶(ALT)、天冬氨酸转氨酶(AST)升高,其中 CK 和 ALD 特异性较高。

三、共用题干单选题

(1～3 题共用题干)

患者,男性,32 岁。面部及手指末节红斑 2 个月,伴有四肢关节疼痛。查体:两侧面颊对称分布水肿性红斑,指 / 趾末节屈侧

答案:　1. ABDE　2. ABCDE　3. ABCDE　4. ACE　5. ABCDE　6. ABCE　7. BE

及甲周有暗红斑。双膝关节轻度水肿。实验室检查：WBC $3.0 \times 10^9/L$，PLT $58 \times 10^9/L$；ESR 68mm/h；24 小时尿蛋白 1.5g。

1. 对该患者最可能的诊断为
    A. 类风湿关节炎
    B. 系统性红斑狼疮
    C. 皮肌炎
    D. 混合性结缔组织病
    E. 硬皮病

【解析】该患者面部蝶形红斑、水肿，指/趾末节及甲周有皮肤血管炎的表现。系统性红斑狼疮患者中有 70%～80% 的患者出现关节炎的表现，并可出现蛋白尿等肾脏损害。血液系统表现中贫血最常见，多为正细胞性正色素性贫血，白细胞减少（低于 $4.0 \times 10^9/L$）较常见，综合以上考虑该患者最可能的诊断为系统性红斑狼疮。

2. 为明确诊断最有价值的实验室检查是
    A. 狼疮细胞检查
    B. 抗 ENA 抗体谱
    C. 狼疮带试验
    D. 免疫球蛋白和补体检测
    E. 关节 X 线检查

【解析】对于 SLE 的诊断，该患者目前已具备蝶形红斑、关节炎、肾脏损害、血液系统异常的表现，目前最需要的是免疫学方面的证据。

3. 该患者的治疗应首选
    A. 环磷酰胺　　　　B. 羟氯喹
    C. 糖皮质激素　　　D. 非甾体抗炎药
    E. 甲氨蝶呤

【解析】诊断为 SLE 者，糖皮质激素是治疗最重要的药物，剂量根据病情活动程度而定。一般采用泼尼松 0.5～1mg/（kg•d），病情控制后逐渐减量，维持量为 10～15mg/d，

大剂量冲剂仅用于重症狼疮脑病及狼疮肾炎及严重溶血性贫血患者。

（4～6题共用题干）

患者，女性，35 岁。3 个月前开始出现双手足指趾肿胀、僵冷、疼痛，免疫球蛋白及补体检查未见异常。

4. 此时患者最有可能的诊断为
    A. 关节炎　　　　　B. 雷诺现象
    C. 手足发绀症　　　D. 硬皮病
    E. 皮肌炎

【解析】以患者目前的临床表现和阴性检查只能考虑雷诺现象。

5. 5 个月后患者病情未缓解，并出现不规则发热、关节疼痛加重，再次到医院做相关全面检查。查体：指/趾末节较硬，面部、鼻部也有轻度硬化。ANA 阳性，抗 Scl-70 抗体阳性，红细胞沉降率 58mm/h。此时患者最有可能的诊断是
    A. 硬皮病
    B. 系统性红斑狼疮
    C. 类风湿性关节炎
    D. 混合性结缔组织病
    E. 皮肌炎

6. 如果患者出现高滴度斑点型 ANA 及高滴度抗 U1RNP 抗体，而抗 Sm 抗体阴性，诊断首先应考虑的疾病可能是
    A. 硬皮病
    B. 系统性红斑狼疮
    C. 类风湿性关节炎
    D. 混合性结缔组织病
    E. 皮肌炎

【解析】对有雷诺现象、关节痛或关节炎、肌痛、手肿胀的患者，如果有高滴度斑点型 ANA 及高滴度抗 U1RNP 抗体阳性，

答案：1. B　2. B　3. C　4. B　5. A　6 D

而抗 Sm 抗体阴性者,要考虑混合性结缔组织病(MCTD)的可能,高滴度抗 U1RNP 抗体是诊断 MCTD 必不可少的条件。

（7～10 题共用题干）

患者,女性,46 岁。食欲不振 1 个月余,四肢乏力伴肌肉疼痛 5 天,既往间断指尖麻木 2 年,晨僵<1 小时。查体:左手示指及右足蹈趾肿胀,示指皮肤发紧,面部表情呆板,ANA 阳性。

7. 依据患者目前情况,最可能的诊断是
   A. 胃肠炎
   B. 类风湿性关节炎
   C. 硬皮病
   D. 骨关节炎
   E. 痛风

【解析】患者有肢端肿胀,皮肤发紧,面部表情呆板等特征,且 ANA 阳性,晨僵<1 小时,应首先考虑硬皮病。

8. 如确诊为该疾病,最**不可能**出现阳性的指标是
   A. 冷球蛋白   B. 抗 Sm 抗体
   C. 类风湿因子   D. 抗 Scl-70 抗体
   E. 抗核抗体

【解析】局限性硬皮病患者实验室检查一般无明显异常。系统性硬皮病患者可有缺铁性贫血、红细胞沉降率增快、γ 球蛋白升高、类风湿因子及冷凝集素或冷球蛋白阳性等,并可查出多种自身抗体,90% 的患者 ANA 阳性,核仁型多见,也可见斑点型。伴发雷诺现象者常可检测到抗 U1RNP 抗体,抗着丝点抗体为 CREST 综合征的标记抗体,而抗 Scl-70 抗体是系统性硬皮病的标志抗体。

9. 此疾病早期最常出现的症状是
   A. 腹痛   B. 雷诺现象
   C. 皮肤萎缩   D. 关节疼痛
   E. 胃食管反流

【解析】雷诺现象为硬皮病最常见的首发症状,几乎见于 90% 的患者。

10. 患者应用糖皮质激素及环磷酰胺治疗原发病,现血压持续升高,Hb 90g/L,WBC 4.3×10^9/L,PLT 88×10^9/L,SCr 2.8mg/dl。目前宜选用的降压药物为
    A. 硝苯地平   B. 维拉帕米
    C. 氢氯噻嗪   D. 依那普利
    E. 阿替洛尔

【解析】血管紧张素转化酶抑制剂卡托普利和依那普利等对硬皮病肾危象的高肾素性高血压有效。

四、案例分析题

患者,女性,25 岁。面部反复起红斑、口腔溃疡 1 年余,加重 2 个月,伴头痛、四肢关节疼痛及发热。查体:T 38.5℃,面颊部见蝶形暗红色斑,口腔黏膜散在红斑、糜烂及浅溃疡,双手甲周红斑。患者不能准确回答问题,伴定向障碍。血常规:WBC 4×10^9/L、RBC 3.56×10^{12}/L、Hb 118g/L,PLT 90×10^9/L。尿常规示:尿蛋白(+++)。胸部 X 线提示:双侧少量胸腔积液。

第 1 问:为明确诊断,需要做的辅助检查包括
    A. 血 ANA 及滴度测定
    B. 肾活检病理
    C. 红细胞沉降率测定
    D. 皮肤组织病理检查
    E. 免疫荧光病理检查
    F. 补体及免疫球蛋白测定
    G. 头颅 MRI

答案: 7. C 8. B 9. B 10. D
    1. ABCDEFG

【解析】血 ANA、皮肤组织病理、红细胞沉降率、补体、免疫球蛋白、免疫荧光病理均有助于疾病诊断,肾活检病理对狼疮肾炎的治疗及预后评估有价值,由于患者有不能准确回答问题、有定向障碍症状,头颅 MRI 有助于排除头部器质性病变。

第 2 问:下列关于该患者皮肤病理及免疫荧光检查的描述,正确的是

A. 表皮角化过度

B. 表皮萎缩

C. 基底细胞液化变性

D. 毛囊角栓

E. 真皮血管周围有淋巴细胞浸润

F. 患者皮损处狼疮带试验检查阳性率为 80%~90%,非皮损部位一般为阴性

G. 胶原纤维嗜酸性变性

【解析】系统性红斑狼疮(SLE)的病理变现为表皮角化过度,毛囊角栓,颗粒层增厚,表皮萎缩,表皮突变平,基底细胞液化变性,真皮血管及皮肤附属器周围见较致密的灶状淋巴细胞浸润。75% 的 SLE 患者皮损处或正常皮肤狼疮带试验阳性。

第 3 问:下列关于该病实验室检查的措述,**错误**的是

A. 抗 Sm 抗体是 SLE 的标记抗体

B. 多数 SLE 患者的抗核抗体为阳性

C. 部分患者梅毒血清学试验阳性

D. 与诊断 SLE 活动性密切相关的自身抗体是抗 RNA 抗体

E. 低补体血症常表明 SLE 处于活动期

F. 皮肤狼疮带实验有假阳性也有假阴性

【解析】与诊断 SLE 活动性密切相关的自身抗体是抗 dsDNA 抗体。

第 4 问:若该患者 ANA 阳性,抗 dsDNA 抗体阳性,24 小时尿蛋白 1.3g/L,C3 0.45g/L,ESR 66mm/h。下列适合于该患者的处理措施是

A. 避免日晒

B. 应用环磷酰胺

C. 应用羟氯喹

D. 足量应用糖皮质激素

E. 小剂量应用糖皮质激素

F. 应用抗生素

G. 血浆置换

【解析】患者化验结果提示患者处于 SLE 活动期,且已有肾脏损害,应给予足量激素及免疫抑制剂联合治疗。羟氯喹是 SLE 基础治疗药物。血浆置换可以降低外周血中自身抗体及细胞因子水平有助于缓解病情。

第十七章　皮肤血管炎及其他血管性皮肤病

一、单选题

1. 下列有关 IgA 血管炎的描述，**错误**的是
   A. 可有肾脏损害
   B. 可出现腹痛
   C. 可有关节疼痛
   D. 主要为大血管炎症
   E. 主要表现为瘀点、瘀斑
   【解析】IgA 血管炎主要是由以 IgA 为主的免疫复合物沉积在血管周围，通过激活补体导致毛细血管和小血管壁周围的炎症。

2. 荨麻疹性血管炎与荨麻疹的主要区别**不包括**
   A. 风团内可见紫癜性损害
   B. 关节痛或关节炎
   C. 腹痛
   D. 风团持续时间可达 1～3 天甚至更长
   E. 白细胞碎裂性血管炎
   【解析】荨麻疹及荨麻疹性血管炎均可出现腹痛。

3. 结节性红斑的组织病理特点为
   A. 脂肪间隔增宽，可见淋巴细胞、浆细胞和组织细胞浸润，可见多核巨细胞，脂肪小叶无异常
   B. 真皮乳头层显著水肿，真皮致密中性粒细胞浸润，可伴有少量淋巴细胞、嗜酸性粒细胞和组织细胞浸润

C. 真皮毛细血管及小血管内皮细胞肿胀、闭塞，红细胞外溢，直接免疫病理可见血管壁有 IgG、IgM 和 C3 沉积
D. 真皮乳头层小血管白细胞碎裂性血管炎，直接免疫荧光可见真皮血管壁 IgA 沉积
E. 真皮与皮下交界处组织中的中、小动脉的节段性坏死性血管炎，直接免疫荧光显示血管壁或血管周围有 C3、IgM 和纤维素沉积
   【解析】结节性红斑的特征为脂肪小叶间隔性脂膜炎，主要病理表现为：脂肪间隔增宽，周围有淋巴细胞、组织细胞为主的浸润，可见多核巨细胞，胶原轻度增粗、红染，脂肪小叶无明显异常。

4. 系统性结节性多动脉炎患者最常见的死因是
   A. 高血压　　　　　B. 心力衰竭
   C. 肾衰竭　　　　　D. 消化道出血
   E. 呼吸衰竭
   【解析】肾脏病变是系统性结节性多动脉炎患者最常见的死因，其次是心血管系统和胃肠道系统的并发症。罕见累及肺和脾。

5. 以上、下呼吸道肉芽肿性炎症、系统性坏死性小血管炎和微免疫性肾小球肾炎的三联征为特征性表现的疾病是
   A. Wegener 肉芽肿

答案：　1. D　2. C　3. A　4. C　5. A

B. 环状肉芽肿

C. 间质肉芽肿性皮炎

D. 多形性肉芽肿

E. 类脂质渐进性坏死

【解析】肉芽肿性多血管炎，曾名 Wegener 肉芽肿，表现为上、下呼吸道肉芽肿性炎症，系统性坏死性小血管炎和微免疫性肾小球肾炎的三联征。环状肉芽肿、间质肉芽肿性皮炎、多形性肉芽肿、类脂质渐进性坏死多为皮肤损害，一般无内脏系统受累。

6. 共济失调毛细血管扩张症的遗传方式为

　　A. 常染色体显性遗传

　　B. 常染色体隐性遗传

　　C. 性连锁显性遗传

　　D. 性连锁隐性遗传

　　E. 多基因遗传

【解析】共济失调毛细血管扩张症属常染色体隐性遗传，是由基因突变引起，突变基因位于 11q22—q23，突变类型为 DNA 复制缺陷及染色体断裂和错位。

7. 可出现红细胞皮内试验阳性的疾病是

　　A. 湿疹样紫癜

　　B. 血小板减少性紫癜

　　C. 痛性挫伤综合征

　　D. 红斑肢痛症

　　E. 红绀症

【解析】红细胞皮内试验是指用患者自身抗凝血经生理盐水洗涤后制成 80% 的悬液，取 0.1ml 作皮内注射，24 小时内可出现相同的疼痛性皮肤损害，则为阳性。对痛性挫伤综合征具有诊断价值。

8. 伴有剧烈瘙痒的紫癜性皮肤病为

　　A. 老年性紫癜

　　B. 湿疹样紫癜

C. 糖皮质激素性紫癜

D. 过敏性紫癜

E. 暴发性紫癜

【解析】老年性紫癜一般无自觉症状。湿疹样紫癜发病迅速，皮损分布广泛且伴剧烈瘙痒。糖皮质激素性紫癜一般无自觉症状。过敏性紫癜可有轻度痒痛感，或无明显自觉症状。暴发性紫癜一般无瘙痒，可有触痛。

9. 关于荨麻疹性血管炎的治疗，**错误**的方法是

　　A. 首选抗组胺药

　　B. 严重病例可系统使用糖皮质激素

　　C. 应用非甾体抗炎药

　　D. 应用氨苯砜

　　E. 应用羟氯喹

【解析】荨麻疹性血管炎一般抗组胺药治疗无效。

10. 下列关于皮肤血管炎的临床诊断，描述**错误**的是

　　A. 应确定患者是否存在药物暴露、感染、肿瘤及相关炎症性疾病

　　B. 应评估患者皮肤外的症状和体征

　　C. 应对新鲜和成熟的皮损进行环钻活检

　　D. 应对患者进行基础实验室检查

　　E. 对于 ANCA 相关性血管炎均应进行胸部影像学、肌电图和神经传导功能等检查

【解析】小血管性血管炎可行环钻活检，而怀疑中等大小血管受累的血管炎应切取组织活检。

11. 出现"寡免疫"型血管炎的疾病是

　　A. 结节性血管炎

　　B. 荨麻疹性血管炎

　　C. IgA 血管炎

答案： 6. B 7. C 8. B 9. A 10. C 11. E

D. 持久性隆起性红斑

E. Wegener 肉芽肿

【解析】"寡免疫"型血管炎指血管壁破坏是由中性粒细胞直接介导发生，而非免疫复合物沉积。

12. 患者，女性，40岁。双下肢红斑、结节伴压痛3天，1周前有咽痛、咳嗽病史。查体：T 36.2℃；双小腿伸侧可见散在分布的、黄豆至钱币大小的水肿性红色结节、斑块，局部皮温升高，压痛阳性。对该患者诊断可能性大的疾病是

A. 皮肤小血管炎　　B. 白塞病

C. 疖肿　　　　　　D. 结节性红斑

E. 丹毒

【解析】皮肤血管炎主要表现为对称性分布于双小腿的出血性丘疹、结节，有坏死、溃疡和结痂。白塞病表现为反复发作的口腔和外阴溃疡，皮疹主要表现为结节性红斑和毛囊炎样损害。疖肿为毛囊及深部周围组织感染，结节逐渐增大，呈锥形隆起，结节中央组织可坏死变软，出现黄白色脓栓。结节性红斑表现为小腿伸侧痛性结节，中、青年女性好发，不破溃。丹毒的临床表现为突发单侧下肢或面部红肿、疼痛，皮损边界清楚，具有急性炎症红、肿、热、痛的典型表现。

13. 患者，女性，25岁。反复全身水肿性红斑伴痒痛1个月，皮疹一般2～5天可消退，但不断有新皮疹出现，消退后遗留斑片状色素沉着，至当地医院诊断为荨麻疹，予抗组胺药口服，未见明显好转。该患者可能出现的实验室检查<u>异常</u>的是

A. 白细胞减低

B. 免疫球蛋白减低

C. 补体减低

D. 红细胞沉降率减慢

E. 中性粒细胞比例降低

【解析】严重而持久的低补体血症是荨麻疹性血管炎患者最常见的异常表现，特别是 C4 降低更明显。除此之外，还有外周血白细胞正常或增加，中性粒细胞比例增加，红细胞沉降率加快。

14. 患者，男性，40岁。四肢伸侧紫红色结节、斑块1年。自行涂抹地塞米松乳膏效果不明显，病程中部分皮疹可消退，消退后有色素沉着，2个月前手背、足背也出现类似皮疹。对该患者应考虑为

A. Sweet 综合征

B. 环状肉芽肿

C. 扁平苔藓

D. 持久性隆起性红斑

E. 结节性多动脉炎

【解析】Sweet 综合征表现为疼痛性的红色丘疹、结节，继而形成斑块，分布在头部、颈部、躯干上部和上肢，上覆假性水疱或假性脓疱。环状肉芽肿的皮损常见于四肢远端伸侧，为环状丘疹或结节性损害，皮损中心消退，周围紧密。扁平苔藓的皮疹为紫红色、多角形扁平丘疹，也可融合成肥厚斑块，可发生于任何部位，但四肢多见，屈侧多于伸侧。结节性多动脉炎的皮损为沿血管分布的皮下结节，表面呈肤色或淡红色，常见于下肢，尤其膝下、小腿伸侧和足背多见，皮损可持续数年。

15. 患儿，男性，9岁。1周前出现咽痛、咳嗽，自认为感冒，口服小儿感冒灵、板蓝根颗粒等药物，2天前出现双下肢出血性斑丘疹，对称性分布，皮疹压之不褪色。下列关于该病描述<u>不正确</u>的是

A. 该病是累及真皮毛细血管及毛细血管后静脉的超敏反应性疾病

答案：12. D　13. C　14. D　15. E

B. 可累及肾脏出现血尿、蛋白尿、管型尿

C. 毛细血管脆性试验阳性

D. 可导致肠穿孔、肠套叠

E. 急性期多伴随补体及 IgA 型免疫复合物升高

【解析】过敏性紫癜急性期可发现暂时性血 CH50、C3 或 C4 水平下降；血 IgA 型免疫复合物升高。

16. 患者，男性，40 岁。2 个月前患者四肢伸侧出现绿豆大小的红蓝色丘疹，丘疹逐渐增大并变成紫红色，部分较大皮疹中央可见溃疡，溃疡底部可见坏死组织及脓性分泌物渗出；既往有"胃肠炎"病史 2 年。完善相关检查后诊断为坏疽性脓皮病，该病的分型**不包括**

A. 脓疱型　　　　B. 大疱型

C. 造口周围型　　D. 剥脱性皮炎型

E. 浅表肉芽肿型

【解析】坏疽性脓皮病根据皮损特点不同分为经典型和非经典型，非经典型又包括脓疱型、大疱型、造口周围型及浅表肉芽肿型。

17. 皮肤小血管炎的诊断标准**不包括**

A. 发作年龄大于 16 岁

B. 在疾病发作前有用药史

C. 可触及性紫癜

D. 皮下疼痛性结节

E. 活检发现包括细动脉和细静脉有血管内和血管外的中性粒细胞浸润

【解析】皮肤小血管炎的诊断标准为：①发作年龄大于 16 岁；②在疾病发作前有用药史；③可触及性紫癜；④斑丘疹性皮疹；⑤活检发现包括细动脉和细静脉有血管内和血管外的中性粒细胞浸润。以上 5 条满足 3 条可诊断为皮肤小血管炎。

18. 皮肤小血管炎的治疗**不包括**

A. 去除诱因，包括感染、药物等

B. 支持治疗，药物包括抗组胺药、非甾体抗炎药

C. 出现溃疡性皮损或累及系统时，选用糖皮质激素

D. 病情进展较快或难治性病例，可选用甲氨蝶呤、吗替麦考酚酯、硫唑嘌呤

E. 碘化钾可用于慢性复发性病例

【解析】皮肤小血管炎的处理原则为：根据病情的严重程度确定合适的治疗方案。①支持治疗，药物包括抗组胺药、非甾体抗炎药等。②一般治疗，如去除诱因（包括感染、药物等），注意休息，避免剧烈运动，抬高患肢，穿弹力袜。③出现溃疡性皮损或累及系统时，应用糖皮质激素，可选泼尼松每天 30～40mg，使用时间不宜过长。④对于病情进展较快或难治性病例，可选用免疫抑制剂，如甲氨蝶呤、吗替麦考酚酯、硫唑嘌呤等。

19. 持久性隆起性红斑的一线治疗药物是

A. 氨苯砜　　　　B. 秋水仙碱

C. 糖皮质激素　　D. 氯喹

E. 烟酰胺

【解析】氨苯砜是持久性隆起性红斑的首选治疗药物，每天 50～100mg 口服可发挥良好疗效，但停药易复发。个案报道外用 5% 的氨苯砜凝胶可显著改善皮损。

20. 患者，女性，60 岁。头痛 2 个月余，颞部皮肤发红，动脉搏动减弱，1 周前出现肩、颈、四肢肌肉酸痛。辅助检查：ESR 65mm/h，CRP 35mg/L。该患者治疗首选的药物是

A. 阿司匹林　　　B. 糖皮质激素

C. 氨苯砜　　　　D. 来氟米特

答案：　16. D　17. D　18. E　19. A　20. B

E. TNF-α 抑制剂

【解析】根据患者的临床表现和辅助检查，该患者符合巨细胞动脉炎的诊断。巨细胞动脉炎的一线治疗是糖皮质激素，可选择泼尼松 40～60mg/d，持续 4～6 周。待症状缓解后，根据临床症状和实验室指标缓慢减量。因该病为自限性疾病，1～3 年后可缓解，因此糖皮质激素应持续使用 1～3 年。

21. 恶性萎缩性丘疹病的临床表现**不包括**
    A. 躯干、四肢半球形丘疹，可发生坏死，中央凹陷，最终形成瓷白色瘢痕
    B. 急腹症表现，如肠穿孔、暴发性腹膜炎
    C. 脑血管意外
    D. 常见急性肾功能损伤，出现血尿、蛋白尿、管型尿
    E. 皮肤损害常为首发症状

【解析】恶性萎缩性丘疹病主要累及皮肤、胃肠道和中枢神经系统。皮损主要分布于躯干、四肢，特别是背部和肢体近端，面部和手足受累较少。原发损害为 2～5mm 半球形丘疹，有时可达 15mm。皮损在 2～4 周内演变，丘疹逐渐扁平、坏死，中央凹陷，最终形成瓷白色疤痕，通常带有毛细血管扩张边缘，外观类似青斑样血管病。皮肤损害通常早于系统累及。胃肠道损伤导致的肠穿孔、暴发性腹膜炎，与中枢神经系统损伤（如脑血管意外）均是死亡的主要原因。

二、多选题

1. IgA 血管炎的诊断标准包括
    A. 可触性紫癜
    B. 弥漫性腹痛
    C. 组织病理提示典型白细胞碎裂性血管炎，伴有明显 IgA 沉积
    D. 关节炎或关节痛

E. 24 小时尿蛋白 >0.3g

【解析】2010 年欧洲抗风湿病联盟（EULAR）推荐的 IgA 血管炎诊断标准为：①必要条件是可触及性紫癜（非血小板减少性）；②弥漫性腹痛；③组织病理提示典型白细胞碎裂性血管炎，伴有明显 IgA 沉积，或增生性肾小球肾炎伴明显 IgA 沉积；④关节炎或关节痛；⑤肾脏累及，出现蛋白尿，24 小时尿蛋白 >0.3g，或晨尿白蛋白与肌酐比值大于 30mg/mmol，或血尿、红细胞管型。以上必要条件加上②～⑤中任意 1 条即可诊断为 IgA 血管炎。

2. 直接免疫荧光检查显示，皮肤小血管炎患者血管壁沉积物的种类是
    A. IgG   B. IgM   C. IgE
    D. IgA   E. C3

【解析】皮肤小血管炎直接免疫病理可见血管壁有 IgG、IgM 和 C3 沉积。

3. 下列疾病中**不属于**血管炎范畴的是
    A. 青斑样血管病
    B. 网状青斑
    C. 色素性紫癜性皮病
    D. Marshall-White 综合征
    E. 暴发性紫癜

【解析】青斑样血管病很少有中性粒细胞浸润与核尘，该病应为血管病变而不是血管炎。生理性网状青斑常为冷暴露之后的生理性血管痉挛，继发性网状青斑可出现血管炎改变。色素性紫癜性皮病是一组以紫癜样皮疹及含铁血黄素沉着为主要表现的慢性毛细血管炎性皮肤病。Marshall-White 综合征是皮肤小血管中静脉淤积后的低氧和高压状态引起血管收缩，或静脉充盈时小血管调节功能失调，导致周围红晕处静脉扩

答案： 21. D
    1. ABCDE   2. ABE   3. ADE

张，淡白斑处静脉收缩。此外，血管收缩物质的释放增加引起皮肤小动脉中的交感神经兴奋，进一步引起血管收缩。暴发性紫癜是一种消耗性血液凝固性疾病，血小板和多种凝血因子耗尽，继发纤溶亢进，导致广泛性出血。

4. 患者，女性，56 岁。双侧手足局部出现潮红、肿胀伴痒、痛 2 年，遇热和运动后可以诱发疾病，冷水浸泡后症状可缓解。患者诊断考虑为红斑肢痛症，应符合的诊断标准包括
   A. 四肢烧灼痛
   B. 温暖加重疼痛
   C. 遇冷缓解疼痛
   D. 皮损为红斑
   E. 患处皮温升高

【解析】红斑肢痛症的诊断目前应用较多的是 1979 年 Thompson 诊断标准：①四肢烧灼痛；②温暖加重疼痛；③遇冷缓解疼痛；④皮损为红斑；⑤患处皮温升高。原发性患者可行 *SCN9A* 基因突变检测确诊。

5. 可由寒冷刺激诱发症状的疾病包括
   A. 红绀症　　　　B. 红斑肢痛症
   C. 肢端发绀症　　D. 冷球蛋白血症
   E. 雷诺现象

【解析】红绀症的病因目前认为是：肥厚脂肪层将下部血液供应的热量与上层皮肤血管隔绝，致使皮肤血管对寒冷刺激更敏感。红斑肢痛症的特点为：高温和运动可以诱发疾病，冷却患处可缓解症状。肢端发绀症是一种以遇冷后手足部皮肤呈对称性、持续性青紫色、湿冷、多汗，温暖后能缓解为特征的疾病。冷球蛋白遇冷沉淀引起高血黏度、红细胞凝集、血栓形成等，从而引发临床症状，如皮肤紫癜、溃疡坏死等。雷诺现

象是一种周围循环疾病，是因血管神经功能紊乱所引起的肢端小动脉痉挛性疾病。在寒冷或情绪紧张等刺激下，突然发生于指/趾小动脉的痉挛，以阵发性四肢肢端（主要是手指）对称的间歇发白、发绀和潮红为其临床特点。

6. 闭塞性动脉硬化症的危险因素包括
   A. 高脂血症　　　　B. 糖尿病
   C. 高血压　　　　　D. 冠心病
   E. 吸烟

【解析】闭塞性动脉硬化症的主要病因是动脉粥样硬化。高脂血症、高密度脂蛋白低下、糖尿病、高血压、肥胖、吸烟、精神紧张、性别、年龄等是其主要危险因素，其中吸烟和下肢闭塞性动脉硬化症的发生明显相关。

7. 关于结节性红斑的描述，正确的是
   A. 是发生于真皮中、小血管的炎症性疾病
   B. 皮损多累及小腿伸侧
   C. 皮损表现为结节、斑块、溃疡
   D. 可伴有发热、肌痛、关节酸痛等前驱症状
   E. 糖皮质激素是一线治疗药物

【解析】结节性红斑是典型的脂肪小叶间隔性脂膜炎；非甾体抗炎药是结节性红斑治疗的一线治疗药物，在没有非甾体抗炎药使用禁忌证的情况下，大多数患者可以用标准剂量的非甾体抗炎药治疗，效果良好。结节性红斑的皮损多为红色结节、斑块，表面光滑，略高出皮面。自觉疼痛或压痛。多不发生溃疡，皮疹消退后无萎缩和瘢痕形成。

8. 皮肤小血管炎的组织病理特点是
   A. 真皮上部小血管为中心的节段性分布的白细胞浸润

答案： 4. ABCDE　5. ACDE　6. ABCE　7. BD　8. ABCDE

B. 可见核尘、核破碎

C. 真皮毛细血管及小血管内皮细胞肿胀、闭塞、纤维蛋白样变性

D. 红细胞外溢

E. 直接免疫病理可见血管壁 IgG、IgM 或 C3 沉积

【解析】皮肤小血管炎为典型的白细胞碎裂性血管炎改变。

9. 下列属于闭塞性动脉硬化症临床特点的是

A. 肢端水肿　　　B. 下肢麻木不适

C. 间歇性跛行　　D. 静息痛

E. 肢端溃疡、坏疽

【解析】闭塞性动脉硬化症是因肢体血液供应不足而产生各种临床表现，早期患者仅表现为轻度麻木不适感。随病情进展可出现间歇性跛行、静息痛、冰冷感、感觉异常、苍白或青紫，动脉搏动减弱或消失。如缺血程度虽轻但持续存在，可引皮肤和皮下脂肪组织萎缩、汗毛脱落、趾甲变形和骨质疏松等。如缺血持续加重可出现肢端溃疡，严重者引起坏疽。

10. 下列关于老年性紫癜的描述，正确的是

A. 长期日光照射可能是其发病的诱发因素

B. 皮肤及皮下组织血管脆性增加导致红细胞外渗

C. 皮肤及皮下组织中毛细血管炎症是其发病的根本原因

D. 皮损区可出现肿胀、皮温升高、疼痛等炎症反应

E. 压脉带试验阳性

【解析】老年性紫癜的发病机制为老年人由于皮肤老化以及暴露部位长期受到日光照射，皮肤下脂肪萎缩，皮肤变薄、松弛，周围小血管失去支持并且脆性增高，轻微外

力下即可导致血管破裂，红细胞外渗，形成紫癜。压脉带试验常呈阳性，利于诊断。皮损的典型表现为 1～4cm 暗紫色瘀斑，可伴表皮破损，皮损区无肿胀、皮温升高、疼痛等炎症反应。

11. 下列可用于 IgA 血管炎的治疗药物包括

A. 抗组胺药　　　B. 糖皮质激素

C. 免疫抑制剂　　D. 非甾体抗炎药

E. 丙种球蛋白

【解析】IgA 血管炎的处理原则有：①该病具有自限性，可在数周或数月内痊愈，治疗上首要积极寻找并去除诱发因素。②单纯累及皮肤者，可用复方芦丁、钙剂、维生素 C、抗组胺药等。③累及肾脏者，可用大剂量糖皮质激素，或与环磷酰胺、环孢素等联合使用。④累及胃肠道者，可用糖皮质激素或麻黄碱，也可静脉注射丙种球蛋白。⑤累及关节者，可用非甾体抗炎药，糖皮质激素对于缓解关节症状有很好的疗效。

12. 经典溃疡型坏疽性脓皮病的诊断标准包括

A. 溃疡边缘的活检病理显示中性粒细胞浸润

B. 患者有炎症性肠病或炎症性关节炎史

C. 溃疡多发，至少 1 处位于胫前

D. 在 4 天内出现丘疹、脓疱或水泡溃烂

E. 在开始免疫抑制药物治疗后 1 个月内溃疡变小

【解析】溃疡型坏疽性脓皮病是一种排除性诊断疾病。经典溃疡型坏疽性脓皮病的诊断标准包括 1 条主要标准和 8 条次要标准。主要标准为：溃疡边缘的活检标本显示中性粒细胞浸润。8 条次要标准为：①排除感染；②同形反应；③患者有炎症性肠病或炎症性关节炎史；④在 4 天内出现

答案：　9. BCDE　10. ABE　11. ABCDE　12. ABCDE

丘疹、脓疱或水疱溃疡；⑤周围红斑，边缘潜行和溃疡部位有压痛；⑥溃疡多发，至少1处位于胫前；⑦愈合的溃疡部位有筛状瘢痕；⑧在开始免疫抑制药物治疗后1个月内溃疡变小。满足主要标准和乙条次要标准可作出诊断。

13. 血栓性静脉炎患者必要的辅助检查包括
    A. 止凝血六项检测
    B. 胸部 CT
    C. 肿瘤标志物检测
    D. 组织病理学检查
    E. 静脉彩超
    【解析】高凝状态、恶性疾病、感染性疾病等均可引起血栓性静脉炎，因此患者应行血液检查，如 D- 二聚体等，以及必要的影像学检查，如彩色超声波、磁共振成像，必要时行 CT 排除肺栓塞。

三、共用题干单选题

（1～3题共用题干）

患者，女性，55 岁。面部、四肢散在分布红色皮疹伴发热5天。查体：体温 38.5℃，面部、四肢散在分布边界清楚的水肿性鲜红色结节、斑块，上覆假性水疱，触痛。

1. 对该患者诊断可能性大的疾病是
    A. 结节性红斑
    B. 多形红斑
    C. 变应性皮肤血管炎
    D. 硬红斑
    E. Sweet 综合征
    【解析】结节性红斑表现为小腿伸侧痛性结节，中青年女性好发，不破溃。多形红斑的皮损是特征性的虹膜状水肿性红斑，红斑中央有水疱、糜烂或结痂，好发于足背、掌跖、面部，对称分布，口腔和生殖器受累

多见。变应性皮肤血管炎主要表现为对称性分布于双小腿的出血性丘疹、结节，有坏死、溃疡和结痂。硬红斑为好发于关节伸侧及手背紫红色或红棕色的丘疹或结节，病程缓慢，反复发作。Sweet 综合征典型皮损是疼痛性的红色丘疹、斑块、结节，分布在头部、颈部、躯干上部和上肢，上覆假性水疱或假性脓疱为其特征。

2. 该疾病的诊断标准**不包括**
    A. 发热，体温 >38℃
    B. 急性发作的典型皮损
    C. 组织病理学表现
    D. 红细胞沉降率 >20mm/h，白细胞 >8.0× 10^9/L，中性粒细胞比例 >70%，C 反应蛋白升高
    E. 伴发自身免疫性疾病
    【解析】Sweet 综合征诊断的主要标准为：①急性发作的典型皮损；②组织病理学表现符合 Sweet 综合征。次要标准为：①发热，体温 >38℃；②伴恶性肿瘤、炎症性肠病或妊娠，前驱有呼吸道或胃肠道感染；③对系统性糖皮质激素或碘化钾治疗反应好；④发病时下述 4 项的实验室检查结果中有 3 项异常（即：红细胞沉降率 >20mm/h，白细胞 >8.0×10^9/L，中性粒细胞比例 >70%，C 反应蛋白升高）。具备 2 条主要标准和 2 条次要标准可确诊。

3. 该患者首选的治疗药物为
    A. 糖皮质激素　　　B. 丙种球蛋白
    C. 环孢素　　　　　D. 氨苯砜
    E. 秋水仙碱
    【解析】Sweet 综合征治疗首选糖皮质激素，泼尼松 0.5～1mg/（kg·d），连续 4～6 周，轻度局部皮损可以外用强效糖皮质激素。

答案：13. ABCE
    1. E　2. E　3. A

（4～6题共用题干）

患者，男性，50岁。左踝及小腿伸侧红色结节2年，有触痛。患者既往有乙型病毒性肝炎病史20年。查体：左侧踝部及小腿可见成群分布的紫红色结节，部分结节中央破溃、结痂，结节沿血管走向分布，触痛明显。

4. 对该患者最可能的诊断是

　　A. 孢子丝菌病　　　B. 巨细胞动脉炎

　　C. 血栓性静脉炎　　D. 结节性多动脉炎

　　E. 结节性红斑

【解析】孢子丝菌病表现为四肢远端皮下结节，进而皮肤表面呈紫红色，中心坏死形成溃疡，有稀薄脓液或覆有厚痂，数天乃至数周后，沿淋巴管向心性出现新结节。巨细胞动脉炎常累及主动脉颅外分支，颞动脉常见。血栓性静脉炎通常发生在腿部静脉，炎症区局部皮肤温度升高，出现充血性红斑和局限性水肿，但大多并不明显，经1～2周后逐渐消退，疼痛缓解。结节性多动脉炎表现为沿血管分布的皮下结节，单个或成群分布，是最有诊断价值的皮损，常见于下肢，尤其膝下、小腿伸侧和足背，皮损可持续数年。结节性红斑表现为小腿伸侧痛性结节，中青年女性好发，不破溃。

5. 最能反映该病活动的实验室指标为

　　A. 红细胞沉降率

　　B. C 反应蛋白

　　C. ANA 滴度

　　D. 补体水平（C3 和 C4）

　　E. 乙型肝炎病毒 DNA

【解析】C 反应蛋白水平与疾病活动呈正相关。

6. 患者入院后检查发现患者 Cr 140μmol/L，BUN 8.5mmol/L，GFR 60ml/（min·1.73m²）。

该患者治疗方案应选择

　　A. 中等剂量糖皮质激素

　　B. 糖皮质激素＋免疫抑制剂

　　C. 英夫利西单抗

　　D. 血浆置换

　　E. 丙种球蛋白

【解析】结节性多动脉炎伴有肾功能不全、局部缺血性疾病、有症状的动脉狭窄或有动脉瘤的证据，应采用糖皮质激素联合另一种免疫抑制剂，如环磷酰胺等。

（7～9题共用题干）

患者，男性，25岁。打篮球摔倒后，摔倒部位出现皮下出血，后面积迅速增大，部分皮疹中央可见大疱及坏死，触痛阳性，伴畏寒、高热。患者既往1周前曾有咳嗽、咽痛等不适，现已好转。

7. 对该患者最可能的诊断为

　　A. 过敏性紫癜

　　B. 特发性血小板减少性紫癜

　　C. 暴发性紫癜

　　D. 中毒性紫癜

　　E. 湿疹样紫癜

【解析】过敏性紫癜90%的患者为10岁以下儿童，好发于四肢伸侧，瘀斑呈对称分布，亦可累及臀部、躯干及面部。特发性血小板减少性紫癜好发于2～6岁儿童，常在病毒感染后2周起病，起病突然，皮肤和黏膜广泛性严重出血，多为全身性，呈对称性分布，多伴其他部位出血，如牙龈出血、鼻出血等。暴发性紫癜的特征是突然发生的、广泛性的触痛性瘀斑，全身症状严重，病因不明，但多与感染相关，符合该病例的特点。中毒性紫癜一般发病前有接触、吸入毒物或用药史。湿疹样紫癜的特点为发病迅速，进行性色素性紫癜样皮疹广泛分布且伴剧烈瘙痒。

答案：　4. D　5. B　6. B　7. C

8. 该病的特点**不包括**
   A. 血小板和多种凝血因子耗尽
   B. 先天性蛋白C和蛋白S缺乏
   C. 血小板功能障碍
   D. 纤溶亢进
   E. 感染后发生

【解析】先天性蛋白C和蛋白S缺乏导致体内缺乏天然抗凝物，感染后发生暴发性紫癜。该病是一种消耗性血液凝固性疾病，血小板和多种凝血因子耗尽，继发纤溶亢进，导致广泛性出血。与血小板功能障碍无关。

9. 关于该病，下列治疗方法中**不正确**的是
   A. 确诊后立即输注新鲜冰冻血浆
   B. 出现弥散性血管内凝血时，用肝素静滴
   C. 积极处理原发病，抗生素控制感染
   D. 定期输注血小板或新鲜血液
   E. 补充浓缩蛋白C和重组活化蛋白C

【解析】暴发性紫癜的治疗原则为：积极治疗原发疾病，抗生素控制感染，加强对症支持治疗。治疗方法为：确诊后立即输注新鲜冰冻血浆。蛋白C缺乏者补充浓缩蛋白C和重组活化蛋白C，直至皮损痊愈。出现弥散性血管内凝血时，用肝素静滴，进行血小板和凝血因子置换。出现皮肤坏疽时可用高压氧、局部清创，注意抗感染，严重者应截肢。其他可用糖皮质激素、低分子右旋糖酐等治疗。

（10～12题共用题干）

患者，男性，60岁。行走后出现间歇性左侧下肢疼痛2年，加重1个月。左侧下肢疼痛呈持续性，夜间更为明显。查体：左下肢皮肤颜色发青，皮温偏低，感觉迟钝，左足背动脉搏动减弱，未见明显皮疹。

10. 对该患者诊断为
    A. 肢端发绀症
    B. 闭塞性动脉硬化症
    C. 闭塞性血栓性脉管炎
    D. 红斑肢痛症
    E. 雷诺病

【解析】肢端发绀症是一种以遇冷后手足部皮肤呈对称性、持续性青紫色、湿冷、多汗，温暖后能缓解为特征的疾病，好发于青年女性。闭塞性动脉硬化症好发于髂股动脉、锁骨下动脉，好发于中老年人，间歇性跛行及静息痛是其主要临床表现；患肢会出现冰冷感、感觉异常、肤色苍白或青紫，动脉搏动减弱或消失。闭塞性血栓性脉管炎多发生于年轻吸烟患者，以侵及四肢远端动脉多见，患肢呈缺血表现。红斑肢痛症的临床特征为肢端间歇性烧灼样疼痛、红斑及温度升高，抬高患肢或遇冷时症状减轻。雷诺病又称肢端血管痉挛症，遇冷或情绪紧张时发作，呈阵发性。

11. 患者最可能出现的辅助检查**异常**为
    A. 高脂血症
    B. 肌酶升高
    C. B超提示患肢静脉血栓
    D. 血白细胞计数增高
    E. 类风湿因子升高

【解析】闭塞性动脉硬化症主要病因是动脉粥样硬化，高脂血症是其主要原因。

12. 该病的治疗原则**不包括**
    A. 控制危险因素
    B. 注意保暖
    C. 避免外伤
    D. 减轻体重
    E. 加强患肢运动

【解析】闭塞性动脉硬化症治疗原则为：控制危险因素，注意保暖，避免外伤，减轻体重，戒烟。

答案： 8. C 9. D 10. B 11. A 12. E

（13～16题共用题干）

患者，男性，65岁。全身皮肤泛发瘀点、瘀斑3天，口腔糜烂、出血伴发热2天。1周前因咳嗽、咽痛服用阿莫西林、氨溴索口服液等药物5天。患者无腹痛、关节痛等不适。体格检查：T 38.5℃，急性病容，全身尤以头、面、躯干皮肤为主的广泛密集分布的瘀点、瘀斑，压之不褪色；口腔黏膜可见多发血疱、糜烂、渗血。

13. 对该患者可能的诊断为
    A. 过敏性紫癜
    B. 暴发性紫癜
    C. 特发性血小板减少性紫癜
    D. 湿疹样紫癜
    E. 中毒性紫癜

【解析】过敏性紫癜好发于儿童，皮损好发于四肢伸侧，对称分布。暴发性紫癜表现为四肢外伤或受压部位突然出现形状不规则的瘀斑。特发性血小板减少性紫癜的急性型多见于2～6岁儿童，慢性型病程迁延，可持续或反复发作，一般无发热、急性病容等表现。湿疹样紫癜以起病迅速、广泛分布且伴剧烈瘙痒的紫癜为特征，全身症状少见。中毒性紫癜是由于化学物质或药物经各种途径进入体内后引起体内血小板减少或功能障碍，或凝血功能障碍、毛细血管损伤，从而出现皮肤表现。

14. 患者入院后检查血小板为30×10^9/L，结合其临床表现，最可能的发病机制是
    A. 药物所致免疫性血小板减少
    B. 药物所致非免疫性血小板减少
    C. 药物所致骨髓抑制
    D. 药物所致血管损伤
    E. 药物所致凝血因子减少

【解析】中毒性紫癜亦称药物性紫癜，是由药物所致的免疫性血小板减少，发病有一定潜伏期，多为急性发病，临床症状较严重，除皮肤损害外常有口腔甚至消化道出血，可伴发热、全身不适等。其他发病机制所致的中毒性紫癜一般症状较轻，发病较缓慢。

15. 如果患者出现面色苍白、酱油色尿，考虑并发症为
    A. 胃肠道   B. 泌尿道出血
    C. 溶血性贫血 D. 肺出血
    E. 颅内出血

【解析】中毒性紫癜患者严重者可迅速出现胃肠道和泌尿道出血，甚至致死性颅内出血及肺出血。可伴发溶血性贫血和多种神经精神症状。根据患者面色苍白、酱油色尿临床表现，考虑患者存在溶血性贫血。

16. 如患者诊断为中毒性紫癜，治疗首选
    A. 应用糖皮质激素
    B. 应用免疫抑制剂
    C. 血浆置换
    D. 静脉注射免疫球蛋白
    E. 应用生物制剂

【解析】中毒性紫癜首选用糖皮质激素治疗，治疗6个月以上无效者或需大剂量糖皮质激素维持者可采取脾切除术。疗效仍不佳者，可用免疫抑制剂、血浆置换、静脉注射免疫球蛋白、生物制剂治疗。

（17～20题共用题干）

患者，女性，40岁。双下肢红斑、结节伴疼痛2周。2周前双下肢突然出现多个水肿性红斑、丘疹，伴轻微灼痛感，逐渐发展为黄豆大小的疼痛性结节；静脉注射青霉素2天，症状无改善，皮疹逐渐增多、增大。无家族性及遗传性疾病史，无药物及食物过敏史。

答案： 13. E 14. A 15. C 16. A

17. 如该患者皮损组织病理学检查示：真皮毛细血管及小血管内皮细胞肿胀、闭塞，红细胞外溢，中性粒细胞浸润伴核碎裂。直接免疫病理可见血管壁有IgG、IgM和C3沉积。对该患者诊断为
    A. 结节性红斑　　　B. 白塞病
    C. 皮肤小血管炎　　D. 结节性多动脉炎
    E. 硬红斑

【解析】患者组织病理提示为真皮小血管炎症改变，血管壁有IgG、IgM和C3沉积是皮肤小血管炎免疫标志物。

18. 继续追问患者病史，患者既往反复口腔溃疡2年，其间曾出现1次外阴溃疡，下列检查中对诊断最有意义的是
    A. 压脉带试验阳性
    B. 红细胞皮内试验阳性
    C. 毛细血管脆性试验阳性
    D. 针刺试验阳性
    E. PPD试验阳性

【解析】根据患者反复口腔溃疡病史，考虑患者白塞病的可能性大，针刺试验阳性具有诊断意义。

19. 如患者既往2个月前曾诊断为鼻窦炎。患者入院后完善相关检查：ESR、CRP升高，PR3-ANCA（+）；血、尿常规、肝、肾功能等未见明显异常；胸部X线片提示不规则的浸润或结节；皮肤活检提示肉芽肿性炎症。消化、呼吸、泌尿系统检查无明显异常。该患者首选的治疗方案为
    A. 糖皮质激素
    B. 糖皮质激素+环磷酰胺（冲击）
    C. 甲氧苄啶+磺胺甲基异噁唑
    D. 糖皮质激素+环磷酰胺+血浆置换
    E. 吗替麦考酚酯+静脉注射免疫球蛋白

【解析】患者的病史及实验室检查，符合Wegener肉芽肿诊断。诊断Wegener肉芽肿常用的是1990年美国风湿病学会的标准，满足以下4条中的2条即可诊断：①鼻或口腔炎症；②胸片异常；③尿沉渣异常，表现为镜下血尿伴或不伴红细胞管型；④活检提示肉芽肿性炎症。该病的一线治疗方案是糖皮质激素+环磷酰胺（冲击）。

20. 如患者双下肢丘疹、结节逐渐增大呈浸润性斑块，以小腿屈侧为重，沿血管走行分布，组织病理示：脂肪小叶和间隔广泛炎细胞浸润，皮下中、小肌性动脉血管全层中性粒细胞浸润。对该患者诊断为
    A. 皮肤小血管炎
    B. 结节性血管炎
    C. 结节性红斑
    D. 结节性多动脉炎
    E. 肉芽肿性多血管炎

【解析】结节性小血管炎的典型病理表现为真皮上部以小血管为中心的、节段性分布的白细胞碎裂性血管炎。结节性血管炎主要表现为小叶性脂膜炎，与题干相符。结节性红斑多发生于小腿伸侧，皮疹颜色较红，疼痛较重，组织病理为间隔性脂膜炎。结节性多动脉炎表现为显著的血管壁纤维素样坏死，而血管周围脂肪组织炎症不明显。肉芽肿性多血管炎最常见的损害是发生于下垂部位的可触及性紫癜，也可见皮下结节、丘疹坏死性损害等，病理表现为白细胞碎裂性血管炎和/或肉芽肿性炎症。

（21～24题共用题干）

患者，女性，32岁。双小腿反复发生瘀点6年，既往史无特殊，无药物及食物过敏史。

答案：　17. C　18. D　19. B　20. B

21. 如果查体发现患者双小腿对称分布环状排列的毛细血管扩张和瘀点，伴有轻度色素沉着。临床诊断考虑可能性大的疾病是
   A. 进行性色素性紫癜性皮炎
   B. 过敏性紫癜
   C. Magocchi病
   D. 湿疹样紫癜
   E. 淤积性紫癜

   【解析】Magocchi病也称毛细血管扩张性环状紫癜，典型皮损为由毛细血管扩张和瘀点构成的环状或多环状斑，轻度色素沉着，对称分布于双小腿；多见于女性，任何年龄可以发病。湿疹样紫癜的皮损为边界清楚的点状红斑及紫癜性斑疹，合并苔藓样变，伴剧烈瘙痒。进行性色素性紫癜性皮炎初起皮损为针尖大小的红色瘀点，密集成片，逐渐扩大，颜色转变为黄褐色，新发瘀点似辣椒粉撒布其中。过敏性紫癜典型皮损为可触性紫癜。淤积性紫癜多见于男性，皮损为静脉曲张部位的细小紫癜性斑疹，融合成不规则斑片，常伴踝部水肿。

22. 如果询问病史发现患者皮损多在轻度外伤、应激后发生，初发为丘疹、红斑，伴灼热、痒痛感，1~2天后发展为疼痛性瘀点、瘀斑，可伴有头痛、晕厥、关节痛等全身症状。则临床诊断考虑可能性大的疾病是
   A. 进行性色素性紫癜性皮肤病
   B. 血管内压增高性紫癜
   C. 痛性挫伤综合征
   D. 红斑肢痛症
   E. 暴发性紫癜

   【解析】血管内压增高性紫癜与毛细血管、小血管内压力骤然增高有关，多见于儿童，皮损常发生于面部。红斑肢痛症表现为

双侧手足局部出现潮红、肿胀、灼热、出汗，开始呈轻微烧灼或瘙痒感，后呈阵发性灼痛或跳痛。暴发性紫癜以突然发生的、广泛性的触痛性瘀斑为特征，全身症状严重、。

23. 如果查体发现患者皮损除瘀点外，还可见散在红斑、溃疡和结节，遗留白色萎缩瘢痕，周边有毛细血管扩张和网状青斑，伴局部刺痛感。为明确诊断需要进一步检查的项目**不包括**
   A. 血常规，凝血功能，检测冷球蛋白、同型半胱氨酸、抗核抗体和抗心磷脂抗体
   B. 组织病理检查有助于明确诊断
   C. 应进行手术活检而不是环钻活检
   D. 建议从病灶的红斑区域取材
   E. 丙型病毒性肝炎检查

   【解析】根据本题临床表现需考虑青斑样血管病和网状青斑等，建议从病灶的白色区域取活检，见血管壁增厚，管腔内有血栓形成等可进一步明确诊断。

24. 患者皮损组织病理检查示：表皮局部坏死、溃疡、萎缩；真皮浅层血管增生、管壁增厚，部分血管壁可见玻璃样变性及淋巴细胞浸润，管腔狭窄，管腔内可见纤维蛋白栓塞和血栓形成。真皮浅层可见血管外红细胞及淋巴细胞浸润。直接免疫荧光检查血管壁上纤维蛋白、C3和IgM沉积。结合临床，对该患者诊断为
   A. 青斑样血管病
   B. 高球蛋白血症性紫癜
   C. 网状青斑
   D. 恶性萎缩性丘疹病
   E. 肉芽肿性多血管炎

   【解析】青斑样血管病无真正血管炎表

答案：　21. C　22. C　23. D　24. A

现，组织病理特点为表皮局部坏死、萎缩或轻度增厚；真皮浅层血管增生，管壁增厚，部分血管壁可见玻璃样变性及淋巴细胞浸润和核尘，管腔狭窄，管腔内可见纤维蛋白栓塞和血栓形成，血栓典型者 PAS 染色阳性，可见管壁有纤维素沉积。真皮浅层可见血管外红细胞及淋巴细胞浸润。常在血管壁上发现有纤维蛋白、C3 和 IgM。

四、案例分析题

【案例1】患者，男性，40 岁。反复口腔溃疡 5 年、外生殖器溃疡 1 年，外生殖器溃疡再发 3 天。患者自述近 5 年口腔溃疡反复发作，伴疼痛，随时间推移逐渐加重；疼痛性外生殖器溃疡 1 年来亦反复发作，5 天前再发。体格检查：T 36.2℃，R 20 次/min，P 80 次/min，BP 110/80mmHg，神志清楚，正常面容，呼吸、循环系统体检无异常。查体：舌缘、软腭、上唇散在分布米粒至黄豆大小圆形溃疡，边缘清楚，深浅不一，溃疡底部有黄色覆盖物，冠状沟附近可见一处蚕豆大小深在溃疡，边界清，表面潮湿。

第 1 问：根据患者症状和特征，诊断前需要完善的检查包括

A. 血常规、尿常规、大便常规、肝肾功能、CRP、血沉、循环免疫复合物

B. 血清自身免疫抗体检查

C. 组织病理学检查

D. 眼底检查

E. 胃肠镜检查

F. 针刺试验

G. 梅毒血清学检查

H. 毛细血管脆性试验

【解析】根据病史和体征，患者考虑白塞病可能性大，需排外合并一期梅毒及具有口腔损害的自身免疫性大疱性皮肤病，三大常规、肝肾功能、CRP、血沉等有助于了解患

者健康状况。ANA、ENA 谱、组织病理学检查、TPPA、TRUST + 滴度、针刺试验有助于疾病的确诊，白塞病患者可能合并眼损害及消化道损害，应完善眼科检查及胃肠镜检查。

第 2 问：患者阴茎皮肤组织病理检查示真皮和皮下组织白细胞碎裂性血管炎表现；针刺试验阳性。余检查未见明显异常。该患者诊断为

A. 一期梅毒　　　　B. 白塞病

C. 天疱疮　　　　　D. Wegener 肉芽肿

E. 皮肤小血管炎　　F. 维生素 B$_2$ 缺乏

【解析】根据 1990 年国际白塞病协作组提出的诊断标准，患者满足必要条件复发性口腔溃疡，次要条件复发性生殖器溃疡和针刺试验阳性，诊断：白塞病（不全型）。

第 3 问：患者行眼科检查可能发现的病变包括

A. 葡萄膜炎　　　　B. 玻璃体病变

C. 视网膜血管炎　　D. 角膜溃疡

E. 视神经萎缩　　　F. 虹膜睫状体炎

G. 前房积脓

【解析】眼部损害主要为虹膜睫状体炎、前房积脓、结膜炎、角膜炎、脉络膜炎、视神经乳头炎、视神经萎缩及玻璃体病变等，常导致青光眼、白内障和失明。

第 4 问：患者无系统受累表现，治疗上可选择的药物是

A. 秋水仙碱　　　　B. 阿普斯特

C. 糖皮质激素　　　D. 硫唑嘌呤

E. 环磷酰胺　　　　F. 环孢素

G. 氨苯砜　　　　　H. 沙利度胺

I. 甲氨蝶呤

【解析】如患者仅表现为皮肤黏膜受累，可给予秋水仙碱 0.6mg，口服，每天 3 次；氨

答案：【案例1】 1. ABCDEFG　2. B　3. ABCEFG　4. ABCGH

苯砜 50～150mg，口服，每天 1 次；阿普斯特 30mg，口服，每天 2 次治疗，外用、吸入或皮损内注射糖皮质激素，利多卡因，硫糖铝外用有助于缓解白塞病症状，当病情严重时，可加用沙利度胺 50～150mg，口服，每晚 1 次；干扰素 α-2a 3～9×10^{6}IU，皮下注射，每周 3 次；肿瘤坏死因子 α 抑制剂依那西普，50～100mg，皮下注射，每周 1 次；泼尼松 40～80mg，口服，每天 1 次；甲氨蝶呤 2.5～25mg 口服 / 肌内注射，每周 1 次治疗。

【案例 2】患者，男性，35 岁。左下肢红斑、结节伴疼痛 6 天，发热 1 天。自述 6 天前无明显诱因出现左小腿红斑，轻度压痛；红斑蔓延，迅速发展至左大腿，可摸及多个疼痛性结节；1 天前出现低热（37.5℃）、全身不适。患者因腰椎压缩性骨折卧床 1 个月余，有 12 年吸烟史；否认手术外伤史等。查体：T 37.2℃，R 20 次 / 分，P 80 次 / 分，BP 110/80mmHg，神志清楚，正常面容，呼吸、循环系统体检无异常。左下肢有边界不清的片状淡红斑，皮温正常，可扪及条索状排列的多个皮下卵圆形结节，轻压痛。左足背动脉搏动无减弱，左下肢无水肿、静脉曲张表现，左腹股沟未扪及淋巴结肿大。

第 1 问：根据上述症状和特征，对该患者最可能诊断是

- A. 蜂窝织炎
- B. 丹毒
- C. 闭塞性血栓性脉管炎
- D. 血栓性静脉炎
- E. 闭塞性动脉硬化症
- F. 红绀症

【解析】血栓性静脉炎是一种因静脉管腔内血栓形成而引起的静脉管壁急性炎症性疾病，可能是静脉管壁的炎症或者损伤。患者一般有卧床和吸烟史，急性发病，皮损

发生于下肢静脉，为沿大隐静脉走向的红斑和多个皮下卵圆形结节，局部压痛。患者左足背动脉搏动无减弱，左下肢无水肿、静脉曲张表现，左腹股沟未扪及淋巴结肿大，临床诊断血栓性静脉炎的可能性大。

第 2 问：除上述症状和特征外，下列可用于鉴别诊断的体格检查包括

- A. 左下肢皮肤缺血情况检查，如皮肤温度、颜色、动脉搏动等
- B. Buerger 试验
- C. Allen 试验
- D. 神经阻滞试验
- E. 毛细血管脆性试验
- F. Auspitz 征试验

【解析】患者是否存在皮肤红、肿、热、痛情况，有助于与皮肤感染鉴别；有无动脉痉挛、肢体苍白发冷、脉搏减弱等，可与动脉炎或小动脉炎鉴别；若可扪及条索状沿静脉走向的多个皮下卵圆形结节，无肢体水肿，可与深静脉血栓鉴别；Buerger 试验、Allen 试验、神经阻滞试验等有助于了解肢体等缺血情况；毛细血管脆性试验有助于了解血管脆性情况。

第 3 问：下列可用于鉴别诊断的辅助检查包括

- A. 血常规
- B. C 反应蛋白检测
- C. D- 二聚体检测
- D. 彩色多普勒
- E. 磁共振成像
- F. 数字减影血管造影
- G. 肺部 CT

【解析】血常规、C 反应蛋白检测有助于与皮肤感染鉴别；D- 二聚体检测可反映血栓情况；多普勒超声检查可直观了解患肢

答案：【案例 2】　1. D　2. ABCDE　3. ABCDEFG

血管病变范围和程度；数字减影血管造影是判断血管病变的"金标准"；磁共振血管成像可显示患肢动、静脉的病变节段及狭窄程度；肺部 CT 有助于排除肺栓塞。

第 4 问：下列适合于该病的处理措施包括
  A. 适当锻炼
  B. 戒烟
  C. 抬高患肢，注意保暖
  D. 给予止痛药和局部止痛治疗
  E. 抗生素治疗
  F. 抗凝治疗
  G. 通过静脉药物刺激引起者，应更换治疗药物或者改变给药途径
  H. 应用糖皮质激素

【解析】长期卧床、吸烟是该病的诱因，因此应建议患者戒烟并适当锻炼；抬高患肢、保暖有助于该病的恢复；止痛药和局部止痛治疗是对症治疗；有感染灶者可予抗生素治疗；通过静脉药物刺激引起的患者，可更换治疗药物或者改变给药途径，同时加用地塞米松或氢化可的松治疗；合并深静脉栓塞或肺栓塞，应作抗凝治疗。

【案例 3】患者，女性，50 岁。双下肢多个脓疱、溃疡伴疼痛 6 个月。患者 6 个月前发现双下肢散在丘疹、脓疱，很快形成大小不等的疼痛性溃疡，不断呈远心性扩大，有脓液，伴双下肢肌肉酸痛，无发热、关节痛等。皮肤科查体：双下肢多个大小不等的深在溃疡，溃疡边缘为紫红色、水肿斑块，周围有紫红色丘疹，溃疡底部有脓性分泌物和坏死组织。

第 1 问：对该患者最可能的诊断为
  A. 白塞病
  B. 孢子丝菌病
  C. 皮肤小血管炎
  D. 结节性多动脉炎
  E. 坏疽性脓皮病
  F. 结节性血管炎

【解析】白塞病的首发症状通常为反复发作的口腔溃疡，皮肤表现指端和面部的无菌性脓疱、紫癜样丘疹，也可出现脂膜炎样皮损。孢子丝菌病表现为四肢远端单个皮下结节，进而皮肤表面呈紫红色，中心坏死形成溃疡，有稀薄脓液或覆有厚痂，数天乃至数周后，沿淋巴管向心性出现新结节。皮肤小血管炎的特征性表现是可触及性紫癜，其上可发生大疱、血疱、坏死及溃疡，可发展为真皮结节；可伴发热及游走性关节疼痛，一般无肌痛表现。结节性多动脉炎为沿血管分布的皮下结节，单个或成群分布，常见于下肢，尤其是膝下、小腿伸侧和足背。坏疽性脓皮病的经典皮损初起为小而软的红蓝色丘疹、斑块或脓疱，进展成具有特征性紫红色、潜行性扩展边缘的疼痛性溃疡，溃疡底可能有肉芽组织、坏死组织或脓性渗出物；可伴发热、肌痛和关节痛等不适。结节性血管炎的皮疹为暗红色的皮下结节或较大浸润性斑块，伴疼痛感和压痛；好发于下肢尤其是小腿屈侧，亦可发生在大腿和其他部位，沿血管走行分布，常不对称；皮疹 2~4 周后消退，遗留纤维性结节，部分破溃留下萎缩性瘢痕。

第 2 问：该病最常见的伴发疾病为
  A. 恶性肿瘤   B. 白血病
  C. 自身免疫病   D. 炎症性肠病
  E. 感染性疾病   F. 外伤

【解析】33%~50% 的坏疽性脓皮病患者伴有经典的基础疾病，最常见的基础疾病是炎症性肠病，血液系统恶性肿瘤与单克隆丙种球蛋白血病、内脏恶性肿瘤、痤疮等也与其相关，外伤是该病的重要诱因。

答案： 4. ABCDEFGH 　【案例 3】 1. E 　2. D

第3问：该病的诊断标准包括

A. 活检标本显示中性粒细胞浸润

B. 同形反应

C. 患者有炎症性肠病或炎症性关节炎史

D. 皮损组织进行细菌或真菌等病原体培养阳性

E. 溃疡多发，至少1处位于胫前

F. 免疫抑制药物治疗后1个月内溃疡变小

G. 愈合的溃疡部位有筛状瘢痕

H. 病理提示白细胞碎裂性血管炎

第4问：可用于该病的治疗方法包括

A. 应用抗组胺药

B. 局部外用强效糖皮质激素

C. 系统应用糖皮质激素

D. 应用抗原发感染药物

E. 联合应用免疫抑制剂，如环孢素、他克莫司等

F. 应用TNF-a单克隆抗体

G. 静脉注射免疫球蛋白

H. 血浆置换

【解析】坏疽性脓皮病的治疗方法包括：①局部治疗，对于较小的皮损可局部外用强效糖皮质激素、糖皮质激素局部封包治疗和局部外用他克莫司。②应用糖皮质激素和免疫抑制剂，对于有更严重的病变或对简单的治疗方法无反应的患者，通常需要系统治疗，糖皮质激素是最常用且最主要的治疗方法。单独应用泼尼松或与环孢素联合应用均可获得较好疗效。其他免疫抑制剂有吗替麦考酚酯、他克莫司、甲氨蝶呤等。③氨苯砜，150~200mg/d口服，适用于慢性病例。④生物制剂，越来越多的证据表明抗肿瘤坏死因子a疗法优于口服泼尼松。有报道使用英夫利西单抗或阿达木单抗的患者在4~8周后完全治愈。联合英夫利西单抗与硫唑嘌呤可治疗全身性坏疽性脓皮病合并溃疡型结肠炎患者。静脉注射免疫球蛋白也有效。

答案： 3. ABCEFG 4. BCEFG

第十八章 大疱性皮肤病及无菌性脓疱病

一、单选题

1. 天疱疮抗体的靶抗原成分位于
   A. 基底膜带
   B. 半桥粒
   C. 桥粒
   D. 致密层
   E. 锚斑

2. 天疱疮中最常见的临床类型是
   A. 副肿瘤性天疱疮
   B. 增殖型天疱疮
   C. 寻常型天疱疮
   D. 红斑型天疱疮
   E. 落叶型天疱疮
   【解析】寻常型是天疱疮最常见也是病情相对比较严重的临床类型。

3. 天疱疮中预后最差的临床类型是
   A. 寻常型天疱疮
   B. 增殖型天疱疮
   C. 药物性天疱疮
   D. 红斑型天疱疮
   E. 落叶型天疱疮

4. 落叶型天疱疮的良性型是
   A. 大疱性类天疱疮
   B. 疱疹样天疱疮
   C. 寻常型天疱疮
   D. 红斑型天疱疮
   E. 增殖型天疱疮

5. 大疱性类天疱疮的水疱位于
   A. 角质层下
   B. 棘层
   C. 颗粒层
   D. 表皮下
   E. 基底层上方

6. 下列关于大疱性类天疱疮的描述，**不正确**的是
   A. 疱壁较厚，不易破裂
   B. 皮损为正常皮肤或红斑基础上的紧张性大疱
   C. 尼氏征阳性
   D. 常伴有瘙痒
   E. 好发于 50 岁以上的中老年人
   【解析】大疱性类天疱疮是一种好发于中老年人的自身免疫性表皮下大疱病。主要特征是疱壁厚、紧张不易破的大疱，尼氏征阴性，组织病理为表皮下大疱，免疫病理显示基底膜带 IgG 和／或 C3 沉积，血清中存在针对基底膜带成分的自身抗体。

7. 我国副肿瘤性天疱疮伴发肿瘤最常见的是
   A. 乳腺癌
   B. 肺癌
   C. 宫颈癌
   D. 巨大淋巴结增生症
   E. 甲状腺癌
   【解析】副肿瘤性天疱疮（PNP）多与来源于淋巴系统的肿瘤有关，巨大淋巴结增生症（Castleman 病）是我国 PNP 患者最常见

答案： 1. C 2. C 3. A 4. E 5. D 6. C 7. D

伴发肿瘤,其他为乳腺癌、肺癌、宫颈癌等,病情较重,对糖皮质激素反应性较差。

8. 下列关于黏膜类天疱疮的临床特征,描述**不正确**的是
   A. 多累及鼻、眼、咽喉、尿道口等处黏膜
   B. 皮疹处红斑、糜烂,愈合留有瘢痕
   C. 好发于中老年人
   D. 皮损类似天疱疮
   E. 累及眼部可引起失明
   【解析】黏膜类天疱疮主要侵犯黏膜,尤其眼结合膜,水疱消退后留下永久性瘢痕,可能是类天疱疮的一个亚型。该病好发于中老年人,显著特点是黏膜或口腔部位皮肤复发性水疱,后形成瘢痕。水疱的出现伴有疼痛不适,而瘢痕形成可无任何先驱症状。

9. 线状 IgA 大疱性皮病首选的治疗方法是
   A. 口服氨苯砜
   B. 系统使用糖皮质激素
   C. 系统使用免疫抑制剂
   D. 口服伊曲康唑
   E. 少量多次输血

10. 天疱疮治疗的关键措施是
    A. 预防和纠正低蛋白血症
    B. 应用抗生素
    C. 大剂量静脉注射免疫球蛋白
    D. 血浆置换
    E. 合理应用糖皮质激素及免疫抑制剂
    【解析】糖皮质激素是目前治疗天疱疮最有效的药物,确诊后应首选此类药物;用药原则是足量控制病情,逐渐规律减量,最小剂量维持。

11. 类天疱疮患者外周血中抗 BP230 抗体滴度与病情的关系是

A. 无关
B. 显著相关
C. 呈正相关
D. 呈负相关
E. 轻度相关

12. 副肿瘤性天疱疮的临床特点**不包括**
    A. 黏膜损害轻
    B. 皮损呈多形性
    C. 伴发肿瘤多来源于淋巴系统的肿瘤
    D. 病情重
    E. 对糖皮质激素反应较差
    【解析】副肿瘤性天疱疮最常见的症状为口腔及唇部黏膜重度糜烂、出血,还可出现扁平苔藓、多形红斑样皮损及肢端角化等。

13. IgA 型天疱疮的特点**不包括**
    A. 多见于中老年女性
    B. 四肢伸侧好发
    C. 伴瘙痒
    D. 尼氏征阴性
    E. 棘细胞间沉积的免疫球蛋白为 IgA 型
    【解析】IgA 型天疱疮多见于中老年女性,好发于皮肤皱褶部位,皮损为红斑基础上的瘙痒性水疱或脓疱,尼氏征多为阴性,棘细胞间沉积的免疫球蛋白和外周血检测到的抗表皮棘细胞间成分抗体类型均为 IgA 型。

14. 关于天疱疮抗体的描述,**不正确**的是
    A. 为抗基底膜带抗体
    B. 为抗角质形成细胞间成分抗体
    C. 主要是 IgG 型
    D. 抗体滴度与病情轻重程度平行
    E. 可作为判断疾病严重程度的指标之一
    【解析】各型天疱疮患者血液循环中均存在抗角质形成细胞间成分的抗体,即天疱疮抗体,包括抗 Dsg1 抗体和抗 Dsg3 抗体,其滴度与病情活动程度平行。

答案: 8. D　9. A　10. E　11. A　12. A　13. B　14. A

15. 天疱疮患者血液循环中自身抗体主要针对
    A. 基底膜带
    B. 桥粒
    C. 半桥粒
    D. 真皮胶原纤维
    E. 致密层

16. 对氨苯砜治疗效果**不好**的疾病是
    A. 疱疹样天疱疮
    B. IgA 型天疱疮
    C. 副肿瘤性天疱疮
    D. 大疱性类天疱疮
    E. 麻风

17. 引起天疱疮患者死亡的主要原因是
    A. 感染
    B. 恶病质
    C. 低蛋白血症
    D. 水、电解质平衡紊乱
    E. 贫血

【解析】天疱疮合并细菌感染者常见，由于长期应用糖皮质激素，合并真菌感染亦多见，是天疱疮死亡的原因之一，应及时选用有效的抗生素或抗真菌药。

18. 天疱疮可能引起的并发症通常**不包括**
    A. 肺部感染
    B. 电解质紊乱
    C. 眼部瘢痕形成，导致失明
    D. 败血症
    E. 低蛋白血症

【解析】天疱疮死亡原因多为长期、大剂量应用糖皮质激素等免疫抑制剂后引起的感染等并发症及多脏器衰竭，也可因病情持续发展导致大量体液丢失、低蛋白血症、恶病质而危及生命。

19. 大疱性类天疱疮的水疱特点**不包括**
    A. 疱壁厚　　　　B. 水疱松弛
    C. 尼氏征阴性　　D. 不易破裂
    E. 浆液或血性

【解析】大疱性类天疱疮的皮损特点是张力性、厚壁水疱、大疱、血疱、糜烂和结痂，发生于水肿性红斑或正常皮肤基础上，尼氏征阴性，瘙痒剧烈。

20. 通常大多数患者首发症状表现为口腔糜烂的天疱疮临床类型是
    A. 红斑型　　　　B. 落叶型
    C. 增殖型　　　　D. 寻常型
    E. IgA 型

【解析】大约 60%～70% 的寻常型天疱疮患者初发症状为口腔黏膜水疱和糜烂，4～6 个月后方出现皮肤损害。

21. 疱疹样脓疱病患者常出现的电解质紊乱是
    A. 高钾血症　　　B. 高钠血症
    C. 低钾血症　　　D. 低钠血症
    E. 低钙血症

22. 下列关于疱疹样天疱疮的描述，**错误**的是
    A. 皮肤损害类似疱疹样皮炎
    B. 组织病理表现为嗜碱性粒细胞浸润和海绵形成
    C. 免疫病理学检查符合天疱疮的改变
    D. 氨苯砜有较好的疗效
    E. 预后较好

【解析】疱疹样天疱疮临床表现类似疱疹样皮炎，组织病理为表皮内水疱、海绵形成和嗜酸性粒细胞浸润。表皮内细胞间有 IgG 沉积，有低滴度循环抗表皮细胞间成分抗体。

答案：　15. B　16. C　17. A　18 C　19. B　20. D　21. E　22. B

23. 天疱疮皮损处表皮角质形成细胞间沉积的免疫成分**不包括**
    A. IgG
    B. IgA
    C. IgM
    D. C3
    E. IgE

24. 下列水疱位于表皮内的疾病是
    A. 获得性大疱性表皮松解症
    B. 疱疹样皮炎
    C. 大疱性类天疱疮
    D. 营养不良型大疱性表皮松解症
    E. 增殖型天疱疮

    【解析】增殖型天疱疮的水疱、裂隙发生于棘层下方或基底层上方。

25. 家族性慢性良性天疱疮与自身免疫性大疱病的主要区别在于
    A. 组织病理示表皮内水疱
    B. 尼氏征阳性
    C. 间接免疫荧光检查呈阳性
    D. 直接免疫荧光检查呈阴性
    E. 皮损为松弛性水疱

26. 大疱性类天疱疮的疱位于
    A. 表皮下
    B. 棘层上方
    C. 颗粒层
    D. 表皮内
    E. 基底层上方

27. 有关天疱疮的组织病理特征,描述**不正确**的是
    A. 基本病理变化是棘层松解、表皮内裂隙和水疱
    B. 疱腔内可见核大而深染的 Tzanck 细胞
    C. 寻常型天疱疮的裂隙或水疱位于基底层上方
    D. 落叶型或红斑型天疱疮的裂隙或水疱位于棘层上部或颗粒层

E. 增殖型天疱疮的棘层松解部位与寻常型不同,后期可有棘层肥厚

【解析】增殖型天疱疮早期水疱或裂隙的发生与寻常型相同,但绒毛形成、表皮突下伸更明显,晚期有表皮角化过度、棘层肥厚呈乳头瘤样增生。

28. 下列关于疱疹样皮炎的临床特征,描述**不正确**的是
    A. 多发于青年人
    B. 尼氏征阴性
    C. 好发于四肢伸侧
    D. 水疱疱壁厚而紧张
    E. 常伴有口腔黏膜损害

【解析】疱疹样皮炎多见于青年和中年人,好发于腋后、肩胛、臀部及四肢伸侧,一般无口腔损害。皮损呈多形性,以水疱为主,伴红斑、丘疹及丘疱疹,常簇集成群排列或呈环形、蔔行形,疱壁厚而紧张,尼氏征阴性,常伴瘙痒及谷胶敏感性肠病等。

29. 下列通常表现为丘疱疹和小水疱伴显著瘙痒的疾病是
    A. 寻常型天疱疮
    B. 大疱性类天疱疮
    C. 家族性慢性良性天疱疮
    D. 疱疹样天疱疮
    E. 药物性天疱疮

30. 下列关于暂时性棘层松解性皮病的描述,**不正确**的是
    A. 表现水肿性红斑、丘疹、丘疱疹和水疱
    B. 日晒对皮疹无影响
    C. 直接和间接免疫荧光试验多为阴性
    D. 同一患者皮损的组织病理表现可以同时有多种类型
    E. 可自行缓解

答案: 23. E　24. E　25. D　26. A　27. E　28. E　29. D　30. B

【解析】暂时性棘层松解性皮病通常日晒后皮疹加剧。

31. 组织病理显示，角层下脓疱病的脓疱中主要炎症细胞是
　　A. 中性粒细胞　　B. 嗜酸性粒细胞
　　C. 嗜碱性粒细胞　　D. 淋巴细胞
　　E. 组织细胞

【解析】角层下脓疱病的脓疱、水疱位于表皮角质层下，疱底由颗粒层和棘层的最上层构成，疱内有较多中性粒细胞，偶见嗜酸性粒细胞，或见少数棘层松解细胞，疱下表皮有海绵形成。

32. 下列疾病中水疱位于表皮内的是
　　A. 线状 IgA 大疱性皮病
　　B. 大疱性类天疱疮
　　C. 妊娠疱疹
　　D. 疱疹样皮炎
　　E. 寻常型天疱疮

33. 关于疱疹样脓疱病的临床特征，描述**不正确**的是
　　A. 通常伴有高钙血症
　　B. 开始表现为红斑，后可见针头到绿豆大小的密集脓疱
　　C. 皮疹可泛发全身
　　D. 多见于中年孕妇妊娠期
　　E. 多伴有高热、畏寒、呕吐等全身症状

【解析】疱疹样脓疱病是一种少见的急性、危重性皮肤病，多见于孕妇，皮损为在红斑的基础上对称性分布的群集小脓疱，常成批发生，伴有严重全身症状，血钙常偏低。

34. 通常尼氏征呈阴性的疾病是
　　A. 寻常型天疱疮
　　B. 大疱性类天疱疮

C. 落叶型天疱疮
D. 增殖型天疱疮
E. 副肿瘤性天疱疮

35. 天疱疮中通常出现明显瘙痒的临床类型是
　　A. 副肿瘤性天疱疮
　　B. 疱疹样天疱疮
　　C. 药物性天疱疮
　　D. 落叶型天疱疮
　　E. 寻常型天疱疮

36. 疱疹样皮炎外周血中白细胞变化通常表现为
　　A. 淋巴细胞减少
　　B. 淋巴细胞增加
　　C. 嗜酸性粒细胞减少
　　D. 中性粒白细胞增加
　　E. 嗜酸性粒细胞增多

37. 天疱疮患者血液循环中存在的自身抗体的主要类型为
　　A. IgG　　　　　　B. IgA
　　C. IgM　　　　　　D. IgE
　　E. IgD

38. 关于线状 IgA 大疱性皮病的临床特征，描述**不正确**的是
　　A. 多在外观正常或红斑上发生大小不等的水疱
　　B. 好发于四肢伸侧，分布对称
　　C. 表现为厚壁大疱
　　D. 尼氏征阴性
　　E. 可自行缓解

【解析】线性 IgA 大疱性皮病的组织病理表现为表皮下水疱，疱壁厚、不易破，尼氏征阴性，可自行缓解，好发于躯干部位。

答案：31. A　32. E　33. A　34. B　35. B　36. E　37. A　38. B

39. 增殖型天疱疮好发于
    A. 四肢远端　　　B. 躯干
    C. 皱褶部位　　　D. 头面部
    E. 胸部

40. 患者，男性，35 岁。腋下及腹股沟皮疹
    2 年，皮疹反复发作。查体：腋窝及腹股
    沟处散在红斑，部分糜烂渗液，红斑边
    缘可见绿豆大小的水疱，壁松弛，疱液
    混浊，尼氏征阳性。家族中父亲和姑姑
    有类似疾病史。组织病理提示基底层
    上水疱形成，棘层松解呈砖墙样外观。
    对该患者最可能的诊断为
    A. 家族性慢性良性天疱疮
    B. 体股癣
    C. 湿疹
    D. 增殖型天疱疮
    E. 寻常型天疱疮

41. 患者，女性，27 岁，孕 25 周。全身红斑、
    脓疱伴瘙痒半个月余。体格检查：躯
    干、腹股沟、乳房下泛发红斑，红斑上见
    密集针头至绿豆大小的脓疱，部分脓疱
    融合成片，既往无皮肤病史。实验室检
    查无异常，患者分娩后皮疹逐渐缓解。
    对该患者最可能的诊断为
    A. 泛发性脓疱型银屑病
    B. 妊娠疱疹
    C. 疱疹样脓疱病
    D. 角层下脓疱病
    E. 急性泛发性发疹型脓疱病

42. 患者，女性，53 岁。双腋下和腹股沟反
    复皮疹 5 年。查体：腋窝和腹股沟处乳
    头状肉芽增殖，边缘有水疱，有臭味。
    否认家族史。皮肤直接免疫病理示表
    皮棘细胞间 IgG 和 C3 网状沉积。对该

患者最可能诊断为
    A. 家族性慢性良性天疱疮
    B. 红斑型天疱疮
    C. 增殖型天疱疮
    D. 疱疹样皮炎
    E. 寻常型天疱疮

43. 患者，男性，65 岁。全身起红斑、水疱
    6 个月。查体：躯干、四肢散在红斑、水
    疱，尼氏征阳性，病理检查发现表皮内
    基底层上方有水疱形成。对该患者的
    临床诊断考虑为
    A. 大疱性类天疱疮
    B. 落叶型天疱疮
    C. 连续性肢端皮炎
    D. 疱疹样皮炎
    E. 寻常型天疱疮

44. 患儿，女性，10 岁。躯干、上肢水疱伴
    瘙痒 2 个月。查体：躯干、手及前臂屈
    侧红斑基础上环状排列的、米粒至绿豆
    大小的张力性水疱，尼氏征阴性，口腔
    黏膜无损害。皮肤直接免疫荧光检查
    显示基底膜带处 IgA 呈线状沉积。对该
    患者最可能的诊断是
    A. 先天性大疱性表皮坏死松解症
    B. IgA 型天疱疮
    C. 疱疹样皮炎
    D. 儿童线状 IgA 大疱性皮病
    E. 儿童类天疱疮

45. 患者，男性，43 岁。口腔糜烂 1 年余，躯
    干四肢红斑水疱半年。查体：口腔颊、
    腭部黏膜可见散在红色糜烂面，胸部、
    背部、四肢散在钱币大小的红斑及糜烂
    面，部分表面可见绿豆大小的水疱，疱
    壁薄，尼氏征阳性。血、尿常规正常。

答案：　39. C　40. A　41. C　42. C　43. E　44. D　45. C

ECG、胸部 X 线片正常。该患者**最不可能**出现的实验室检查异常是

A. 间接免疫荧光（IIF）检测到 IgG 型抗表皮棘细胞间成分抗体

B. 组织病理显示棘层松解·表皮内裂隙或水疱

C. 直接免疫荧光（DIF）显示 IgG 和 C3 在基底膜带沉积，表皮棘细胞间无免疫球蛋白和 / 或补体沉积

D. 低蛋白血症

E. ELISA 检测到抗 Dsg3 抗体

【解析】该患者诊断考虑为寻常型天疱疮的可能性大。

46. 患者，女性，43 岁。四肢反复起水疱伴瘙痒 2 年。体格检查：四肢末端、肘关节、膝关节伸侧见绿豆大小的水疱，基底不红，疱壁厚，尼氏征阴性，皮损愈合处见瘢痕。皮损组织病理示：表皮下水疱，疱内可见中性粒细胞浸润。对亥患者最可能的诊断为

A. 疱疹样天疱疮

B. 获得性大疱性表皮松解症

C. 大疱性类天疱疮

D. 疱疹样皮炎

E. 寻常型天疱疮

47. 患者，女性，52 岁。皮肤红斑、水疱 2 个月。查体：躯干、四肢散在红斑、水疱，尼氏征阳性。组织病理检查发现表皮内基底层上方水疱形成。对该患者最可能的临床诊断为

A. 大疱性类大疱疮

B. 寻常型天疱疮

C. 重症多形红斑

D. 疱疹样皮炎

E. 成人线状 IgA 大疱性皮病

48. 患者，女性，27 岁。半年前反复出现口腔溃疡，有灼痛且不易愈合；近 2 个月来在头、面、颈、胸、背、腋下及腹股沟部起红斑，1 周后陆续在红斑基础上出现黄豆至蚕豆大小的水疱，部分融合成大疱，疱壁薄且松弛，尼氏征阳性，水疱破裂后所形成的糜烂不易愈合。该患者确诊所需的最佳辅助检查为

A. 电镜检查

B. 盐裂皮肤直接免疫荧光试验

C. 盐裂皮肤间接免疫荧光试验

D. 细胞学涂片

E. 组织病理和直接免疫荧光试验

49. 患者，女性，68 岁。手足红斑、脓疱反复发作 2 年，加重 1 周，伴有瘙痒。查体：双手掌、双跖部在红斑基础上可见深在性小脓疱，表面脱屑。组织病理显示：表皮内单房脓疱，脓液内有许多中性粒细胞，少数单核细胞，脓疱周围表皮轻度棘层肥厚。对该患者最可能的诊断是

A. 掌跖脓疱病

B. 湿疹

C. 接触性皮炎

D. 局限型连续性肢端皮炎

E. 手足癣

50. 患者，男性，27 岁。躯干毛囊性丘疹、脓疱伴瘙痒反复发作 2 年余。查体：躯干部匐行性斑块，散在毛囊性丘疹和脓疱，皮损向四周扩展而中心消退。实验室检查：白细胞轻度增多，嗜酸性粒细胞升高，脓液细菌培养为阴性。对该患者诊断可能性大的疾病是

A. 体癣

B. 疱疹样脓疱病

答案： 46. B 47. B 48. E 49. A 50. E

C. 脓疱型银屑病

D. 疱疹样皮炎

E. 嗜酸性脓疱性毛囊炎

51. 患者,男性,62 岁。全身结节伴瘙痒 2 年余,水疱 5 个月。查体:躯干、四肢散在红斑、丘疹和结节,部分红斑、结节表面可见水疱,疱壁厚,尼氏征阴性。实验室检查:白细胞正常,嗜酸性粒细胞升高。组织病理显示:水疱及结节处均可见表皮下裂隙或水疱,真皮浅层非特异性炎细胞浸润。常规直接免疫荧光试验:皮肤基底膜带处 C3 和 / 或 IgG 呈线状均匀沉积。盐裂皮肤直接免疫荧光试验:C3 和 / 或 IgG 线状沉积于盐裂皮肤的表皮侧。对该患者诊断可能性大的疾病是

A. 结节性痒疹

B. 黏膜类天疱疮

C. 疱疹样脓疱病

D. 湿疹

E. 结节性类天疱疮

52. 患者,女性,33 岁。全身红斑、脓疱伴瘙痒 3 天。患者 3 天前被外院诊断为扁桃体炎,给予阿莫西林口服,每次 0.5g,t.i.d.;第 3 次服药 4 小时后背部起红斑伴瘙痒,停用阿莫西林,予地塞米松 10mg 静脉滴注;第 3 天患者出现发热,红斑扩散至全身。查体:体温 37.8℃,呼吸 20 次 /min,血压 100/60mmHg,咽部轻度充血,扁桃体 I 度肿大,面部、躯干及四肢可见弥漫性红斑,压之褪色,躯干及双上肢可见针尖至粟米大小的密集性脓疱。实验室检查示:外周血白细胞计数为 16.1×10^9/L,中性粒细胞

计数为 13.1×10^9/L,抗链球菌溶血素 O 259U/ml。组织病理提示表皮内和角质层下可见大量中性粒细胞聚集的脓疱。对该患者诊断可能性大的疾病是

A. 疱疹样脓疱病

B. 急性泛发性发疹性脓疱病

C. 角层下脓疱病

D. 葡萄球菌烫伤样皮肤综合征

E. 脓疱型银屑病

二、多选题

1. 获得性大疱性表皮松解症的临床特点**不包括**

A. 多幼年发病

B. 皮肤在受到轻微摩擦或碰撞后出现水疱及血疱

C. 好发部位为肢端及四肢关节伸侧

D. 皮损愈后不留瘢痕

E. 往往有家族史

2. 可以诱导天疱疮的药物是

A. 青霉胺　　　　B. 吡罗昔康

C. 利福平　　　　D. 头孢曲松

E. 卡托普利

【解析】药物性天疱疮易由青霉胺、卡托普利、吡罗昔康和利福平等含有巯基团的药物诱发。

3. 关于家族性慢性良性天疱疮的描述,正确的是

A. 属于常染色体显性遗传

B. 常在婴儿期发病,可迟至儿童期

C. 好发于腋窝、腹股沟、颈项部

D. 愈后不遗留瘢痕

E. 直接免疫荧光检查为阴性

【解析】家族性慢性良性天疱疮通常20～

答案: 51. E　52. B

　　1. ADE　2. ABCE　3. ACDE

30 岁发病。好发于颈侧、项部、腋窝和腹股沟，少见于肛周、乳房下、肘窝和躯干，皮损为红斑基础上发生的松弛性水疱，尼氏征阳性，常表现为一个部位多发性水疱，疱壁薄，易破溃形成糜烂和结痂，皮损中央可出现颗粒状赘生物。自觉瘙痒和灼热，间擦部位常因浸渍及皲裂引起活动性疼痛。一般在数月后愈合，不留瘢痕，但可反复发作。直接免疫荧光检查为阴性。

4. 寻常型天疱疮的临床表现包括
   A. 口腔损害多为首发表现
   B. 多累及中年人
   C. 表现为红斑和鳞屑
   D. 尼氏征阳性
   E. 好发于口腔、胸、背、头部

5. 增殖型天疱疮的皮损多发生于
   A. 腋窝　　　　　B. 腹股沟
   C. 乳房下　　　　D. 脐周
   E. 手背
   【解析】增殖型天疱疮好发于头面、鼻唇沟、乳房下、脐窝、腋下、腹股沟等部位。

6. 治疗大疱性类天疱疮可以选择的药物是
   A. 氨苯砜　　　　B. 四环素
   C. 烟酰胺　　　　D. 糖皮质激素
   E. 免疫抑制剂
   【解析】大疱性类天疱疮的治疗包括营养支持治疗，积极防治各种感染，外用强效糖皮质激素、米诺环素、烟酰胺、复方甘草酸苷、白芍总苷，系统使用糖皮质激素、免疫抑制剂，静脉注射丙种球蛋白（IVIG）等。免疫抑制剂包括甲氨蝶呤、硫唑嘌呤、环磷酰胺、吗替麦考酚酯和环孢素，其中甲氨蝶呤的安全性和临床疗效均较高。

7. 疱疹样天疱疮的特点是
   A. 皮损呈多形性　　B. 瘙痒明显
   C. 尼氏征阳性　　　D. 多见于中老年人
   E. 预后较好
   【解析】疱疹样天疱疮多见于中老年人，早期皮损为单发或者多发的环形或多环形红斑，表面有针头至绿豆大小的水疱，或呈丘疱疹，偶可出现大疱，疱壁紧张，尼氏征阴性；自觉皮损部位瘙痒或者剧痒，病程缓慢，反复发作。发病以躯干为主，逐渐发展至臀部、四肢甚至全身，口腔黏膜很少受累。

8. 免疫抑制剂在天疱疮治疗中的作用是
   A. 提高糖皮质激素的疗效
   B. 减少大剂量激素的不良反应
   C. 减少激素减量过程中的"反跳"现象
   D. 替代糖皮质激素
   E. 避免感染

9. 关于寻常型天疱疮的描述，**错误**的是
   A. 多累及儿童和青少年
   B. 60% 的患者初发损害在口腔黏膜
   C. 典型皮损为松弛性薄壁水疱、大疱，尼氏征阳性
   D. 在各型天疱疮中，预后最好
   E. 在各型天疱疮中，最为常见

10. 治疗天疱疮常用的免疫抑制剂包括
    A. 硫唑嘌呤　　　B. 环磷酰胺
    C. 甲氨蝶呤　　　D. 环孢素
    E. 雷公藤多甙
    【解析】糖皮质激素是目前治疗天疱疮最有效的药物，确诊后应首选此类药物；对于病情较重者常采用免疫抑制剂与糖皮质激素联合应用，亦可单独用于对糖皮质激素治疗抵抗的患者；可选用硫唑嘌呤、环磷酰胺、甲氨蝶呤、环孢素、雷公藤多甙等。

答案：　4. ABDE　5. ABCD　6. ABCDE　7. ABDE　8. ABC　9. AD　10. ABCDE

11. 激素治疗天疱疮过程中可能出现的副
作用包括
    A. 消化道溃疡、出血
    B. 感染
    C. 糖尿病
    D. 高血压
    E. 骨质疏松
    【解析】激素的不良反应可有：①导致类
肾上腺皮质机能亢进症；②并发和加重感染；
③诱发和加重消化道溃疡；④诱发高血压、
糖尿病、动脉粥样硬化及精神症状；⑤抑制
生长发育；⑥增加毛细血管通透性而致出
血；⑦导致肾上腺皮质机能不全；⑧导致骨
质疏松等。

12. 与寻常型天疱疮相比，落叶型天疱疮的
临床特征是
    A. 多累及免疫力较低的年轻人
    B. 水疱位置更为表浅
    C. 病情较重，预后较差
    D. 黏膜受累更常见
    E. 水疱少见
    【解析】落叶型天疱疮患者中黏膜受累
少见，即使黏膜受累亦不严重。寻常型天疱
疮的水疱、裂隙发生于棘层下方或基底层上
方，落叶型天疱疮的水疱、裂隙位于棘层上
部或颗粒层。

13. 天疱疮中黏膜受累少见的临床类型是
    A. 增殖型天疱疮　　B. 寻常型天疱疮
    C. 红斑型天疱疮　　D. 落叶型天疱疮
    E. 副肿瘤性天疱疮

14. 水疱位于表皮下的疾病是
    A. 天疱疮
    B. 重型多形红斑
    C. 大疱性类天疱疮

D. 中毒性表皮坏死松解症
E. 妊娠疱疹

15. 在天疱疮治疗中使用糖皮质激素的原
则是
    A. 首选药物
    B. 及早应用
    C. 足量控制
    D. 根据病情逐渐减量
    E. 水疱消退后停药
    【解析】糖皮质激素是目前治疗天疱疮
最有效的药物，确诊后应首选此类药物；用
药原则是足量控制病情，逐渐规律减量，最
小剂量维持。

16. 下列关于天疱疮的局部处理，正确的措
施是
    A. 皮损广泛的可用暴露疗法
    B. 可用1∶8 000高锰酸钾溶液清洗创面
    C. 可用涂布抗生素软膏的消毒纱布覆
盖创面
    D. 无感染处可外用糖皮质激素
    E. 注意口腔护理和眼部护理

17. 大疱性类天疱疮的组织病理特点包括
    A. 表皮下水疱
    B. 疱内有嗜酸性粒细胞
    C. 真皮乳头层水肿
    D. 真皮乳头层中性粒细胞微脓肿
    E. 真皮浅层血管周围有淋巴细胞和嗜
酸性粒细胞浸润

18. 下列关于大疱性类天疱疮的特征，描述
正确的是
    A. 表皮内大疱病
    B. 表现为疱壁较厚、紧张不易破的大疱
    C. 免疫病理示基底膜带 IgG 和 / 或 C3

答案：　11. ABCDE　12. BE　13. CD　14. BCE　15. ABCD　16. ABCDE　17. ABCE　18. BCDE

线状沉积

  D. 患者血清中抗 BP180NC16A 抗体的水平与疾病活动性显著相关

  E. 好发于老年人

19. 下列关于天疱疮患者使用糖皮质激素的描述，正确的是

  A. 根据临床类型、皮损范围、有无黏膜损害等因素确定使用剂量

  B. 可联合使用免疫抑制剂

  C. 应及早、足量应用，尽快控制病情

  D. 临床有效后立即减药以免出现严重不良反应

  E. 可以联合静脉注射免疫球蛋白治疗

20. 通常皮损伴有显著瘙痒的疾病是

  A. 寻常型天疱疮

  B. 大疱性类天疱疮

  C. 家族性慢性良性天疱疮

  D. 疱疹样天疱疮

  E. 疱疹样皮炎

21. 下列属于无菌性脓疱病的疾病是

  A. 掌跖脓疱病

  B. 脓疱疮

  C. 连续性肢端皮炎

  D. 脓疱型银屑病

  E. 嗜酸性脓疱性毛囊炎

22. 寻常型天疱疮的病理变化包括

  A. 基底层上方水疱

  B. 表皮内裂隙

  C. 疱底基底细胞呈"墓碑"状

  D. 疱内可见棘层松解细胞

  E. 直接免疫荧光试验显示皮肤基底膜带处 C3 和 / 或 IgG 呈线状均匀沉积

  【解析】天疱疮的基本病理变化为棘层松解、表皮内裂隙和水疱，疱腔内有棘层松解细胞，后者较正常棘细胞大，圆形，胞质呈均匀嗜碱性，核大而深染，核周有浅蓝色晕。不同类型天疱疮发生棘层松解的部位不同，寻常型天疱疮的病变位于基底层上方，疱底有一层呈"墓碑"状的基底细胞；直接免疫荧光试验显示 IgG 和 / 或 C3 在角质形成细胞间隙内呈网状沉积。

23. 下列关于连续性肢端皮炎的临床特征，描述正确的是

  A. 多在外伤后起病

  B. 表现为反复水疱、脓疱

  C. 一般侵及指 / 趾、手背、足背

  D. 慢性经过，对治疗抵抗

  E. 脓液培养可见细菌生长

  【解析】连续性肢端皮炎为一种始发于手指、足趾的慢性、无菌性脓疱病，可有外伤史，可有黏膜损害；慢性经过，对治疗抵抗，有人认为与脓疱型银屑病为同一疾病，为无菌性脓疱病，脓液培养阴性。

24. 下列关于 IgA 型天疱疮的特点，描述正确的是

  A. 多见于中老年人

  B. 男性多于女性

  C. 皱褶部位多发

  D. 外周血中可检测到 IgA 型抗表皮棘细胞间成分抗体

  E. 皮损表现为红斑基础上的薄壁水疱或脓疱

  【解析】IgA 型天疱疮多见于中老年女性，好发于皮肤皱褶部位，皮损为红斑基础上的瘙痒性水疱或脓疱，尼氏征多阴性，棘细胞间沉积有 IgA 型抗表皮棘细胞间成分抗体，外周血亦可检测到。

答案：　19. ABCE　20. BDE　21. ACDE　22. ABCD　23. ABCD　24. ACDE

25. 下列关于大疱性类天疱疮的特点，描述正确的是
    A. 好发于老年人
    B. 皮损为紧张性、厚壁水疱和大疱
    C. 通常瘙痒明显
    D. 外周血中嗜酸性粒细胞升高
    E. 外周血中存在抗 BP180 抗体和 / 或抗 BP230 抗体

26. 关于掌跖脓疱病的临床特征，描述正确的是
    A. 多见于中年女性
    B. 呈周期性发作
    C. 通常伴有瘙痒
    D. 通常伴有手足关节红肿、疼痛
    E. 皮疹表现为小水疱或脓疱

27. 下列关于疱疹样天疱疮的临床特征，描述**错误**的是
    A. 皮损只累及躯干
    B. 瘙痒明显
    C. 尼氏征阳性
    D. 多见于妊娠期的妇女
    E. 皮损为红斑基础上小水疱或丘疱疹

28. 下列**不属于**自身免疫性大疱病的疾病是
    A. 天疱疮
    B. 疱疹性脓疱病
    C. 获得性大疱性表皮松解症
    D. 大疱性类天疱疮
    E. 连续性肢端皮炎

29. 下列关于扁平苔藓样类天疱疮的描述，正确的是
    A. 好发于 30～50 岁的人群
    B. 皮损表现为厚壁的紧张性水疱

C. 一般不伴甲缺损及瘢痕性脱发
D. DIF 显示患者基底膜带处 IgG 和 C3 呈线状沉积
E. 血清中存在抗基底膜带成分抗体
【解析】扁平苔藓样类天疱疮患者常伴甲缺损及瘢痕性脱发。

三、共用题干单选题

（1～3 题共用题干）

患者，男性，69 岁。全身水疱 2 个月余。体检：腋下、胸腹部、腹股沟可见数个樱桃大小的大疱，基底略红，疱壁紧张，疱液澄清，尼氏征阴性。皮肤直接免疫荧光检查发现基底膜带有 IgG 和 C3 呈线状沉积。

1. 对该患者临床诊断可能性大的疾病是
    A. 寻常型天疱疮
    B. 大疱性类天疱疮
    C. 线状 IgA 大疱性皮病
    D. 获得性大疱性表皮松解症
    E. 疱疹样天疱疮

2. 该患者首选的治疗药物是
    A. 糖皮质激素　　B. 免疫抑制剂
    C. 四环素加烟酰胺　D. 氨苯砜
    E. 红霉素

3. 下列关于该病实验室检查的描述，**错误**的是
    A. 组织病理检查示表皮下水疱
    B. 电镜检查发现水疱位于透明板内
    C. 直接免疫荧光检查在 90% 的患者中可见 IgG 呈线状沉积于基底膜带
    D. 盐裂皮肤检查可见 IgG 沉积于分离皮肤的表皮侧
    E. 外周血中嗜碱性粒细胞升高，升高的程度与皮损病变的严重程度相平行

答案：　25. ABCDE　26. ABCE　27. ACD　28. BE　29. ABDE
　　　1. B　2. A　3. E

【解析】约 50% 的大疱性类天疱疮患者外周血中嗜酸性粒细胞和 IgE 水平升高，而且升高的程度与皮损病变的严重程度相平行。

（4～6 题共用题干）

患者，男性，27 岁。双侧腋下、腹股沟皮肤糜烂、渗液反复发作 3 年余，再发加重 5 天。3 年前每于夏季在腹股沟、大腿内侧、腋下出现红斑、小水疱，自觉瘙痒抓挠后有渗出。一般夏季加重，冬季缓减，每年反复发作。其父有类似病史。查体：双腋下见片状红斑；腹股沟大片红斑，中央糜烂渗液，有异味。红斑边缘见黄豆大的水疱，壁松弛，疱液混浊，尼氏征阳性。

4. 对该患者最可能的诊断是
    A. 急性湿疹
    B. 股癣
    C. 乳房外 Paget 病
    D. 寻常型天疱疮
    E. 家族性慢性良性天疱疮

【解析】家族性慢性良性天疱疮是一种少见的常染色体显性遗传病，通常 20～30 岁发病。表现为红斑基础上成群的松弛性水疱，疱壁薄而易破，形成糜烂和结痂，尼氏征阳性，皮损常向周围扩展，边缘活跃，中央消退，留有色素沉着或因反复发作呈现颗粒状外观，表面湿润；好发于受摩擦部位，如颈项部、腋窝和腹股沟，少数发生在肛周、乳房下、肘窝和躯干；可有黏膜受累，主要累及口腔、喉、食管、外阴及阴道。慢性病程，反复发作，夏季因多汗而使皮损加重，间擦部位常因浸渍或皲裂，引起活动性疼痛；可有瘙痒和灼热感。

5. 该病的特点**不包括**
    A. 为一种少见的遗传性疾病
    B. 部分患者具有家族聚集发病现象

C. 其特征为反复发生的、群集的水疱和大疱
    D. 局部摩擦可诱发
    E. 冬重夏轻

6. 该病的组织病理特征性改变是
    A. 表皮内广泛的棘层松解，宛如倒塌的砖墙
    B. 表皮角化过度
    C. 棘层增厚
    D. 真皮有不同的炎症细胞浸润
    E. 颗粒层消失

【解析】家族性慢性良性天疱疮的组织病理为：早期可见基底层上裂隙，以后形成水疱或大疱，真皮乳头层伸长并衬单层基底细胞，并向上突入疱腔形成"绒毛"，疱腔内可见大量单个或成群的棘层松解细胞，但许多细胞仍松垮相连，似"倒塌的砖墙"。

（7～9 题共用题干）

患者，男，34 岁。半年前反复出现口腔溃疡，有灼痛且不易愈合，近 2 个月来在头、面、颈、胸、背、腋下及腹股沟部起红斑，1 周后在红斑基础上出现黄豆至蚕豆大小的水疱、大疱，疱壁薄、松弛，水疱破裂后形成糜烂，且不易愈合。

7. 对该患者最可能的诊断是
    A. 寻常型天疱疮
    B. 大疱性类天疱疮
    C. 疱疹样皮炎
    D. 多形红斑
    E. 线状 IgA 大疱性皮病

【解析】寻常型天疱疮多累及中年人，儿童罕见。好发于口腔、胸、背、头颈部，严重者可泛发全身；约 60% 的患者初发损害在口腔黏膜，表现为水疱和糜烂。典型皮损为外观正常皮肤上发生的水疱或大疱，或在红

答案：　4. E　5. E　6. A　7. A

斑基础上出现的浆液性大疱,疱壁薄,尼氏征阳性,易破裂形成糜烂面,不易愈合,若继发感染可形成脓疱。

8. 确诊该病最有价值的辅助检查为
   A. 电镜检查
   B. 创面分泌物细菌培养
   C. 皮肤直接免疫荧光检查
   D. 细胞学涂片
   E. 盐裂皮肤间接免疫荧光检查

【解析】几乎所有天疱疮患者在角质形成细胞间有 IgG、C3 呈网状沉积。寻常型天疱疮主要沉积在棘层中下方。

9. 该患者最**不可能**出现的实验室检查异常是
   A. IIF 显示外周血中检测到抗表皮棘细胞间成分的 IgG 型抗体
   B. 组织病理显示棘层松解、表皮内裂隙或水疱
   C. DIF 显示 IgG 和 C3 在基底膜带呈线状沉积,不伴有表皮棘细胞间沉积
   D. 低蛋白血症
   E. ELISA 检测到抗 Dsg3 抗体

(10~12 题共用题干)

患者,男性,56 岁。躯干、四肢红斑水疱 2 个月余。查体:口腔黏膜少数糜烂,胸部、背部、四肢散在紧张性水疱和大疱,疱壁厚,尼氏征阴性。组织病理示:水疱位于表皮下,疱内及真皮乳头层有较多嗜酸粒细胞浸润。直接免疫荧光检查示:皮肤基底膜带有 IgG 和补体 C3 沉积。IIF 显示外周血中检测到抗基底膜带成分的 IgG 型抗体。

10. 对该患者最可能的诊断是
    A. 天疱疮
    B. 大疱性类天疱疮
    C. 重症多形红斑

D. 获得性大疱性表皮松解症
E. 副肿瘤性天疱疮

11. 下列关于该病的组织病理与免疫病理特点,描述**错误**的是
    A. 为表皮下水疱
    B. 疱顶多为正常皮肤,疱腔内有嗜酸性粒细胞
    C. 真皮乳头层血管周围有炎性细胞浸润
    D. 基底膜带 IgG 和 / 或 C3 线状沉积
    E. IgG 和 / 或 C3 沉积于盐裂皮肤的真皮侧

【解析】在大疱性类天疱疮中,DIF 显示 C3 和 / 或 IgG 线状沉积于盐裂皮肤的表皮侧。

12. 下列关于该病的治疗,描述**不正确**的是
    A. 首选药物是糖皮质激素
    B. 对少数症状严重的病例可系统应用大剂量激素
    C. 单独应用免疫抑制剂无效
    D. 四环素联合大剂量烟酰胺治疗有效
    E. 合并感染时应及时选用抗生素

(13~15 题共用题干)

患者,女性,56 岁。躯干、四肢反复起水疱伴瘙痒 2 年余。体格检查:躯干、四肢可见大小不等的红斑,在红斑基础上见绿豆至蚕豆大小的水疱和大疱,疱壁紧张,尼氏征阴性。皮肤组织病理显示表皮下水疱。直接免疫病理显示在皮肤基底膜带处 IgG 和 C3 呈线状沉积。

13. 对该患者可能的诊断是
    A. 大疱性类天疱疮
    B. 大疱性类天疱疮或获得性大疱性表皮松解症
    C. 线状 IgA 大疱性皮病

答案: 8. C 9. C 10. B 11. E 12. C 13. B

D. 疱疹样皮炎

E. 疱疹样天疱疮

【解析】大疱性类天疱疮(BP)或获得性大疱性表皮松解症(EBA)均为表皮下水疱，直接免疫荧光显示：在水疱周围皮肤基底膜带有 IgG、C3 呈线状沉积。

14. 对该患者确诊最有价值的辅助检查是

　　A. 血常规

　　B. 疱液细菌培养

　　C. 间接免疫荧光检查

　　D. 盐裂皮肤直接免疫荧光检查

　　E. 疱液涂片革兰氏染色镜检

【解析】盐裂皮肤直接免疫荧光检查，如IgG 线状沉积在盐裂皮肤的真皮侧提示为EBA；如沉积于表皮侧提示为 BP。

15. 患者盐裂皮肤直接免疫荧光检查显示，IgG 和 C3 线状沉积在盐裂皮肤的真皮侧。对该患者诊断考虑为

　　A. 寻常型天疱疮

　　B. 大疱性类天疱疮

　　C. 获得性大疱性表皮松解症

　　D. 家族性良性天疱疮

　　E. 暂时性棘层松解性皮病

（16～19 题共用题干）

　　患者，女性，65 岁。躯干反复起水疱伴痒 1 年余。体格检查：躯干见绿豆至黄豆大小的水疱，疱壁紧张，尼氏征阴性，部分水疱呈环形排列。

16. 对该患者确诊最有价值的实验室检查为

　　A. 免疫病理

　　B. 组织病理

　　C. 真菌镜检

　　D. 疱液涂片

　　E. 血液生化检查

17. 如果皮肤组织病理显示表皮内水疱，疱液内有棘层松解细胞。对该患者最可能的诊断为

　　A. 疱疹样皮炎　　　B. 多形红斑

　　C. 卟啉病　　　　　D. 类天疱疮

　　E. 疱疹样天疱疮

【解析】表皮内水疱，疱液内有棘层松解细胞，尼氏征阴性，环状排列，伴瘙痒，最可能的诊断为疱疹样天疱疮。疱疹样皮炎、类天疱疮均为表皮下水疱。

18. 如果组织病理显示表皮下水疱，疱内有较多中性粒细胞浸润。对该患者最可能的诊断为

　　A. 疱疹样皮炎

　　B. 大疱性类天疱疮

　　C. 卟啉病

　　D. 疱疹样天疱疮

　　E. 类天疱疮

【解析】疱疹样皮炎的表现为：皮损呈多形性，以水疱为主，常簇集成群排列或呈环形、匐行形，有剧痒；好发于腋后、肩胛、臀部及四肢伸侧。组织病理检查见表皮下水疱，真皮乳头层顶端有中性粒细胞微脓肿；DIF 显示真皮乳头层 IgA 呈颗粒状沉积。

19. 如果皮肤 DIF 检查显示基底膜带处 IgA 线状沉积。则该患者首选的治疗药物是

　　A. 抗生素　　　　　B. 氨苯砜

　　C. 糖皮质激素　　　D. 抗组胺药

　　E. 环磷酰胺

【解析】该患者诊断考虑为成人线状 IgA大疱性皮病，治疗首选氨苯砜。

（20～23 题共用题干）

　　患者，女性，62 岁。口腔糜烂 1 年余，躯干水疱 6 个月。查体：躯干见绿豆至蚕豆

答案：　14. D　15. C　16. A　17. E　18. A　19. B

大小的水疱和大疱，疱壁松弛，尼氏征阳性；并见较多糜烂面和结痂；口腔黏膜糜烂。实验室检查：血、尿及粪便常规检查正常；肝、肾功能正常。

20. 对该患者确诊最有价值的辅助检查是
    A. 口腔黏膜分泌物真菌镜检
    B. 皮肤直接免疫病理检查
    C. 盐裂皮肤间接免疫病理检查
    D. 疱液涂片检查
    E. 肿瘤学指标筛查
    【解析】根据患者的病情特点，诊断考虑寻常型天疱疮的可能性大。

21. 如果皮肤直接免疫荧光显示基底层上方 IgG 呈网状沉积。对该患者最可能的诊断是
    A. 寻常型天疱疮
    B. 多形红斑
    C. 疱疹样皮炎
    D. 大疱性类天疱疮
    E. 获得性大疱性表皮松解症

22. 该病治疗首选的药物是
    A. 环磷酰胺　　　B. 免疫球蛋白
    C. 氨苯砜　　　　D. 甲氨蝶呤
    E. 糖皮质激素

23. 如果患者给予糖皮质激素治疗，初始剂量为泼尼松 80mg/d，经过 2 个月的治疗后，大部分皮损已消退，遗留色素沉着，但皱褶部位仍有小片糜烂未愈。此时最佳的处理措施是
    A. 增加激素用量
    B. 外用糖皮质激素制剂
    C. 加用免疫抑制剂
    D. 静脉使用抗生素
    E. 血浆置换

（24～26题共用题干）
    患者，男性，35 岁。全身反复起红斑、水疱伴剧烈瘙痒 3 年。查体：口腔黏膜无溃疡，背部、臀部、肘、膝和四肢伸侧散在分布红斑、丘疹，红斑上有密集的粟粒大小的水疱，环状排列，部分水疱融合成米粒或豌豆大，疱壁紧张，尼氏征阴性，伴有糜烂、结痂和褐色色素沉着斑。

24. 如果直接免疫荧光检查提示真皮乳头层有 IgA 和 C3 呈颗粒状沉积。对该患者诊断考虑的疾病是
    A. 疱疹样天疱疮
    B. 多形红斑
    C. 疱疹样皮炎
    D. 大疱性类天疱疮
    E. 成人线状 IgA 大疱性皮病

25. 该患者治疗首选的药物是
    A. 糖皮质激素
    B. 免疫抑制剂
    C. 四环素＋烟酰胺
    D. 氨苯砜
    E. 红霉素
    【解析】疱疹样皮炎的治疗首选氨苯砜。

26. 下列关于该病的描述，**不正确**的是
    A. 外周血中嗜酸性粒细胞常增高
    B. 组织病理显示表皮下水疱
    C. 组织病理显示真皮乳头层顶端见中性粒细胞聚集并形成微脓肿
    D. 口服碘化钾治疗有效
    E. 谷胶饮食会加重病情
    【解析】疱疹样皮炎患者口服含溴、碘的药物和食用含谷胶的饮品、食物后病情往往加重。

答案： 20. B　21. A　22. E　23. C　24. C　25. D　26. D

四、案例分析题

【案例1】患者，女性，42岁。躯干、四肢红斑、水疱伴发瘙痒3个月。查体：躯干和四肢泛发水肿性红色斑片，表面较多紧张性水疱、大疱、血疱、糜烂和结痂，尼氏征阴性，眼部和口腔黏膜均未有受累。

第1问：该患者治疗前需要进行的检查包括

A. 血常规、血生化检查、心电图、X线胸片和腹、盆腔B超

B. 抗核抗体全套检测

C. 皮损组织病理检查

D. 直接免疫荧光检查

E. 间接免疫荧光检查

F. 血清抗BP180抗体、抗Dsg1抗体、抗Dsg3抗体检测

G. 创面分泌物细菌培养及药敏试验

【解析】常规的实验室检查有助于了解患者健康状况，抗核抗体全套检测、组织病理、免疫荧光和自身抗体检测有助于疾病的确诊，创面分泌物细菌培养及药敏试验有助于了解有无并发皮肤细菌感染，并指导抗生素的选择。

第2问：对该患者诊断需要考虑的疾病是

A. 湿疹

B. 多形红斑

C. 线状IgA大疱性皮病

D. 大疱性类天疱疮

E. 大疱性系统性红斑狼疮

F. 获得性大疱性表皮松解症

【解析】根据患者的病史特点，需要考虑为免疫性表皮下大疱性疾病。

第3问：关于皮肤直接免疫荧光检查的描述，正确的是

A. 取水疱处标本阳性率高

B. 取血疱处标本阳性率高

C. 在落叶型天疱疮中，皮肤基底膜带处可出现C3和/或IgG线状沉积

D. 在线状IgA大疱性皮病中，皮肤基底膜带处可同时出现IgA和C3线状沉积

E. 在大疱性类天疱疮中，皮肤基底膜带C3线状沉积的阳性率高于IgG

F. 盐裂皮肤DIF检查有助于临床鉴别大疱性类天疱疮和获得性大疱性表皮松解症

G. 在大疱性系统性红斑狼疮中，皮肤基底膜带处可同时出现IgG、IgA、IgM和C3线状沉积

H. 在副肿瘤性天疱疮中，皮肤基底膜带处可出现C3和/或IgG线状沉积

【解析】在自身免疫性大疱病中，通常取新发水疱、大疱周围1cm以内、外观正常的皮肤进行直接免疫荧光检查，而不是取水疱、血疱。在红斑型、落叶型和副肿瘤性天疱疮中，不仅出现表皮棘细胞间IgG和/或C3网状沉积，还可同时出现皮肤基底膜带IgG和/或C3线状沉积。在大疱性类天疱疮中，皮肤基底膜带C3线状沉积的阳性率高于IgG线状沉积。在大疱性系统性红斑狼疮中，可同时出现皮肤基底膜带IgG、IgA、IgM和C3线状沉积。盐裂皮肤直接免疫荧光检查有助于临床鉴别大疱性类天疱疮和获得性大疱性表皮松解症，前者IgG和/或C3沉积于盐裂皮肤的表皮侧，而后者IgG和/或C3沉积于盐裂皮肤的真皮侧。

第4问：如果患者确诊为大疱性系统性红斑狼疮，下一步应采取的治疗方法包括

A. 口服泼尼松

B. 口服氨苯砜

C. 口服硫唑嘌呤

D. 口服抗生素

答案：【案例1】 1. ABCDEFG 2. CDEF 3. CDEFGH 4. ABCDEFG

E. 外用抗生素制剂

F. 静脉注射免疫球蛋白

G. 营养支持治疗

H. NB-UVB 照射

【解析】紫外线照射会加重 SLE 的病情。

【案例 2】患者，男性，5 岁。躯干、四肢反复红斑、水疱 3 个月。患者 3 个月前肘部红斑、水疱，数天后发展至躯干、四肢。否认服药史，否认家族类似病史。查体：以膝、肘、四肢伸侧为主散在或群集水疱、大疱，疱壁紧张，伴糜烂、结痂、色素沉着。

第 1 问：对该患者诊断应考虑的疾病包括

A. 儿童类天疱疮

B. 儿童线状 IgA 大疱性皮病

C. 脓疱疮

D. 葡萄球菌烫伤样皮肤综合征

E. 遗传性大疱性表皮松解症

F. 水痘

第 2 问：下列有助于该患儿确诊的实验室检查的是

A. 皮肤组织病理检查

B. 皮肤直接免疫荧光

C. 透射电镜

D. 疱液涂片和细菌培养

E. 间接免疫荧光检查

F. 盐裂皮肤免疫荧光检查

G. 基因诊断

第 3 问：直接免疫荧光提示皮肤基底膜带有 IgG、C3 呈线状沉积；盐裂皮肤免疫荧光提示 IgG 线状沉积于盐裂皮肤的真皮侧。对该患儿诊断应考虑的疾病是

A. 单纯型大疱性表皮松解症

B. 暂时性棘层松解性皮病

C. 获得性大疱性表皮松解症

D. 脓疱疮

E. 儿童线状 IgA 大疱性皮病

F. 家族性慢性良性天疱疮

第 4 问：该病的共同表现包括

A. 多见于成年人，儿童和老年人也可发病

B. 基本损害为紧张性水疱

C. 不累及黏膜

D. 水疱位于表皮下

E. 真皮乳头层出现中性粒细胞微脓肿

F. 血循环中有抗Ⅶ型胶原的 IgG 抗体

答案：【案例 2】 1. ABE 2. ABCDEFG 3. C 4. ABDEF

第十九章　营养代谢性与内分泌障碍性皮肤病

一、单选题

1. 下列**不属于**库欣综合征临床表现的是
   A. 满月脸　　　　　B. 水牛背
   C. 球状腹　　　　　D. 食欲减退
   E. 性欲减退

【解析】库欣综合征为肾上腺皮质激素（主要是糖皮质激素）分泌过多而产生的一组症候群，糖皮质激素能使食欲增加，脂肪重新分布出现向心性肥胖，表现为满月脸、水牛背、球状腹，男性可出现性欲减退。

2. 与坏死松解性游走性红斑发生相关的肿瘤是
   A. 胰高血糖素瘤
   B. 胰岛β细胞瘤
   C. 肝癌
   D. 胃癌
   E. 食管癌

【解析】坏死松解性游走性红斑又称为胰高血糖素瘤综合征。

3. 下列**不属于**黑棘皮病临床表现的是
   A. 皮损为皮肤颜色加深及乳头瘤样或天鹅绒样增厚
   B. 好发于皮肤皱褶部位
   C. 掌跖常发生角化过度
   D. 黏膜不受累
   E. 甲板可有增厚、变脆

【解析】黑棘皮病黏膜也可受累，表现为口腔、舌背和外阴黏膜肥厚或呈乳头瘤样增生，颜色轻度加深。

4. 下列与高甘油三酯血症有关的黄瘤是
   A. 睑黄瘤　　　　　B. 腱黄瘤
   C. 结节性黄瘤　　　D. 发疹性黄瘤
   E. 扁平黄瘤

【解析】发疹性黄瘤与高甘油三酯血症有关，其他类型的黄瘤则与高胆固醇血症相关。

5. 下列通常与糖尿病有关的疾病是
   A. 苯丙酮尿症
   B. 类脂质渐进性坏死
   C. 卟啉病
   D. 黄瘤病
   E. 痛风

【解析】苯丙酮尿症是由苯丙氨酸羟化酶缺乏而引发的一种先天性氨基酸代谢异常性疾病。类脂质渐进性坏死通常与糖尿病有关。卟啉病是血红蛋白生物合成过程中，因某种特异性酶缺乏或活性低下所引起的一组卟啉代谢障碍性疾病。黄瘤病多与高脂蛋白血症有关。痛风由单钠尿酸盐在组织中沉积所致的一种晶体相关性疾病。

6. 糖尿病最常见的皮肤病变是
   A. 糖尿病性皮肤发红
   B. 丹毒样红斑

答案：1. D　2. A　3. D　4. D　5. B　6. C

C. 糖尿病性皮病

D. 糖尿病性大疱

E. 糖尿病性皮肤增厚

【解析】糖尿病性皮病是糖尿病患者最常见的皮病,有 1/3～1/2 的糖尿病患者出现糖尿病性皮病。

7. 关于类脂质蛋白沉积症的描述,<u>错误</u>的是

A. 属于常染色体显性遗传

B. 由位于染色体 1q21 的细胞外基质蛋白 1(*ECM1*)基因突变所致

C. 最早出现的症状是声音嘶哑

D. 首先出现的皮肤表现是在面部和四肢远端的暴露部位反复发生脓疱和大疱

E. 皮肤病变可出现蜡黄色或象牙色丘疹、结节及疣状斑块

【解析】类脂质蛋白沉积症属于常染色体隐性遗传。

8. 关于胡萝卜素血症的描述,<u>错误</u>的是

A. 因血液中胡萝卜素含量过多所致

B. 以皮肤黄染为特征

C. 以手掌和足底为好发部位

D. 常出现黏膜和巩膜黄染

E. 治疗主要在于纠正病因

【解析】胡萝卜素血症患者无黏膜和巩膜黄染,有助于与黄疸鉴别。

9. 下列关于卟啉病产生光毒性反应的机制,描述<u>错误</u>的是

A. 卟啉分子中的电子能被波长较长的紫外光激发到高能量态

B. 卟啉分子的主要光吸收峰在 408nm 处的 Soret 波

C. Soret 波中的光子能量可以改变卟啉分子的结构

D. 处于激发态的卟啉分子可与分子氧发

生反应,产生激发的单态氧能直接损伤组织

E. 可通过启动补体、肥大细胞脱颗粒等间接地使组织损伤

【解析】Soret 波中的光子能量不足以改变卟啉分子的结构,但能使分子中的电子激发到高能量级的单态。

10. 下列关于维生素缺乏症的描述,<u>错误</u>的是

A. 维生素 D 缺乏可出现颈和枕部头发稀疏或完全脱落

B. 婴儿维生素 E 缺乏可出现皮肤红疹和脱发

C. 维生素 K 缺乏仅出现紫癜

D. 维生素 B_1 缺乏可出现对称性周围神经炎

E. 维生素 B_2 缺乏可发生阴囊炎、舌炎、唇炎和口角炎

【解析】维生素 K 缺乏影响凝血因子的合成,导致凝血功能障碍,容易产生皮肤瘀斑、皮下或肌肉内出血或形成血肿,而非仅影响毛细血管出现紫癜。

11. 患者,男性,60 岁。面部、四肢、腹股沟及阴囊反复红斑 8 个月。查体:面部、双侧小腿、踝部及双足有红色斑片,中央可见水疱、脓疱、糜烂、渗出及坏死,周围为褐色色素沉着,边缘为环状浸润性红斑;颈部、阴囊及双手可见褐色色素沉着斑;毛发及指、趾甲未见异常;口腔黏膜、舌部及外阴黏膜未见糜烂。右小腿皮损组织病理检查:表皮上 1/2 坏死,有裂隙和水疱形成,周围可见坏死的角质形成细胞和细胞碎屑,真皮浅层水肿,血管周围可见少量淋巴细胞和组织细胞浸润。腹部磁共振成像提示:胰尾部偏下有一类圆形稍长 T1 稍长

答案: 7. A 8. D 9. C 10. C 11. C

T2 信号影, 边界欠清, 大小约 3.42cm × 2.07cm × 3.22cm, DW1 上呈稍高信号。对该患者诊断可能性最大的疾病是
A. 色素失禁症
B. 中毒性表皮坏死松解症
C. 坏死松解性游走性红斑
D. 慢性家族性良性天疱疮
E. 大疱性类天疱疮

【解析】根据患者皮损分布于口腔周围、皱褶部位及四肢末端等易受摩擦和易受外伤部位, 皮损为红斑、丘疹、丘疱疹、糜烂、结痂的表现, 新旧皮损共存, 组织病理示表皮上 1/2 坏死等特征性表现, 该患者诊断为坏死松解性游走性红斑的可能性大, 该病易合并胰高血糖素瘤。

12. 患者, 女性, 48 岁。双下肢黄褐色斑块、萎缩伴瘙痒 10 余年。查体: 系统检查未见异常。皮肤科检查: 双下肢胫前黄褐色斑块, 中央轻度萎缩, 可见毛细血管扩张。实验室及辅助检查: 空腹血糖 10.7mmol/L, 餐后随机血糖 13.1mmol/L。右小腿组织病理检查: 表皮萎缩, 真皮全层血管周围以组织细胞为主的炎性细胞浸润, 胶原纤维变性, 真皮全层可见肉芽肿性改变, 胶原束间组织细胞呈栅栏状排列, 周围可见纤维化。对该患者诊断可能性最大的疾病是
A. 硬皮病　　　　B. 硬红斑
C. 脂膜炎　　　　D. 黄瘤病
E. 类脂质渐进性坏死

【解析】胫前出现黄褐色斑块, 中央为凹陷萎缩, 病理检查示肉芽肿性炎症、胶原变性和硬化, 符合类脂质渐进性坏死。

13. 患儿, 女性, 8 月龄。头、面、四肢丘疹、结节 4 个月。查体: 系统检查未见异常。

皮肤科检查: 头、面、四肢不规则分布的圆形或类圆形、黄红色的丘疹、结节, 高出皮肤表面, 直径 1~20mm。口腔黏膜及眼部未见明显异常。右上肢皮损病理检查示: 真皮内肉芽肿形成, 有大量的组织细胞、泡沫细胞和 Touton 多核巨细胞浸润。对该患者最可能的诊断是
A. 幼年型黄色肉芽肿
B. 色素性荨麻疹
C. 先天性自愈性网状组织细胞增生症
D. Hashimoto-Pritzker 病
E. 进行性结节性组织细胞瘤

【解析】根据婴幼儿时期起病, 皮损为头、面、四肢不规则分布的、黄红色的丘疹、结节, 皮损组织病理检查示: 组织细胞、泡沫细胞和 Touton 多核巨细胞浸润, 故首先考虑幼年型黄色肉芽肿。色素性荨麻疹在皮损部位摩擦可出现风团。先天性自愈性网状组织细胞增生症出生时即已存在典型皮疹, 损害仅累及皮肤, 几个月内自愈。Hashimoto-Pritzker 病为朗格汉斯细胞组织细胞增生症的最轻型, 通常发生于新生儿或出生后的几天, 表现为单个或多个红褐色结节, 可溃烂、结痂, 有自愈性, 常在 2~3 个月内好转。进行性结节性组织细胞瘤以侵犯皮肤、黏膜和进行性发展为特征, 为全身性发疹, 呈现数量较多的丘疹和结节, 进行性增多和扩大, 组织学上有两种表现, 在细胞增生区域见无数大而淡的组织细胞和泡沫细胞, 在纤维增生区域类似皮肤纤维瘤, 以成纤维细胞和胶原纤维增生为主。

14. 患者, 男性, 34 岁。中下腹、双下肢、阴囊紫红色斑点、丘疹 20 年。体温升高时(如天热、运动、情绪紧张)出现手足难以忍受的灼痛和刺痛, 同时出现双侧髋关节、膝关节、四肢肌肉疼痛和紧绷,

---

答案: 12. E　13. A　14. E

体温下降后上述症状自行缓解。查体：系统检查未见异常。皮肤科检查：皮肤干燥松弛，下腹部至双膝以上的皮肤、阴囊多发暗红色至粟粒大的毛细血管扩张样的斑点、丘疹，表面粗糙，压之不褪色。口腔黏膜、毛发及指甲无异常。腹部皮损组织病理示：角化过度，真皮上部毛细血管和小血管扩张，管腔充满血细胞，表皮突向内包绕扩张的血管。实验室检查：血白细胞 α- 半乳糖苷酶活性降低。眼科检查：浅表性角膜营养不良、晶状体浑浊。对该患者最可能的诊断是

A. 红斑肢痛症
B. 神经官能症
C. Mibilli 血管角化瘤
D. 匍行性血管瘤
E. Fabry 病

【解析】根据男性患者，有痛性肢体感觉异常，弥漫性躯体性血管角化瘤以及角膜和晶状体浑浊，血白细胞 α- 半乳糖苷酶活性降低，组织病理符合血管角皮瘤，故诊断为 Fabry 病。

15. 患者，男性，30 岁。颈、背部斑块伴瘙痒 6 个月。查体：各系统检查无异常。皮肤科检查：颈、背部皮肤弥漫性暗红色斑块，皮损边界不清，触之皮肤呈木板样僵硬，不凹陷。颈部皮损行组织病理检查示：表皮和附属器基本正常，真皮显著增厚，胶原纤维束增粗，且被清晰间隙所分离，血管周围散在淋巴细胞浸润。阿新蓝染色示：真皮胶原束间隙有大量黏液样物质沉积。根据上述病史及检查，对该患者最可能的诊断是

A. 硬斑病
B. 硬肿病
C. 硬化性黏液水肿
D. 硬化萎缩性苔藓
E. 系统性硬皮病

【解析】硬斑病为局限性硬皮病的一种，好发于成人，躯干部多见，皮损多局限于身体某一部位，也可泛发，称为泛发性硬斑病，但病变较表浅，不累及筋膜，一般不影响功能，变硬的皮肤不起皱，毛发脱落，病变区为象牙色，边缘呈紫红色，边界清楚。硬肿病是因酸性黏多糖在真皮大量聚积和胶原纤维束增粗引起皮肤肿胀和硬化的一种结缔组织病，特征是颈和背部皮肤呈弥漫性、非凹陷性肿胀和硬化，皮肤可起皱，似木板样僵硬，表面平滑、苍白、发凉，毛发正常，肤色正常或呈淡褐色，与正常皮肤无清楚的界限。硬化性黏液水肿皮损特征为圆顶状、直径 2～3mm 大的坚实丘疹，表面有蜡样光泽，皮疹可融合成斑块，皮肤呈弥漫性浸润肥厚，呈现硬皮病样改变，但能活动和捏起，手部皮肤受累可出现硬皮病样指端硬化。硬化萎缩性苔藓是一种病因未明的慢性炎症性皮肤黏膜疾病，皮损特征为边界清楚的瓷白色硬化性丘疹和斑块，晚期可形成白色萎缩性斑片，好发于女阴和阴茎包皮部位。系统性硬皮病表现为双手、面部最先出现皮肤肿胀、硬化、萎缩，不易捏起，随着病情进展累及深部的皮肤、皮下组织及肌肉，出现功能受限，表现为张口受限，双手屈曲呈爪样，系统性硬皮病常伴有内脏损害。

二、多选题

1. 库欣综合征的病因包括
   A. 库欣病
   B. 异位 ACTH 综合征
   C. 肾上腺癌

答案：　15. B
　　　 1. ABCDE

D. 结节性肾上腺病

E. 长期大量应用糖皮质激素

【解析】库欣综合征按病因可分为内源性和外源性。内源性病因中以库欣病最为常见，异位 ACTH 综合征是由肾上腺以外的肿瘤（如肺癌）产生类 ACTH 活性物质导致皮质醇分泌增多。ACTH 非依赖性病因指原发于肾上腺的肿瘤（如肾上腺癌和肾上腺腺瘤）、结节性肾上腺病等，均能自主分泌大量的皮质激素。外源性病因指长期应用糖皮质激素。

2. 下列属于黑棘皮病临床类型的是

A. 良性黑棘皮病

B. 肥胖性黑棘皮病

C. 症状性黑棘皮病

D. 恶性黑棘皮病

E. 药物性黑棘皮病

【解析】黑棘皮病临床上分为 8 型，包括良性、肥胖性、症状性、恶性、肢端性、单侧性、药物性及混合性。

3. 黄瘤病的临床类型包括

A. 小结节性黄瘤

B. 扁平黄瘤

C. 结节性发疹性黄瘤

D. 发疹性黄瘤

E. 症状性黄瘤

【解析】症状性黄瘤为继发性黄瘤，不属于黄瘤病。

4. 糖尿病的皮肤表现包括

A. 糖尿病性皮肤发红

B. 丹毒样红斑

C. 糖尿病性皮病

D. 糖尿病性大疱

E. 糖尿病性甲病

【解析】糖尿病的皮肤表现通常由代谢紊乱、血管病变、神经病变和免疫学异常以及糖尿病相关的其他疾病所致，糖尿病性皮病是糖尿病最常见的皮损，糖尿病性皮肤发红主要见于久病者，丹毒样红斑多见于平均病期 5 年的糖尿病患者，糖尿病性大疱不常见，但它是糖尿病的一种特征性标志。糖尿病性甲病可由细菌或真菌感染所致。

5. 有关幼年型黄色肉芽肿的描述，正确的是

A. 是一种好发于皮肤、黏膜和眼的良性播散性黄色肉芽肿

B. 皮疹常在出生后 6 个月内发生

C. 皮疹为圆形或卵圆形丘疹或结节，高出皮肤表面，边界清楚

D. 皮损常于 1~2 岁内完全自然消退

E. 该病血中胆固醇和其他脂质常增高，但胡萝卜素正常

【解析】幼年型黄色肉芽肿血中胆固醇和其他脂质均正常，但胡萝卜素常增高。

6. 下列关于卟啉病的描述，正确的是

A. 为血红蛋白生物合成途径中某种酶缺乏或活性下降所致

B. 分为先天性和获得性两类

C. 是一组卟啉代谢障碍性疾病

D. 可出现光超敏反应性皮损

E. 可出现消化道和神经精神症状

【解析】卟啉病的皮损表现主要是由于卟啉的光毒性反应所致。

7. 卟啉病急性发作的诱发因素包括

A. 雄激素　　　　　B. 雌激素

C. 黄体酮　　　　　D. 巴比妥酸盐

E. 氯霉素

答案：　2. ABCDE　3. ABCD　4. ABCDE　5. ABCD　6. ABCE　7. BCDE

8. 引起淋巴瘤相关型毛囊黏蛋白病的恶性病变包括
   A. T细胞淋巴瘤
   B. B细胞淋巴瘤
   C. Hodgkin病
   D. 急性淋巴细胞白血病
   E. 慢性淋巴细胞白血病
   【解析】淋巴瘤相关型毛囊黏蛋白病最常见的恶性肿瘤是皮肤T细胞淋巴瘤（如蕈样肉芽肿），也可见于B细胞淋巴瘤、Hodgkin病、急性和慢性淋巴细胞白血病、淋巴肉瘤、肾癌、舌癌等。

9. 苯丙酮尿症患者可出现的皮肤表现包括
   A. 不同程度的弥漫性色素减少
   B. 通常对光敏感，但对晒伤和紫外线的红斑反应正常
   C. 半数患者1岁以内有湿疹样皮炎或脂溢性皮炎
   D. 婴儿早期可发生硬皮病样改变
   E. 色素痣增加
   【解析】苯丙酮尿症患者因苯丙氨酸羟化酶异常导致苯丙氨酸转化为酪氨酸障碍，皮肤和毛发色素合成受损，色素痣减少。

10. 皮肤钙沉着症的临床类型包括
    A. 特发性皮肤钙沉着症
    B. 转移性皮肤钙沉着症
    C. 营养不良性皮肤钙沉着症
    D. 医源性皮肤钙沉着症
    E. 创伤性皮肤钙沉着症
    【解析】上述均是皮肤钙沉着症的临床类型，特发性原因不明，转移性与钙磷代谢异常有关，营养不良性与组织损伤相关，医源性是在医疗操作过程中将钙盐带入受损

伤的皮肤所致，创伤性是外伤使外源性钙盐进入受伤的皮肤所致。

11. 下列关于维生素A缺乏症的皮肤表现，描述正确的是
    A. 皮肤表现为全身干燥、粗糙
    B. 四肢屈侧出现毛囊角化性丘疹
    C. 无炎症和自觉症状
    D. 毛发干燥无光泽易脱落
    E. 甲板变薄、脆、透明
    【解析】维生素A缺乏症毛囊角化性的丘疹主要位于四肢的伸侧。

12. 下列关于维生素B_6缺乏症的皮肤表现，描述正确的是
    A. 皮肤擦烂，见于女性乳房和两性身体较潮湿部位
    B. 口角炎
    C. 唇干裂
    D. 鼻两侧脂溢性皮炎
    E. 皮肤干燥粗糙
    【解析】维生素B_6缺乏主要表现为皮脂溢出。

三、共用题干单选题

（1～3题共用题干）
患者，女性，43岁。双小腿胫前水肿性斑块3年。查体：双侧突眼，双侧胫前大片水肿性斑块，表面呈橘皮样外观，毛孔扩大，质硬，压之无凹陷。

1. 对该患者临床诊断可能性最大的疾病是
   A. 库欣综合征
   B. 胫前黏液水肿
   C. 硬肿病
   D. 皮肤钙沉着症
   E. 苔藓样皮肤淀粉样变性

答案： 8. ABCDE 9. ABCD 10. ABCDE 11. ACDE 12. ABCD
1. B

【解析】库欣综合征通常表现为表皮和皮下结缔组织萎缩，导致皮肤变薄呈半透明状，典型患者出现特征性淡紫红色条状萎缩纹。胫前黏液水肿通常表现为双小腿胫前皮肤非凹陷性、水肿性斑块或结节，毛囊口扩张，呈特征性橘皮样外观，患者往往伴有突眼。硬肿病表现为颈和背部皮肤呈弥漫性、非凹陷性肿胀和硬化，似木板样僵硬，表面平滑、苍白、发凉，毛发正常，肤色正常或呈淡褐色，与正常皮肤无清楚的界限。皮肤钙沉着症表现为坚硬的丘疹、结节或肿块，破溃后排出奶酪色、油状砂粒样物质。苔藓样皮肤淀粉样变性的皮损通常对称分布在双小腿胫前，初起为针头大的褐色斑疹，而后形成稍隆起的丘疹，逐渐增大，直径可达2mm左右，呈半球形、圆锥形或多角形扁平隆起，质硬，表面光滑发亮似蜡样。

2. 对该患者确诊应选择的检查项目是

　　A. 皮肤镜

　　B. 皮损组织病理 + 阿新兰染色

　　C. 皮损组织病理 + PAS 染色

　　D. 皮损组织病理 + 直接免疫荧光检测

　　E. 血清免疫球蛋白检测

【解析】根据患者病史特点和皮损特征，临床考虑为胫前黏液水肿的可能性大。因此确诊应进行皮损组织病理以及阿新兰染色检查，阿新兰染色主要观察胶原束间的黏液样物质。

3. 下列疾病中通常与本病**无关**的是

　　A. 慢性瘀积性皮炎

　　B. 慢性淋巴细胞性甲状腺炎

　　C. 原发性甲状腺功能减退症

　　D. 毒性弥漫性甲状腺肿

　　E. 过敏性紫癜

【解析】过敏性紫癜为侵犯皮肤和其他器官细小动脉和毛细血管的血管炎，不会引起皮肤黏蛋白聚集。

（4～6题共用题干）

患者，男性，58岁。反复右足背红、肿、痛2年。患者于2年前右足背无诱因出现红肿、疼痛，曾在外院诊断为丹毒，给予静脉滴注青霉素1周症状缓解。1年前同样症状再次出现，给予青霉素静脉滴注10天左右症状缓解。近1周右足背再次出现红肿、疼痛伴发热，影响睡眠及走路。查体：体温38.4℃，系统检查无异常。皮肤科情况：右足红肿，边界不清，表面灼热，疼痛拒按，右足活动受限。就诊3次，血常规及白细胞分类计数均正常。给予青霉素抗感染治疗后，仍有发热，足背疼痛无缓解。第3天左足背及左膝关节也出现疼痛。再次详细询问病史，患者诉足背痛起自第一趾关节处并以该处疼痛为主。

4. 对该患者确诊最有价值的辅助检查是

　　A. 复查血常规 + C 反应蛋白

　　B. 血液一般细菌培养 + 药敏试验

　　C. 血尿酸检测 + 抽取关节液检测尿酸盐结晶

　　D. 右下肢深静脉彩超

　　E. 右下肢关节 X 线检查

【解析】该患者考虑痛风，故首先应进行的检查是血尿酸水平和抽取关节液偏振光显微镜下检测尿酸盐结晶。

5. 该病的临床分期**不包括**

　　A. 无症状高尿酸血症

　　B. 急性痛风性关节炎

　　C. 进展期

　　D. 间歇期

　　E. 痛风石及慢性关节炎

【解析】根据病程和临床表现，痛风分为

答案：　2. B　3. E　4. C　5. C

无症状高尿酸血症、急性痛风性关节炎、间歇期、痛风石及慢性关节炎,不包括进展期。

6. 针对该患者目前的病情,以下处理措施**不正确**的是
   A. 避免高嘌呤食物
   B. 每天饮水 2 000ml 以上同时口服碱性药物
   C. 不宜使用减少尿酸排泄的药物
   D. 迅速有效地缓解和消除急性发作症状
   E. 及时降尿酸治疗

【解析】该患者处于痛风的急性发作期,该期不予降尿酸治疗,如原先已经服用降尿酸药者则无需停用,以免引起血尿酸波动,导致发作时间延长或转移性发作。

(7~9题共用题干)

患儿,女性,3岁4个月。口腔周围及肢体末端红斑、糜烂、渗出、结痂 6 个月,伴腹泻 3 个月。患儿为足月顺产,母乳喂养,父母非近亲结婚,家中无类似病史。查体:发育正常,系统检查无明显异常。皮肤科检查:口周、鼻周、肛周臀部、手足末端红斑、糜烂、渗出、结痂。头发稀疏细软,色黄无光泽。甲板及牙齿无异常。

7. 对该患儿最可能的诊断是
   A. 连续性肢端皮炎
   B. 肠病性肢端皮炎
   C. 特应性皮炎
   D. 念珠菌病
   E. 烟酸缺乏症

【解析】连续性肢端皮炎常先有局部外伤史,皮疹开始于手指远端,长期局限于 1 个或几个手指。肠病性肢端皮炎是一种少见的遗传性锌缺乏症,其临床以肢端和口腔周围皮炎、秃发和腹泻三联征为特征。特应性皮炎是一种遗传过敏性皮炎,婴儿期表现为红斑、渗出、糜烂、结痂,儿童期表现为四肢屈侧干燥,瘙痒剧烈,常有过敏性鼻炎、哮喘等过敏性疾病家族史。婴幼儿的念珠菌病多发生于肥胖、多汗或腹泻的婴儿,皮疹多位于颈、腹、腋、腹股沟等皱褶部位。烟酸缺乏症是烟酸类维生素缺乏导致,临床以皮炎、舌炎、肠炎、精神异常和周围神经炎为特征。

8. 为了明确诊断,最有意义的检查项目是
   A. 血、尿中烟酸、烟酰胺及其代谢产物的检查
   B. 血清锌水平检测
   C. 取皮损做念珠菌的培养
   D. 皮损组织病理检查+直接免疫荧光检测
   E. 血清总 IgE 检测

【解析】该患者初步诊断为肠病性肢端皮炎,故应进行血清锌水平的检测。

9. 该患儿最需要的治疗方法是
   A. 补充富含烟酸的食物或药物
   B. 补充各种锌元素制剂
   C. 外用抗真菌感染药物
   D. 外用抗细菌感染药物
   E. 外用糖皮质激素和保湿润肤剂

【解析】该患者诊断为肠病性肢端皮炎,应给予补充各种锌元素制剂。

(10~13题共用题干)

患者,男性,45 岁。头皮、面部及背部红斑伴脱发 5 个月。患者 5 个月前头皮无明显诱因出现 4 个甲盖大的脱发区,表面轻度脱屑,伴有瘙痒,后面部及背部逐渐出现大小不等的红斑、脱屑。家族中无类似疾病患者,既往史、个人史无特殊。

10. 如果查体发现患者头顶部有 4 处甲盖大的脱发斑,表面萎缩,边缘可见不规则

答案: 6. E 7. B 8. B 9. B 10. B

暗紫红斑,表面覆黏着性鳞屑,面部、背部有紫红色斑片,表面覆黏着性鳞屑,部分中央结痂萎缩。则诊断上应首先考虑的疾病是

A. 麻风

B. 播散性盘状红斑狼疮

C. 二期梅毒

D. 头癣并体癣

E. 扁平苔藓

【解析】麻风可表现为红斑、鳞屑、毛发脱落,但伴有感觉障碍,周围神经干常呈粗大。播散性盘状红斑狼疮可出现头皮萎缩性脱发斑,边缘可见紫红色斑,表面覆黏着性鳞屑,面部、背部可出现红斑、萎缩、黏着性鳞屑。二期梅毒可出现脱发,但多为虫蚀样脱发,躯干可出现红斑、脱屑,梅毒血清学检测可明确诊断。头癣并体癣可出现头皮脱发,伴有鳞屑,瘙痒明显,体癣典型的皮疹为环状排列的红斑、丘疹。扁平苔藓典型皮疹为多角形紫红色扁平丘疹,表面有光滑发亮的蜡样薄膜、白色细条纹,萎缩性扁平苔藓可出现萎缩性斑片,斑片是由边缘略隆起而中央微凹陷的多角形小丘疹组成,有时覆有细薄鳞屑或中央毛囊性角质栓,损害呈紫红色或黄褐色、淡白色。

11. 如果查体发现患者头部 4 个甲盖大的局限性脱发区,伴局部脱屑。面部、背部可见大小不等的、表面覆有少许鳞屑的红斑及斑块,其上可见米粒大的角化性丘疹,触之有浸润感,此时应首先考虑的疾病是

A. 麻风

B. 播散性盘状红斑狼疮

C. 毛囊黏蛋白病

D. 扁平苔藓

E. 二期梅毒

【解析】毛囊黏蛋白病主要表现为有光泽的淡红色或肤色的毛囊性丘疹,或稍带有鳞屑的红色浸润性斑块或结节,其上毛发脱落。

12. 如果患者诊断为毛囊黏蛋白病,下列**不符合**其病理变化特点的是

A. 早期变化是外毛根鞘和皮脂腺水肿,黏蛋白沉积

B. 可形成含有黏蛋白的空腔

C. 整个毛囊均可受累,但毛母质完整无破坏

D. 晚期皮脂腺可消失,整个毛囊可变成囊腔

E. 真皮内有程度不一的混合炎细胞浸润,可形成肉芽肿

【解析】毛囊黏蛋白病整个毛囊受累时可以出现毛母质不同程度的破坏。

13. 如果患者皮损组织病理示:真皮内及毛囊、附属器周围见大量淋巴样细胞团块状浸润,部分细胞异形,部分毛囊上皮可见不典型淋巴样细胞移入,毛囊内充满黏蛋白;阿新蓝染色阳性。免疫组化检查:真皮及毛囊内肿瘤细胞 CD3(++++)、CD4(++++),CD8、CD20 和 CD56 均阴性,Ki-67 灶状阳性,增殖指数约 5%。皮损组织 T 细胞受体(TCR)基因重排检测阴性。此时对该患者应诊断为

A. 急性良性型毛囊黏蛋白病

B. 慢性良性型毛囊黏蛋白病

C. 淋巴瘤相关型毛囊黏蛋白病

D. 荨麻疹样毛囊黏蛋白病

E. 痤疮型毛囊黏蛋白病

【解析】根据患者的实验室检查应诊断为毛囊黏蛋白病并皮肤 T 细胞淋巴瘤,故应选择淋巴瘤相关型毛囊黏蛋白病。

答案:　11. C　12. C　13. C

（14~17题共用题干）

患者，女性，45岁。面部、颈部、双上肢皮肤肿胀硬化8个月。8个月前无明显诱因面部出现红斑、肿胀，自觉瘙痒。后颈部及双上肢皮肤相继出现类似红斑、水肿，对称分布，并逐渐变硬。个人史、家族史无特殊。

14. 如果查体发现患者面部皮肤表面光滑呈蜡黄色，皮肤硬化，不易捏起，鼻尖、唇薄，口周放射状沟纹，张口伸舌受限，颈部皮肤硬化，表面可见色素减退斑，双手硬化呈腊肠样改变，双手屈曲，手指末端硬化变短。对该患者诊断上应首先考虑的疾病是
    A. 硬斑病
    B. 系统性硬皮病
    C. 硬化萎缩性苔藓
    D. 硬化性黏液水肿
    E. 硬肿病

15. 如果查体发现患者面部皮肤增厚，质硬，闭口不能，两眉间有一纵形、质硬隆起及沟状纹；耳郭质硬，耳垂肥厚变大；双侧耳后皮肤质硬，伴扁平丘疹；颈部及双上肢皮肤对称性增厚变硬，此时最可能的诊断是
    A. 硬斑病
    B. 系统性硬皮病
    C. 硬化萎缩性苔藓
    D. 硬化性黏液水肿
    E. 硬肿病

16. 若患者诊断为硬化性黏液水肿，则下列**不符合**其病理改变的是
    A. 真皮上部胶原束间有大量黏蛋白沉积
    B. 阿新蓝染色阳性

C. 真皮中下层胶原纤维肿胀，血管内膜增生，管壁增厚，管腔狭窄甚至闭塞
D. 成纤维细胞显著增生
E. 胶原增多纤维化

【解析】硬化性黏液水肿最显著的改变是黏液弥漫性沉积在真皮网状层的上中部，无血管内膜及管壁的改变。

17. 如患者最终确诊为硬化性黏液水肿，此病常有多个系统受累，下列描述**不正确**的是
    A. 雷诺现象为最常见的首发症状
    B. 以副球蛋白血症发生率最高
    C. 消化道受累最为常见，有食管蠕动消失、吞咽困难等
    D. 呼吸系统受累可出现呼吸困难、肺动脉高压
    E. 如肌肉受累可发生炎性肌病，有四肢无力

【解析】硬化性黏液水肿约8.8%的患者有雷诺现象，但非最常见的首发症状。雷诺现象是系统性硬皮病最常见的首发症状。

四、案例分析题

【案例1】患者，男性，22岁。躯干、四肢色素沉着及色素减退15年。查体：一般情况好，身高和智力正常，各系统检查无异常。皮肤科检查：腰部、背部、双上肢外侧和双下肢弥漫性褐色网状色素沉着斑及散在的粟粒大的色素减退斑。双侧掌跖、黏膜、毛发、甲、牙齿均正常。

第1问：对该患者诊断需要考虑的疾病是
    A. 硬化萎缩性苔藓
    B. 着色性干皮病
    C. 遗传性对称性色素异常症
    D. 皮肤异色病样淀粉样变

答案： 14. B 15. D 16. C 17. A
【案例1】 1. BCDEF

E. 色素异常性皮肤淀粉样变

F. 慢性肾上腺皮质功能减退症

【解析】本例患者主要的临床表现为弥漫性的色素沉着及散在的色素减退，硬化萎缩性苔藓主要的皮肤损害为瓷白色丘疹、斑块及萎缩性斑片，其上可有黑头粉刺样角栓，质地较坚实。因此除了硬化性萎缩性苔藓，其他均可表现为弥漫性色素沉着及散在的色素减退。

第2问：为了明确诊断和排除相关疾病，需要进一步询问的病史及完善的检查包括

A. 询问家族遗传史

B. 皮肤组织病理检查

C. 直接免疫荧光检查

D. 间接免疫荧光检查

E. 皮损组织结晶紫染色

F. 肾上腺皮质功能检测

【解析】本例患者不考虑免疫复合物沉积或皮肤自身免疫性疾病，故不需行皮肤直接免疫荧光或间接免疫荧光检查，询问家族遗传史有助于明确或排除着色性干皮病和遗传性对称性色素异常症，皮肤组织病理及皮损组织结晶紫染色有助于明确或排除皮肤淀粉样变。肾上腺皮质功能检测有助于明确或排除慢性肾上腺皮质功能减退症。

第3问：患者左上肢皮损组织病理示：表皮角化过度，表皮突明显下延，基底层黑素增加，灶性基底细胞液化变性，下方明显色素失禁，可见团块状嗜伊红均质物，真皮浅层稀疏炎性细胞浸润，结晶紫染色阳性。此时诊断需要考虑的疾病是

A. 硬化萎缩性苔藓

B. 着色性干皮病

C. 遗传性对称性色素异常症

D. 皮肤异色病样淀粉样变

E. 色素异常性皮肤淀粉样变

F. 慢性肾上腺皮质功能减退

【解析】根据皮损组织病理检查及结晶紫染色，考虑为皮肤淀粉样变，因此需要进一步鉴别皮肤异色病样淀粉样变和色素异常性皮肤淀粉样变。

第4问：最终患者确诊为色素异常性皮肤淀粉样变，与皮肤异色病样淀粉样变相比，通常色素异常性皮肤淀粉样变的临床表现**不包括**

A. 点状或网状色素沉着

B. 散在的粟粒大至豆大色素减退斑

C. 红斑、丘疹

D. 皮肤萎缩

E. 毛细血管扩张

F. 水疱

G. 掌跖角化

H. 光过敏

【解析】点状或网状色素沉着和散在的粟粒至豆粒大小的色素减退斑为两种类型的皮肤淀粉样变所共有，色素异常性皮肤淀粉样变不包括以下表现，红斑、丘疹、皮肤萎缩、毛细血管扩张、水疱、掌跖角化、光过敏，该表现见于皮肤异色病样淀粉样变。

【案例2】患者，男性，60岁。面、颈部和双上肢红斑伴痒1年余。查体：体形消瘦，表情淡漠，反应迟钝，对答切题，心、肺、腹查体无异常，四肢肌力正常，神经系统病理征阴性。皮肤科情况：面、颈部、胸前、双手背及前臂伸侧可见对称性分布紫红斑，界清，上覆少许鳞屑，双上肢红斑融合成手套样外观；口角和唇干燥、皲裂、脱屑。

第1问：对该患者诊断需要考虑的疾病是

A. 日晒伤

B. 多形性日光疹

答案：　2. ABEF　3. DE　4. CDEFGH　【案例2】1. ABCDEF

C. 气源性接触性皮炎

D. 迟发性皮肤卟啉症

E. 药物光敏性皮炎

F. 烟酸缺乏症

【解析】本例患者皮损主要位于曝光部位，因此需要考虑发病机制与光敏相关的皮肤病及皮损主要位于曝光部位的皮肤病。上述疾病均可出现曝光部位的皮疹。

第 2 问：光敏反应包括光毒反应和光超敏反应，与光超敏反应相比，光毒反应的特点是

A. 任何个体均可发病

B. 有一定的潜伏期

C. 皮损表现为日晒伤症状

D. 皮损不限于日晒部位

E. 病程长，可长期发作

F. 光敏剂浓度高，不发生化学反应

第 3 问：为了明确诊断和排除相关疾病，需要进一步询问的病史及完善的检查包括

A. 家族史及个人史包括饮酒史、饮食情况

B. 用药史

C. 斑贴试验

D. 光斑贴试验

E. 尿卟啉检测

F. 血清总 IgE 检测

【解析】血清总 IgE 检测主要与速发型超敏反应有关，与光敏反应无关。

第 4 问：该例患者为独居老人，以素食为主，长期酗酒，家属诉近期有痴呆症状，否认用药史，否认家族遗传史。对该患者最可能的诊断是

A. 日晒伤

B. 多形性日光疹

C. 气源性接触性皮炎

D. 迟发性皮肤卟啉症

E. 药物光敏性皮炎

F. 烟酸缺乏症

【解析】根据患者以素食为主，长期饮酒，皮疹表现为曝光部位紫红色斑，类似日晒斑，双手皮损呈手套样外观，舌炎，伴有精神异常，故首先考虑烟酸缺乏症。

【案例 3】患者，女性，47 岁。躯干、四肢黄色丘疹 1 个月余。查体：系统检查未见明显异常。皮肤科检查：背部、腰部、臀部、双肘部、双大腿泛发性皮色至黄色实性丘疹，米粒至绿豆大小，孤立不融合，表面光滑，无压痛。

第 1 问：对该患者诊断需要考虑的疾病有

A. 发疹性黄瘤

B. 进行性结节性组织细胞瘤

C. 丘疹型环状肉芽肿

D. 丘疹型结节病

E. 发疹型汗管瘤

F. 成人型黄色肉芽肿

第 2 问：为了明确诊断和排除相关疾病，需要进一步询问的病史及完善的检查包括

A. 皮肤组织病理检查

B. 直接免疫荧光检查

C. 间接免疫荧光检查

D. 抗核抗体全套检测

E. 血脂检查

F. 免疫组化检查

【解析】本例患者不考虑免疫性疾病，故不需要进行皮肤直接免疫荧光、间接免疫荧光检查及抗核抗体全套检查。

第 3 问：本例患者病理检查示：表皮未见明显异常，真皮浅中层可见成团的泡沫细胞及散在的组织细胞、淋巴细胞浸润。血脂水平增高。对该患者最可能的诊断是

答案：　2. ACF　3. ABCDE　4. F　【案例 3】1. ABCDEF　2. AEF　3. A

A. 发疹性黄瘤
B. 进行性结节性组织细胞瘤
C. 丘疹型环状肉芽肿
D. 丘疹型结节病
E. 发疹型汗管瘤
F. 成人型黄色肉芽肿

【解析】根据患者泛发性、无痛性、黄色或肤色的丘疹，组织病理检查示成团的泡沫细胞，血脂水平增高，故首先考虑发疹性黄瘤。

第4问：下列关于发疹性黄瘤的临床表现，描述正确的是
A. 皮损可分批出现或突然发生
B. 急性期炎症明显，皮疹周围有红晕
C. 皮疹可自行消退
D. 皮疹好发于肢体的屈侧及臀部
E. 可有瘙痒或压痛
F. 多累及高乳糜微粒血症者

【解析】发疹性黄瘤好发于肢体的伸侧。

第二十章　色素障碍性皮肤病

一、单选题

1. 决定皮肤颜色的主要因素是
   A. 皮肤黑素的含量
   B. 皮肤胡萝卜素的含量
   C. 血液氧合血红蛋白的含量
   D. 血液脱氧血红蛋白的含量
   E. 黑素细胞的多少
   【解析】正常肤色的主要决定因素是黑素细胞的活性，即黑素产生的质和量而非黑素细胞的密度。

2. 下列关于雀斑的描述，**不正确**的是
   A. 为常染色体显性遗传病
   B. 多见于女性
   C. 常发生于面部
   D. 随年龄增长而加重
   E. 典型皮损为褐色针尖至米粒大小的斑点
   【解析】雀斑的皮损随季节变化，日晒后加重，夏重冬轻，和年龄无关。

3. 进行性斑状色素减退症在 Wood 灯检查时显示
   A. 灰白色荧光　　　　B. 红色荧光
   C. 蓝白色荧光　　　　D. 亮绿色荧光
   E. 无荧光
   【解析】进行性斑状色素减退症在 Wood 灯检查时显示局限性点状红色荧光。

4. 关于文身的治疗应选择
   A. 手术切除　　　　B. 液氮冷冻
   C. 激光治疗　　　　D. 光子治疗
   E. 黄金微针
   【解析】文身如有美容需求，调 Q 激光、KTP 激光、皮秒激光等均可用于治疗。

5. 关于遗传性对称性色素异常症的描述，**错误**的是
   A. 为常染色体隐性遗传病
   B. 致病基因为 DSRAD
   C. 皮损具对称性
   D. 双手背、双足背有雀斑样色素沉着斑，间杂色素减退斑
   E. 可有家族史
   【解析】遗传性对称性色素异常症应为常染色体显性遗传。

6. 下列色素性疾病中皮损可自然消退的是
   A. 太田痣　　　　B. 咖啡斑
   C. 蒙古斑　　　　D. 伊藤痣
   E. 颧部褐青色痣
   【解析】蒙古斑是发生于婴幼儿腰骶部的蓝灰色斑，大多皮损在 5 岁左右自然消退。

7. 摩擦黑变病的组织病理改变为
   A. 角化不全
   B. 颗粒层增厚
   C. 基底细胞液化变性

答案：1. A　2. D　3. B　4. C　5. A　6. C　7. D

D. 真皮乳头层内较多噬色素细胞浸涸

E. 真皮浅层带状致密淋巴细胞浸润

8. 下列关于色素性化妆品皮炎的描述，**错误**的是

    A. 变应原主要是化妆品中的香料、防腐剂和乳化剂

    B. 主要累及妇女面部，以白种人居多

    C. 属于Ⅳ型变态反应

    D. 停用可疑化妆品后皮损可明显好转或消退

    E. 化妆品斑贴试验和光斑贴试验有助于诊断

【解析】色素性化妆品皮炎累及女性面部，以黄种人多见。

9. 关于色素性口周红斑的描述，**错误**的是

    A. 口周褐红色斑片　B. 伴色素沉着

    C. 好发于女性　　　D. 常累及面中部

    E. 容易治愈

【解析】色素性口周红斑损害往往持续多年，易反复，预后不佳。

10. Albright 综合征的临床表现除性早熟、多发性骨纤维发育不良外，皮肤病变为

    A. 雀斑　　　　　B. 黄褐斑

    C. 黑子　　　　　D. 雀斑样痣

    E. 咖啡斑

【解析】Albright 综合征以性早熟、多发性骨纤维发育不良、皮肤咖啡斑为特点。

11. 患者，男性，38岁。耳前、颈部起红棕色斑片20余年，可有微痒。查体：双侧耳前、颈前、上颌区红棕色斑片，毛细血管扩张，伴斑点状色素沉着、毛囊性丘疹及角栓，毛囊角栓周围见红斑形成的边缘，玻片压诊皮损可呈苍白色，而红棕色色素沉着仍存在，可见糠秕样鳞屑。对该患者诊断可能性大的疾病是

    A. 毛周角化症

    B. 颜面毛细血管扩张症

    C. 面颈部毛囊性红斑黑变病

    D. 瑞尔黑变病

    E. 黄褐斑

【解析】据耳前、颈前、上颌区红棕色斑片，毛细血管扩张伴色素沉着、毛囊性丘疹、毛囊角栓，无瘢痕，诊断为面颈部毛囊性红斑黑变病。

12. 患者，女性，45岁。患者出生后发现左侧肩部、颈侧、上臂、锁骨上区起灰蓝色或灰褐色色素沉着斑片，几十年来，未见自然消退。查体：左侧肩部、颈侧、上臂、锁骨上区见大片灰褐色或灰蓝色色素沉着斑片。对该患者诊断可能性大的疾病是

    A. 太田痣　　　　B. Becker 痣

    C. 蒙古斑　　　　D. 伊藤痣

    E. 咖啡斑

【解析】据单侧锁骨上后支和皮肤臂神经侧支分布区发生的褐色、青灰色、蓝色、黑色或紫色斑片，不会自然消退，诊断为伊藤痣。

13. 患者，男性，25岁。全身多处皮肤泛发性色素沉着或色素减退斑20年。查体：头、颈、躯干、四肢可见泛发性色素沉着或色素减退斑，为边界清楚、深浅不一的棕色斑点，间杂大小不一的浅色斑点。未见黏膜累及。对该患者诊断可能性大的疾病是

    A. 雀斑样痣

    B. 遗传性泛发性色素异常症

    C. 遗传性对称性色素异常症

答案：　8. B　9. E　10. E　11. C　12. D　13. B

D. 特发性多发性斑状色素沉着症

E. 神经纤维瘤

【解析】据泛发性的色素沉着或色素减退斑，为边界清楚、深浅不一的棕色斑点，间杂大小不一的浅色斑点，无黏膜累及，6岁前出现皮肤色素异常，诊断为遗传性泛发性色素异常症。

14. 患者，男性，5岁。出生后胸部多处发生皮肤淡白色斑片。查体：胸部可见多处淡白色斑片，圆形或卵圆形或不规则形，边界清楚，多数不规则聚合呈花瓣样外观，以手摩擦局部，淡白色斑片不发红，而周围正常皮肤发红。对该患者诊断可能性大的疾病是

A. 白癜风

B. 白色糠疹

C. 贫血痣

D. 无色素痣

E. 炎症后色素减退斑

【解析】据出生后发病，多处皮肤淡白色斑片，手摩擦局部淡白色斑片不发红，而周围正常皮肤发红，诊断为贫血痣。

二、多选题

1. 白癜风的发病学说包括

A. 免疫学说

B. 黑素细胞凋亡和丢失学说

C. 遗传学说

D. 神经体液学说

E. 氧化应激学说

【解析】白癜风的病因和发病机制目前尚不完全清楚，主要涉及以下学说：免疫学说、氧化应激学说、黑素细胞凋亡和丢失学说、神经体液学说、遗传学说、紫外线损伤机制。

2. 炎症后黑变病又称炎症后色素沉着，下列色素沉着持续时间较长的疾病是

A. 固定型药疹　　B. 接触性皮炎

C. 湿疹　　　　　D. 丘疹性荨麻疹

E. 盘状红斑狼疮

【解析】固定型药疹和盘状红斑狼疮色素沉着的消退时间较湿疹、接触性皮炎、丘疹性荨麻疹长。

3. 下列疾病的皮损可以发生癌变的是

A. 雀斑　　　　　B. 蓝痣

C. 咖啡斑　　　　D. 蒙古斑

E. 口周黑子病

【解析】蓝痣分为普通蓝痣和细胞蓝痣，细胞蓝痣较易演变为黑素瘤或发生癌变；口周色素沉着-肠道息肉综合征又称口周黑子病，胃肠息肉常为良性腺样错构瘤，偶可发现恶变。

4. 雀斑样痣的临床类型包括

A. 单纯性雀斑样痣

B. 发疹性雀斑样痣

C. 局限/节段型雀斑样痣

D. 黑子病

E. 豹斑综合征

5. 属于常染色体显性遗传的色素障碍性皮肤病有

A. 白癜风　　　　B. 白化病

C. 斑驳病　　　　D. 雀斑

E. 遗传性对称性色素异常症

【解析】白癜风属多基因遗传病；白化病中的眼皮肤白化病（OCA）属常染色体隐性遗传病，眼白化病（OA）属X性联隐性遗传病。

答案：14. C

　　　　1. ABCDE　2. AE　3. BE　4. ABCDE　5. CDE

6. 提示白癜风处于进展期的依据包括
   A. 不断出现新发白斑
   B. 同形反应
   C. 近期白斑处毛发变白
   D. 色素脱失斑无进一步扩大
   E. Wood 灯检查呈高亮的蓝白色荧光

【解析】Wood 灯检查呈高亮的蓝白色荧光、色素脱失斑无扩大均见于白癜风稳定期；同形反应、新发白班、近期白斑处毛发变白均见于进展期。

7. 关于特发性点滴状色素减退症的描述，正确的是
   A. 色素减退斑直径常 <1cm
   B. 多见于 40 岁以上年龄
   C. 多位于肢体伸侧
   D. 瓷白色斑点互不融合
   E. 斑点表面光滑

8. 下列关于斑驳病的描述，正确的是
   A. 常染色体显性遗传
   B. 常染色体隐性遗传
   C. 额部中央有三角形或菱形白发
   D. 致病基因为 *KIT* 基因
   E. 白斑静止稳定

【解析】斑驳病属常染色体显性遗传病，致病基因为 *KIT* 基因，额部中央的三角形或菱形白发为其特征，白斑损害静止稳定，不随年龄增长而发展。

三、共用题干单选题

（1～3题共用题干）

患者，女性，28 岁。外阴白斑 2 年，面、颈部出现多处白斑 1 个月。查体：外阴可见 1 处边界清晰的色素脱失斑，白斑周围皮肤色素加深，伴有部分阴毛发白；面、颈部可见数片大小不等的色素脱失斑，边界欠清晰。

1. 对该患者临床诊断可能性最大的疾病是
   A. 白癜风　　　　B. 白色糠疹
   C. 无色素痣　　　D. 贫血痣
   E. 黏膜白斑

【解析】患者白斑为色素脱失斑，先累及外阴，近期累及面、颈部，不断进展，伴毛发变白，据典型的临床表现诊断为白癜风。

2. 为明确皮损的性质最方便的无创伤性检查是
   A. 真菌镜检　　　B. 皮肤活检
   C. Wood 灯检查　D. 皮肤镜
   E. VISIA

【解析】白癜风用 Wood 灯检查最方便，无创，进展期呈灰白色荧光，稳定期呈高亮的蓝白色荧光。

3. 该患者的病情分期为
   A. 进展期　　B. 稳定期　　C. 消退期
   D. 炎症期　　E. 萎缩期

【解析】患者白斑近期累及面、颈部，不断进展，故属于进展期。

（4～6题共用题干）

患者，男性，15 岁。出生后皮肤色素缺乏，皮肤毛细血管显露，皮肤薄而柔软，呈白色及红色。对紫外线高度敏感，常出现日光性皮炎、光化性唇炎等病。查体：全身皮肤呈白色及红色，薄、软，毛发呈纯白、银白、黄色、金色或茶色，畏光，视网膜、虹膜、瞳孔颜色减退，眼球震颤。

4. 对该患者临床诊断最可能的疾病是
   A. 白癜风　　　　B. 白色糠疹
   C. 无色素痣　　　D. 贫血痣
   E. 白化病

答案：　6. ABC　7. ABCDE　8. ACDE
　　　1. A　2. C　3. A　4. E

【解析】据泛发性皮肤及毛发色素脱失，眼部色素减退，眼球震颤诊断为白化病。

5. 该病存在不同类型之间的临床表型重叠，有助于疾病分型的检查是
A. 基因检测　　　　B. 皮肤活检
C. Wood 灯检查　　D. 皮肤镜
E. VISIA

【解析】白化病分为眼皮肤白化病（OCA）及眼白化病（OA）。OCA 属于常染色体隐性遗传病，据致病基因的不同又分为 7 型；OA 为 X 连锁隐性遗传病，致病基因为 *GPR143*。基因检测可以使诊断更加准确。

6. 该病的临床处理**不包括**
A. 避光
B. 视力检查
C. 激光治疗
D. 定期皮肤检查，防癌
E. 眼球震颤可外科手术矫正

【解析】避光、视力检查、外科手术矫正、定期皮肤检查防癌，均可以缓解症状，提高生活质量，防止并发症的发生。

（7～9 题共用题干）

患者，女性，10 岁。出生后不久发现左侧腰部皮肤色素减退斑，沿神经节段分布，皮损随身体发育而按比例扩大，无自觉症状。查体：左侧腰部群集皮肤色素减退斑，白斑边缘无色素沉着，表面光滑无鳞屑，沿皮节分布。

7. 对该患者临床诊断最可能的疾病是
A. 白癜风　　　　　B. 白色糠疹
C. 无色素痣　　　　D. 贫血痣
E. 白化病

【解析】据白斑出生后不久发生，白斑分布持续多年不变，皮损无组织和感觉上的变

化，白斑边缘没有色素沉着的现象诊断为无色素痣。

8. 该病 Wood 灯检查呈
A. 灰白色荧光　　　B. 蓝白色荧光
C. 红色荧光　　　　D. 无荧光
E. 亮绿色荧光

【解析】无色素痣 Wood 灯检查呈灰白色荧光。

9. 该病的分型**不包括**
A. 系统型　　B. 局限型　　C. 节段型
D. 泛发型　　E. 肢端型

【解析】无色素痣分 3 型，包括系统型、局限型、节段型。

（10～12 题共用题干）

患者，男性，37 岁。右侧肩部、胸部、背部暴晒后突然出现淡黄色至深棕色斑片 3 年，无自觉症状。查体：右侧肩部、胸部、背部可见大片淡黄色至深棕色斑片，着色均匀，缓慢离心性扩大，边缘清楚而不整齐，表面散在粟粒大小的毛囊性丘疹及毛发增生。

10. 对该患者临床诊断最可能的疾病是
A. 色素痣　　　　　B. 咖啡斑
C. Becker 痣　　　 D. 兽皮痣
E. 雀斑样痣

【解析】据突然出现的淡黄色至深棕色斑片，其上伴毛囊性丘疹及毛发增生可以诊断为 Becker 痣。

11. 该病的病理特征是
A. 无痣细胞
B. 黑素增加
C. 黑素细胞无明显增多
D. 竖毛肌增生
E. 真皮上部可见噬黑素细胞

答案：　5. A　6. C　7. C　8. A　9. D　10. C　11. D

【解析】竖毛肌增生是 Becker 痣的特征。

12. 该病的临床处理措施为
    A. 避光
    B. 光子治疗
    C. 激光治疗
    D. 定期皮肤检查,防癌变
    E. 手术切除,植皮

【解析】Becker 痣色素沉着性损害可以采用调 Q 红宝石激光或 Nd:YAG 激光治疗,多毛可选择半导体激光等治疗。

（13～16 题共用题干）

患者,男性,25 岁。躯干四肢多发性色素沉着斑 1 年。1 年前躯干部无明显诱因开始出现散在的、指甲至钱币大小的圆形或卵圆形青灰色斑,表面光滑无鳞屑,不痒。后色斑逐渐增多、增大,累及四肢,互不融合。发病后诊断考虑色素性荨麻疹,先后口服多种抗组胺药、复方甘草酸苷、中药,外用丁酸氢化可的松乳膏治疗,疗效不明显。

13. 如果诊断为色素性荨麻疹,患者最合适的检查方法是
    A. 过敏原检测
    B. 醋酸白试验
    C. Darier 征
    D. 皮肤针刺试验
    E. 皮肤斑贴试验

【解析】色素斑处划痕或摩擦后出现风团,即 Darier 征阳性,见于色素性荨麻疹。

14. 如果患者 Darier 征阴性,组织病理最需要进行的特殊染色是
    A. 墨汁染色　　　B. PAS 染色
    C. 阿新蓝染色　　D. 吉姆萨染色
    E. 刚果红试验

【解析】吉姆萨染色阴性可排除肥大细胞增生症,色素性荨麻疹的组织病理特征为真皮内有大量肥大细胞浸润。

15. 如果患者 Darier 征阴性,吉姆萨染色也阴性,诊断最可能的疾病是
    A. 持久性色素异常性红斑
    B. 色素性荨麻疹
    C. 特发性多发性斑状色素沉着症
    D. 色素失禁症
    E. 色素性玫瑰疹

【解析】特发性多发性斑状色素沉着症较具特征,据典型的临床表现,一般诊断不难,需与色素性荨麻疹鉴别。

16. 如果患者确诊为该病,**不正确**的临床处理措施是
    A. 外用糖皮质激素
    B. 口服维生素 C
    C. 口服维生素 E
    D. 外用氢醌乳膏
    E. 不需治疗

【解析】特发性多发性斑状色素沉着症预后良好,一般不需治疗。需要时可对症,可内服维生素 C 和维生素 E,外用氢醌乳膏。

（17～20 题共用题干）

患者,女性,18 岁。躯干部白斑 10 余年,有癫痫病史。10 年前躯干部出现叶片大小的白斑,表面光滑无鳞屑。发病后诊断为白癜风,先后口服白癜风丸、转移因子胶囊、中药,外涂祛白酊、卤米松乳膏治疗,无明显疗效。

17. 如果诊断为白癜风,患者最合适的检查方法是
    A. Wood 灯　　　　B. 真菌镜检
    C. Darier 征　　　　D. VISIA
    E. 斑贴试验

答案：　12. C　13. C　14. D　15. C　16. A　17. A

18. 如果 Wood 灯检查无荧光,结合患者有癫痫发病史,诊断上应首先考虑的疾病是
    A. 白癜风   B. 白色糠疹
    C. 无色素痣   D. 结节性硬化症
    E. 贫血痣
    【解析】结节性硬化症的特征为面部血管纤维瘤、癫痫、智力发育迟缓,可出现叶状脱色斑。

19. 如果诊断为该病,其特征性皮损**不包括**
    A. 面部血管纤维瘤
    B. 甲周纤维瘤
    C. 鲛鱼皮样斑块
    D. 叶状脱色斑
    E. 咖啡斑

20. 如果临床要确诊该病,最有助于诊断的检查是
    A. 基因检测   B. CT
    C. B 超   D. X 线
    E. 智力测试
    【解析】结节性硬化症是一种常染色体显性遗传病,致病基因为 *TSC1* 和 *TSC2*,基因检测可以对不典型的结节性硬化症进行诊断。

(21~24 题共用题干)
    患者,女性,23 岁。双侧颞部、颧部褐青色斑片 5 年。5 年前患者双侧颞部、颧部出现褐青色或青黑色斑片,着色不均,周边分布大小不等的色斑。后皮损缓慢增大、颜色加深。发病后诊断为颧部褐青色痣,多年来未予治疗。

21. 如果诊断为颧部褐青色痣,最需要与之鉴别的疾病是
    A. 黄褐斑   B. 咖啡斑   C. 太田痣
    D. 雀斑   E. 伊藤痣

22. 如果查体发现患者巩膜有蓝色斑点,诊断应考虑的疾病是
    A. 太田痣   B. 黄褐斑
    C. 咖啡斑   D. 颧部褐青色痣
    E. 蒙古斑
    【解析】太田痣约 2/3 患者同侧巩膜受累,巩膜出现蓝色斑点。太田痣多为单侧,双侧仅为 5%,本例患者即为双侧太田痣。颧部褐青色痣巩膜不累及。

23. 如果诊断为该病,其最常见的眼部并发症是
    A. 失明   B. 眼炎
    C. 巩膜炎   D. 青光眼
    E. 角膜炎

24. 如果患者确诊为该病,关于该病**不正确**的描述是
    A. 可以根治   B. 激光治疗
    C. 容易复发   D. 眼科检查
    E. 有两个发病高峰
    【解析】太田痣激光治疗疗效好,不复发。

(25~28 题共用题干)
    患者,女性,42 岁。面部起红斑、色素沉着 1 年。1 年前患者额、颞、颧部、耳后、颈部出现毛孔周围瘙痒性红斑,后逐渐转为灰褐色、紫褐色网状斑点,色素消退非常缓慢。患者在面部长期坚持使用同一品牌的化妆品。查体:额部、颞部、颧部、耳后及颈侧可见灰褐色斑,网状排列,呈粉尘样外观。

25. 如果诊断考虑瑞尔黑变病,其最特征性的皮损是
    A. 毛囊角化过度   B. 毛细血管扩张
    C. 灰褐色斑   D. 网状斑
    E. 粉尘样外观

答案: 18. D 19. E 20. A 21. C 22. A 23. D 24. C 25. E

26. 如果诊断为瑞尔黑变病，其组织病理改变**不包括**
    A. 表皮轻度角化过度
    B. 基底细胞液化变性
    C. 真皮血管周围炎细胞浸润
    D. 真皮上部有较多噬色素细胞
    E. 甲苯胺蓝染色见岛屿状、致密的阳性细胞

27. 如果进一步查找该病的病因，最有价值的辅助检查是
    A. 斑贴试验　　B. 皮内试验
    C. 挑刺试验　　D. 划破试验
    E. 血清变应原检测
    【解析】患者在面部长期坚持使用同一品牌的护肤品，可将该化妆品做斑贴试验，观察是否阳性。

28. 如果患者确诊为该病，下列**不适合**的处理措施是
    A. 避光
    B. 停用一直使用的化妆品
    C. 外用氢醌乳膏
    D. 口服维生素 C 和 E
    E. 口服维 A 酸
    【解析】维 A 酸是光敏性药物，应避免使用。

四、案例分析题

【案例 1】患者，女性，44 岁。颜面部对称而局限性淡褐色至深褐色斑片 3 年。查体：颞部、颊部大片淡褐色至深褐色斑片，形态不规则，边缘不明显。
第 1 问：患者治疗前需要的检查是
    A. 玻片压诊
    B. Wood 灯检查
    C. 皮肤测试仪
    D. 皮肤镜
    E. 皮肤共聚焦显微镜
    F. VISIA 图像分析系统
    【解析】上述检查有助于选择不同的治疗方案。

第 2 问：对该患者最可能的诊断是
    A. 黄褐斑　　　B. 瑞尔黑变病
    C. 艾迪生病　　D. 太田痣
    E. 颧部褐青色痣　F. 雀斑
    【解析】根据颧、颊部对称性淡褐色至深褐色斑片，诊断为黄褐斑，需与颧部褐青色痣、太田痣、瑞尔黑变病等鉴别。

第 3 问：关于该病描述正确的是
    A. 好发于中青年女性
    B. 血中雌激素水平升高
    C. 日晒、怀孕、口服避孕药等可加重病情
    D. 遗传易感性是发病的主要因素
    E. 皮肤屏障功能紊乱为诱因
    F. 色斑处血管增生
    【解析】黄褐斑好发于 20 岁以上的中、青年女性，遗传易感性、紫外线照射、性激素水平变化是黄褐斑三大重要发病因素。色斑处血管增生、皮肤炎症及屏障功能紊乱可能也参与了黄褐斑的发生，妊娠、口服避孕药等是最常见的黄褐斑诱因。

第 4 问：该患者进一步的处理措施包括
    A. 防晒
    B. 口服中草药
    C. 口服或静脉用氨甲环酸
    D. 口服激素
    E. 外用维 A 酸制剂

答案：　26. E　27. A　28. E
【案例 1】　1. ABCDEF　2. A　3. ABCDEF　4. ABCEFG

F. 外用氢醌乳膏

G. Q开关大光斑低能量激光治疗

【解析】激素替代治疗是黄褐斑的诱因。

【案例2】患者,男性,28 岁。口唇出现点状黑斑 20 余年,反复发作腹痛、便血 3 次。查体:双唇可见多个针尖至黄豆大小的黑褐色斑疹,边界清楚,互不融合。

第 1 问:患者可能需要的检查是

A. 血常规　　　　　B. 大便隐血试验

C. X 线　　　　　　D. 内镜检查

E. 组织病理检查　　F. 心电图

【解析】血常规、大便隐血试验、心电图属常规检查,患者有腹痛、血便可做 X 线及内镜检查,皮损组织可做病理活检。

第 2 问:对该患者最可能的诊断是

A. 雀斑

B. 黑子

C. Peutz-Jeghers 综合征

D. 着色性干皮病

E. 雀斑样痣

F. 色素痣

【解析】根据唇部典型的色素斑和反复发作的胃肠道症状(腹痛、便血)可以诊断为 Peutz-Jeghers 综合征,即口周色素沉着-肠道息肉综合征。

第 3 问:下列关于该病的描述,正确的是

A. 常染色体显性遗传

B. 常染色体隐性遗传

C. 致病基因为 *SK11*

D. 致病基因为 *XPC*

E. 肠道息肉可恶变

F. 黑斑可恶变

【解析】口周色素沉着-肠道息肉综合征属于常染色体显性遗传,致病基因为 *SK11*

基因,以色素沉着、胃肠道息肉及遗传为典型的三大特征。

第 4 问:该患者进一步的处理措施包括

A. 防晒　　　　　　B. 液氮冷冻

C. 激光治疗　　　　D. 光子治疗

E. 选择性肠切除　　F. 预防性肠切除

【解析】口周色素沉着-肠道息肉综合征和日晒无关,口唇黑斑可使用液氮冷冻或激光治疗祛除,肠道息肉有急腹症或疑有癌变时,应做选择性肠切除。

【案例3】患者,女性,36 岁。左侧颈部白斑 3 个月。查体:左侧颈部可见 2cm×3cm 大小的乳白色色素脱失斑,其上毛发变白,表面光滑,无鳞屑。

第 1 问:该患者需要做的检查是

A. 斑贴试验　　　　B. 玻片压诊

C. 组织病理检查　　D. Wood 灯检查

E. RCM　　　　　　F. 皮肤镜

【解析】Wood 灯检查、反射式共聚焦显微镜(RCM)、皮肤镜、组织病理检查均是诊断白癜风的辅助手段。

第 2 问:对该患者诊断最可能的疾病是

A. 无色素痣　　　　B. 单纯糠疹

C. 花斑糠疹　　　　D. 白癜风

E. 贫血痣　　　　　F. 未定类麻风

第 3 问:关于该病描述正确的是

A. Wood 灯检查呈蓝白色荧光

B. Wood 灯检查呈暗绿色荧光

C. 真菌镜检阳性

D. 真菌镜检阴性

E. 出现针刺反应

F. 出现同形反应

答案:【案例2】 1. ABCDEF　2. C　3. ACE　4. BCE　　【案例3】 1. CDEF　2. D　3. ADF

第4问：该患者进一步的处理措施包括
    A. 应用泼尼松
    B. 应用甲氧沙林
    C. 应用他克莫司
    D. 中药治疗
    E. 308准分子光治疗
    F. 自体表皮移植
    G. 遮盖疗法
    H. NB-UVB照射

【案例4】患者，男性，16岁。躯干、四肢多处咖啡色斑10余年。查体：躯干和四肢可见多处大小不等的咖啡色斑点或斑片，其中咖啡斑皮损最大直径>1.5cm的皮疹数目超过6个。

第1问：该患者需要做的检查是
    A. CT   B. 核磁共振
    C. 组织病理检查   D. 智力测试
    E. 听力测试   F. 眼科检查

【解析】咖啡斑皮损最大直径>1.5cm的皮疹数目超过6个时，即显示有神经纤维瘤存在，应详细的体检包括智力、听力、眼科检查并跟踪随访，需要时行神经影像学检查。

第2问：对该患者诊断最可能的疾病是
    A. 咖啡斑
    B. 斑痣
    C. 雀斑样痣
    D. 结节性硬化症
    E. 神经纤维瘤病
    F. 着色性干皮病

第3问：下列关于该病的描述，正确的是
    A. 常染色体显性遗传
    B. 常染色体隐性遗传
    C. 性连锁遗传
    D. 皮损可癌变
    E. 可用光子治疗
    F. 可用激光治疗

【解析】神经纤维瘤病属常染色体显性遗传，咖啡斑如有美容需求，可选用激光治疗。

第4问：该病现阶段可采取的处理措施包括
    A. 手术切除   B. 遗传咨询
    C. 基因突变检测   D. 定期随访
    E. 产前诊断   F. 激光治疗

答案： 4. ABCDEFGH　【案例4】 1. ABCDEF　2. E　3. AF　4. BCDEF

第二十一章　遗传性皮肤病

一、单选题

1. 营养不良型遗传性大疱性表皮松解症的皮肤水疱裂隙位于
   A. 皮肤基底细胞以上
   B. 基底细胞层胞浆内,在半桥粒结构上方
   C. 基底膜带的透明板中,即半桥粒下及致密层上面
   D. 基底膜带致密层下面
   E. 不同层次,位置不固定

【解析】根据皮肤组织电镜的检查,以皮肤水疱裂隙所在的位置,将遗传性大疱性表皮松解症(EB)分为单纯型、交界型、营养不良型以及 Kindler 综合征。单纯型 EB 的皮肤水疱裂隙在皮肤基底细胞以上,或基底细胞层胞浆内,在半桥粒结构上方;交界型 EB 的皮肤水疱裂隙在基底膜带的透明板中,即半桥粒下及致密层上面;营养不良型 EB 的皮肤水疱裂隙在基底膜带致密层下面;Kindler 综合征的水疱裂隙可以发生在不同层次,位置不固定。

2. 下列**不属于**遗传性大疱性表皮松解症的诊断依据的是
   A. 皮肤脆性增加
   B. 水疱及大疱多发生在摩擦部位
   C. 伴有基底皮肤的红斑或炎症
   D. 出现食道狭窄、营养不良
   E. 有阳性家族史

【解析】EB 的诊断:根据典型临床表现,即出生时或者出生不久出现皮肤脆性增加,水疱及大疱多数发生在摩擦部位,不伴有基底皮肤的红斑或者炎症。患者出现各种常见的并发症,如手指并指、食道狭窄、甲缺失、甲增厚或者营养不良,以及阳性家族史即可确诊 EB。通过结合电镜、免疫荧光或者基因检测阳性结果可对 EB 进行精确分型。

3. 下列关于家族性慢性良性天疱疮的描述,**错误**的是
   A. 是一种常染色体显性遗传疾病
   B. 皮损好发于间擦部位,比如腋窝,腹股沟、颈部和肛周
   C. 病理表现为棘层松解细胞聚合不佳,形似"倒塌的砖墙"
   D. 直接免疫荧光检测阳性
   E. 皮损中可检测到 *ATP2C1* 基因突变

【解析】家族性慢性良性天疱疮直接免疫荧光检测为阴性。

4. 火棉胶样婴儿的疾病本质是
   A. 寻常性鱼鳞病
   B. 遗传性大疱性表皮松解症
   C. 大疱性鱼鳞病样红皮病
   D. 红皮病型银屑病
   E. 猩红热型药疹

【解析】大疱性鱼鳞病样红皮病患儿出

答案：　1. D　2. C　3. D　4. C

生时表现为全身皮肤弥漫性潮红、显著角化过度，甚至表现为火棉胶样婴儿。

5. 下列关于鱼鳞病的描述，**错误**的是

　A. 寻常性鱼鳞病由于病情较轻，而且受环境、护肤习惯等影响较大，且面临着堕胎的伦理学问题，因此不宜开展产前诊断

　B. 大多数表皮松解型鱼鳞病是 *KRT10* 突变所致

　C. 对于所有类型的鱼鳞病，维 A 酸是主要治疗措施

　D. 家庭中出现比较严重的鱼鳞病患者时，开展遗传咨询，进行产前诊断是降低该病发病率的最有效手段

　E. 对于表皮松解型鱼鳞病，水疱明显时，治疗重点是使伤口愈合和预防感染

【解析】对于所有类型的鱼鳞病，润肤剂是主要治疗措施。

6. 下列基因中与掌跖角化病相关的是

　A. *COL7A1* 基因　　B. *COL17A1* 基因

　C. *TRPV3* 基因　　D. *P53* 基因

　E. *NEMO* 基因

【解析】弥漫型掌跖角化病常见于角蛋白基因 *KRT9* 与 *KRT1* 突变，Olmsted 综合征的致病基因为 *TRPV3*，线状掌跖角化病主要见于编码桥粒结构成分的 *DSG1* 及 *DSP* 基因突变，Buschke-Fischer-Brauer 型点状掌跖角化病与 *AAGAB* 及 *COL14A1* 突变有关。

7. 临床表现为上胸部和颈部网状色素沉着、甲营养不良及口腔白斑的疾病是

　A. 先天性角化不良

　B. 色素失禁症

　C. Kindler 综合征

　D. 白塞病

　E. 先天性厚甲

【解析】先天性角化不良的典型表现为皮肤黏膜三联征，即上胸部和颈部网状色素沉着、甲营养不良及口腔白斑。色素失禁症的色素沉着沿着布氏线分布，在腿部呈现线状排列，而在身体躯干呈现漩涡状或者泼墨状分布，可有甲营养不良。白塞病表现为反复的口腔和会阴部溃疡、皮疹，下肢结节红斑，眼部虹膜炎，食管溃疡、小肠或结肠溃疡及关节肿痛等。Kindler 综合征亦可表现为皮肤色素异常、甲营养不良及掌跖角化过度，但其色素异常主要发于肢端。先天性厚甲表现为甲营养不良、掌跖皮肤肥厚、口腔白斑和多汗症。

8. 色素失禁症的临床分期**不包括**

　A. 红斑水疱期　　B. 疣状增生期

　C. 色素沉着期　　D. 色素减退期

　E. 继发感染期

9. 外胚叶发育不良最可能累及的组织、器官或系统是

　A. 毛发、甲、牙齿

　B. 毛发、甲、血液系统

　C. 唇、牙齿、甲状腺

　D. 汗腺、毛发、骨骼

　E. 泌尿系统、生殖系统、皮肤

【解析】外胚叶发育不良是一组外胚层组织发育不良的先天性疾病，基本特征是在胚胎发育中有一个或多个皮肤附属器或口腔黏膜的发育异常、缺如、不完善和迟缓发育，无汗性外胚叶发育不良常累及毛发、汗腺、牙齿等外胚层来源的器官，有汗性外胚叶发育不良以甲营养不良、毛发缺陷和掌跖角化（或牙齿发育不良）三联征为特征。

答案：5. C　6. C　7. A　8. E　9. A

10. 下列属于成人早老症临床特点的是
    A. 为常染色体显性遗传病
    B. 有硬皮病样皮肤表现
    C. 有显著肌营养不良与肌强直外貌
    D. 有特征性的胃肠道、呼吸、肾和心脏异常表现
    E. 婴儿时期即可发生进行性老年性变化

【解析】成人早老症为常染色体隐性遗传疾病，有硬皮病样皮肤表现，需与肌强直性营养不良、硬皮病、儿童早老症鉴别，肌强直性营养不良有显著肌营养不良与肌强直外貌，硬皮病有特征性的胃肠道、呼吸、肾和心脏异常表现，儿童早老症是婴儿时期即可发生进行性老年性变化。

11. 下列检查中对厚皮性骨膜病的骨膜病变诊断价值**不大**的是
    A. X线   B. MRI
    C. 超声   D. 核素骨显像
    E. 病理检查

【解析】影像学检查是发现厚皮性骨膜病骨膜病变的重要检查手段。皮肤活检病理检查作为一种有创检查，具有一定提示意义，诊断特异性较低。

12. 发病机制与 DNA 损伤修复缺陷相关的疾病是
    A. 着色性干皮病
    B. 掌跖角化病
    C. 神经纤维瘤病
    D. 先天性角化不良
    E. 遗传性大疱性表皮松解症

【解析】着色性干皮病的发病机制主要与 DNA 损伤修复缺陷相关。掌跖角化病的发病与角蛋白基因突变所导致的细胞机械稳定性异常、桥粒或连接素相关基因突变导致的细胞连接异常相关。神经纤维瘤病的

发病与神经纤维蛋白的表达异常相关。先天性角化不良的发病主要与端粒及端粒酶等的异常相关。遗传性大疱性表皮松解症的发病主要与结构蛋白的异常相关。

13. 下列一般**不会**导致肿瘤的发生的疾病是
    A. 着色性干皮病
    B. 神经纤维瘤病
    C. Howell-Evans 综合征（掌跖角化病）
    D. 寻常性鱼鳞病
    E. 结节性硬化症

【解析】着色性干皮病易出现多发基底细胞癌，有时为着色性的，也有鳞癌、黑素瘤。神经纤维瘤病可出现神经纤维瘤，或其他良性、恶性肿瘤。Howell-Evans 综合征（掌跖角化病）是由 *RHBDF2* 基因突变导致，其突变将导致极高的食道癌发生率（65 岁以上患者的发生率约为 95%）。结节性硬化症也与多种肿瘤的发生相关。

14. 着色性干皮病的防治措施**不包括**
    A. 避免日晒
    B. 使用遮光剂保护皮肤
    C. 使用润肤剂
    D. 早发现、早切除肿瘤
    E. 应用咪喹莫特软膏

【解析】患儿一旦确诊为着色性干皮病，应尽早避免日晒、使用遮光剂，尽早切除肿瘤。咪喹莫特软膏对皮肤疣状增生有一定效果。

15. 下列关于 1 型神经纤维瘤病的诊断标准（NIH 诊断标准），描述**错误**的是
    A. 6 个或以上的牛奶咖啡斑，青春期前直径 >5mm，青春期后直径 >15mm
    B. 2 个或以上任何类型的神经纤维瘤，或 1 个丛状神经纤维瘤

答案： 10. B 11. E 12. A 13. D 14. C 15. C

C. 面部有雀斑

D. 患视神经胶质瘤

E. 2 个或以上的利氏结节

【解析】1 型神经纤维瘤病（NF1）的诊断标准（NIH 诊断标准）为：至少符合下列项目的 2 条或 2 条以上。①6 个或以上的牛奶咖啡斑，青春期前直径 >5mm，青春期后直径 >15mm；②2 个或以上任何类型的神经纤维瘤，或 1 个丛状神经纤维瘤；③腋窝或腹股沟部位有雀斑；④患视神经胶质瘤；⑤2 个或以上的利氏结节；⑥有骨损害，如蝶骨翼发育不良，长骨皮质变薄；⑦一级亲属关系（父母、兄弟、子女）有符合以上诊断标准的 NF1。

16. 神经纤维瘤病中一般**不出现**利氏结节（虹膜色素错构瘤）的临床类型是

　　A. NF1　　　B. NF2　　　C. NF3

　　D. NF4　　　E. NF5

【解析】根据 Riccardi 分型，神经纤维瘤病共分为 8 型，分别为：①NF1，即 von Recklinghausen 病；②NF2，为听神经瘤型；③NF3，为混合型（中央和周围神经鞘瘤）；④NF4，为变异型；⑤NF5，表现为节段型牛奶咖啡斑或神经纤维瘤；⑥NF6，仅表现牛奶咖啡斑；⑦NF7，为迟发型；⑧NF-NOS，即无法分类型。其中 NF2 无利氏结节。

17. 下列疾病种一般**不累及**神经系统的是

　　A. 外胚叶发育不良

　　B. 儿童早老症

　　C. 神经纤维瘤病

　　D. 着色性干皮病

　　E. 结节性硬化症

18. 下列**不属于**结节性硬化症皮肤损害的是

　　A. 色素减退斑

B. 血管纤维瘤或额部纤维斑块

C. 鲨革斑

D. 甲周丘疹或结节（Koenen 瘤）

E. 网状色素沉着

19. 下列关于结节性硬化症的描述，**错误**的是

　　A. 色素减退斑的病理检查表现出表皮黑素细胞数量减少

　　B. 与该病相关的癫痫可在脑电图上出现肌阵挛性脑电波

　　C. 该病与 1 型多发性内分泌瘤可通过患者的肿瘤类型及基因检测结果鉴别

　　D. 对新诊断该病的患者应进行脑、肾、肺、皮肤、牙、心脏、眼等的评估

　　E. 氨己烯酸可用于并发癫痫的结节性硬化症

【解析】结节性硬化症色素减退斑的病理检查表现出表皮黑素减少，黑素细胞数量正常。

20. 下列疾病中好发于光敏感部位的是

　　A. 特应性皮炎　　　B. 银屑病

　　C. 掌跖角化病　　　D. 着色性干皮病

　　E. 毛周角化病

【解析】着色性干皮病初期皮损易发生于光敏感部位，日晒部位可发生水疱、大量雀斑，伴有色素减退和萎缩、皮肤干燥、毛细血管扩张、瘢痕形成和日光角化病。

21. 毛周角化病的病情高峰期是

　　A. 婴幼儿期　　　B. 儿童期

　　C. 青少年期　　　D. 成年期

　　E. 老年期

【解析】毛周角化病常发生于儿童，病情在青春期达到高峰，以后可随年龄的增长而消退。

答案：　16. B　17. B　18. E　19. A　20. D　21. C

22. 下列疾病组织病理检查时**很少**出现棘层松解的是
    A. 汗孔角化症
    B. 家族性慢性良性天疱疮
    C. 毛囊角化病
    D. 单纯型遗传性大疱性表皮松解症
    E. 寻常型天疱疮
    【解析】家族性慢性良性天疱疮、毛囊角化病、单纯型遗传性大疱性表皮松解症、寻常型天疱疮的病理检查均可表现为棘层松解，汗孔角化症最有特征性的组织相为圆锥形角化不全板层。

23. 进行性对称性红斑角化症与可变性红斑角化症的共同点**不包括**
    A. 多数为常染色体显性遗传
    B. 表现为红斑和角化过度，边界清楚
    C. 常在出生后不久发病
    D. 患者的健康状况一般不受影响
    E. 组织病理检查有特异性变化
    【解析】可变性红斑角化症的组织病理检查为非特异性变化。

24. 弹性纤维假黄瘤的病理改变是
    A. 真皮弹性纤维明显减少，甚至缺乏，尤以真皮中部明显
    B. 真皮乳头层弹性纤维网消失，钙染色未见钙化
    C. 真皮上 1/3 处弹性纤维变性增多，钙染色为阴性
    D. 真皮弹性纤维变性、肿胀、数量增多并发生钙化
    E. 真皮弹性纤维变短、增粗、粗细不一致
    【解析】皮肤松弛症患者真皮弹性纤维明显减少，甚至缺乏，尤以真皮中部明显，且弹性纤维变短、增粗、粗细不一致。弹性假黄瘤样真皮乳头层弹性组织溶解症患者

真皮乳头层弹性纤维网消失，钙染色未见钙化。播散性弹性纤维瘤患者真皮上 1/3 处弹性纤维变性增多，钙染色为阴性。弹性纤维假黄瘤患者皮肤特征性改变是真皮弹性纤维变性、肿胀、数量增多并发生钙化。

25. 下列有关毛囊角化病的描述，正确的是
    A. 是一种毛囊性疾病
    B. 棘层松解形成基底层上裂隙和隐窝是该病的特征性病理表现之一
    C. 维生素 A 是治疗该病的理想药物
    D. 男性多于女性
    E. 与日光照射无关
    【解析】毛囊角化病实际上不是一种毛囊性疾病，日光是重要的致病因素，男女发病无差异，维生素 A 应用于治疗多年，但多数患者效果均不理想。

26. 患者，女性，18 岁。12 岁起额部出现细小丘疹，后发展至面部、颈部、躯干、腋窝、四肢，丘疹表面出现油腻性黑痂，且皮疹逐渐融合成片，伴有恶臭味，夏重冬轻。其姐姐及母亲有类似皮疹。对该患者诊断可能性最大的疾病是
    A. 毛周角化病
    B. 黑棘皮病
    C. 毛囊角化病
    D. 脂溢性角化病
    E. 遗传性大疱性表皮松解症
    【解析】毛囊角化病是以一种常染色体显性遗传的皮肤病，常开始于 10～20 岁，男女发病率相等，夏季加重。典型部位为皮脂溢出部位，如面部、前额头皮和胸背等出现细小、坚实、正常肤色的小丘疹，逐渐有油腻性、灰棕色、黑色的痂覆盖在丘疹顶端四面，丘疹逐渐增大成疣状，融合形成不规则斑块。腋窝、臀沟及腹股沟等多汗、摩擦

答案： 22. A　23. E　24. D　25. B　26. C

处的损害、增殖尤为显著，形成有恶臭的乳头瘤样和增殖性损害，其上有皲裂、浸渍及脓性渗出物覆盖。根据患者的临床表现和家族史，首先考虑诊断为毛囊角化病。

27. 患者，男性，22岁。患者出生时即发现手掌、足底弥漫性红斑，呈对称性分布，轻微角化过度，后皮损逐渐加重，扩展至手背、手腕、足背、足踝以上，边界清楚，手掌、足底角化明显，伴有潮湿多汗，尤其足部伴有明显异味。其父亲的手掌、足底也有类似表现。对该患者诊断可能性最大的疾病是
    A. 可变性红斑角化症
    B. 进行性对称性红斑角化症
    C. 毛发红糠疹
    D. 遗传性掌跖角化病
    E. 剥脱性角质松解症

【解析】进行性对称性红斑角化症，又称对称性进行性先天性红皮症或 Gottron 综合征，为常染色体显性遗传，婴幼儿期即发病，也有患者成年后发病，皮损为对称性、固定的、边界清楚的角化性红斑块，皮损融合成片状，可伴有鳞屑，初发于掌跖部位，后扩展至手足背，膝肘伸侧等部位，患者无明显自觉症状。根据患者的临床表现和家族史，首先考虑诊断为进行性对称性红斑角化症。

28. 患儿，女性，2岁。出生时即发现双侧手掌、足底出现红斑，对称分布。后逐渐加重，表现为角化性红斑伴有脱屑，出汗时候伴有异味。通过基因检测，明确该患儿的致病基因为 *SERPINB7*，其诊断是
    A. 表皮松解型掌跖角化症
    B. 点状掌跖角化症

C. Bothnia 型掌跖角化症
D. 长岛型掌跖角化症
E. 条纹状掌跖角皮症

29. 患者，男性，29岁。出生后不久就发现双下肢、前臂等部位有褐色菱形斑片，中央附着，边缘游离，并伴有脱屑，冬重夏轻。随着年龄的增长皮损范围逐渐增多。有家族史，其舅舅有相似临床表现，其女儿表型正常，其兄弟姐妹均正常。患者的致病基因为 *STS*，下列描述**不正确**的是
    A. 该病仅见于男性，女性仅为携带者
    B. 该病皮损往往遍布全身，面、颈部亦常受累
    C. 该病无掌跖角化过度
    D. 该病夏季症状可缓解
    E. 该病可治愈

【解析】根据患者的临床表现、家族史及基因检测，明确该患者的诊断是 X 连锁隐性遗传性鱼鳞病，该疾病发病较早，多在出生时或出生后不久发病。除手掌和足底外，全身皮肤都可被累及，主要累及肢体伸侧，也可累及肘窝、腋窝及腘窝，颈部及耳前区受累为该病的特征。随年龄增长，颈、面、头皮等处损害可能减轻，但腹部及下肢变得更严重。上臂、大腿等处不出现毛囊性角质化丘疹，掌跖纹与常人无异，也不发生掌跖角化过度。炎热潮湿季节可稍缓解，疾病会伴随终生，不可治愈。

30. 患者，男性，63岁。皮肤科检查：面部、颈部、躯干、四肢弥漫黄豆大小的红斑、丘疹，周边呈棕褐色的堤状隆起，覆盖少量黏着性鳞屑，部分丘疹中央可见脐凹，散在环形色素沉着斑。头皮、甲、腋下无皮疹。父亲及哥哥均有类似皮疹。

答案： 27. B 28. D 29. E 30. A

患者诊断考虑为汗孔角化症，目前该病的致病基因**不包括**

A. *XPC*　　　　　B. *MVD*

C. *PMVK*　　　　D. *FDPS*

E. *MVK*

【解析】汗孔角化症多为常染色体显性遗传，男性多见，目前已知的致病基因有 *MVD*、*PMVK*、*FDPS*、*MVK*、*SLC17A9* 等。*XPC* 为着色性干皮病的致病基因。

31. 患者，男性，5岁。患儿出生后即发现面颊部出现数个咖啡色斑点，未予重视，后皮疹逐渐增多，部分为雀斑样损害，不能消退，可见灰黄色疣状角化，仅见于面部，两臂可见密集色素减退斑。基因检测明确患儿的诊断为着色性干皮病。下列关于该病的描述中**不正确**的是

A. 应避免日晒，可使用遮光剂

B. 可正常上室外体育课

C. 早期发现肿瘤，应尽早切除

D. 患儿父母二胎前需行遗传咨询

E. 该病无特效治疗方法

【解析】患儿一旦确诊为着色性干皮病，应尽早避免日晒、使用遮光剂，尽早切除肿瘤。着色性干皮病是一种罕见的常染色体隐性遗传病，家族内成员婚育前需进行遗传咨询。

32. 患儿，女性，13岁。出生后不久即发现鼻两侧面颊至下颌部散在分布红色毛细血管扩张性丘疹，质地较硬。不久前发现腰背部可见鲨革样斑，下肢可见散在柳叶样色素减退斑，遂来医院就诊。对该患者诊断可能性大的疾病是

A. 湿疹　　　　　B. 血管瘤

C. 结节性硬化症　D. 痤疮

E. 扁平疣

33. 患者，男性，28岁。躯干四肢散在咖啡斑，大小不一，腋窝处密集咖啡斑。有家族史，患者父亲面、颈部及躯干部有泛发的神经纤维瘤，颈部及躯干部散在咖啡斑。患者的致病基因为 *NF1*，此次就医的目的是进行遗传咨询。按照该疾病的遗传模式，其子女中正常个体的概率为

A. 0　　　　B. 1/2　　　　C. 1/4

D. 1/8　　　E. 1

【解析】根据临床表现和基因检测结果，诊断该患者为1型神经纤维瘤病，其遗传模式呈常染色体显性遗传，根据孟德尔遗传定律，故该患者生正常小孩的概率为1/2。

34. 患儿，男性，8岁。特殊面容，患儿头发、眉毛稀疏，牙齿形态异常，排列不齐，少汗，该患儿的致病基因是 *EDA* 基因。对该患儿的诊断是

A. 毛囊鱼鳞病 - 脱发 - 畏光综合征

B. 棘状秃发性毛发角化病

C. X 连锁隐性遗传外胚叶发育不良

D. 致死性大疱性表皮松解症

E. 表皮松解型掌跖角化症

【解析】X 连锁隐性遗传外胚叶发育不良的致病基因是 *EDA* 基因，主要临床表现为睫毛、眉毛、头发稀疏；乳牙及恒牙完全缺失或部分缺失，牙齿形态异常，排列不齐；汗腺发育不良，少汗甚至无汗；指甲混浊、变厚、表面粗糙、凹凸不平；特殊的外胚叶发育不良面容。

35. 患者，男性，20岁。自出生即出现全身水疱、糜烂、结痂，后遗留瘢痕，指 / 趾间皮肤粘连，指骨萎缩，通过基因检测发现Ⅶ型胶原基因缺陷。对该患者的诊断是

A. 单纯性大疱性表皮松解症

答案：31. B　32. C　33. B　34. C　35. D

B. 交界性大疱性表皮松解症

C. 致死性大疱性表皮松解症

D. 营养不良性大疱性表皮松解症

E. 先天性大疱性鱼鳞病样红皮病

【解析】营养不良性大疱性表皮松解症的致病基因为 *COL7A1* 基因，定位于 3p21.1，编码锚原纤维的主要成分——Ⅶ型胶原。

二、多选题

1. 下列关于 Hailey-Hailey 病的描述，正确的是

   A. 是一种常染色体显性遗传病

   B. 致病基因是 *ATP2C1*

   C. 表皮下水疱

   D. 通常 10～30 岁发病

   E. 预后常留有瘢痕

   【解析】Hailey-Hailey 病，即家族性慢性良性天疱疮，病理表现为棘层全层松解，有时状如"倒塌的砖墙"，为表皮内水疱。其愈后无瘢痕形成，可遗留色素沉着。

2. 各型遗传性大疱性表皮松解症的共同临床特点是

   A. 皮肤在受到轻微摩擦或碰撞后即出现水疱及血疱

   B. 好发于肢端及四肢关节伸侧，严重者可累及任何部位

   C. 皮损愈合后可形成瘢痕或粟丘疹，也可不留瘢痕

   D. 可并发指/趾甲脱落

   E. 预后差，多在 2 岁内死亡

3. 水疱位于表皮内的遗传性皮肤病包括

   A. 大疱性类天疱疮

   B. 单纯型遗传性大疱性表皮松解症

   C. 家族性慢性良性天疱疮

   D. 寻常型天疱疮

E. 获得性大疱性表皮松解症

【解析】大疱性类天疱疮、获得性大疱性表皮松解症均为表皮下水疱，寻常型天疱疮为表皮内水疱，但其是一组累及皮肤和黏膜的自身免疫性大疱性疾病。故水疱位于表皮内的遗传性皮肤病为单纯型 EB 和家族性慢性良性天疱疮。

4. 关于遗传性掌跖角化症的治疗，正确的方法是

   A. 局部外用 20% 尿素霜

   B. 严重者可口服异维 A 酸

   C. 局部外用 0.1%～0.5% 维 A 酸霜

   D. 外用钙泊三醇软膏

   E. 可用糖皮质激素软膏封包

5. 毛周角化症的好发部位是

   A. 上臂   B. 肩胛

   C. 大腿伸侧   D. 臀部

   E. 面颊部

6. 结节硬化症的主要皮肤表现包括

   A. 甲周纤维瘤

   B. 色素减退斑

   C. 面部血管纤维瘤

   D. 胶原瘤

   E. 鲨革斑

7. 色素失禁症的临床分期包括

   A. 丘疹期   B. 红斑水疱期

   C. 疣状增生期   D. 色素沉着期

   E. 色素减退期

   【解析】色素失禁症是一种 X 连锁显性遗传病，已发现与 *NEMO* 基因突变有关。该病可分为 4 期：红斑水疱期、疣状增生期、色素沉着期（或色素失禁期）及色素减退期（或色素萎缩期）。

答案： 1. ABD 2. ABCD 3. BC 4. ABCDE 5. ABCDE 6. ABCDE 7. BCDE

8. 下列关于着色性干皮病的描述，正确的是

　　A. 是一种罕见的常染色体隐性遗传病

　　B. 其发病机制是 DNA 修复缺陷

　　C. 可累及神经系统

　　D. 预后良好，不会继发肿瘤

　　E. 避免日晒

【解析】着色性干皮病是一种罕见的常染色体隐性遗传病，其发生与核苷酸切除修复功能缺陷有关，除了表现为皮肤损害，还可累及眼部、神经系统等。疾病后期可形成各种类型的皮肤肿瘤，如鳞癌、基底细胞癌、恶性黑素瘤、纤维肉瘤等。预后不好，约 2/3 患者在 20 岁以前死亡，仅 5% 的患者存活至 45 岁以上，癌症、感染和其他各种并发症是常见死因，其中以癌症最常见。

9. 下列疾病中遗传方式为常染色体显性遗传的是

　　A. 神经纤维瘤病

　　B. 色素失禁症

　　C. 交界型遗传性大疱性表皮松解症

　　D. 着色性干皮病

　　E. 家族性慢性良性天疱疮

【解析】神经纤维瘤病的遗传模式是常染色体显性遗传。色素失禁症是一种 X 连锁显性遗传病。所有类型的交界型遗传性大疱性表皮松解症都是常染色体隐性遗传。着色性干皮病是一种常染色体隐性遗传的皮肤病。家族性慢性良性天疱疮是一种常染色体显性遗传的皮肤病。

10. 需要与毛周角化病鉴别诊断的疾病包括

　　A. 玫瑰糠疹

　　B. 小棘苔藓

　　C. 维生素 A 缺乏症

　　D. 银屑病

　　E. 瘰疬性苔藓

三、共用题干单选题

（1～4 题共用题干）

患者，女性，33 岁。自出生起，手、足部、肘和膝盖泛发水疱、糜烂和出血，并伴有局灶性角化过度、萎缩和红斑性瘢痕，严重的趾甲营养不良和口腔黏膜疼痛性糜烂，曾自行外涂丁酸氢化可的松乳膏、曲安奈德益康唑乳膏等治疗无效。父母无相似疾病史。该患者皮损的组织病理学检查显示表皮下剥离，淋巴细胞、单核细胞在真皮浸润少。病灶周围皮肤活检的超微结构检查显示正常结构的半桥粒，而锚定的胶原纤维数量减少。

1. 对该患者的诊断应首先考虑的疾病是

　　A. 遗传性大疱性表皮松解症

　　B. 烟酸缺乏症

　　C. 接触性皮炎

　　D. 体癣

　　E. 亚急性皮肤型红斑狼疮

2. 与该患者皮损未有改善最相关的原因是

　　A. 反复外伤　　　　B. 用药不规则

　　C. 未避免日光　　　D. 用药不对症

　　E. 遗传因素

3. 对该患者临床诊断帮助最大的检查是

　　A. 组织病理学检查

　　B. 真菌学检查

　　C. 遗传学检查

　　D. 血 CPK、AST 和 LDH 水平测定

　　E. 血 CRP 水平测定

4. 下列临床处理措施**不正确**的是

　　A. 减少运动　　　　B. 加强护理

答案：　8. ABCE　9. AE　10. BCE

　　　1. A　2. E　3. C　4. E

C. 预防并发症　　D. 处理破损创面

E. 食用坚硬的食物

【解析】对于大疱性表皮松解症患者，应给予的日常护理有：处理破损创面，防止感染；减少运动，减少摩擦；预防并发症；食用柔软的食物，减少对食管上皮的刺激。

（5～8题共用题干）

患儿，女性，8月龄。出生时皮肤脆性明显增加伴水疱和红皮病。基因突变检测示：*KRT1*突变。

5. 对该患者最可能的诊断是

A. 角蛋白鱼鳞病

B. 遗传性大疱表皮松解症

C. 常染色体隐性遗传性鱼鳞病

D. 寻常性鱼鳞病

E. Netherton 综合征

【解析】角蛋白鱼鳞病是由一种角蛋白基因突变引起的一组通常为常染色体显性遗传的、罕见的角化病，导致角蛋白中间丝（角质形成细胞细胞骨架的组分）异常，包括表皮松解性鱼鳞病、浅表表皮松解性鱼鳞病、环状表皮松解性鱼鳞病、Curth-Mackin 型豪猪状鱼鳞病和五彩纸屑鱼鳞病。表皮松解性鱼鳞病或大疱性先天性鱼鳞病样红皮病，是一种由 *KRT1* 和 *KRT10* 突变引起的常染色体显性遗传性角化障碍，导致角蛋白中间丝聚集在基底上层细胞中，特点是出生时皮肤脆性明显增加伴水疱和红皮病。

6. 该患者的临床类型是

A. 表皮松解性鱼鳞病

B. 浅表表皮松解性鱼鳞病

C. X 连锁隐性遗传性鱼鳞病

D. 寻常性鱼鳞病

E. 五彩纸屑鱼鳞病

7. 该病最常见的并发症是

A. 羊毛状发　　　　B. 皮肤感染

C. 真菌感染　　　　D. 病毒疣

E. 败血症

【解析】表皮松解性鱼鳞病 *KRT1* 突变通常伴有严重的掌跖角化，而 *KRT10* 突变掌跖不受累，因为在掌跖部位 *KRT10* 基因不表达。皮肤感染是婴儿和儿童的常见并发症。在年龄较大的儿童和成年人，角化过度在皮肤褶皱处会更明显。

8. 该患儿的预后评估为

A. 逐渐好转　　　　B. 逐渐恶化

C. 此状态持续　　　D. 致死

E. 痊愈

【解析】表皮松解性鱼鳞病随着年龄的增长，患者症状会逐渐改善，表现为儿童期水疱逐渐变少，并且出现较厚的黏着性鳞屑。

（9～12题共用题干）

患者，男性，18岁。掌跖部位多发角化性丘疹，直径约数毫米，皮损从针尖大小、半透明的丘疹逐渐演变为疣状伴角化中心、剥除后可遗留凹坑。其父亲有相似病史。

9. 对该患者可能的诊断是

A. 先天性角化不良　B. 点状掌跖角化病

C. 干皮症　　　　　D. 湿疹

E. 病毒疣

10. 对该患者诊断最有价值的检查是

A. 真菌学检查　　　B. 遗传学检查

C. 病理学检查　　　D. 免疫学检查

E. 影像学检查

11. 该患者基因诊断示 *AAGAB* 突变，则诊断考虑为

A. Buschke-Fischer-Brauer 型

答案：5. A　6. A　7. B　8. A　9. B　10. B　11. A

B. Howell-Evans 综合征

C. Olmsted 综合征

D. Bothnia 综合征

E. Nagashima 综合征

【解析】Buschke-Fischer-Brauer 型点状掌跖角化与 *AAGAB* 及 *COL14A1* 突变有关，除上述特点外，还可合并听力下降、寻常性鱼鳞病、先天性髋关节发育不良及甲萎缩等，偶有合并恶性肿瘤的报道。Howell-Evans 综合征表现为儿童至青春期出现的掌跖摩擦部位有黄色的硬结，其特征性表现为口腔及食道内多发的角化性白斑，该综合征由 *RHBDF2* 基因突变导致，该基因所编码的蛋白与表皮生长因子受体及肿瘤坏死因子信号通路相关。

12. 该患儿可能合并的其他异常包括

　　A. 听力下降　　　B. 皮肤感染

　　C. 病毒疣　　　　D. 肾功能减退

　　E. 肢体缺损

（13～16 题共用题干）

　　患儿，男性，3 岁。指 / 趾甲发育不良，无汗，皮肤菲薄、干燥，掌跖轻度角化过度，毛发稀少。其舅舅有类似病史。

13. 该患者致病基因最有可能来源于

　　A. 母亲　　　　　B. 父亲

　　C. 新发突变　　　D. 外公

　　E. 爷爷

【解析】无汗型或少汗型外胚叶发育不良是 X 连锁隐性遗传性疾病。

14. 该患者最可能的诊断是

　　A. 毛发红糠疹　　B. 毛周角化症

　　C. 汗孔角化症　　D. 毛囊角化症

　　E. 外胚叶发育不良

【解析】外胚叶发育不良可有指 / 趾甲

发育不良、汗腺与皮脂腺少、缺牙或牙发育不良、毛发稀少、毳毛稀少细弱或缺如、眉毛稀少或 2/3 处无毛，睫毛亦少、泪腺发育不全等临床表现。

15. 该患者的主要处理措施是

　　A. 局部可用维 A 酸类制剂

　　B. 应用角质剥脱剂，如 5%～10% 的水杨酸

　　C. 使用润肤剂

　　D. 应用 20% 尿素软膏

　　E. 帮助患儿适应环境

【解析】该患者诊断为外胚层发育不良，无根治疗法亦无特殊治疗。治疗的目的是帮助患儿适应环境，建立接近正常的生活。

16. 若患者父母亲想再生育一个孩子时，最好的建议是

　　A. 产前基因诊断　B. 阻止其再生育

　　C. 可以随便生育　D. 代孕生育

　　E. 使用胎儿镜

（17～20 题共用题干）

　　患儿，女性，2 月龄。出生时全身泛发水肿性红斑，伴有水疱，疱壁紧张，群集分布并且成线状排列，其后出现疣状凸起斑块，遂来就诊。

17. 对该患者确诊最有价值的检查是

　　A. 遗传学检测　　B. 免疫学检查

　　C. 血液学检查　　D. 病理学检查

　　E. 影像学检查

【解析】该患儿诊断考虑为色素失禁症（IP）。该病是一种罕见 X 连锁显性遗传性皮肤病，主要累及皮肤及附属器、牙齿、眼及中枢神经系统等。IP 通常为女性发病，女性患儿常在出生时或出生后不久发生皮肤损害，其损害的程度和范围因个体差异变化很大。

答案：　12. A　13. A　14. E　15. E　16. A　17. A

18. 对该患者最有可能的诊断是
    A. 大疱性表皮松解症
    B. 色素失禁症
    C. 线状及漩涡状痣样色素沉着症
    D. 皮肤异色症
    E. 角蛋白病型鱼鳞病

【解析】色素失禁症包含：红斑水疱期、疣状增生期、色素失禁期（或色素沉着期）、色素减退期（或色素萎缩期）。该患者有红斑水疱期、疣状增生期的临床表现。

19. 此类患者最常见的突变类型是
    A. *KRT1* 和 *KRT9* 基因突变
    B. *DSG1* 及 *DSP* 基因突变
    C. *IKBKG* 基因第 4～10 号外显子杂合性缺失突变
    D. *COL14A1* 基因突变
    E. *SERPINB7* 基因突变

【解析】色素失禁症基因检测多数发现 *IKBKG* 基因第 4～10 号外显子杂合性缺失突变。

20. 该病正确的临床处理措施是
    A. 外用润肤剂
    B. 应用乳酸或尿素
    C. 应用水杨酸
    D. 口服维 A 酸
    E. 对症治疗

【解析】色素失禁症通常不需要特殊治疗。临床 1～3 期表现均可自行消退，色素沉着斑多数于 2 岁后开始消退，到成年后可能遗留轻度的色素减退。合并有神经系统和眼部受累的患儿，需要到相应神经内科及眼科进行及时治疗。

（21～24 题共用题干）

患者，男性，7 岁。四肢有角化性小丘疹，缓慢向四周扩展，边缘渐渐隆起，中央部分干燥、平滑，轻度萎缩，略微凹陷，无毳毛，毛囊口处可见角质丘疹。其母亲也有相似临床病史。

21. 对该患者最可能的诊断是
    A. 掌跖角化病
    B. 进行性对称性红斑角化症
    C. 结节性硬化症
    D. 汗孔角化症
    E. 先天性角化不良

【解析】汗孔角化症初起为一角化性小丘疹，缓慢向四周扩展，边缘渐渐隆起，形成一环形、地图形、或不规则形的、边界清楚的斑片，边缘呈堤状隆起，中央部分干燥、平滑，轻度萎缩，略微凹陷，无毳毛，毛囊口处可见角质丘疹。皮损呈淡褐色或褐色，边缘颜色较暗。皮损大小和数目不等。

22. 该病发病的起始年龄阶段为
    A. 婴幼儿期
    B. 学龄期
    C. 成人期
    D. 青春期
    E. 老年期

【解析】汗孔角化症多见于男性，一般在幼年时发病，但也有到成年以后才发病，往往无自觉症状。

23. 该病主要的遗传模式是
    A. 常染色体显性遗传
    B. 常染色体隐性遗传
    C. X 染色体显性遗传
    D. X 染色体隐性遗传
    E. 常染色体隐性遗传和 X 染色体隐性遗传

24. 需要与该病鉴别诊断的疾病主要是
    A. 湿疹
    B. 毛囊炎
    C. 硬化萎缩性苔藓
    D. 寻常疣

答案： 18. B　19. C　20. E　21. D　22. A　23. A　24. D

E. 疥疮

【解析】汗孔角化症的鉴别诊断包括疣状肢端角化症、毛发红糠疹、扁平苔藓和寻常疣等。

（25～27题共用题干）

患者，女性，24岁。足部摩擦后发生紧张水疱24年，无明显瘙痒和疼痛，无便秘、便血，无家族史。查体：左、右足趾间有黄豆大小的紧张水疱，尼氏征阴性。毛发、指甲和牙齿正常，无瘢痕，口腔黏膜未见损害。

25. 对该患者临床诊断可能性大的疾病是

　　A. 天疱疮

　　B. 类天疱疮

　　C. 单纯型大疱性表皮松解症

　　D. 营养不良型大疱性表皮松解症

　　E. 交界型大疱性表皮松解症

【解析】单纯型大疱性表皮松解症（EBS）的水疱发生在基底细胞层，尼氏征阴性，常在2岁内出现摩擦部位水疱。交界型大疱性表皮松解症（JEB）出生后即有广泛的水疱、大疱、糜烂、结痂，愈后出现萎缩性瘢痕，并可致并趾畸形，可见牙釉质发育不良，甲营养不良或者无甲。营养不良型大疱性表皮松解症常在出生时即出现水疱，位置较深，愈后留有明显瘢痕。

26. 为明确诊断，该患者应选择的实验室检查是

　　A. 创面细菌培养

　　B. 皮损组织病理检查

　　C. 直接免疫荧光检查

　　D. 基因诊断

　　E. 间接免疫荧光检查

27. 该病的临床表现**不包括**

　　A. 呼吸道感染　　　B. 甲营养不良

　　C. 摩擦部位水疱　　D. 脱发

　　E. 色素沉着

【解析】单纯型大疱性表皮松解症（EBS）KRT5基因突变可伴有色素异常，EBS重型可发生随年龄增长加重的掌跖角化、疱疹样水疱，并可累及甲、毛发和牙齿。JEB可累及呼吸道发生呼吸道感染。

（28～29题共用题干）

患儿，男性，6岁。出生后2个月面部出现红斑和褐色斑点，并逐渐加重。无家族史。查体：面部、颈部红斑、褐色斑点及斑片，伴有毛细血管扩张和皮肤干燥。

28. 对该患者临床诊断可能性大的疾病是

　　A. 雀斑　　　　　　B. 着色性干皮病

　　C. 色素失禁症　　　D. 神经纤维瘤病

　　E. 黑变病

【解析】着色性干皮病，幼年发病，常有家族发病史。面部等暴露部位出现红斑、褐色斑点及斑片，伴毛细血管扩张，间有色素脱失斑、萎缩或疤痕，皮肤干燥。数年内发生基底细胞癌、鳞癌及恶性黑素瘤。皮肤和眼对日光敏感。病情随年龄逐渐加重，多数患者于20岁前因恶性肿瘤而死亡。

29. 为明确诊断，该患者应选择的实验室检查是

　　A. 皮肤CT

　　B. 皮损组织病理检查

　　C. 直接免疫荧光检查

　　D. 基因诊断

　　E. 间接免疫荧光检查

四、案例分析题

【案例1】患儿，女性，10岁。全身多发咖啡牛奶斑10年。患儿出生时躯干四肢散在咖啡斑，大小不一，多于6个，边界清楚、颜色

答案：25. C　26. D　27. A　28. B　29. D

深浅不一；皮疹面积随年龄增长有所增大，数量增多。躯干、四肢未见丘疹、结节；生长发育、智力未见明显影响。否认家族史，患儿父亲左侧腹股沟有一块呈网状的咖啡色斑，无皮下结节，无癫痫发作病史。

第1问： 该患者需要进行的检查包括

  A. 腹部、盆腔B超

  B. 骨龄检查

  C. 皮损组织病理检查

  D. 皮肤直接免疫荧光检查

  E. 间接免疫荧光检查

  F. 全外显子组测序

  G. 眼底检查

【解析】基因检测是神经纤维瘤病诊断的金标准，超声、骨龄和眼底检查有助于神经纤维瘤病的诊断。

第2问： 对该患者诊断需要考虑的疾病是

  A. 1型神经纤维瘤病

  B. 黑子

  C. 豹皮综合征

  D. 斑驳病

  E. 2型神经纤维瘤病

  F. Albright综合征

第3问： 关于1型神经纤维瘤病需要关注的皮肤外损害有

  A. 神经病变   B. 眼病变

  C. 内脏病变   D. 骨骼发育异常

  E. 口腔病变   F. 内分泌异常

  G. 恶变   H. 精神分裂

【解析】1型神经纤维瘤病皮肤外的损害有：①口腔损害，可有口腔肿瘤，或为巨舌症。②神经病变，可为局限性或弥漫性，中枢性或外周神经性。脑神经中最常受累的是听神经，双侧听神经瘤可引起感觉神经性耳聋。③眼病变，利氏小结为虹膜的黑素细胞错构瘤，呈半透明褐色斑点，在儿童期开始出现，常双侧性，不影响视力。另可出现眼睑神经纤维瘤、脉络膜错构瘤、双侧视神经萎缩、青光眼等。④骨骼损害，如蝶骨发育不良、长骨皮质变薄、脊柱后侧凸、胫骨弓形、巨头、矮身材。⑤内分泌异常，可伴发肢端肥大症、黏液性水肿、性早熟或延迟、艾迪生病、甲状腺髓样癌、甲状旁腺功能亢进、嗜铬细胞癌。⑥内脏病变，可分3型，即周围型、中枢型、顿挫型。⑦恶变，可发生神经纤维肉瘤或称恶性神经鞘瘤，不常见。

第4问： 最终从血液中提取DNA做基因检测，检测到患者携带 *NF1* 基因无义突变（该基因导致1型神经纤维瘤病发生），但在父母血液并没有发现突变，下列描述正确的是

  A. 患者不是神经纤维瘤病患者

  B. 患者可以确诊为1型神经纤维瘤病

  C. 该突变可能为自发变异

  D. 该突变可能由父亲遗传来

  E. 该突变可能由母亲遗传来

  F. 该患者很可能成年后出现神经纤维瘤

  G. 可以通过基因编辑技术进行治疗

  H. 该患儿遗传给下一代的概率是50%

【解析】基因检测是诊断神经纤维瘤病的金标准，其父母可能存在 *NF1* 嵌合突变，由于血液中突变比例较低，一般检测可以为阴性；当然患儿的突变更大可能是自发突变。神经纤维瘤病为常染色体显性遗传病，遗传给下一代的概率是50%。无义突变患者成年后大概率会长神经纤维瘤。

【案例2】患者，男性，31岁。双下肢、前臂、颏下及耳后褐色斑片30余年。患者自诉出生后数年出现双下肢、前臂等部位褐色斑片，干燥、脱屑，冬重夏轻，时有瘙痒。未见明显系统受累，外用润肤剂可有缓解。有家

答案：【案例1】 1. ABFG   2. ACEF   3. ABCDEFG   4. BCDEFH

族史,其同卵双胞胎哥哥有相似临床表现,其余亲属均正常。皮肤科检查:四肢皮肤干燥,以前臂伸侧、小腿胫前为主可见褐色菱形或多角形鳞屑,中央紧贴皮肤,边缘游离。双手、足掌部纹理无异常。

第1问:该患者确诊需要进行的检查是

A. 真菌镜检＋真菌培养
B. 皮损组织病理检查
C. 骨龄检查
D. 间接免疫荧光检查
E. 直接免疫荧光检查
F. 基因检测
G. X线胸片

【解析】基因检测是遗传性疾病诊断的金标准。

第2问:对该患者诊断需要考虑的疾病是

A. 寻常性鱼鳞病
B. X连锁隐性遗传性鱼鳞病
C. 常染色体隐性遗传性鱼鳞病
D. 常染色体显性遗传性鱼鳞病
E. 获得性鱼鳞病
F. 特应性皮炎

【解析】该患者符合鱼鳞病的表现,幼年发病,无瘙痒,寻常性鱼鳞病和X连锁隐性遗传性鱼鳞病都有可能。

第3问:经基因检测,患者确诊为STS基因突变导致的X连锁隐性遗传性鱼鳞病。其同卵双胞胎哥哥育有一儿一女,他们的患病率为

A. 均为50%
B. 儿子为0和女儿为50%
C. 均为0
D. 儿子为50%和女儿为0
E. 儿子为100%和女儿为0
F. 儿子为100%和女儿为50%

【解析】因为X连锁隐性遗传性鱼鳞病是

X连锁隐性遗传,因此患者的同卵双胞胎哥哥致病基因位于X染色体,可遗传给其女儿,其女儿为携带者。

第4问:该患者的治疗措施包括

A. 外用润肤剂
B. 外用维A酸类药物
C. 口服抗组胺类药物
D. 外用糖皮质激素
E. 基因编辑技术根治患者
F. 植皮

【案例3】患者,女性,36岁。出生后不久发现全身出现弥漫性小水疱至今,患者出生后开始出现全身弥漫性水疱、大疱,轻微外伤后易破,伤愈后遗留瘢痕。先后于多家医院就诊,诊断为自身免疫性大疱病,予以激素口服,病情未见明显改善,随年龄增大,水疱逐渐减少,皮肤遗留白色瘢痕。

第1问:根据皮疹表现,对该患者诊断考虑的疾病是

A. 线状IgA大疱性皮病
B. 大疱性类天疱疮
C. 大疱性肥大细胞增生症
D. 先天性大疱性表皮松解症
E. 获得性大疱性表皮松解症
F. 大疱性丘疹性荨麻疹
G. 药疹

第2问:该患者确诊需要进行的检查是

A. 腹部B超
B. 胸部CT
C. 皮损组织病理检查
D. 皮肤直接免疫荧光检查
E. 皮肤间接免疫荧光检查
F. 基因测序
G. 电镜检查

答案:【案例2】1. F　2. AB　3. C　4. AB　【案例3】1. ABCDE　2. CDEFG

第 3 问：经基因检测，患者确诊为 *COL7A1* 基因突变导致的营养不良型常染色体显性遗传大疱性表皮松解症，该病的并发症包括

A. 继发感染　　　　B. 并指畸形

C. 口腔畸形　　　　D. 贫血

E. 营养不良　　　　F. 恶性肿瘤

G. 食道粘连　　　　H. 瘢痕性脱发

第 4 问：对该患者处理的建议是

A. 外用润肤剂

B. 正确面对所患的疾病

C. 遗传咨询，优生优育

D. 外用或口服糖皮质激素

E. 基因编辑技术根治患者

F. 植皮

G. 皮肤感染时外用抗生素

H. 骨髓移植

【解析】该病由基因突变引起，口服糖皮质激素无效，外用糖皮质激素有感染风险，基因编辑技术尚不成熟，植皮可能会让症状加重，外用抗生素建议在有感染时使用，骨髓移植远期效果并不乐观。

答案：　3. ABCDEFGH　4. ABCG

第二十二章　黏膜疾病

一、单选题

1. 剥脱性唇炎常见的初发部位是

　　A. 下唇中部　　　　B. 上唇中部

　　C. 口角　　　　　　D. 整个下唇

　　E. 双唇

【解析】剥脱性唇炎常于下唇中部起病，逐渐扩展到整个下唇或波及上唇，偶可扩展到面部。

2. 光线性唇炎的临床特点<u>不包括</u>

　　A. 由光线照射诱发或加重

　　B. 多见于农民、渔民及户外工作者

　　C. 患者以女性为主

　　D. 可分为急性和慢性

　　E. 可发生癌变

【解析】光线性唇炎以男性多发，季节因素明显，一般是春末发病，夏季最重，冬季减轻。

3. 肉芽肿性唇炎的特点<u>不包括</u>

　　A. 又称肉芽肿性巨唇炎

　　B. 与自主神经系统调节的血管舒缩紊乱和遗传因素等有关

　　C. 上唇发病最为常见

　　D. 最主要的病理改变为真皮内或皮下慢性肉芽肿性炎症细胞浸润

　　E. 一旦发生，肿胀不会消退

【解析】肉芽肿性唇炎病初肿胀可完全消退，以后反复发作，或发作与缓解交替出现，多次复发后肿胀不会完全消退。

4. 黏膜白斑和硬化萎缩性苔藓的特点<u>不包括</u>

　　A. 均可发生在生殖器部位

　　B. 均可发生在口腔黏膜

　　C. 黏膜白斑伴有角化过度和上皮增生为特征的组织病理学变化

　　D. 硬化萎缩性苔藓为瓷白色、象牙色的扁平丘疹，质地较硬，表面有毛囊性角质栓

　　E. 硬化萎缩性苔藓有特殊的病理改变

【解析】硬化萎缩性苔藓不累及口腔黏膜。

5. 接触性唇炎最常见的致敏因素是

　　A. 口唇化妆品　　　B. 金属

　　C. 义齿　　　　　　D. 刺激性食物

　　E. 日晒

6. 单纯性腺性唇炎的临床特点<u>不包括</u>

　　A. 病情较轻，以黏液腺的增生和导管、排泄孔的扩大为特征

　　B. 可见唇部有数个到数十个 2～4mm 的黄色小结节

　　C. 从两侧挤压唇部时，有稀薄的、无色透明的黏液样物质排出

　　D. 又叫 Balz-Unna 型

　　E. 若伴有继发感染，可发展成化脓性病变

【解析】单纯性腺性唇炎的英文名称是

答案：　1. A　2. C　3. E　4. B　5. A　6. D

cheilitisglandularis simplex，即 Puente 型。Balz-Unna 型为浅表化脓性腺性唇炎。

7. Melkersson-Rosenthal 综合征的临床表现<u>不包括</u>

A. 巨唇　　　　　B. 面神经麻痹

C. 皱襞舌　　　　D. 大理石样皮肤

E. 多形性日光疹

【解析】Melkersson-Rosenthal 综合征（梅克松 - 罗森塔尔综合征）的特征性病变包括肉芽肿性唇炎、面神经麻痹和皱襞舌，其他皮肤表现有多汗症、肢端发绀、大理石样皮肤、肢端动脉痉挛症等。

8. Fordyce's 病累及的组织是

A. 皮脂腺　　B. 汗腺　　C. 甲

D. 毛发　　　E. 毛囊

【解析】Fordyce's 病即皮脂腺异位症，其基本病变为唇部和口腔黏膜皮脂腺的生理变异，呈增生性改变。

9. 下列关于急性女阴溃疡的描述，<u>不正确</u>的是

A. 部分证据表明该病与革兰氏阳性球菌感染有关

B. 主要发生于中年女性，好发于大、小阴唇的内侧和前庭黏膜

C. 无特效治疗方法，部分患者有自限性

D. 常伴有全身症状，发病较急，局部疼痛较为明显，附近淋巴结肿大和压痛

E. 局部给予糖皮质激素和抗生素治疗

【解析】该病主要发生于青年女性。

10. 下列关于口角唇炎的描述，<u>不正确</u>的是

A. 口角部位的皮肤及邻近黏膜的急性或慢性炎症

B. 通常并发细菌感染

C. 损伤通常对称分布，张口时疼痛

D. 慢性期受损皮肤粗糙、浸润、皲裂、脱屑，可见从口角向外向下的辐射状皱纹

E. 有铁、维生素缺乏症者应给予补充

【解析】通常并发白念珠菌感染。

11. 患者，女性，25 岁。外阴新生物 1 周。查体：小阴唇内侧密集成片分布的鱼卵样光滑丘疹，粉红色，互不融合，伴有少量炎性阴道分泌物。对该患者可能的诊断是

A. 尖锐湿疣　　　B. 假性湿疣

C. 鲍恩样丘疹病　D. 扁平湿疣

E. 梅毒疹

【解析】假性湿疣常见于青年女性，表现为小阴唇内侧密集成片或条带状分布的鱼卵样光滑丘疹，正常黏膜色或粉红色，互不融合，大小一致，触之有沙粒感。阴道前庭、尿道口周围及阴道内壁亦可受累，大部分患者无自觉症状。

12. 患儿，女性，10 岁。口唇及周围皮肤干燥、灼痛半年。查体：上、下唇及周围皮肤暗红色，下唇干燥。对该患者诊断应首先考虑的疾病是

A. 腺性唇炎　　　B. 浆细胞性唇炎

C. 光线性唇炎　　D. 剥脱性唇炎

E. 接触性唇炎

13. 患者，女性，50 岁。外阴有片状白斑伴瘙痒半年。查体：右侧小阴唇及其外侧淡白色斑片，表面光滑，轻度萎缩。为明确诊断，该患者需要完善的检查是

A. Wood 灯检查　　B. 真菌检查

C. 组织病理检查　　D. 皮肤镜

E. 皮肤 CT

答案：　7. E　8. A　9. B　10. B　11. B　12. D　13. C

【解析】根据病史及查体，考虑黏膜白斑的可能性大，组织病理有角化过度和上皮增生为特征，需要和硬化萎缩性苔藓鉴别。

14. 患者，男性，33岁。下唇肿胀1年，其父亲有类似病史。查体：下唇稍肿胀，唇红处可见边界清楚的、多发的小孔，挤压有少许黏液流出。对该患者首先考虑的诊断是
    A. 单纯性腺性唇炎
    B. 接触性唇炎
    C. 剥脱性唇炎
    D. 光线性唇炎
    E. 肉芽肿性唇炎

15. 患者，男性，22岁。发现龟头新生物1周。1个月前有不洁性交史。查体：龟头后缘冠状沟排列数行肤色、淡红色丘疹，直径为0.5～1mm。对该患者可能的诊断是
    A. 尖锐湿疣
    B. 珍珠状阴茎丘疹
    C. 梅毒疹
    D. 皮脂腺异位症
    E. 生殖器疱疹

二、多选题

1. 下列关于剥脱性唇炎的描述，正确的是
    A. 可能与舔唇、咬指甲或唇膏中的染料、牙膏等有关
    B. 多见于青年女性，常于下唇中部起病，逐渐扩展到整个下唇或波及上唇
    C. 和盘状红斑狼疮难以鉴别
    D. 局部外用糖皮质激素霜剂通常有效
    E. 可口服氨苯砜治疗

【解析】盘状红斑狼疮可有鳞屑、结痂与皲裂等表现，边界清楚，中央萎缩，有鳞屑附着、毛细血管扩张等改变，唇外部位也常见到典型皮疹。

2. 下列关于皮肤黏膜的描述，正确的是
    A. 黏膜无毛发和汗腺，正常黏膜也没有皮脂腺
    B. 黏膜表面仅是一层扁平鳞状上皮细胞而无角化层，易受损伤
    C. 黏膜的皮损排列与分布无明显规律，易出现浸渍、糜烂和溃破
    D. 凡是黏膜的病变均易出现癌变
    E. 黏膜的病变不仅与局部因素有关，而且与全身因素也相关

【解析】黏膜的良性病变如皮脂腺异位症、珍珠疹等不会出现癌变。

3. 下面关于光线性唇炎的描述，正确的是
    A. 是由于过度日光照射所致的唇部的一种湿疹性改变
    B. 多见于农民、渔民及户外工作者，以男性为主
    C. 发病无明显季节性
    D. 损害容易发生于上唇部
    E. 光动力治疗有效

【解析】光线性唇炎的季节因素明显，一般是春末发病，夏季最重，冬季减轻，尤其容易发生于下唇部。

4. 光线性唇炎的治疗包括
    A. 唇部涂抹防晒剂（如3%奎宁、5%二氧化铁软膏等）
    B. 应用糖皮质激素制剂
    C. 口服氯喹、复合维生素B

答案： 14. A 15. B
　　　 1. ABDE 2. ABCE 3. ABE 4. ABCDE

D. 光动力治疗

E. 手术治疗

5. 下列关于肉芽肿性唇炎的描述，**不正确**的是

A. 是一种以唇部复发性、慢性肿胀肥厚为主要特征的肉芽肿性疾病，终至永久性巨唇

B. 好发于中、青年女性

C. 上、下唇均可发病，但下唇较多，亦可同时发病

D. 发病后，肿胀无法消退

E. 组织病理最主要改变为真皮内或反下慢性肉芽肿性炎症细胞浸润

【解析】肉芽肿性唇炎好发于中、青年男性。上、下唇均可发病，但上唇较多，亦可同时发病。病初肿胀可完全消退，以后反复发作，或发作与缓解交替出现，多次复发后肿胀不会完全消退。

6. 需要和黏膜白斑鉴别的疾病包括

A. 白癜风

B. 扁平苔藓

C. 硬化萎缩性苔藓

D. 盘状红斑狼疮

E. 外阴皮炎后色素减退

7. 下列关于珍珠状阴茎丘疹的描述，正确的是

A. 可能为生理发育上的变异

B. 皮损为为 0.5～1mm 大小的珍珠色、肤色或淡红色丘疹，互不融合，沿龟头后缘冠状沟排列

C. 伴有轻微的痒、疼

D. 具有传染性

E. 无须治疗

8. 下列关于接触性唇炎的描述，**不正确**的是

A. 由接触某些刺激物或变应原引起

B. 刺激性食物是最主要的致敏原因

C. 常见于女性，以中老年女性多见

D. 该病的病理特征与一般接触性皮炎相同

E. 可分为急性和慢性两种类型

【解析】口唇化妆品是接触性唇炎最主要的致敏原因，包括唇膏、口红以及文唇染料等，该病常见于女性，以青、中年职业女性多见。

9. 下列关于 Fordyce's 病的描述，正确的是

A. 基本病变为唇部和口腔黏膜皮脂腺的生理变异，呈增生性改变

B. 病因不明，可能与青春发育期的内分泌刺激有关

C. 为针头大小、孤立、稍高起、黄白色小丘疹，好发部位为上唇和颊黏膜

D. 儿童罕见，青春期前后发疹

E. 一般无须治疗

10. 下列关于包皮龟头炎的描述，正确的是

A. 指发生于包皮和龟头黏膜的炎症性疾病，包括非特异性包皮龟头炎、坏疽性龟头炎、浆细胞性包皮龟头炎等

B. 包皮龟头炎和系统性疾病无关

C. 浆细胞性包皮龟头炎可以通过包皮环切来治疗

D. 急性浅表性包皮龟头炎常因局部接触刺激性物质引起

E. 不会通过性生活传染

三、共用题干单选题

（1～3题共用题干）

患者，女性，25岁。唇部皮疹伴瘙痒2周。患者近期新换唇彩。查体：双唇轻微

答案： 5. BCD 6. ABCE 7. ABE 8. BC 9. ABCDE 10. ACD

水肿，伴有红斑、糜烂。

1. 对该患者最可能的诊断是
   A. 剥脱性唇炎　　　B. 接触性唇炎
   C. 光线性唇炎　　　D. 腺性唇炎
   E. 肉芽肿性唇炎

2. 目前该患者最重要的处理措施是
   A. 外涂糖皮质激素
   B. 口服糖皮质激素
   C. 停用唇彩
   D. 外涂润肤剂
   E. 不进食辛辣、刺激食物

3. 该患者局部处理的最佳方法是
   A. 3% 的硼酸湿敷
   B. 外涂润肤剂
   C. 外涂抗生素
   D. 外涂糖皮质激素
   E. 外用他克莫司乳膏
   【解析】根据接触史及临床表现诊断，袪除致敏原为首要处理，急性期首先湿敷，干燥后再外用药膏。

（4～6 题共用题干）
   患者，男性，23 岁。龟头皮疹 1 个月。近期有不洁性交史。洗澡时偶尔发现龟头皮疹，无明显疼、痒等症状。查体：冠状沟处多发针尖大小的淡红色丘疹，呈线状排列。

4. 对该患者最可能的诊断是
   A. 尖锐湿疣　　　B. 鲍恩样丘疹病
   C. 皮脂腺异位症　　D. 梅毒
   E. 珍珠状阴茎丘疹

5. 为了明确诊断，该患者最应选择的检查是
   A. 梅毒抗体检查　　B. 组织病理检查
   C. 醋酸白试验　　　D. 真菌检查
   E. 皮肤镜检查

6. 目前对该患者的主要处理措施是
   A. 冷冻治疗　　　　B. 无须处理
   C. 激光治疗　　　　D. 光动力治疗
   E. 外用抗病毒药膏

（7～9 题共用题干）
   患者，女性，60 岁。外阴部皮疹伴瘙痒明显 4 年，加重 1 个月。查体：双侧小阴唇浸润肥厚、皲裂、呈白色，以左侧小阴唇明显。

7. 对该患者最可能的诊断是
   A. 尖锐湿疣　　　　B. 皮脂腺异位症
   C. 白癜风　　　　　D. 黏膜白斑
   E. 硬化萎缩性苔藓

8. 对该病诊断最有意义的检查是
   A. 组织病理检查　　B. 真菌检查
   C. 滴虫检查　　　　D. 醋酸白试验
   E. 皮肤镜检查

9. 该患者的治疗方案**不包括**
   A. 外用糖皮质激素软膏
   B. 口服维生素 A
   C. 外阴瘙痒明显者给予 5%～10% 苯唑卡因霜剂
   D. 口服糖皮质激素
   E. 手术治疗
   【解析】口服糖皮质激素一般不用于治疗黏膜白斑

（10～13 题共用题干）
   患者，男性，30 岁。冠状沟新发皮损 1 个月。2 个月前有不洁性交史。查体：冠状沟数枚肉红色丘疹，米粒大小，部分沿冠状沟呈线状排列，表面稍粗糙，无明显破溃。自行予以外涂不明药物后无明显改善。

10. 为进一步明确诊断，该患者首选的检查是
    A. 组织病理检查　　B. 梅毒抗体检查

答案：1. B　2. C　3. A　4. E　5. C　6. B　7. D　8. A　9. D　10. C

C. 醋酸白试验　　　D. 皮肤镜检查

E. 真菌镜检

11. 如醋酸白试验阴性，则患者诊断需要考虑的疾病是

A. 皮脂腺异位症　　B. 珍珠状阴茎丘疹

C. 尖锐湿疣　　　　D. 梅毒疹

E. 扁平湿疣

12. 如患者醋酸白试验阳性，下列**不合适**的治疗方法是

A. 冷冻　　　　　　B. 激光

C. 光动力治疗　　　D. 外用咪喹莫特

E. 外用糖皮质激素

【解析】根据病史及查体，该患者需完善醋酸白试验以鉴别珍珠状阴茎丘疹及尖锐湿疣。尖锐湿疣的治疗不能外涂糖皮质激素。

13. 如患者近期出现躯干、四肢多发淡红色斑疹，无明显瘙痒感，部分浅表淋巴结轻微肿大，则该患者首先需要完善的辅助检查是

A. 梅毒血清学试验

B. 抗 HIV 抗体检测

C. 组织病理检查

D. 皮肤镜检查

E. 血常规

【解析】2 个月前不洁性交，现周身皮疹需要考虑二期梅毒疹可能。

（14～16 题共用题干）

患者，男性，40 岁。龟头皮疹伴瘙痒半个月余。否认不洁性交史。查体：龟头多发点状红斑，少许脓疱及糜烂面。

14. 该患者目前首选的检查是

A. 梅毒抗体检测

B. 真菌镜检＋真菌培养

C. 分泌物滴虫检查

D. 组织病理检查

E. 分泌物细菌培养＋药敏试验

15. 如果真菌培养提示白念珠菌感染，合适的治疗为

A. 外用糖皮质激素

B. 依沙吖啶湿敷

C. 外涂百多邦

D. 口服灰黄霉素

E. 口服氟康唑联合外用酮康唑乳膏

16. 如果患者治愈后仍反复发作，下列治疗**错误**的是

A. 包皮环切

B. 性伴检查有无真菌性阴道炎

C. 适当延长口服及外用抗真菌药物疗程

D. 避免疲劳熬夜

E. 外涂糖皮质激素乳膏

【解析】根据病史及查体，临床倾向于龟头真菌感染可能，治疗上选择抗真菌治疗。若反复发作，可能与性伴感染、包皮过长、免疫力差和治疗疗程不够有关系，不适合外涂激素乳膏。

四、案例分析题

患者，男性，50 岁。发现右侧颊黏膜白斑 1 个月余。损害无瘙痒和疼痛。查体：右侧颊黏膜孤立白色斑块，无明显破溃，未见其他皮损。

第 1 问：该病的诱发因素包括

A. 吸烟习惯

B. 真菌感染

C. 局部机械刺激因素

答案： 11. B　12. E　13. A　14. B　15. E　16. E

1. ABCDEFG

D. 维生素 A 缺乏

E. B 族维生素缺乏

F. 糖尿病

G. 黏膜肿瘤

【解析】口腔黏膜白斑可能与局部刺激、维生素缺乏、真菌感染或某些癌前病变有关。

第 2 问：如果白斑为白色丝绒状斑片，稍用力可擦去，遗留鲜红糜烂面，该患者诊断考虑的疾病是

A. 黏膜白斑　　　B. 口腔念珠菌感染

C. 白癜风　　　　D. 鹅口疮

E. 口腔扁平苔藓　F. 口腔溃疡

G. 溃疡性膜性口炎

第 3 问：如果白斑表面呈网状或花纹状外观，其组织病理学可能出现的改变有

A. 角化不全

B. 基底膜带下有大量淋巴细胞浸润

C. 角化过度

D. 上皮或结缔组织内胶样小体

E. 上皮钉突呈锯齿状或变平消失，基底细胞液化变性

F. 上皮角质层增厚或变薄，棘层肥厚亦可萎缩

G. 深层结缔组织可有毛细血管扩张

【解析】临床诊断考虑扁平苔藓。

第 4 问：若考虑扁平苔藓，进一步处理的措施包括

A. 局部外用鱼肝油或维 A 酸

B. 口服维生素 A

C. 清除口腔内感染灶，注意口腔清洁

D. 局部使用糖皮质激素

E. 长久不愈者需要组织病理学检查

F. 补充 B 族维生素

G. 积极使用抗生素

H. 大面积白斑可考虑手术治疗

答案：　2. BD　3. BCDEFG　4. ABCDEH

第二十三章　皮肤附属器疾病

一、单选题

1. 下列**不具有**抑制皮脂分泌功效的药物是
   A. 异维 A 酸
   B. 炔雌醇环丙孕酮（达英 -35）
   C. 螺内酯
   D. 5% 过氧化苯甲酰凝胶
   E. 1% 克林霉素溶液
   【解析】克林霉素外用对皮肤葡萄球菌和痤疮丙酸杆菌有显著的杀灭作用，但对皮脂分泌没有直接的抑制作用。

2. 下列关于痤疮的描述，正确的是
   A. 常规培养可以培养出痤疮丙酸杆菌
   B. 克林霉素是目前治疗痤疮的首选外用抗生素
   C. 大环内酯类作为中重度痤疮的一线治疗选择
   D. 需要与糠秕马拉色菌毛囊炎进行鉴别
   E. 痤疮丙酸杆菌大量繁殖可直接破坏毛囊壁进入真皮引起毛囊周围炎症
   【解析】痤疮丙酸杆菌有特定的非标准培养要求，常规培养无法成功。痤疮丙酸杆菌增多一般是通过一系列的生化过程引起毛囊周围炎，比如通过激活补体系统产生 C5a 或低级肽引起白细胞趋化，分解甘油三酯产生较多的游离脂肪酸，进而破坏毛囊壁从而引起毛囊周围炎。

3. 脂溢性皮炎的可能发生机制**不包括**
   A. 某些真菌（如糠秕马拉色菌）多量繁殖
   B. 某些细菌（如痤疮丙酸杆菌）感染引起的超敏反应
   C. 精神紧张导致皮脂分泌增加
   D. 遗传因素导致的汗腺发育异常
   E. 长期饮食不规律导致的肠道功能紊乱
   【解析】脂溢性皮炎与痤疮丙酸杆菌、糠秕马拉色菌多量繁殖、超敏反应、脂质增多、皮肤屏障功能受损、精神因素以及饮食习惯等相关，与汗腺发育没有明显关联。

4. 治疗痤疮的常见化学剥脱剂**不包括**
   A. 20% 水杨酸　　　B. 20% 甘醇酸
   C. 20% 曲酸　　　　D. 20% 乙醇酸
   E. 20% 三氯乙酸
   【解析】曲酸可以抑制酪氨酸酶活性，具有美白、提亮肤色的效果，其经常用于皮肤色素性疾病的治疗中。在治疗痤疮中，一般以 1%～4% 浓度在化学剥脱前后使用，防止炎症性色素沉着。

5. 发病与毛囊**无关**的疾病是
   A. Fox-Fordyce 病
   B. 寻常型痤疮
   C. 嗜酸性脓疱性毛囊炎
   D. 毛囊角化病
   E. 酒渣鼻
   【解析】Fox-Fordyce 病主要与顶泌汗腺

答案：1. E　2. B　3. D　4. C　5. D

导管上端被角质阻塞有关,阻塞下方的导管因而扩张、破裂,毛囊壁中出现海绵水肿性水疱。毛囊角化病实际上并不是一种毛囊性疾病,主要表现为表皮内特殊形态角化不良、基底层上裂隙以及隐窝。

6. 下列**不会**引起假性斑秃的疾病是
   A. 银屑病　　　　　B. 扁平苔藓
   C. 脓癣　　　　　　D. 盘状红斑狼疮
   E. 皮脂腺痣
   【解析】头皮银屑病的毛囊结构未遭受明显破坏,临床上也一般不会表现大量脱发。

7. 下列**不累及**顶泌汗腺的疾病是
   A. 原发性多汗症　　B. 色汗症
   C. 臭汗症　　　　　D. 腋臭
   E. 血汗症
   【解析】原发性多汗症是由于外泌汗腺的胆碱能神经过于活跃导致汗腺分泌过多,而色汗症、臭汗症(包括腋臭)以及血汗症都与顶泌汗腺异常有关。

8. 下列有关甲胬肉的描述,**不正确**的是
   A. 先天性甲胬肉常伴有家族史
   B. 获得性甲胬肉最常见的原因是重症扁平苔藓
   C. 甲胬肉是甲上皮异常生长所致
   D. 甲胬肉常先发生于1个指甲,之后扩展至全部指甲
   E. 甲胬肉又称为甲下胬肉,与甲的异常发育有关
   【解析】先天性甲胬肉病因不明,无家族史。获得性甲胬肉常见于重症扁平苔藓、外周血液循环障碍(雷诺病)、黏膜类天疱疮等。甲下胬肉又称为甲反向胬肉,是由于甲床远端部分与甲板腹面相连,导致甲板游离缘不从甲板远端分离。

9. 患者,女性,45岁。鼻部皮疹5年,初为鼻尖部红斑,逐渐出现丘疹、脓疱和结节,伴毛细血管明显扩张。为缓解红斑症状该患者可使用的药物是
   A. 抗微生物制剂　　B. 血管活性抑制剂
   C. 异维A酸　　　　D. 甲硝唑
   E. 过氧化苯甲酰
   【解析】血管活性抑制剂具有一定的抗炎效果,通过激活小动脉平滑肌上的肾上腺素受体以收缩毛细血管,缓解玫瑰痤疮一过性红斑的症状,以达到治疗作用。

10. 患者,女性,17岁。头部厚层鳞屑3年。患者曾因头白癣外用复方酮康唑洗剂、曲安奈德益康唑乳膏治疗后无明显好转。查体:头部可见厚层鳞屑堆积,头顶部白色厚痂紧附于毛发近端及头皮,前额发际线处可见湿性结痂,表面少许渗出。行真菌荧光检查未在发内外发现孢子及菌丝;皮肤镜检查提示毛干包绕纯白色鞘状物,可上下移动。对该患者诊断可能性大的疾病是
    A. 脂溢性皮炎　　　B. 头皮银屑病
    C. 毛发苔藓　　　　D. 石棉状糠疹
    E. 毛发红糠疹
    【解析】石棉状糠疹多发于青年女性,临床上可见毛囊口角质增殖,毛发近端有酷似石棉状的纯白色鞘状物包绕,以发干为中轴,可上下移动。头皮及毛发近端黏附大片厚层白色鳞屑,形成厚痂。真菌检测为阴性。

11. 患者,女性,28岁。面部、颈部粉刺、丘疹、结节、囊肿反复发作6年,脱发3年。6年前曾诊断为痤疮,曾先后口服罗红霉素胶囊、多西环素、维胺脂,外用甲硝唑乳膏、过氧化苯甲酰凝胶、阿达帕林凝胶等治疗,病情反复。3年前

答案:　6. A　7. A　8. E　9. B　10. D　11. C

出现脱发，自行口服复合维生素 B，外涂"育发液"治疗，无显效。患者父亲有头顶部脱发病史。查体：面部、颈部可见密集分布米粒至黄豆大小的粉刺、丘疹、结节、囊肿。头顶部毛发稀疏，发质细软，拉发试验阳性。该患者目前有生育需求，其首选的治疗药物是

A. 达英 -35　　　　B. 非那雄胺
C. 螺内酯　　　　D. 西咪替丁
E. 异维 A 酸

【解析】西咪替丁是一种 H_2 受体拮抗剂，除此之外还具有非甾体抗雄激素样作用，但不作为治疗雄激素增多疾病的首选治疗。螺内酯为醛固酮受体拮抗剂，适用于生育期内痤疮合并雄激素性脱发的治疗。

12. 患者，男性，18 岁。毛发稀疏十余年，伴有少汗。患者平时挑食，近 2 年由于双向情感障碍开始服用拉莫三嗪至今。患者祖母及姑母有干燥综合征。查体：患者身材矮小，前额隆起，头发干燥、稀疏且纤细，眉毛处可见细小绒毛。四肢远端可见褐色菱形斑片，伸侧尤重。导致该患者少汗最有可能的原因是

A. 服用抗抑郁药
B. 鱼鳞病
C. 少汗性外胚层发育不良
D. 干燥综合征
E. 营养不良

【解析】本例患者结合其幼年发病、毛发稀疏、发育迟缓和特殊面容的病史，最可能的诊断为不完全型少汗性外胚层发育不良。

二、多选题

1. 下列疾病可引起瘢痕性脱发的是

A. 斑秃　　　　　　B. 假性斑秃

C. 雄激素性秃发　　D. 盘状红斑狼疮
E. 黄癣

【解析】盘状红斑狼疮可以在头皮组织中使毛囊萎缩，形成瘢痕性秃发。黄癣晚期可以遗留瘢痕性秃发，而假性斑秃是一种无明显炎症的慢性进行性瘢痕性脱发。

2. 下列药物可引起痤疮样皮疹的是

A. 类固醇皮质激素　B. 吉非替尼
C. 矿物油　　　　　D. 含碘造影剂
E. 丙酸睾酮

【解析】药物性痤疮的相关药物包括类固醇皮质激素、精神类药物、卤素药物、分子靶向药物、某些避孕药以及雄激素药物等，以炎性皮损为主要表现。

3. Fox-Fordyce 病的特征包括

A. 顶泌汗腺分布区域毛囊亦受累、皮脂腺肥大
B. 腋下、乳头和会阴部的顶泌汗腺潴留
C. 好发于青少年女性
D. 常表现月经期加重，妊娠期减轻
E. 经常伴有剧烈瘙痒

【解析】Fox-Fordyce 病（福克斯 - 福代斯病）又称大汗腺痒疹或汗腺毛囊角化病，只发生在顶泌汗腺分布部位的皮肤。好发于青少年女性或刚成年的女性，瘙痒剧烈，慢性病程。部分月经期症状加重，妊娠期减轻。

4. 下列疾病可能伴发白发的是

A. Waardenburg 综合征
B. 白化病
C. 恶性贫血
D. 梅毒
E. 斑驳病

【解析】Waardenburg 综合征是一种常染

答案： 12. C
　　1. BDE　2. ABDE　3. ABCDE　4. ABCDE

色体显性遗传的表现为耳聋、白发、眼病综合征或内眦皱裂的综合征。斑驳病是一种常发于额部、合并有白发、白斑常呈三角形或菱形的先天性色素缺乏性皮肤病。在某些严重性疾病，例如恶性贫血、甲状腺功能亢进、冠心病、结核以及梅毒等也可出现白发。

5. 下列关于顶泌汗腺的描述，正确的是
   A. 开口于皮肤表面
   B. 仅在腋窝、乳晕、脐周、外生殖器及肛门周围分布
   C. 主要开口于毛囊上部
   D. 有毛的头皮部也有少数分布
   E. 臭汗症与顶泌汗腺分泌有关

【解析】顶泌汗腺又称大汗腺，主要分布于腋窝、脐窝、腹股沟、包皮、阴囊、小阴唇、会阴、肛门及生殖器周围等处，偶见于面部、头皮和躯干。其大多数开口于毛囊上部皮脂腺开口的上方，少数直接开口于皮肤表面，外泌汗腺或顶泌汗腺都可以引起臭汗症。

6. 吡硫翁锌气雾剂治疗石棉状糠疹的机理包括
   A. 维护皮肤屏障的功能
   B. 减轻局部的炎性反应
   C. 减轻皮脂分泌
   D. 抑制糠秕马拉色菌等表皮真菌与细菌生长
   E. 抑制表皮细胞过度增殖

7. 抗雄激素药物的适应证包括
   A. 月经前皮损加重的痤疮
   B. 痤疮伴月经不调
   C. 暴发性痤疮
   D. 雄激素性脱发
   E. 女性多毛症

【解析】抗雄激素药物：如达英-35适用于患有痤疮而月经不正常或月经前痤疮皮损加剧的女性患者；如螺内酯，可与二氢睾酮（DHT）竞争雄激素受体，抑制雄激素，从而治疗雄激素性脱发以及女性多毛症。

8. 下列疾病可以导致无汗的是
   A. 外胚叶发育不良
   B. 系统性硬化症
   C. 掌跖角化症
   D. 麻风
   E. 痛风

【解析】无汗症可由先天性、全身性、药物性或继发性因素引起，如外胚叶发育不良、干燥综合征、系统性硬皮病、尿毒症、糖尿病性神经损害、大剂量抗胆碱能药物的应用、特应性皮炎、麻风、脊髓空洞症等。

三、共用题干单选题

（1~3题共用题干）

患者，女性，22岁。头部、面部红斑、脱屑伴瘙痒3年余。查体：头部大片状油腻性的鳞屑及厚痂，发际线处可见散在分布糠秕状鳞屑性红斑，双侧外耳道片状红斑，其上细碎黄色鳞屑。

1. 对该患者临床最可能的诊断是
   A. 湿疹
   B. 玫瑰痤疮
   C. 脂溢性皮炎
   D. 面部播散性粟粒性狼疮
   E. 银屑病

【解析】脂溢性皮炎是发生于头、面及胸、背等皮脂溢出较多部位的一种慢性炎症性皮肤病。其皮损初起为毛囊性丘疹，渐扩大、融合成暗红或黄红色斑，被覆油腻鳞屑或痂，可出现渗出、结痂和糜烂并呈湿疹样表现。

答案：5. ACDE　6. BCDE　7. ABDE　8. ABD
　　　1. C

2. 下列微生物与该患者发病有关的是

   A. 结核分枝杆菌　　B. 溶血性链球菌

   C. 犬小孢子菌　　　D. 糠秕马拉色菌

   E. 白念珠菌

【解析】目前多数研究发现糠秕马拉色菌寄生与脂溢性皮炎的发病密切相关。

3. 下列药物具有抗炎、抗真菌和角质溶解作用的是

   A. 0.1%他克莫司乳膏

   B. 水杨酸乳膏

   C. 1%环吡酮胺乳膏

   D. 酮康唑泡沫凝胶

   E. 地奈德乳膏

【解析】他克莫司乳膏是钙调磷酸酶抑制剂,可抑制炎症性细胞因子转录而发挥抗炎作用。环吡酮胺兼有抗真菌和抗炎症作用,而水杨酸可以兼顾抗炎症、抗真菌和角质溶解的作用。

   (4～5题共用题干)

   患者,男性,32岁。双侧指/趾甲变形、碎裂、萎缩10年余。查体:双侧拇指及示指甲板分层,甲板表面凹凸不平、有不规则的纵嵴和纵沟,纵向碎裂,剩余甲板萎缩,出现甲翼状胬肉样改变。双侧拇趾甲下角质增厚,甲母质挛缩,甲板表面粗糙。

4. 对该患者临床诊断可能性大的疾病是

   A. 甲银屑病

   B. 甲扁平苔藓

   C. 湿疹甲损害

   D. 毛发红糠疹甲损害

   E. 甲乳头瘤病

【解析】甲扁平苔藓表现为甲下丘疹引起甲板增厚,甲凹凸不平,或甲板变薄,常有纵沟或嵴,少见有进行性萎缩,引起脱甲。有甲裂缝,尤以中线处裂缝较为多见。甲翼状胬肉,为甲扁平苔藓的特征之一。

5. 该病早期的皮肤组织病理最典型的改变为

   A. 甲床上表皮颗粒层增厚,基底层液化变性,真皮上部炎性细胞带状浸润

   B. 角质层中见较多的中性粒细胞集聚

   C. 甲床和甲板内可见柠檬色角质细胞

   D. 甲下角质层内呈现三明治样外观

   E. 海绵水肿、棘层肥厚、真皮乳头层微血管周围有灶性淋巴细胞浸润

【解析】甲扁平苔藓的组织病理表现类似发生在身体其他部位的扁平苔藓,可见典型的凋亡坏死的角质形成细胞(胶样小体),甲床上表皮颗粒层增厚,基底层液化变性,真皮上部炎性细胞带状浸润。

   (6～7题共用题干)

   患儿,男性,8岁。手、足多汗3年,无明显季节性,运动及受热时出汗加重,严重时可凝集成水滴状。无家族史。系统查体未见异常,皮肤科查体:掌跖部位皮肤潮红,表面可见细小汗珠,掌跖中央部位皮肤浸渍,用力揉搓后可剥离大量白色角化物质。

6. 对该患者诊断考虑的疾病是

   A. 原发性手足多汗症

   B. 有汗性外胚叶发育不良

   C. 弗瑞综合征

   D. 交感神经亢进

   E. 获得性大疱性表皮松解症

【解析】原发性手足多汗症属局限性多汗症,常初发于儿童或青春期,无明显性别差异,多有家族史,有成年后自然减轻的倾向。表现为掌跖处汗液异常增多,甚至可滴下,由于汗液过多来不及蒸发,局部皮肤可浸渍而发白。

答案: 2. C 3. B 4. B 5. A 6. A

7. 有关该患儿所患疾病的描述，**错误**的是
   A. 常伴有手、足湿冷
   B. 睡眠时往往手、足多汗症状加重
   C. 常伴发其他代谢性疾病
   D. 睡眠时无多汗症状
   E. 常伴发汗疱性湿疹
   【解析】原发性局部多汗症表现为双侧、相对对称的局部多汗症状，其可呈短暂或持续性，情绪波动时更明显，无明显季节性，多伴有手、足湿冷或发绀现象。睡眠时无多汗症状。原发性多汗症常伴有代谢性疾病。

（8～9题共用题干）

患者，男性，43岁。头部多处片状脱发2个月。2个月前理发时无意中被发现头顶部有一处圆形、指甲盖大小的斑片状脱发区，无痛、痒及其他不适症状。后来该脱发区逐渐增大，并在枕部又出现类似脱发区。近半年来因工作繁忙经常失眠、头晕，饮食不规律。患者既往无肝炎和结核等传染病史，无药物及食物过敏史，近期无手术和服药史，无烟、酒嗜好，无家族史。查体：头部可见4处直径1～3cm大小的脱发斑片，边界清楚，无红斑、鳞屑。

8. 对该患者最可能的诊断是
   A. 雄激素性脱发   B. 假性斑秃
   C. 狼疮性脱发   D. 斑秃
   E. 脂溢性脱发
   【解析】斑秃为一种突然发生的局限性斑片状脱发，可发生于身体任何部位。目前认为可能与遗传、情绪应激、内分泌失调、自身免疫等因素有关，可能属于多基因疾病范畴。典型表现为突然出现的圆形或椭圆形、大小和数目不等、边界清楚的脱发区，患处皮肤光滑，无炎症、鳞屑和瘢痕。

9. 该患者可选择的治疗方法**不包括**
   A. 口服地西泮
   B. 外用2%咪康唑乳膏
   C. 外用2%米诺地尔溶液
   D. 口服胱氨酸
   E. 局部PUVA疗法
   【解析】斑秃的系统药物治疗包括：口服胱氨酸、泛酸钙、维生素B。外用药物治疗：2%或5%米诺地尔溶液、10%辣椒酊、10%芥子酊等或秃发区用泼尼松龙混悬液或复方倍他米松注射液作皮内注射；有研究报道PUVA疗法对斑秃具有一定治疗效果。

（10～13题共用题干）

患者，男性，50岁。额部脱发12年，有家族史。查体：额部发际后退，毛发稀疏，颜色变浅，皮肤光滑。

10. 该病最常见的原因是
    A. 脱发区头皮毛囊Ⅱ型5α-还原酶活性明显低于非脱发区
    B. 5α-二氢睾酮（DHT）与毛囊细胞上的雄激素受体结合引起毛囊微小化
    C. 5α-还原酶可以使5α-二氢睾酮分解
    D. 休止期毛发逐渐变细，毛发生长周期缩短
    E. 皮脂腺排泄障碍
    【解析】在头皮秃发区，5α-还原酶的活性明显增高，使睾酮转变为5α-二氢睾酮（DHT），DHT与毛囊细胞上的雄激素受体结合后发挥生物学作用，使得毛囊微小化，生长期毛发逐渐变细，毛发生长周期缩短。

11. 下列描述正确的是
    A. 轻拉起患者一束头发，脱落的头发多于4根为拉发试验阳性
    B. 皮肤镜表现感叹号发，褐点征，毛周角化

答案： 7. B 8. D 9. B 10. B 11. D

C. 患者血液中的雄激素高于正常水平

D. 早期可见脱发区生长期毛囊减少，休止期毛囊增加，到晚期毛囊体积明显减小

E. 毛囊的密度减少甚至消失，毛囊壁可见纤维化改变

【解析】雄激素性脱发患者生长期毛发/休止期毛发比值降低，表现毛发密度明显减少，终毛数量减少，毳毛数量增加。皮肤镜可观察到黄点征和短毳毛，毛发单位密度减少，毛发直径差异大。感叹号发是斑秃的特异皮肤镜表现。

12. 进一步查体发现患者前额中部发际线后移，达到发病前前额中部发际线与头顶部连线的后 1/3，头顶额部头发显著减少，顶部头发密度肉眼可见降低。按照 BSAP 分级，该患者为

A. M1V3F2

B. C2V2F3

C. C3V1F2

D. C1V1F2

E. U1V2F3

【解析】雄激素性脱发包括 4 种基本型（L、M、C 和 U）和 2 种特殊型（F 和 V），前额中部发际线与头顶部连线分为前、中、后三等分，前额中部发际线后移达到后部，判定为 C3 型，额部头发密度显著降低，判定为 F2，顶部毛发密度肉眼可见降低，判定为 V1。

13. 下列关于该病的治疗，描述正确的是

A. 服用非那雄胺片 2 个月后额顶部脱发数量较前明显增多，即可停药

B. 非那雄胺适合所有女性患者

C. 对所有轻度、中度女性患者都可使用螺内酯片，用法为 40～200mg/d

D. 男性患者的治疗先从外用 2% 米诺地尔酊开始

E. 对于毛发移植的男性患者也需要配合口服非那雄胺片

【解析】雄激素性脱发（AGA）患者服用非那雄胺 3 个月内可能会造成头发脱落增加，需要继续观察，一般在服药 3 个月后头发脱落减少。螺内酯仅适用于部分女性 AGA 患者，可减少肾上腺产生睾酮，同时对 DHT 与雄激素受体的结合有轻微的竞争作用。用法为 40～200mg/d，至少服用 1 年才会有效果。

（14～17 题共用题干）

患者，女性，25 岁。面部痤疮 6 年，经量稀少 4 年，全身多部位毛发浓密 3 年。查体：面部可见密集分布的红色炎性丘疹、结节、囊肿。双前臂及下肢可见多而密的终毛，上唇部位毛发增多，颈部可见黑棘皮病的外观，吞咽时可见喉结移动。患者经期较短，一般持续 3～4 天，经量少。

14. 为明确病因，下列诊断价值**最小**的实验室检查是

A. 性激素水平测定

B. 肾上腺 CT

C. 子宫附件彩超

D. 血、尿皮质醇水平检测

E. 甲状旁腺功能检测

【解析】该病例特点是面部痤疮、多毛、月经稀少，且出现喉结等高雄激素症状，测定睾酮（T）、促甲状腺素（TSH）和催乳素（PRL），以排除高催乳素血症，彩超进一步排除多囊卵巢综合征及卵巢肿瘤。另测血 17-羟皮质类固醇（17-OHP）或血、尿皮质醇水平及肾上腺影像检查可排除肾上腺皮质增生症或者肾上腺皮质肿瘤引起的高皮质醇血症。

15. 该患者实验室检查显示：血睾酮 3.99nmol/L（参考值为 <2.60nmol/L），PRL 13.54ug/L（参考值为 4.79～29.9ug/L），FSH 7.9IU/L（参考值为 3.5～12.5IU/L），LH 10.79IU/L（参考值为 2.4～12.6IU/L），TSH 2.14mIU/L（参考值为 2～10mIU/L），17-OHP 1.18ng/ml（参考值为 0.27～2.9ng/ml），血皮质醇 295nmol/L（参考值为 83～359nmol/L），附件彩超提示：左卵巢长径为 4.5cm，内见卵泡约 9 个，最大直径为 10mm，右卵巢长径为 3.9cm，内见直径小于 9mm 的卵泡约 12 个。引起该患者多毛症的主要原因是
    A. 肾上腺皮质增生
    B. 多囊卵巢综合征
    C. 库欣综合征
    D. 高催乳素血症
    E. 卵巢囊肿

16. 该患者多毛症治疗首选的药物是
    A. 泼尼松　　　　　B. 环丙孕酮
    C. 螺内酯　　　　　D. 复方炔诺酮
    E. 乙炔雌二醇
    【解析】环丙孕酮主要用于保护子宫内膜、调整月经周期，通过降低卵巢产生的雄激素改善多毛和痤疮。连续 6 个周期以上的治疗对 60%～80% 的多毛患者有效。

17. 该患者在用药半年后多毛症及痤疮改善不明显，加用螺内酯治疗。螺内酯常见的不良反应**不包括**
    A. 头痛及头晕　　　B. 多尿
    C. 月经紊乱　　　　D. 乳房胀痛
    E. 心律失常
    【解析】环丙孕酮的副作用包括头痛、体重增加、情绪改变、性欲下降、胃肠道反应和乳腺疼痛，并呈剂量相关。螺内酯常见

的副作用包括多尿、月经紊乱、乳房触痛、乳房增大、乏力、头痛及头晕。

（18～21 题共用题干）
　　患者，女性，32 岁。腋下异味 10 余年，活动及精神紧张时加重，影响其日常社会交往。家族中父亲曾有类似病史。专科查体：手、足部未及多汗，双侧腋下未见明显原发皮疹，靠近 20cm 时可闻及刺鼻气味。

18. 该例患者腋下异味的原因是
    A. 多由细菌分解汗液和皮肤表面污物所引起
    B. 与雄激素水平高有关
    C. 与精神紧张有关
    D. 与食用刺激性食物有关
    E. 与遗传因素有关
    【解析】顶泌汗腺引起的臭汗症多由该部位的各种细菌与顶泌汗腺分泌物中所含有机物反应后产生的不饱和脂肪酸和氨所致，一般引起局部臭汗症。

19. 该患者在情绪紧张时气味变重，其机制为
    A. 受环境因素影响
    B. 顶泌汗腺的分泌由交感神经支配
    C. 顶泌汗腺由迷走神经支配
    D. 受性激素的影响
    E. 顶泌汗腺主要分布于皮下脂肪层
    【解析】顶泌汗腺主要位于皮肤的皮下脂肪层，主要分布在腋下、乳晕、肛门及会阴部。由交感神经支配，分泌物被细菌分解后产生特殊的气味。

20. 目前该病根治成功率最高的治疗方法是
    A. 肉毒素治疗
    B. 胸腔镜交感神经手术治疗
    C. 顶泌汗腺清除术
    D. 高频电针术

答案：　15. B　16. B　17. E　18. A　19. B　20. C

E. 黄金微针射频

【解析】腋臭的治疗方法很多，最有效的方法就是手术彻底去除腋窝的顶泌汗腺，适合于严重的臭汗症以及其他方法治疗效果不佳时。

21. 该患者采用传统顶泌汗腺清除手术治疗，最常见的并发症是
    A. 感觉异常　　　　B. 局部皮肤坏死
    C. 皮下血肿　　　　D. 上肢功能障碍
    E. 瘢痕形成

【解析】腋臭去除术后血肿是较常见的术后并发症。血肿如果得不到及时处理，可能导致皮瓣皮肤坏死、切口感染和延迟愈合等严重后果。

（22～25题共用题干）

患儿，男性，15岁。主诉趾甲肥厚7～8年。查体：双足拇趾甲明显增厚，呈灰褐色，角质堆积于甲板下，使甲板隆起，厚达1.2cm。

22. 该患者诊断时需要询问的病史**不包活**
    A. 外伤史
    B. 家族史
    C. 接触放射线史
    D. 营养不良病史
    E. 湿疹及特应性皮炎病史

【解析】厚甲症可分为先天性厚甲症和获得性厚甲症，前者有家族史，出生时即发病或出生2～3个月发病，以厚甲、掌跖角化、多汗、毛囊角化为特征。后者常常见于甲真菌病、湿疹、银屑病及外伤后。

23. 如果患者真菌镜检阴性，且8年前曾有严重甲损伤史。对该患者最可能的诊断是

A. 先天性厚甲症　　B. 黄甲
C. 甲营养不良　　　D. 甲母质瘤
E. 获得性厚甲症

24. 厚甲症发生的主要病理生理机制为
    A. 甲板腹侧明显增厚
    B. 甲母质功能异常
    C. 甲母质细胞病理性增生
    D. 甲床表面凹凸不平
    E. 甲下纤维母细胞增生

【解析】厚甲症是由于甲母质功能异常引起的甲肥大或可由于甲床病理改变造成厚甲。

25. 该患者合适的治疗方法是
    A. 口服斯匹仁诺
    B. 口服多种维生素
    C. 行甲母质和甲床刮除术
    D. 口服维A酸
    E. 切除甲母质

【解析】对厚甲症行拔除术只能暂时缓解症状。甲母质和甲床刮除术为简单且有效的疗法。对甲下角化异常可局部应用角质溶解剂，如乳酸、水杨酸和尿素制剂等。

四、案例分析题

【案例1】患者，男性，52岁。双侧小腿伸侧角化红斑伴痒3天。患者3个月前因掌跖脓疱病口服阿维A胶囊至今，3天前由于外出受冻后出现红斑，伴瘙痒。患者自行使用洗衣粉及热水擦洗患处。查体：双侧胫前区皮肤干燥，过度角化，其上细碎裂纹，裂纹呈红色，类似于碎瓷。

第1问：该患者皮肤病变的病因包括
    A. 皮脂缺乏　　　　B. 碱性溶液擦洗
    C. 季节性干燥　　　D. 口服阿维A
    E. 烫洗　　　　　　F. 局部低温

答案：　21. C　22. C　23. E　24. B　25. C
【案例1】　1. ABCDEF

【解析】患者口服维A酸类药物会引起干皮症。另碱性溶液以及烫洗可以破坏正常皮肤弱酸性环境,造成皮肤屏障破坏,局部低温可以造成皮肤供血差,加重局部症状。

第2问:对该患者最可能的诊断是

A. 药疹

B. 皮脂缺乏性湿疹

C. 冻疮

D. 原发性皮肤淀粉样变

E. 接触性皮炎

F. 大理石皮肤

【解析】皮脂缺乏性湿疹的症状包括皮肤发红、发干、痒、脱皮等。这种湿疹可出现类似于碎瓷样细小裂纹,尤以双侧小腿胫前明显,常有针刺痒、蚁爬样感觉,并因搔抓而出现抓痕、渗血。

第3问:该患者外用达克宁乳膏治疗3天,效欠佳。下列药物**不适合**该患者的是

A. 二甲硅油霜

B. 2%维生素E乳膏

C. 1%尿囊素乳膏

D. 40%尿素软膏

E. 多磺酸黏多糖乳膏

F. 地奈德乳膏

【解析】对于皮脂缺乏症的治疗,通常应选择无明显刺激、不含有香料的保湿和润肤制剂,如外用二甲硅油霜、2%维生素E乳膏、1%尿囊素乳膏、10%~15%尿素软膏等,亦可应用多磺酸黏多糖乳膏和激素制剂。

第4问:该患者停用阿维A后双手掌及足底再次出现较多红斑、小脓疱伴发瘙痒,正确的处理措施包括

A. 口服抗组胺药物

B. 口服伊曲康唑

C. 口服特比萘芬

D. 外用糖皮质激素制剂

E. 1:5 000的高锰酸钾溶液浸泡

F. NB-UVB照射

【解析】掌跖脓疱病无特效疗法,主要是对症处理,口服伊曲康唑和特比萘芬无效。

【案例2】患者,男性,47岁。全身毛发脱落3个月。患者近半年来因工作繁忙,经常失眠、头晕,3个月前出现夜不能寐,后头发出现数处圆形、指甲盖大小的斑片状脱发区,无不适症状,此后腋毛、阴毛及眉毛也出现脱落,曾口服中药汤剂治疗无效。查体:全身毛发全部脱落。

第1问:患者需要进行的检查包括

A. 血常规

B. 甲状腺功能检测

C. 毛发镜检测

D. 抗核抗体全套检测

E. 组织病理检查

F. 微量元素检测

G. 凝血检测

第2问:对该患者最可能的诊断是

A. 休止期脱发　　B. 假性斑秃

C. 雄激素性脱发　　D. 普秃

E. 全秃　　F. 生长期脱发

G. 布罗克假性斑秃

【解析】斑秃继续发展出现头发全部脱失,称为全秃,严重者眉毛、睫毛、腋毛、阴毛和全身毳毛全部脱落,称为普秃。

第3问:该病早期的皮肤组织病理最典型的改变为

A. 可见发育不良的生长期毛发,毛囊下端无炎症细胞浸润

B. 毛囊下端有淋巴细胞炎性浸润,无发

答案:　2. B　3. D　4. ADEF　【案例2】1. ABCDEF　2. D　3. C

育不良的生长期毛发

C. 可见发育不良的生长期毛发，毛囊下端有淋巴细胞炎性浸润

D. 毛囊下端有淋巴细胞炎性浸润，伴有皮脂腺发育异常

E. 可见发育不良的生长期毛发，毛囊下端有淋巴细胞炎性浸润，并伴有皮脂腺发育异常

F. 毛囊下端有淋巴细胞炎性浸润，皮脂腺无异常，无发育不良的生长期毛发

【解析】斑秃早期的典型病理表现为生长期毛囊周围有蜂窝状炎症细胞浸润，可见发育不良的生长期毛发，但皮脂腺无异常。

第4问：如患者否认既往病史，下列方法最常用来快速控制病情的是

A. 口服环孢素，2.5mg/（kg·d）

B. 口服甲氨蝶呤，每次25mg，每周1次

C. 糖皮质激素封包

D. 口服中药＋梅花针叩刺治疗

E. 口服泼尼松片，30mg/d＋皮损内注射曲安奈德

F. CO_2 点阵激光＋米诺地尔酊

【解析】对迅速广泛脱发，包括全秃及普秃，口服泼尼松以及联合皮损内注射糖皮质激素可以快速减轻毛囊周围炎症。

【案例3】患者，女性，21岁。面部、上胸、背部丘疹、脓疱、结节、囊肿1年余。1年前由于阑尾炎切除术后自行服用人参北芪胶囊后于面部、上胸、背部出现丘疹、脓疱、结节及囊肿，伴触痛，逐渐增多，部分皮疹破溃、结痂，形成瘢痕。发病以来一般情况尚可，睡眠、饮食及大小便无特殊，既往无药物过敏史，无服用糖皮质激素及含有溴、碘的药物史，无焦油、沥青及卤代烃类化合物接触史，否认家庭中有类似患者。

第1问：对患者最可能的诊断是

A. 寻常性痤疮　　B. 脓疱性痤疮
C. 职业性痤疮　　D. 结节性痤疮
E. 药物性痤疮　　F. 聚合性痤疮

【解析】聚合性痤疮属较严重类型，表现为严重结节、囊肿、窦道及瘢痕，好发于男性青年。

第2问：详细询问病史，患者喜食含辣食物，且生活不规律，对头孢氨苄过敏，阑尾炎切除术前曾服用矿物油类的导泻药清理肠道，患者父亲曾诊断为毛囊闭锁三联征。该患者发病的原因包括

A. 饮食及生活不规律
B. 青春期雄激素分泌相对旺盛
C. 接触矿物油
D. 遗传因素
E. 服用人参、黄芪
F. 心理抑郁

第3问：按照Pillsbury分类法，该患者的病情严重程度为

A. Ⅰ级　　B. Ⅳ级
C. Ⅲ级　　D. Ⅱ级
E. 轻度到中度　　F. 中度到重度

【解析】Ⅳ级（重度）痤疮除有粉刺、炎性丘疹及脓疱外，还有结节、囊肿或瘢痕。

第4问：该患者螨虫阳性，目前最佳的治疗方案为

A. 口服米诺环素＋外用1%氯霉素
B. 静脉滴注甲硝唑＋口服异维A酸＋口服小剂量泼尼松＋外用1%氯霉素
C. 静脉滴注甲硝唑＋口服米诺环素＋外用1%氯霉素
D. 口服阿奇霉素＋外用1%氯霉素
E. 静脉滴注甲硝唑＋口服异维A酸、米

答案：　4. E　【案例3】1. F　2. ABCDE　3. B　4. B

诺环素＋外用 1% 氯霉素

F. 静脉滴注甲硝唑＋口服阿奇霉素＋外用 1% 氯霉素

【解析】聚合性痤疮可适量使用泼尼松，异维 A 酸适用于结节囊肿型痤疮或者聚合性痤疮。该患者合并螨虫感染，可加系统使用甲硝唑。四环素类与异维 A 酸不能合用，容易引起颅内压明显升高，导致头痛、呕吐等假脑膜瘤综合征。

【案例4】患者，女性，25 岁。面部皮疹伴瘙痒 2 个月余。近 2 个月于美容院去角质以及补水治疗后开始出现面部红斑，伴有瘙痒，多次在美容院给予补水修复治疗，红斑范围扩大至额及下颏部，近 1 周面部瘙痒症状加重，伴有烧灼感。查体：双侧面颊及鼻部弥漫潮红，其上可见散在分布的丘疹、脓疱。

第 1 问：对该患者诊断需要考虑的疾病是

A. 痤疮
B. 面部脂溢性皮炎
C. 接触性皮炎
D. 激素依赖性皮炎玫瑰痤疮样型
E. 面部播散性粟粒性狼疮
F. 红斑狼疮
G. 酒渣鼻

【解析】面部播散性粟粒性狼疮好发于成年人面部，损害丘疹或结节，可相互融合形成红色斑片。红斑狼疮常发生于、头面部等曝光部位，可表现为边界清楚的紫红斑片，其上粘着鳞屑。

第 2 问：为明确诊断，该患者需要进行的检查包括

A. 螨虫检查
B. 皮肤镜检查
C. 脓液培养鉴定

D. 真菌荧光检查
E. 组织病理检查
F. 血、尿常规＋血清补体测定
G. 抗核抗体全套检测

【解析】皮肤镜检查有助于区分面部炎症性还是免疫性皮肤病。该患者出现脓疱，可以取脓液培养鉴定特定微生物造成的继发感染。皮肤组织病理可以排除面部播散性粟粒性狼疮，组织病理结合血、尿常规、血清补体以及抗核抗体全套检测可以进一步排除红斑狼疮等自身免疫性疾病。

第 3 问：该患者行皮肤镜检查提示：红色背景，点状、线状血管呈灶性分布，荧光显微镜下可见螨虫，皮肤组织病理提示：毛囊内可见多数中性粒细胞聚集，真皮浅层及血管周围可见中等量淋巴细胞、组织细胞浸润。对该患者最可能的诊断是

A. 接触性皮炎
B. 脂溢性皮炎
C. 寻常性痤疮
D. 红斑狼疮
E. 激素依赖性皮炎玫瑰痤疮样型
F. 丘疹脓疱型玫瑰痤疮
G. 面部播散性粟粒性狼疮

【解析】该患者典型的临床表现且伴螨虫感染。皮肤镜提示深红色背景，点状、线状血管灶性分布，结合皮肤病理提示的非特异性、慢性炎症浸润均支持丘疹脓疱型玫瑰痤疮的诊断。

第 4 问：该患者最适合的治疗方案是

A. 口服卡维地洛、多西环素＋湿敷克林霉素溶液＋外用夫西地酸乳膏
B. 口服异维 A 酸胶囊、多西环素＋外用夫西地酸乳膏
C. 口服伊维菌素＋外用壬二酸溶液

答案：【案例4】 1. ABCDEFG 2. ABCEFG 3. F 4. E

D. 口服多西环素+Er 激光

E. 口服多西环素＋湿敷甲硝唑溶液＋外用过氧化苯甲酰凝胶

F. 口服硫酸羟氯喹＋外用酮替芬乳膏

【解析】根据中国玫瑰痤疮诊疗专家共识（2016），系统用药首选多西环素，备选异维A 酸、甲硝唑或替硝唑；局部用药首选甲硝唑、壬二酸，备选过氧化苯甲酰、克林霉素、伊维菌素。

第5问：经治疗一段时间以后，患者面部丘疹以及脓疱消退，但仍有持久性红斑。下列合适的处理措施是

A. IPL 强脉冲光治疗

B. 应用羟甲唑啉乳膏

C. 应用他克莫司乳膏

D. 口服羟氯喹

E. Nd：YAG 激光治疗

F. 应用壬二酸乳膏

G. 应用 0.03% 酒石酸溴莫尼定凝胶

【解析】盐酸羟甲唑啉是肾上腺素受体激动剂，通过收缩血管周围平滑肌而达到收缩血管的作用。2017 年美国 FDA 新批准1% 盐酸羟甲唑啉乳膏用于成人玫瑰痤疮持续性面部红斑的治疗。

答案：　5. ABCDEFG

第二十四章 良性皮肤肿瘤和瘤样病变

一、单选题

1. 表皮痣极少发生癌变,如发生癌变,主要是
   A. 鳞状细胞癌　　　B. 基底细胞癌
   C. 黑素瘤　　　　　D. 汗孔癌
   E. 淋巴瘤
   【解析】表皮痣极少发生癌变,如若发生癌变,主要为鳞状细胞癌,其次为基底细胞癌。

2. 下列可以自行消退的良性皮肤肿瘤是
   A. 鲜红斑痣
   B. 草莓状血管瘤
   C. 海绵状血管瘤
   D. 汗管瘤
   E. 血管角化瘤
   【解析】草莓状血管瘤皮损多数可完全消退。

3. 下列关于脂溢性角化病的描述,**错误**的是
   A. 为老年人最常见的良性表皮肿瘤
   B. 通常难以自行消退
   C. 病情进展缓慢
   D. 容易恶变
   E. 可以呈褐色或黑色
   【解析】脂溢性角化病是老年人最常见的良性表皮肿瘤,病情进展缓慢,通常难以自行消退,呈褐色或黑色,良性经过,恶变者极少。

4. 起源于中胚层的皮肤肿瘤是
   A. 基底细胞癌　　　B. 脂肪瘤
   C. 鳞状细胞癌　　　D. 皮脂腺瘤
   E. 脂溢性角化病
   【解析】脂肪瘤是成熟脂肪细胞组成的良性肿瘤,脂肪细胞来源于中胚层。

5. 瘢痕疙瘩的好发部位是
   A. 面部　　　B. 胸骨区　　　C. 腹部
   D. 四肢　　　E. 颈部
   【解析】瘢痕疙瘩好发于胸骨区,亦可见于肩部、面部、颈部、耳部等处。

6. 汗管瘤最常见的发生部位是
   A. 眼睑周围　　　　B. 前额
   C. 女阴　　　　　　D. 腹部
   E. 四肢
   【解析】汗管瘤分3型:眼睑型最常见,多见于下眼睑;发疹型发生于躯干前面或上臂屈侧;局限型,位于外阴及阴蒂的称为生殖器汗管瘤,在手指伸侧面的称为肢端汗管瘤。

7. 多发性脂囊瘤的遗传方式是
   A. 常染色体显性遗传
   B. 常染色体隐性遗传
   C. X连锁显性遗传
   D. X连锁隐性遗传
   E. 多基因遗传
   【解析】多发性脂囊瘤可能为皮样囊肿

答案: 1. A　2. B　3. D　4. B　5. B　6. A　7. A

的一种类型，往往有家族史，呈常染色体显性遗传。有时伴发先天性厚甲病。

8. 砷剂角化病皮肤损害的好发部位是
　　A. 掌跖部　　B. 躯干　　　C. 头皮
　　D. 面部　　　E. 四肢
　　【解析】砷剂角化病皮肤损害主要发生于掌跖部，该病的典型病损为鸡眼状角化，多对称分布于双侧掌跖，为鸡眼样角化突起，中央略凹陷，并常融合成片。

9. 患者，女性，78岁。面部角化性丘疹3年，无明显瘙痒及疼痛，表面鳞屑及结痂，不易剥离。对该患者最可能的诊断是
　　A. 脂溢性角化病　　B. 日光角化病
　　C. 色素痣　　　　　D. 黑素瘤
　　E. 皮肤纤维瘤
　　【解析】日光角化病，多发生于曝光部位，皮损表现为淡红色的角化性丘疹，表面附有黏着性鳞屑，不易剥离。

10. 患者，男性，25岁。鼻翼两侧散在分布乳白色针头大小的坚实丘疹，表面光滑，无自觉症状，患者自行挤出白色物质。对该患者诊断考虑的疾病是
　　A. 脂溢性皮炎　　B. 日光角化病
　　C. 粟丘疹　　　　D. 毛囊角化病
　　E. 汗管瘤
　　【解析】粟丘疹的临床表现为面部乳白色或黄色针头至米粒大小的坚实丘疹，顶尖圆，上覆极薄表皮，表面光滑，数目常较多，无自觉症状。

11. 患者，男性，14岁。左侧耳后一处约1cm×3cm呈线状分布的斑块，其二密集分布皮色至淡褐色的疣状丘疹。自幼发病，面积逐渐缓慢扩大，伴增生，无

明显自觉症状。对该患者的诊断是
　　A. 寻常疣　　　　B. 脂溢性角化病
　　C. 皮脂腺痣　　　D. 毛囊角化病
　　E. 表皮痣
　　【解析】表皮痣常单侧分布，皮损为密集的淡褐色至褐色丘疹，常排列呈线性，可融合成边界清楚的乳头瘤样斑块。

12. 患者，女性，34岁。右手示指红色丘疹2个月，易出血，无明显疼痛，逐渐增大。追问病史，2个月前曾有牙签刺伤史。对该患者可能的诊断是
　　A. 寻常疣　　　　B. 血管球瘤
　　C. 皮脂腺痣　　　D. 化脓性肉芽肿
　　E. 表皮痣
　　【解析】化脓性肉芽肿常发生于容易受伤的部位，初发为鲜红色丘疹，逐渐增大，轻度外伤可出血，无疼痛及压痛。

13. 患者，男性，32岁。鼻旁见一个圆顶状丘疹，直径约0.5cm，中央有一个小开口，并见多根白色毳毛。组织病理检查显示：真皮内囊性扩张的毛囊漏斗部与表皮相连，开口于皮肤表面，囊内充斥大量角化物质或毳毛。从囊壁向周围放射状伸出很多上皮细胞条索以及小的、不同发育阶段的次级毛囊，瘤体周围有丰富的纤维组织包绕。对该患者诊断考虑的疾病是
　　A. 表皮囊肿　　　B. 毛囊瘤
　　C. 毛发上皮瘤　　D. 毛囊痣
　　E. 外毛根鞘瘤
　　【解析】毛囊瘤多发于成年人面部，特别是鼻侧和鼻上方，偶见于头皮或颈部。皮损为单发圆顶状丘疹，直径为0.5～1cm，中央有一个小开口，从中穿出一根或多根白色毳毛，比较具有特征性。组织病理学：肿瘤

包括 3 种成分，即囊性扩张的毛囊漏斗部、次级毛囊以及间质。病变中央为一个或多个高度扩张的毛囊漏斗部形成的囊状结构，与表皮相连，并开口于皮肤表面，囊内充斥大量角化物质或毳毛。从囊壁向周围放射状伸出很多上皮细胞条索以及小的、不同发育阶段的次级毛囊。瘤体周围有丰富的纤维组织包绕。

14. 皮样囊肿的好发部位是
    A. 下肢　　　　　B. 耳郭
    C. 面部中线区域　D. 躯干单侧发病
    E. 手、足
    【解析】皮样囊肿的临床表现为：常在出生时或 5 岁以内出现；多发生于头、面、颈、腹和背部的中线区域，尤以眼眶、眉部外侧、鼻梁及其周围、口腔底部常见；囊肿较硬，位于真皮或皮下，可与下方组织粘连或游离，多为单发，直径为 1～4cm，有的高出皮面呈半球形隆起，无自觉症状；囊肿可形成瘘管或憩室，其中可有毛发突出，破损后可发生继发感染。

15. 下列关于毛母细胞瘤的描述，**不正确**的是
    A. 好发于中老年人
    B. 皮损为质地坚实、边界清楚的孤立性结节，皮色或有少量色素
    C. 病理上需要与基底细胞癌鉴别
    D. 好发于肢端
    E. 属于向毛囊分化的良性肿瘤
    【解析】毛母细胞瘤属于向毛囊分化的良性肿瘤，可能起源于毛胚芽。毛母细胞瘤和基底细胞癌均起源于皮肤的基底层生发细胞，可能代表同一谱系病变的良性和恶性两个分化，以往病理诊断的基底细胞癌中有一部分可能为毛母细胞瘤。临床表现：①好发于中老年人，为质地坚实、边界清楚

的孤立性结节，皮色或有少量色素。生长缓慢，直径多小于 1cm，但也可达 3cm 或更大。②偶有皮损多发的报道。③主要位于头、颈部，尤其是头皮，也可见于除肢端以外的任何体表部位。④皮损偶尔呈浸润性斑块，斑块样皮损多见于女性。⑤通常为良性，很少有恶性改变。

16. 下列关于小汗腺汗孔瘤的描述，**不正确**的是
    A. 起源于末端汗管和真皮上部的小汗腺导管
    B. 典型皮损为孤立、无蒂、正常肤色或肉红色结节，无压痛或自发痛
    C. 好发于足跖，尤其是足的侧缘
    D. 病理学检查中，正常表皮与肿瘤之间边限清晰
    E. 肿瘤细胞较棘细胞大，呈柱状，排列致密，有圆形、强嗜碱性的细胞核
    【解析】小汗腺汗孔瘤起源于末端汗管和真皮上部的小汗腺（即外泌汗腺）导管，是末端螺旋瘤的一个最常见类型。一般为单发，典型皮损为孤立、无蒂、正常肤色或肉红色结节，无压痛或自发痛，通常表面光滑，或稍呈分叶状，在受压迫的部位可发生破溃，可结痂或糜烂，去痂后易出血。好发于足跖，尤其是足的侧缘，也可发生于身体其他部位，并有多发或线状皮损的报道。病理学检查表现为：①肿瘤位于真皮内，与表皮相连，往往形成宽阔的索带，互相吻合构成瘤团，边界清楚。②正常表皮与肿瘤之间界限清晰，肿瘤细胞较棘细胞小，呈均匀立方形，排列致密，有圆形、强嗜碱性的细胞核。③肿瘤团块周边的细胞不呈栅栏状排列，团块内可见管腔分化，这些腔隙内衬以一层护膜，甚似汗腺导管腔的内缘，管腔内有时可见均质、弱嗜酸性的汗液样物质。

答案： 14. C　15. D　16. E

二、多选题

1. 表皮痣的临床分型包括

    A. 腺样型

    B. 局限型

    C. 炎症型线状表皮痣

    D. 泛发型

    E. 增生型

【解析】表皮痣的临床可分为 3 型：局限型、炎症型线状表皮痣、泛发型。

2. 下列关于痣细胞痣的临床表现，描述正确的是

    A. 可发生于任何年龄和部位

    B. 扁平损害多为混合痣

    C. 皮损上可有毛发

    D. 可呈多种颜色

    E. 皮内痣是成年人最常见的一种类型

【解析】痣细胞痣，即色素痣，可发生任何部位，表现为斑疹、丘疹乳头瘤样、疣状、结节或有蒂损害等，颜色通常为黄褐色、黄黑色，也可以呈蓝色、紫色或无色素沉着。交界痣常呈深浅不一的褐色斑，混合痣类似交界痣，但可能更高起。皮内痣是成年人最常见的一种类型。

3. 瘢痕疙瘩与肥厚性瘢痕的鉴别要点是

    A. 肥厚性瘢痕一般不超过原损伤范围

    B. 瘢痕疙瘩呈蟹足状向外伸展

    C. 肥厚性瘢痕数年后可变平

    D. 瘢痕疙瘩常有家族史

    E. 肥厚性瘢痕生长数月后停止发展

【解析】肥厚性瘢痕一般不超过原损伤范围，生长数月后停止发展，数年后可变平；瘢痕疙瘩呈蟹足状向外伸展，常有瘢痕疙瘩家族史。

4. 关于皮脂腺痣的描述，正确的是

    A. 常发生于青少年期

    B. 可单发亦可多发

    C. 又称为皮脂腺增生

    D. 可继发于其他皮肤附属器肿瘤

    E. 出生即有

【解析】皮脂腺痣的临床表现为：①该病出生时或在出生后不久发生，好发于头皮或面部，常为单发，偶可多发。②各个年龄阶段的临床表现不同。儿童期表现为局限性、表面光滑、无毛发的斑片或斑块，稍隆起，淡黄色，有蜡样光泽。青春期皮脂腺充分发育，损害表面呈颗粒状、小结节状或疣状。中老年期皮损表面多呈疣状，棕褐色，质地坚实。③偶发于头、面部以外的部位，多呈带状分布。④约 10%～40% 的皮肤损害可继发其他良性皮肤肿瘤或恶性皮肤肿瘤，一般在成年后发生，最常见的是毛母细胞瘤，其次为乳头状汗管囊腺瘤，其他尚有报道基底细胞癌、皮脂腺腺瘤、皮脂腺上皮瘤、透明细胞汗腺瘤、汗管瘤、大汗腺囊腺瘤、鳞状细胞癌和毛囊漏斗部肿瘤等。⑤极少数患者同时具有智力迟钝、抽搐、癫痫、眼发育异常、神经发育异常、骨骼畸形等，称为神经皮肤综合征。皮脂腺增生是成熟皮脂腺小叶数量的局限性良性增生，临床表现为中央有脐窝的黄色圆顶形丘疹，多见于老年人。

5. 色素痣的痣细胞病理类型包括

    A. 透明痣细胞

    B. 上皮样痣细胞

    C. 淋巴细胞样痣细胞

    D. 巢状痣细胞

    E. 纤维样痣细胞

【解析】色素痣的病理表现为痣细胞多排列成巢状，可分为：透明痣细胞、上皮样痣细胞、淋巴细胞样痣细胞、纤维样痣细胞。

答案： 1. BCD 2. ACDE 3. ABCDE 4. BDE 5. ABCE

6. 血管角化瘤的临床表现分型包括
   A. 肢端型　　　　B. 阴囊型
   C. 丘疹型　　　　D. 限界型
   E. 泛发型

7. 汗管瘤的临床分型包括
   A. 眼睑型　　　　B. 泛发型
   C. 发疹型　　　　D. 局限型
   E. 毛囊型

   【解析】汗管瘤根据发病部位,临床可分为3型。①眼睑型:最常见,多发生于发育期以后的女性,尤其多见于下眼睑。②发疹型:男性青少年相对多见,皮损成批发生于躯干前面及上臂屈侧。③局限型:常局限发生于女外阴,尤其是大阴唇,多伴有外阴瘙痒,常合并眼睑部位皮损,偶尔发生于手指伸侧或其他部位。

8. 色素痣发生恶变的征象包括
   A. 有毛发生长
   B. 所属淋巴结增大
   C. 自然出血
   D. 自然溃疡
   E. 周围发生卫星状损害

9. 伴有多发性毛发上皮瘤皮损的疾病是
   A. Brook-Spiegler 综合征
   B. Darier 病
   C. Troisier 病
   D. Ramsay-Hunt 综合征
   E. Rombo 综合征

10. 日光角化病的组织病理特点包括
    A. 角化过度与角化不全交替
    B. 表皮细胞排列紊乱,可有角化不良细胞及不同程度的非典型性
    C. 基底细胞异常增生,表皮突呈芽蕾状

突入真皮
    D. 真皮浅层弹力纤维变性
    E. 常伴有界面改变,真皮浅层血管扩张,有带状或灶性淋巴细胞浸润

   【解析】日光角化病根据组织学特点可分为6型,以肥厚型和萎缩型多见。对皮损的组织病理学分型是相对的,各型之间有重叠,主要是根据哪种特点比较突出而确定为某种类型。其共有的组织病理特点包括:①角化过度与角化不全交替。②表皮细胞排列紊乱,可有角化不良细胞及不同程度的非典型性。③基底细胞异常增生,表皮突呈芽蕾状突入真皮。④真皮浅层弹力纤维变性。⑤常伴有界面改变,真皮浅层血管扩张,有带状或灶性淋巴细胞浸润。

11. 可形成皮角的疾病是
    A. 脂溢性角化病
    B. 日光角化病
    C. 皮肤鳞状细胞癌
    D. 角化棘皮瘤
    E. 汗孔角化症

   【解析】皮角多在其他皮肤病的基础上发生,常见的原发病为寻常疣、脂溢性角化病、日光角化病、早期鳞状细胞癌、角化棘皮瘤、汗孔角化症。也可见于基底细胞癌、外毛根鞘瘤、良性血管瘤、倒置性毛囊角化病、表皮痣等。

12. 表皮囊肿的组织病理变化包括
    A. 真皮内的单发性囊肿
    B. 囊壁上皮与表皮或毛囊漏斗部的上皮相似
    C. 囊壁无颗粒层存在
    D. 囊内充满疏松的角质
    E. 如果囊壁破裂,则可引起局部异物肉芽肿反应

答案: 6. ABCDE　7. ACD　8. BCDE　9. AE　10. ABCDE　11. ABCDE　12. ABDE

【解析】表皮囊肿的病理学改变：通常为单发性囊肿，位于真皮内，囊壁上皮与表皮或毛囊漏斗部的上皮相似，一般有颗粒层存在，较陈旧的囊壁可变得扁平或萎缩，囊内充满疏松的角质。如果囊壁破裂，则可引起局部异物肉芽肿反应。

13. 关于 Cowden 病的描述，正确的是
    A. 多发生于 20～40 岁的成人
    B. 其特征性的改变是出现多发性错构瘤
    C. 面部多发性结节、口腔黏膜纤维瘤及肢端点状角化组成的三联征
    D. 易发生乳腺癌和甲状腺癌
    E. 皮损病理学检查细胞异形性明显，常伴有核分裂像

【解析】多发性外毛根鞘瘤又称 Cowden 病，多发生于 20～40 岁的成人，其特征性的改变是出现多发性错构瘤，由面部多发性结节、口腔黏膜纤维瘤及肢体远端点状角化组成三联征，患者易发生乳腺癌和甲状腺癌。面部皮损为多发性外毛根鞘瘤，呈寻常疣状，主要发生在口、鼻及耳周围，偶见于颈部，为肉色、粉红色或棕褐色。常并发真皮纤维瘤及软纤维瘤。手、足部有肤色或棕色的、小的、角化过度性的乳头瘤，掌跖部出现点状角化。口腔常有舌、腭、唇及颊黏膜上的丘疹及息肉，特征性的改变是牙龈纤维瘤所致的鹅卵石样改变。病理学检查，瘤细胞的细胞异形性不明显，常无核分裂象。

14. 关于黑头粉刺样痣的临床表现，描述正确的是
    A. 为先天性毛囊畸形
    B. 皮损为簇集的黑头粉刺样丘疹
    C. 皮损簇集或呈线状排列，常沿皮肤 Blaschko 线分布
    D. 本质上是多个扩张孔的集合

E. 好发于面、颈及躯干上部

【解析】黑头粉刺样痣是先天性毛囊畸形，由毛囊发育异常所致。皮损为簇集的黑头粉刺样丘疹，皮损簇集或呈线状排列，常沿皮肤 Blaschko 线分布。好发于面、颈及躯干上部，偶尔发生于生殖器、手掌及腕部。一般为单侧分布，偶见双侧。有时与其他皮肤病，如鱼鳞病、毛根鞘囊肿、乳头状汗腺腺瘤、毛囊性肿瘤有关。也有报道该病是一些系统性疾病的皮肤表现，如脊柱侧凸、融合性脊柱或脊椎、隐性脊柱裂、指残毁等。

15. 关于皮脂腺腺瘤的描述，正确的是
    A. 多见于老年人
    B. 皮损好发于面部和头皮，尤其多见于鼻部和面颊
    C. 个别患者可并发胃肠道息肉及腺癌
    D. 皮损一般为多发性圆形肿物
    E. 病理学检查示肿瘤组织的周边有数量不等的基底样细胞

【解析】皮脂腺腺瘤多见于老年人面部和头皮，尤其多见于鼻部和面颊，偶尔发生于躯干或其他部位。皮损一般为单发的圆形肿物，直径约 0.5cm，表面光滑或疣状，质硬，无脐窝，呈肤色、淡黄色或蜡黄色，底部可略呈蒂状，偶尔呈息肉状。个别报道该病可以是 Torre-Muir 综合征的表现之一，可并发胃肠道息肉及腺癌。病理学检查表现为：真皮内边界清楚的分叶状肿瘤，由不规则的皮脂腺小叶组成。小叶中央主要是分化成熟的皮脂腺细胞，周边有数量不等的基底样细胞，基底样细胞的数量一般不超过 50%。两型细胞之间可见过渡型细胞。小叶中央无扩张的毛囊漏斗部。无细胞异形性和不典型核分裂象。

答案： 13. ABCD 14. ABCDE 15. ABCE

16. 关于皮肤混合瘤的描述,正确的是
    A. 是向汗腺分化的一种良性肿瘤
    B. 常见于头部、面部、颈部
    C. 表现为正常肤色的皮内或皮下坚实结节,表面光滑,很少破溃,生长缓慢
    D. 由上皮细胞及软骨样或黏液样间质构成
    E. 肿瘤可向顶泌汗腺或外泌汗腺分化

【解析】皮肤混合瘤由 Nasse 于 1892 年首次报告,又称软骨样汗管瘤,是向汗腺分化的一种良性肿瘤,由上皮细胞及软骨样或黏液样间质构成。该病可以向顶泌汗腺(又称大汗腺)和外泌汗腺(又称小汗腺)分化,其中大多数向顶泌汗腺分化。肿瘤常见于头部、面部、颈部,尤其是鼻部、颊部、上唇、头皮、前额和下颏,偶见于躯干四肢。通常单发,表现为正常肤色的皮内或皮下坚实结节,直径为 0.5～3.0cm,表面光滑,很少破溃,生长缓慢,无症状。

17. 乳头状汗管囊腺瘤和小汗腺螺旋腺瘤的区别包括
    A. 前者向汗腺导管或腺体方向分化,大多数向大汗腺分化,少数向小汗腺分化;后者向小汗腺真皮内导管和分泌部分化
    B. 前者通常在出生时或儿童早期发病,后者好发于 20～40 岁成人
    C. 前者通常表现为单发的红色至棕褐色斑块或结节,呈乳头瘤状、疣状,后者表现为绿豆、黄豆大小的皮下结节,表面呈肤色或淡蓝色
    D. 前者有明显的自发痛或压痛,而后者无
    E. 前者好发于头皮,后者多见于上胸部

【解析】乳头状汗管囊腺瘤是向汗腺导管或腺体方向分化的一种良性肿瘤。目前认为此瘤大多数向大汗腺分化,亦可向小汗腺分化。皮损通常发生于出生时或儿童早期,至青春期显著增大。通常表现为单发的红色至棕褐色斑块或结节,表面可呈乳头瘤状、疣状,表面潮湿,容易受刺激出血并形成结痂。偶尔多发,或呈线状、节段性分布。半数以上发生在头皮,头皮损害常见于原有皮脂腺痣基础上,5%～19% 的皮脂腺痣合并有乳头状汗管囊腺瘤,头皮损害通常表面无毛发。也可发生于面、颈、躯干。该病可以并发大汗腺囊瘤、大汗腺囊腺瘤、毛发上皮瘤、乳头状汗腺腺瘤、管状大汗腺腺瘤和混合型管状乳头状汗腺瘤。小汗腺螺旋腺瘤是向小汗腺真皮内导管和分泌部分化的良性肿瘤,也有认为部分病例向大汗腺分化。临床较少见,好发于 20～40 岁成人,皮损通常为单发,无特定好发部位,但多见于上胸部。肿物为绿豆、黄豆大小的皮内或皮下结节,表面呈肤色或淡蓝色,一般柔软如海绵状,但也可质地较韧。肿瘤有明显自发痛或压痛。

三、共用题干单选题

(1～3 题共用题干)

患者,男性,62 岁。右侧颞部有 1 个红色丘疹,无明显自觉症状,逐渐增大,目前约蚕豆大小,表面有扩张的血管,中央角化,鳞屑明显,局部无压痛、肿物活动欠佳。未触及浅表淋巴结肿大。

1. 对该患者临床诊断可能性大的疾病是
   A. 基底细胞癌   B. 毛囊炎
   C. 表皮囊肿   D. 角化棘皮瘤
   E. 扩张孔

【解析】单发性角化棘皮瘤常好发于暴露部位,呈红色结节,中央为火山口样,充以角栓,一般数月内可以自行消退,遗留轻度色素减退性萎缩性瘢痕。

答案: 16. ABCDE 17. ABCE
    1. D

2. 该患者首选的检查是

　　A. 皮肤 CT

　　B. 部分切除做病理活检

　　C. 完整切除做病理活检

　　D. 免疫组化检查

　　E. 多肿瘤标志物检测

3. 该患者最需要进行鉴别诊断的疾病是

　　A. 皮肤鳞状细胞癌

　　B. 基底细胞癌

　　C. 表皮囊肿

　　D. 毛囊炎

　　E. 瘢痕

（4～5 题共用题干）

　　患儿，男性，9 岁。右手中指甲下紫蓝色肿物 2 个月，约绿豆大小，甲略隆起，伴疼痛及压痛。

4. 对该患者临床诊断可能性大的疾病是

　　A. 血管球瘤　　　　B. 化脓性肉芽肿

　　C. 甲下寻常疣　　　D. 皮肤纤维瘤

　　E. 蓝痣

【解析】血管球瘤好发于上肢，特别是手指，自紫蓝色至红色，质硬或软，粟米至绿豆大小，少数直径为 2cm，约 25% 发生在甲下，甲板呈紫蓝色，可引起甲板隆起，常有自发痛或触痛，为阵发性。

5. 该患者最佳的治疗方法是

　　A. 电灼治疗

　　B. 冷冻治疗

　　C. 放射治疗

　　D. 观察，无须处理

　　E. 完全手术切除

【解析】血管球瘤最好完全手术切除，否则容易复发，冷冻治疗有效，放射治疗不敏感，电凝固可能复发。

（6～7 题共用题干）

　　患者，女性，8 岁。左面部发现蚕豆大小的皮下结节 1 个月余，无明显自觉症状，缓慢增大，结节表面呈肤色，质地较硬，活动性好，无压痛。

6. 对该患者首先考虑的诊断是

　　A. 毛母质瘤　　　　B. 毛发上皮瘤

　　C. 表皮囊肿　　　　D. 毛囊瘤

　　E. 毛母细胞瘤

【解析】毛母质瘤主要发生在青少年，半数以上的损害发生于头、面部，其次为上肢，少数发生于躯干及下肢。皮损表现为坚实的皮下结节，直径为 0.3～3cm，偶有较大者，表面皮色正常，也可呈淡红色或淡蓝色。肿瘤虽可与皮肤粘连，但基底可以移动。极少数患者可以破溃，穿通表皮排出内容物。皮损通常为单发，有家族史者可有多发。无自觉症状，可有轻度压痛。

7. 如进行皮肤病理检查，该病的病理变化**不包括**

　　A. 可见嗜碱性细胞

　　B. 可见影细胞

　　C. 可见核分裂象

　　D. 细胞呈栅栏状排列

　　E. 钙化

【解析】毛母质瘤的病理学表现有：①肿瘤位于真皮，并可至皮下组织，边界清楚，常有结缔组织包膜，可分叶。②单个肿瘤小叶由嗜碱性细胞和影细胞组成。嗜碱性细胞的核呈圆形，强嗜碱性，胞质少，排列紧密，常位于肿瘤周边，但不呈栅栏状排列。影细胞是由嗜碱性细胞转变而来，位于肿瘤的中央，其胞质呈嗜酸性，仅见核的阴影。两种细胞之间可见过渡型细胞。③肿瘤初期以嗜碱性细胞为主，成熟或陈旧皮损以影细胞为主。④有时早期皮损内可见明显核

答案：　2. C　3. A　4. A　5. E　6. A　7. D

分裂象,但无病理性核分裂象,表示皮损处于快速生长阶段,并非恶变指征。⑤ 80%成熟皮损内可见钙化及异物巨细胞反应。

（8～11题共用题干）

患者,女性,43岁。面部多处皮色丘疹、结节10余年,无明显自觉症状,皮损呈圆锥形,坚实,透明。尤其以鼻唇沟皮疹最多。

8. 对该患者最需要询问的病史是
    A. 光敏感性　　　B. 是否破溃
    C. 家族史　　　　D. 皮疹的生长速度
    E. 是否有出血

【解析】根据描述,怀疑该患者为多发性毛发上皮瘤,该病与遗传有关,多为常染色体显性遗传,因此在问病史中要重点关注家族史。

9. 该病的组织病理学改变**不包括**
    A. 角质囊肿
    B. 有基底样细胞团块或索
    C. 瘤体组织与表皮相连接
    D. 有成熟毛干
    E. 可见毛囊乳头结构

【解析】毛发上皮瘤的组织病理学改变主要是基底细胞样细胞增生,1/3患者的肿瘤与表皮连接。向毛囊及皮脂腺导管分化,可见大量基底样细胞成团分布,边缘基底样细胞成栅栏样排列,绕以明显的成纤维细胞及纤维性基质,部分切片内可见裂隙出现于结缔组织之间,有许多角囊肿和毛乳头样结构,因毛囊球结构内的毛母质细胞系不正常的细胞,故从不产生成熟毛干。有时可出现钙化。

10. 该患者行组织病理检查时发现,真皮内可见大量基底样细胞成团分布,部分肿瘤组织与表皮连接,边缘基底样细胞成

栅栏状排列,伴有成纤维细胞及纤维性基质,有许多角质囊肿和不成熟的毛乳头样结构。对该患者的诊断是
    A. 基底细胞癌
    B. 痣样基底细胞癌综合征
    C. 结节性硬化症
    D. 毛母细胞瘤
    E. 毛发上皮瘤

11. 该病起源的细胞是
    A. 多潜能基底细胞
    B. 树枝状细胞
    C. 角质形成细胞
    D. 未分化的干细胞
    E. 汗腺导管细胞

【解析】目前,普遍认为毛发上皮瘤的肿瘤细胞起源于潜能基底细胞,并有向毛发分化的趋势。

（12～15题共用题干）

患者,男性,24岁。腋下、颈部、上胸部多发皮色结节,质地中等,活动性佳,无自觉症状,无压痛。皮疹逐渐增多,未见明显增大。该患者母亲有类似病史。

12. 对该患者首先考虑的诊断是
    A. 皮肤钙质沉着症
    B. 表皮囊肿
    C. 皮肤纤维瘤
    D. 多发性脂囊瘤
    E. 脂肪瘤

【解析】多发性脂囊瘤多为青少年时期发病,也可见于出生后不久发病。好发于前胸、腋窝、颈部及上肢屈侧,也可见于面额、头皮、腹部、阴囊、女外阴等。皮损为多发性隆起性结节,表面光滑,呈肤色、淡蓝色,大小较均匀,自数毫米至2cm,质地中等如橡皮样,无自觉症状,无压痛。往往有家族

史，呈常染色体显性遗传。有时伴发先天性厚甲病。

13. 该疾病常见的遗传模式是
    A. 常染色体显性遗传
    B. 常染色体隐性遗传
    C. X 连锁显性遗传
    D. X 连锁隐性遗传
    E. 多基因遗传

14. 该疾病的组织病理改变是
    A. 囊壁由复层鳞状上皮组成，有颗粒层
    B. 囊壁由复层鳞状上皮组成，无颗粒层
    C. 囊壁上皮与表皮或毛囊漏斗部的上皮相似，
    D. 皮损中可见大量成熟或接近成熟的皮脂腺
    E. 囊内充满疏松的角质
    【解析】多发性脂囊瘤为真正的皮脂腺囊肿，囊壁由复层鳞状上皮组成，无颗粒层，由于囊壁薄，切片中很容易见到塌陷和折返。囊壁内及邻近组织可见皮脂腺小叶，可开口于囊壁。囊壁内面可见一层波浪状角质层，囊内可见皮脂及皮脂腺碎屑，偶见毛发。

15. 进一步体检发现，患者掌跖部位明显角化过度，指 / 趾甲明显增厚、变黄、变形。对该患者诊断首先考虑的疾病是
    A. 弥漫性掌跖角化病
    B. 进行性对称性掌跖角化病
    C. 先天性厚甲症
    D. 多发性脂肪瘤
    E. Gardner 综合征
    【解析】先天性厚甲症的临床表现为掌跖部位明显角化过度，指 / 趾甲明显增厚、变黄、变形，还可以出现多发性脂囊瘤。

答案： 13. A　14. B　15. C
　　　　1. A　2. E　3. ABCDEF

四、案例分析题

【案例】患者，男性，72 岁。面部、躯干多处淡褐色扁平丘疹 10 余年，无明显自觉症状，皮疹缓慢增大、增多。近 3 个月皮疹突然增多，皮损生长速度较前明显增加，泛发于头部、面部及躯干。查体：头部、面部、躯干见较密集分布的绿豆至甲盖大小的椭圆形或圆形丘疹及斑块，呈淡褐色至黑色，表面呈颗粒状至疣状。

第 1 问：对该患者诊断首先考虑的疾病是
    A. 脂溢性角化病　　　B. 寻常疣
    C. 日光角化病　　　　D. 基底细胞癌
    E. 表皮痣　　　　　　F. 皮脂腺痣
    G. 色素痣
    【解析】脂溢性角化病好发于老年人，多位于颜面、手背、胸背等处。皮损为 1 个或数个淡黄或淡褐色扁平丘疹，呈圆形、椭圆形或不规则形状，边界清楚，表面呈颗粒状或疣状。

第 2 问：患者可能并发
    A. Frank 征　　　　　B. Darier 征
    C. Troisier 征　　　　D. Hutchinson 征
    E. Leser-Trélat 征　　F. Dahl 征
    【解析】脂溢性角化病皮损数量突然发生，并迅速增多的病例可并发内脏肿瘤，称为 Leser-Trélat 征。

第 3 问：需要与脂溢性角化病鉴别诊断的疾病是
    A. 日光角化病　　　　B. 色素痣
    C. 黑素瘤　　　　　　D. 基底细胞癌
    E. 扁平疣　　　　　　F. 鳞状细胞癌
    【解析】脂溢性角化病一般根据临床表现及皮损特点诊断，可以用皮肤镜协助诊

断,必要时做病理学检查以排除日光角化病、扁平疣、色素痣、黑素瘤、基底细胞癌、鳞状细胞癌等。

第4问:脂溢性角化病的组织病理学分型包括

A. 角化过度型   B. 棘层肥厚型

C. 腺样型   D. 巢状型

E. 刺激型   F. 色素型

答案: 4. ABCDEF

第二十五章　恶性皮肤肿瘤

一、单选题

1. Bowen 病演变为侵袭性鳞状细胞癌的百分比是
   - A. 5%
   - B. 15%
   - C. 17%
   - D. 30%
   - E. 37%

   【解析】5% 的 Bowen 病可演变为侵袭性鳞状细胞癌。

2. 最有助于基底细胞癌与其他肿瘤进行鉴别的病理学特征是
   - A. 瘤细胞成团位于真皮内与表皮相连
   - B. 瘤细胞的核大小、形态及染色，无间变
   - C. 瘤细胞似表皮基底细胞，周边细胞呈栅栏状排列，边界清楚
   - D. 瘤团周围出现裂隙
   - E. 肿瘤细胞为基底样细胞

   【解析】瘤团周围出现裂隙是基底细胞癌组织病理表现上最具特征性的改变。

3. 基底细胞癌临床上常用的分型**不包括**
   - A. 结节溃疡型
   - B. 浅表型
   - C. 肥厚型
   - D. 硬斑病样型或纤维化型
   - E. 色素型

   【解析】临床表现上，基底细胞癌分为结节溃疡型、色素型、硬斑病样型或纤维化型、浅表型以及纤维上皮瘤型。

4. 鳞状细胞癌起源于
   - A. 角质形成细胞
   - B. 上皮细胞
   - C. 毛囊干细胞
   - D. 朗格汉斯细胞
   - E. 树突状细胞

   【解析】鳞状细胞癌是起源于表皮或附属器角质形成细胞的一种恶性肿瘤，又名表皮样癌。

5. 下列关于鳞状细胞癌的描述，**不正确**的是
   - A. 发病与人类乳头瘤病毒（HPV）的 16、18、30 及 33 型感染有关
   - B. 红斑狼疮可诱发或继发鳞状细胞癌
   - C. 好发于老年人头、面部等曝光部位
   - D. 光动力疗法不能用于该病的治疗
   - E. 鳞状细胞癌应早期治疗，可采用手术切除、激光疗法、冷冻疗法、放射治疗等

   【解析】光动力疗法可有效治疗原位和浅表浸润型鳞状细胞癌，但对浸润型鳞状细胞癌疗效欠佳。

6. 鳞状细胞癌典型的皮损发展过程是
   - A. 红斑→溃疡→边缘隆起→附近淋巴结转移
   - B. 红斑→溃疡→卫星状小结节→易出血
   - C. 红色小结节→乳头瘤状肿块→中央溃疡→易坏死、出血

答案：　1. A　2. D　3. C　4. A　5. D　6. C

D. 红色小结节→大的表面粗糙结节→压痛→附近淋巴结转移

E. 红斑→红色斑块→颗粒状或肉芽状湿润面→很少出血

【解析】鳞状细胞癌的典型表现为：最早为浸润性红斑、结节，后逐渐形成斑块、疣状或乳头瘤状损害，质地坚实，迅速增大，易破溃形成火山口样溃疡，溃疡表面呈颗粒状增生，易坏死出血，进一步侵犯其下方的筋膜、肌肉和骨骼。

7. Paget 病起源于
   A. 角质形成细胞　　　B. 皮脂腺上皮
   C. 黑素细胞　　　　　D. 顶泌汗腺导管
   E. 基底细胞

【解析】目前多认为 Paget 病（佩吉特病）是起源于乳腺导管及顶泌汗腺导管开口部的原位癌。

8. Paget 病的特征性组织病理学表现为
   A. 表皮内较多的角化不良细胞
   B. 表皮内有腺上皮细胞
   C. 真皮有慢性炎症细胞浸润
   D. 表皮内见大而淡染的异常细胞
   E. 表皮内见不完全松解、巢状分布的角质形成细胞

【解析】Paget 病有特征性的 Paget 细胞，此细胞大而圆，核大，胞质丰富而淡染，无细胞间桥，PAS 染色多呈阳性。

9. 鉴别诊断佩吉特样 Bowen 病与其他表皮内有 Paget 样细胞的疾病（如日光角化病肥厚型、浅表性播散性恶性黑素瘤和 Paget 病）的最好方法是
   A. 阿新蓝染色　　　　B. HE 染色
   C. PAS 染色　　　　　D. 抗酸染色
   E. 结晶紫染色

【解析】Paget 样细胞 PAS 染色成特异性紫红色。而佩吉特样 Bowen 病组织病理呈典型的 Bowen 样表现，同时有 Paget 样细胞巢，呈 CEA 阴性、CK 阳性、PAS 染色阴性。

10. 增殖性红斑好发于
    A. 口腔　　　　B. 尿道口　　　C. 肛门
    D. 龟头　　　　E. 女阴

【解析】增殖性红斑，又称红斑增生病，是发生于黏膜上皮的癌前病变或原位癌，可转变成鳞状细胞癌，主要发生于龟头、尿道口、冠状沟、包皮，其他部位如口腔、女阴、肛门等黏膜亦可累及。

11. 下列有关增殖性红斑的描述，**不正确**的是
    A. 婴儿期做包皮环切术者可预防该病
    B. 较 Bowen 病更易发展成鳞状细胞癌，更具侵袭性和更易发生早期转移
    C. 首选手术切除
    D. 该病发展缓慢，无须尽早治疗
    E. 可行光动力治疗

【解析】该病虽发展缓慢（自数月到 25 年，平均约为 2 年），但较 Bowen 病更易发展成鳞状细胞癌，更具侵袭性和更易发生早期转移，因此要认真对待，严密监测早期治疗。

12. 与隆突性皮肤纤维肉瘤发病相关的原因是
    A. *COL1A1* 基因突变
    B. *PDGFB* 基因突变
    C. *COL1A1-PDGFB* 融合基因
    D. *COL1A2-PDGFB* 融合基因
    E. *COL1A2* 基因突变

【解析】*COL1A1-PDGFB* 融合基因是隆突性皮肤纤维肉瘤（DFSP）所特有的，在此融合基因中，*COL1A1* 直接控制血小板生长因子 B（PDGFB）合成，导致大量的细胞分裂，

答案：7. D　8. D　9. C　10. D　11. D　12. C

产生了非正常的 PDGFB 产物，过量 PDGFB 产物通过自分泌刺激，激活了 PDGF 受体的激酶活性，从而导致了 DFSP 的发生。

13. 经典型隆突性皮肤纤维肉瘤占总数的
  A. 10% B. 30% C. 50%
  D. 70% E. 90%
  【解析】隆突性皮肤纤维肉瘤分为很多类型，主要有经典型（约占 90%）和非经典型。

14. Kaposi 肉瘤中预后最差的临床类型是
  A. 经典型
  B. 非洲型
  C. 同种异质移植型
  D. AIDS 相关性
  E. 非流行性
  【解析】非洲型 Kaposi 肉瘤：多见 25～40 岁成人，也可见于儿童。皮损广泛，病程较长，并可累及淋巴结、肝、肺和胃肠等。淋巴结型是非洲型 Kaposi 肉瘤的一个亚型，见于非洲儿童，进展快速，预后极差。

15. 除皮肤外，经典型 Kaposi 肉瘤最常受累的部位是
  A. 胃肠道 B. 腹部淋巴结
  C. 肺 D. 皮下淋巴结
  E. 肝
  【解析】在经典型 Kaposi 肉瘤中，除皮肤外最常受累的是皮下淋巴结，约 10%。

16. 淋巴管肉瘤来源于
  A. 淋巴管内皮 B. 血管内皮细胞
  C. 角质形成细胞 D. 成纤维细胞
  E. 脂肪细胞
  【解析】淋巴管肉瘤又称恶性淋巴管内皮瘤，是淋巴管内皮来源的、极为罕见的恶性肿瘤。

17. 淋巴管肉瘤最常见于
  A. 头、面部 B. 上肢
  C. 下肢 D. 躯干
  E. 外阴
  【解析】淋巴管肉瘤最常见于上肢，早期表现为淋巴水肿部位发生擦伤，后迅速出现散在红色、蓝色的结节，常不易察觉。

18. 脂肪肉瘤来源于
  A. 成脂肪细胞 B. 脂肪细胞
  C. 成纤维细胞 D. 间质细胞
  E. 角质形成细胞
  【解析】脂肪肉瘤是来源于成脂肪细胞的恶性肿瘤。成脂肪细胞是一种形成脂肪的特殊间叶细胞。

19. 属于恶性黑素瘤临床特点的是
  A. 罕见转移
  B. 常有转移
  C. 常有疼痛
  D. 病损周边有珍珠样边缘
  E. 常继发于昆虫叮咬
  【解析】恶性黑素瘤来源于黑素细胞，恶性程度较高，常发生转移。

20. 易被误诊为恶性黑素瘤的基底细胞癌类型是
  A. 结节型
  B. 表浅型
  C. 硬皮病样型或硬化型
  D. 纤维上皮瘤型
  E. 色素型
  【解析】色素型基底细胞癌有明显的黑褐色色素沉着，临床上常被误诊为恶性黑素瘤，外观表现上依据基底细胞癌病损周边的珍珠样边缘有助于鉴别，组织病理可以明确鉴别。

答案：　13. E　14. B　15. D　16. A　17. B　18. A　19. B　20. E

21. 在我国常见的恶性黑素瘤是
    A. 表浅扩散性黑素瘤
    B. 肢端雀斑痣样黑素瘤
    C. 恶性雀斑痣样黑素瘤
    D. 结节性黑素瘤
    E. 未定类黑素瘤
    【解析】肢端雀斑痣样黑素瘤是我国最常见的黑素瘤,好发于无毛的掌跖部位和甲床,且进展快、存活率低;而在白人中,最常见的是表浅扩散性黑素瘤,常见于间接接受光照部位,如背部和小腿。

22. 慢性放射性皮炎常可导致癌变,其中最常见的是
    A. 骨肉瘤   B. 鳞状细胞癌
    C. 恶性黑素瘤   D. 基底细胞癌
    E. 血管肉瘤

23. 恶性黑素瘤的特征性组织病理表现是
    A. 痣细胞由浅至深逐渐变小、变长
    B. 肿瘤细胞穿破基底膜带
    C. 肿瘤细胞分布不对称性
    D. 肿瘤细胞核的间变和不典型
    E. 黑素细胞核大深染

24. 对筛查早期儿童 LCH 患者的新发损害具有极高的敏感性和特异性,可用于最初疾病活动度的评估和治疗反应监测的检查方法是
    A. MRI   B. FDG-PET-CT
    C. DSA   D. 二代测序分析
    E. 头颅 CT

25. 多中心网状组织细胞增生症的特征性皮损表现是
    A. 狮面   B. 领圈样脱屑
    C. 珊瑚珠样改变   D. 珍珠样改变

E. Gottron 征
    【解析】多中心网状组织细胞增生症属于非朗格汉斯细胞组织细胞增生症,皮损好发于指背关节附近、手和面部,小的丘疹围绕指/趾形成特征性的珊瑚珠样改变。

26. 多中心网状组织细胞增生症具有自限性,预后不良的患者需要排除可能的合并疾病是
    A. 病毒感染   B. 免疫功能缺陷
    C. 恶性肿瘤   D. HIV 感染
    E. HPV 感染
    【解析】多中心网状组织细胞增生症(MRH)具有自限性,但合并恶性肿瘤时往往预后不良,因此建议对于新确认 MRH 的患者进行仔细的检查及长期监测以排除恶性肿瘤。

27. 下列与 Sézary 综合征发病可能**无关**的是
    A. 1 型或 2 型人类嗜 T 细胞病毒感染相关
    B. *TNFRSF1B* 重复点突变
    C. 表达皮肤淋巴细胞抗原和趋化因子受体 CCR4、CCR7
    D. HIV 感染
    E. 免疫抑制

28. Sézary 综合征患者外周血中异形细胞的特征是
    A. 核大深染
    B. 毛玻璃样
    C. PAS 染色阳性
    D. 富含 Birbeck 颗粒
    E. 细胞核高度扭曲,呈"脑形核"
    【解析】Sézary 综合征(SS)患者血常规常见白细胞增多,以外周血出现异形细胞为特征。这些异形细胞的细胞核高度扭曲,呈

答案: 21. B 22. D 23. D 24. B 25. C 26. C 27. B 28. E

"脑形核"，称为 Sézary 细胞，数量通常大于等于 1 000 个 /μl。

29. 结外 NK/T 细胞淋巴瘤鼻型属于外周 T 细胞淋巴瘤，除鼻部（80%）外最常见的受累部位是
　　A. 淋巴结　　　　B. 皮肤
　　C. 关节　　　　　D. 骨髓
　　E. 脾

30. 结外 NK/T 细胞淋巴瘤鼻型预后差，5 年生存率为
　　A. 16%　　　　　B. 46%
　　C. 6%　　　　　D. 50%
　　E. 30%

31. 结外 NK/T 细胞淋巴瘤鼻型独特的分子标记是
　　A. EBV DNA
　　B. *TP53* 基因突变
　　C. EBV 编码的小核 RNA
　　D. 14q11.2 缺失
　　E. *PRDM1* 基因缺失
　　【解析】在发病机制方面，近期研究发现结外 NK/T 细胞淋巴瘤鼻型（ENKL）患者具有独特的分子标签，14q11.2 缺失可能作为 T 细胞系的诊断标志。

32. 皮下脂膜炎样 T 细胞淋巴瘤来源于
　　A. CD4$^+$ T 细胞
　　B. 非成熟 T 细胞
　　C. 抑制性 T 细胞
　　D. 成熟细胞毒性 T 细胞
　　E. NKT 细胞
　　【解析】皮下脂膜炎样 T 细胞淋巴瘤是一种成熟细胞毒性 T 细胞来源的外周 T 细胞淋巴瘤，常类似于脂膜炎。

33. 淋巴瘤样丘疹病的组织病理学特征是皮肤出现
　　A. CD4$^+$ T 细胞
　　B. 非成熟 T 细胞
　　C. 抑制性 T 细胞
　　D. 成熟细胞毒性 T 细胞
　　E. CD30$^+$ T 细胞
　　【解析】淋巴瘤样丘疹病（lymphomatoid papulosis，LyP）是一种慢性、复发性、自愈性的丘疹结节性皮肤病，组织学特征为皮肤出现非典型性 CD30$^+$ T 细胞。

34. 原发性皮肤间变性大细胞淋巴瘤患者的 5～10 年生存率为
　　A. 15%　　　　　B. 35%
　　C. 55%　　　　　D. 75%
　　E. 95%
　　【解析】原发性皮肤间变性大细胞淋巴瘤呈惰性进展，预后较好，5～10 年生存率高达 95%。

35. 最常累及皮肤的白血病是
　　A. 急性淋巴细胞白血病
　　B. 慢性髓细胞性白血病
　　C. 急性髓细胞性白血病
　　D. 先天性白血病
　　E. 成人 T 细胞白血病 / 淋巴瘤

36. 患者，男，56 岁。阴囊处红斑、脱屑或糜烂、渗液 3 年，瘙痒不明显，皮损渐向周围扩展，病理显示表皮内有 Paget 细胞。对该患者最可能的诊断是
　　A. 阴囊湿疹　　　B. 乳房外 Paget 病
　　C. 蕈样肉芽肿　　D. Bowen 病
　　E. 阴囊皮炎
　　【解析】根据好发部位以及病理显示表皮内有 Paget 细胞，基本可以诊断。

答案：　29. B　30. A　31. D　32. D　33. E　34. E　35. C　36. B

37. 患者，男性，56 岁。龟头处红斑 2 年余。查体：龟头处可见一略高于皮面的鲜红色斑片，边界鲜明，呈卵圆形，上覆以稍发亮、具有韧性、薄的不易剥离的灰白色鳞屑，Auspitz 征（－），患者无明显不适。病理示表皮棘细胞肥厚，形成细长的表皮突，真皮内有血管扩张，淋巴细胞和浆细胞呈带状浸润，在增生的上皮中可见许多异形上皮细胞，核深染，或为多核。对该患者最可能的诊断是
A. 银屑病　　　　B. 扁平苔藓
C. 念珠菌病　　　D. 增殖型红斑
E. 湿疹

38. 患者，男性，33 岁。左上肢多发性结节伴破溃 2 年余。近半年来有感觉异常并渐向近端发展。组织病理示：瘤细胞团由上皮样细胞和梭形细胞组成，细胞核异形性明显，但无核分裂象。免疫组织化学染色：波形蛋白（＋）、CD34（＋）、角蛋白（＋）。对该患者最可能的诊断是
A. 上皮样肉瘤
B. 恶性纤维组织细胞瘤
C. 上皮样血管内皮瘤
D. 血管肉瘤
E. 隆突性皮肤纤维肉瘤

39. 患者，女性，52 岁。大腿内侧皮下结节半年余。查体：左侧大腿可见一直径约 7cm 的圆顶状斑块，质地接近正常皮肤，有明显压痛。组织病理示：组织内可见数量不等的成脂肪细胞的成熟脂肪和具有浓染细胞核的细胞。对该患者最可能的诊断是
A. 圆形细胞脂肪肉瘤
B. 脂肪瘤
C. 脂肪血管瘤

D. 高分化脂肪肉瘤
E. 黏液样脂肪肉瘤
【解析】脂肪肉瘤的平均发病年龄为 50 岁。最常发生于下肢。脂肪肉瘤分为下列 5 型：①高分化脂肪肉瘤：含数量不等的成脂肪细胞的成熟脂肪和具有浓染细胞核的细胞组成；②黏液样脂肪肉瘤：有不成熟的脂肪，小而均一且淡染的梭形细胞与丛状血管位于黏液基质中；③圆形细胞脂肪肉瘤：可见成片状的原始圆形细胞；④多形性脂肪肉瘤：为最少见的类型，细胞核具有极度多形性，类似恶性纤维组织细胞瘤；⑤去分化脂肪肉瘤：为双相肿瘤，由高分化的脂肪肉瘤/不典型脂肪瘤样瘤和未分化的区域构成。

40. 患者，男性，60 岁。上半身红色丘疹 4 年余，无明显主观症状。查体：头部、颈部、上肢和躯干可见群集的 2～5cm 大小粉红至深红色的坚实丘疹、结节，部分融合成斑块。组织病理示：真皮全层结节或弥漫性中等大小的淋巴细胞浸润，无亲表皮性，可见不完整的滤泡样结构，边缘带减少或消失。对该患者最可能的诊断是
A. 原发皮肤弥漫大 B 细胞淋巴瘤
B. 原发皮肤边缘带 B 细胞淋巴瘤
C. 原发皮肤滤泡中心型淋巴瘤
D. 皮肤白血病
E. 皮肤 CD30 阳性间变性大细胞淋巴瘤
【解析】原发皮肤滤泡中心型淋巴瘤好发于头部、颈部、上肢和躯干，皮损表现为缓慢发展的单发或群集的 2～5cm 大小粉红至深红色的坚实丘疹、结节、斑块和肿瘤，表面平滑，溃疡少见，通常无症状。组织病理表现为真皮全层结节或弥漫性中等大小的淋巴细胞浸润，无亲表皮性，可见不完整的滤泡样结构，边缘带减少或消失。

答案：37. D　38. A　39. D　40. C

二、多选题

1. 与 Bowen 病的发病可能有关的因素包括
   A. 接触砷剂　　　B. HPV-5 感染
   C. 外界刺激　　　D. 日晒
   E. 遗传因素

2. 下列疾病中发病可能与接触砷剂有关的是
   A. Bowen 病　　　B. 基底细胞癌
   C. 恶性黑素瘤　　D. 鳞状细胞癌
   E. Paget 病
   【解析】Bowen 病的发病与接触砷剂有关，部分病例有使用砷剂病史，皮损处含砷量较高；基底细胞癌可能与长期日晒、X 线照射、烧伤、瘢痕、接触砷剂等有关；鳞状细胞癌可能与接触化学致癌物相关，如砷、石油、煤焦油、石蜡、沥青和铬酸盐等。

3. BCC 皮肤镜下的基本模式特征为
   A. 叶状结构
   B. 轮辐状结构
   C. 蓝灰色卵圆巢
   D. 灰蓝色小球
   E. 亮红白色无结构区
   【解析】基底细胞癌（BCC）在皮肤镜下基本模式特征：①树枝状血管；②短细毛细血管扩张；③叶状结构；④轮辐状结构；⑤蓝灰色卵圆巢；⑥灰蓝色小球；⑦聚集性小点；⑧同心环状结构；⑨溃疡；⑩多发浅表糜烂；⑪亮红白色无结构区；⑫白色条纹/蝶蛹样结构。

4. 关于鳞状细胞癌的临床表现，描述**错误**的是
   A. 好发于胸部、背部
   B. 皮损表面可有鳞屑
   C. 易发生溃疡

D. 可侵犯深部组织
   E. 极少发生转移
   【解析】鳞状细胞癌好发生于老年人的头面非曝光部位；鳞状细胞癌可发生转移，最易转移到局部淋巴结，其次为肺、肝和其他器官，转移危险性因发病部位、瘤体大小、分化程度的不同而存在差异。该病有嗜神经特征，若组织病理学显示肿瘤细胞侵犯神经则预后不良。

5. 有助于鳞状细胞癌确诊的依据是
   A. 表达角蛋白 1
   B. 表达角蛋白
   C. 表达前角蛋白
   D. 表达 Ki67
   E. 电镜下见到张力细丝
   【解析】鳞状细胞癌诊断的依据是：根据临床表现及典型组织病理特征可诊断。应用抗前角蛋白单抗和抗角蛋白单抗进行免疫过氧化酶染色，或在电镜下见到张力细丝也可协助诊断。

6. 乳房外 Paget 病的好发部位是
   A. 女阴　　　　　B. 手、足
   C. 阴囊　　　　　D. 会阴
   E. 肛周
   【解析】乳房外 Paget 病主要累及女阴、阴囊、会阴和肛周等顶泌汗腺分布区域。

7. 乳房 Paget 病与乳房湿疹的鉴别要点包括
   A. 好发于非哺乳期妇女
   B. 好发单侧
   C. 外用糖皮质激素乳膏疗效欠佳
   D. 瘙痒不明显
   E. 可形成浅溃疡及乳头回缩
   【解析】乳房 Paget 病主要见于女性，好发于单侧乳头和乳晕部，为无痛性红色斑

答案： 1. ABCDE　2. ABD　3. ABCDE　4. AE　5. BCE　6. ACDE　7. ABCDE

块,边界清楚,常伴有湿疹样变化、糜烂及血性液体渗出,瘙痒不明显,外用糖皮质激素乳膏疗效欠佳,病程呈慢性,皮损逐渐扩大,形成溃疡和乳头回缩。

8. 疣状癌的分型有
    A. 口腔疣状癌
    B. 手部疣状癌
    C. 生殖器肛门部位疣状癌
    D. 头皮疣状癌
    E. 足跖疣状癌

【解析】疣状癌可分为3型,均发生于浸渍部位,即口腔疣状癌、生殖器肛门部位疣状癌和足跖疣状癌。

9. 下列因素中可能与疣状癌的发病相关的是
    A. HPV 感染   B. 瘢痕
    C. 慢性炎症   D. 真菌感染
    E. 接触砷剂

【解析】疣状癌多数在原有病毒疣中长出,局部 HPV 基因组的存在进一步支持病毒感染的病因学,另一可能病因是瘢痕和慢性炎症。

10. 下列因素中可能与上皮样肉瘤发病有关的包括
    A. 创伤
    B. 染色体 22 异常
    C. 染色体 21 单体
    D. 染色体 8 异常
    E. N-Ras 基因突变

【解析】上皮样肉瘤发病除外创伤还可能与下列机制有关:①染色体 22q 的杂合性缺失,即位于 22q11.23 的 SMARCB1(INI1)编码的 INI1(BAF47)核表达缺失,此改变在发病机制中发挥关键作用;②染色体 8q 异常和 21 单体也有报道;③染色体 8 和 22

异常与近端型上皮样肉瘤发病关系密切;④上皮样肉瘤中发生 N-Ras 基因突变也有报道。

11. 隆突性皮肤纤维肉瘤分为经典型和非经典型,其中非经典型的亚型包括
    A. 色素型   B. 黏液型
    C. 颗粒细胞型   D. 萎缩型
    E. 斑块型

【解析】非典型隆突性皮肤纤维肉瘤(DFSP)有十几种亚型,常见的有色素型(又称 Bedar 瘤)、纤维肉瘤型、黏液型、颗粒细胞型、萎缩型和斑块型等。

12. 适用于治疗 Kaposi 肉瘤的物理疗法包括
    A. 585nm 脉冲染料激光
    B. CO_2 高能激光
    C. 冷冻
    D. 非电子束放疗
    E. 电子束放疗

【解析】局限于皮肤、黏膜的早期阶段 Kaposi 肉瘤用 585nm 脉冲染料激光、CO_2 高能激光及激光凝固治疗可取得良好效果;局限于皮肤、黏膜的 Kaposi 肉瘤用放疗疗效较好;电子束放疗局限地穿透皮下,适用于浅表损害;对较深或一般放疗无效的 Kaposi 肉瘤可用标准的非电子束放疗。

13. 淋巴管肉瘤发生的可能诱因是
    A. 乳腺癌根治术   B. 孢子丝菌病
    C. 阴茎癌手术   D. 丝虫病
    E. 丹毒

【解析】淋巴管肉瘤几乎均发生在慢性淋巴性水肿的基础上,绝大多数位于上肢,常与乳腺癌根治术后继发的上肢长期慢性淋巴水肿有关,或与阴茎癌手术后及丝虫病所致下肢长期慢性水肿有关。

答案: 8. ACE 9. ABC 10. ABCDE 11. ABCDE 12. ABDE 13. ACD

14. 黑素瘤细胞的形态主要表现为
    A. 多边形细胞　　　B. 梭形细胞
    C. 上皮样细胞　　　D. 空泡形细胞
    E. 树枝状细胞

15. 目前临床上倾向将黑素瘤分型为
    A. 肢端型　　　　　B. 黏膜型
    C. 结节型　　　　　D. 慢性日光损伤型
    E. 非慢性日光损伤型

16. 有关侵袭性恶性黑素瘤的描述，<u>**不正确**</u>的是
    A. 黑素瘤细胞沿水平方向扩展
    B. 黑素瘤细胞在真皮胶原束之间呈列兵样排列
    C. 瘤基底部细胞仍呈巢状，细胞大，含色素
    D. 常有原位黑素瘤的表皮内特点
    E. 瘤细胞穿破基底膜带侵入真皮
    【解析】黑素瘤细胞沿水平方向扩展是原位恶性黑素瘤的病理表现。

17. 朗格汉斯细胞组织细胞增生症包括
    A. 勒 - 雪病（Letterer-Siwe 病）
    B. 韩 - 薛 - 科病（Hand-Schuller-Christian 病）
    C. Wegener 肉芽肿
    D. 先天性自愈性网状组织细胞增生症（Hashimoto-Pritzker 病）
    E. 嗜酸性肉芽肿
    【解析】朗格汉斯细胞组织细胞增生症是朗格汉斯细胞克隆增生形成的一组疾病，是由勒 - 雪病（Letterer-Siwe 病）、韩 - 薛 - 科病（Hand-Schuller-Christian 病）、嗜酸性肉芽肿和先天性自愈性网状组织细胞增生症（Hashimoto-Pritzker 病）4 种类型相互重叠形成谱系的综合征。

18. 多中心网状组织细胞增生症的典型临床表现是
    A. 发热　　　　　　B. 黏膜结节
    C. 体重减轻　　　　D. 关节病变
    E. 皮肤损害

19. 蕈样肉芽肿的临床分期包括
    A. 斑片期　　　　　B. 斑块期
    C. 水肿期　　　　　D. 脱屑期
    E. 肿瘤期
    【解析】蕈样肉芽肿根据皮损表现分为 3 期：斑片期、斑块期和肿瘤期。

20. 早期蕈样肉芽肿适合的治疗方法是
    A. 应用免疫增强剂
    B. 口服维 A 酸类药物
    C. 外用氮芥
    D. X 线照射
    E. 光疗
    【解析】早期（ⅠA 期至ⅡA 期）蕈样肉芽肿（MF）可通过针对皮肤的治疗控制，包括局部外用药（糖皮质激素、氮芥、维 A 酸类）、局部放疗、光疗；其他治疗包括系统给予干扰素、维 A 酸、低剂量的甲氨蝶呤等。

21. 提示 MF 预后差的指标是
    A. Ⅳ 期疾病
    B. 年龄大于 60 岁
    C. 大细胞转化
    D. *TNFRSF1B* 点突变
    E. 血清乳酸脱氢酶升高

22. Sézary 综合征的典型临床表现是
    A. 红皮病样皮损
    B. 乳酸脱氢酶升高
    C. 皮肤松弛

答案： 14. BC　15. ABDE　16. A　17. ABDE　18. BDE　19. ABE　20. ABCDE　21. ABCE　22. ADE

D. 外周血中有肿瘤性 T 细胞

E. 淋巴结肿大

【解析】Sézary 综合征是皮肤 T 细胞淋巴瘤的亚型之一，临床以红皮病样皮损、淋巴结肿大和外周血中的肿瘤性 T 细胞（Sézary 细胞）为典型临床表现。

23. Sézary 综合征不典型的皮损表现包括

A. 类毛周角化病样皮损

B. 狮面

C. 甲肥大或甲营养不良

D. 白癜风样损害

E. 淋巴结肿大

【解析】Sézary 综合征的不典型表现是网状青斑样、类似毛周角化病的皮损，皮肤红肿、硬化可造成睑外翻，面部可呈"狮面"；甲皱襞受累可造成甲肥大或甲营养不良；部分患者出现白癜风样损害。淋巴结肿大是其典型临床表现。

24. 有助于鉴别 Sézary 综合征和炎症性皮肤病的生物学标记是

A. PD-1　　　　B. CXCL13

C. KIRDL2　　　D. JAK

E. AP-1

【解析】研究显示，检测外周血或皮肤中的 PD-1（CD279）和 KIRDL2（CD158k）有助于鉴别 Sézary 综合征和炎症性皮肤病。

25. 可能与 NK/T 细胞淋巴瘤发病相关的因素包括

A. EB 病毒感染

B. P21 表达增高

C. TP53 基因突变

D. JAK/STAT 信号增强

E. HPV 病毒感染

【解析】NK/T 的发病可能与下列因素有

关：①EB 病毒感染；②TP53 抑癌蛋白表达增高；③P21 表达增高，可能与 EBV 感染有关；④JAK/STAT 通路成分基因的突变，尤其是 JAK3。

26. 皮下脂膜炎样 T 细胞淋巴瘤的治疗方法包括

A. 口服糖皮质激素

B. 光疗

C. 免疫抑制剂

D. 局部放疗

E. 化疗

【解析】皮下脂膜炎样 T 细胞淋巴瘤的治疗包括应用免疫抑制剂、化疗、放疗等。口服糖皮质激素可能对部分患者有效；大部分患者可能需要化疗，化疗方案一般以蒽环类药物为基础；其他免疫抑制剂如小剂量甲氨蝶呤、环孢素、羟氯喹可考虑选择；皮损局限可考虑局部放疗。

27. 可能与淋巴瘤样丘疹病（LyP）发病相关的因素包括

A. 过表达 CD30

B. T 细胞受体基因克隆性重排

C. 病毒感染

D. 非整倍体和染色体畸变

E. 转化生长因子 β 的细胞表面受体失活突变

【解析】淋巴瘤样丘疹病发病的相关机制是：①LyP 的非典型淋巴细胞过表达 CD30；②40%～100% 的 LyP 皮损中能检测到 T 细胞受体（TCR）基因克隆性重排；③在 LyP 中发现的遗传学异常包括非整倍体和染色体畸变在 LyP 细胞中表达增高；④转化生长因子 β 的细胞表面受体失活突变所诱发。

答案：　23. ABCD　24. AC　25. ABCD　26. ACDE　27. ABDE

28. 淋巴瘤样丘疹病的治疗方法包括
    A. 应用低剂量甲氨蝶呤
    B. 光疗
    C. 应用维A酸类
    D. 应用干扰素
    E. 应用抗CD30单克隆抗体

【解析】淋巴瘤样丘疹病的治疗方法包括：应用低剂量甲氨蝶呤，光疗（PUVA或NB-UVB），口服或局部用维A酸类、干扰素、抗CD30单克隆抗体药物，局部使用糖皮质激素，氮芥和卡莫司汀等。

29. 下列关于原发性皮肤间变性大细胞淋巴瘤的描述，正确的是
    A. 好发于头皮和躯干
    B. 皮损多泛发
    C. 典型皮损为红色至紫罗兰色的结节或肿块
    D. 皮损多大于2cm
    E. 可形成溃疡

【解析】原发性皮肤间变性大细胞淋巴瘤的典型表现：好发于头皮和躯干等部位，常表现为无症状、单发或局限性红色至紫罗兰色的结节或肿块，直径多超过2cm，皮损快速进展，可形成溃疡。皮损可部分或完全自发消退。

30. 皮肤B细胞淋巴瘤的3个主要类型是
    A. 原发皮肤滤泡中心型淋巴瘤
    B. 原发皮肤边缘带B细胞淋巴瘤
    C. 腿型皮肤B细胞淋巴瘤
    D. 原发皮肤弥漫大B细胞淋巴瘤
    E. 非特指型皮肤B细胞淋巴瘤

【解析】皮肤B细胞淋巴瘤是一组原发于皮肤的非霍奇金淋巴瘤。依据2018年更新的WHO-EORTC分类，该病包括3种主要的类型：原发皮肤滤泡中心型淋巴瘤、原发皮肤边缘带B细胞淋巴瘤、原发皮肤弥漫大B细胞淋巴瘤。此外还包括EB病毒阳性黏膜皮肤溃疡型以及罕见的血管内大B细胞淋巴瘤。

三、共用题干单选题

（1~3题共用题干）

患者，男性，85岁。左颞部溃疡2个月。2年前患处红斑基础上发生一角化性丘疹，后逐渐增大，并于2个月前在皮损表面出现溃疡。体格检查：左颞部有一处4cm×5cm大小的角化性疣状增生，表面凹凸不平，中央可见一个1cm×1cm的溃疡，表面可见少许脓性分泌物，边缘隆起。

1. 对该患者的诊断应首先考虑
    A. 皮肤分枝杆菌感染
    B. 角化棘皮瘤
    C. 鳞状细胞癌
    D. 基底细胞癌
    E. 恶性黑素瘤

【解析】鳞状细胞癌好发于老年人，男性多于女性。皮损最早表现为浸润性红斑、结节，后逐渐形成斑块、疣状或乳头瘤状损害，质地坚实，迅速增大，易破溃形成火山口样溃疡。

2. 该病与其他疾病进行鉴别时，最有价值的检查是
    A. Wood灯检查
    B. 细菌培养
    C. 组织病理检查
    D. 免疫组化检查
    E. HPV分型检测

【解析】鳞状细胞癌有典型的病理表现，组织病理学检查可明确诊断。

答案： 28. ABCDE 29. ACDE 30. ABD
1. C 2. C

3. 组织病理检查显示，患者的异形鳞状细胞比例为 50%～70%。该患者的分化程度为
   A. Ⅰ级　　　B. Ⅱ级　　　C. Ⅲ级
   D. Ⅳ级　　　E. Ⅴ级

【解析】鳞状细胞癌通常采用 Broders 系统进行分级。Ⅰ级：异形鳞状细胞低于25%，癌组织向真皮侵犯，不超过汗腺水平，有不少角珠。Ⅱ级：癌组织向下侵犯，达到真皮深层，癌细胞团块与周围间质的边界不清，异形鳞状细胞较Ⅰ级为多，约 25%～50%，角化情况轻，仅有少数角珠，其中心多见角化不全。Ⅲ级：有大量的异形鳞状细胞，约 50%～70%，角化情况不明显，或根本见不到，不见角珠，可见个别角化不良细胞。Ⅳ级：几乎整个癌组织的细胞均为异形鳞状细胞，且无细胞间桥，有丝分裂象多，已完全看不到角化情况，如癌细胞呈梭形时，常呈旋涡状排列。

（4～6题共用题干）

　　患者，女性，70 岁。外阴部反复发作的红斑、糜烂、斑块 2 年余。患者 2 年前左侧大阴唇无明显诱因出现鲜红色斑疹，伴轻度瘙痒，无疼痛，给予抗过敏药物及糖皮质激素药膏外用后皮疹消退。停药 10 余天后，同一部位再次出现相似皮疹，搔抓后局部糜烂、破溃，伴有少量渗出。近半年来皮损经糖皮质激素药膏外用对症治疗后不见改善，并进行性加重。发病以来，患者无畏寒、发热，无尿频、尿急、尿痛症状。否认冶游史，HIV 和梅毒血清学阴性，否认药物过敏史。既往体健，个人史和家族史无特殊。

4. 对该患者最可能的诊断是
   A. 外阴湿疹
   B. 乳房外 Paget 病
   C. 接触性皮炎
   D. 二期梅毒
   E. 固定型药疹

【解析】基于 2 年余的病史，且发展至糖皮质激素药膏外用对症治疗后不见改善，以及既往史以及辅助检查的结果，最可能诊断为乳房外 Paget 病。

5. 对于该病最有价值的确诊方法是
   A. 组织病理检查
   B. 皮损真菌培养
   C. 皮疹穿刺细胞学检查
   D. 皮肤 CT 检查
   E. 皮肤镜检查

【解析】乳房外 Paget 病组织病理有特征性的 Paget 细胞，此细胞大而圆，核大，胞质丰富而淡染，无细胞间桥；PAS 染色多呈阳性。

6. 该病确诊后最佳的治疗措施是
   A. 光动力治疗
   B. 外用氟尿嘧啶软膏
   C. Mohs 手术治疗
   D. X 线放射治疗
   E. 抗肿瘤药物治疗

【解析】乳房外 Paget 病目前提倡 Mohs 外科手术，可彻底去除肿瘤而又最大限度地保存正常组织；对于泛发性病例，不能完成手术切除者，可用光动力治疗；伴有淋巴结转移时可选择联合化疗，药物包括丝裂霉素 C、表柔比星、长春新碱、顺铂、氟尿嘧啶等。

（7～9题共用题干）

　　患者，男性，58 岁。双下肢皮疹、溃烂 2 年余，伴水肿半年。查体：双下肢可见散在分布的、紫红色的斑块，部分相互融合成斑片，部分皮损表面可见米粒至甲盖大小的浅表溃疡；双下肢凹陷性水肿。

答案： 3. C　4. B　5. A　6. C

7. 为明确诊断该患者首先选择的检查是
   A. 分泌物细菌培养
   B. 真菌涂片检查
   C. 双下肢血管造影
   D. 组织病理检查
   E. 皮肤超声检查

8. 组织病理检查示：异形性的梭形细胞束形成界限清楚的结节以及大量含有红细胞的裂隙状腔隙。病变外周部分有扩张的血管。有丝分裂相明显，细胞可见明显的异形性，透明包涵体更明显；免疫组化检查示：CD34、CD31 阳性，HHV-8 染色阳性。对该患者考虑的诊断是
   A. 卡波西（Kaposi）样血管内皮瘤
   B. 血管肉瘤
   C. Kaposi 肉瘤
   D. 变应性皮肤血管炎
   E. 假性 Kaposi 肉瘤

9. 首选的系统性治疗药物是
   A. 反应停   B. 干扰素 α
   C. 维 A 酸   D. 盐酸罗格列酮
   E. 西罗莫司
   【解析】干扰素 α 是由 FDA 批准的 Kaposi 肉瘤全身用药，由于其直接抑制 Kaposi 肉瘤细胞增生，减轻宿主免疫反应而产生抗肿瘤活性。

（10～13 题共用题干）
   患者，男性，56 岁。鼻部 1cm×0.5cm 大小的界清、周边不规整的黑素斑块，黑色不均匀，略高于皮面，近 2 个月来逐渐增大，无明显主观不适。
10. 对该患者诊断首先应考虑
    A. 色素痣
    B. 基底细胞癌

    C. 日光角化病
    D. 恶性黑素瘤
    E. 鳞状细胞癌

11. 该病的临床类型**不包括**
    A. 浅表播散性   B. 肢端雀斑样痣样
    C. 溃疡性   D. 结节性
    E. 恶性雀斑样痣样
    【解析】按照其生长模式，皮肤恶性黑素瘤可分为 4 型，即浅表扩散性黑素瘤、结节性黑素瘤、恶性雀斑痣样黑素瘤和肢端雀斑痣样黑素瘤。

12. 病理显示黑素瘤细胞已侵入真皮乳头层下血管丛，瘤细胞呈扩大结节状，但未侵入真皮网状层；患者的 Clark 分级是
    A. Ⅰ级   B. Ⅱ级   C. Ⅲ级
    D. Ⅳ级   E. Ⅴ级
    【解析】黑素瘤浸润深度通常采用 Clark 分级法分为 5 级。Ⅰ级：原位黑素瘤，黑素瘤细胞局限于表皮基底膜带以上；Ⅱ级：侵入真皮乳头层，单个或少数黑素瘤细胞聚集成巢；Ⅲ级：侵入真皮乳头层下血管丛，瘤细胞常呈扩大结节状，但未侵入真皮网状层；Ⅳ级：瘤细胞侵入真皮网状层；Ⅴ级：瘤细胞侵入皮下脂肪层。

13. 与该病发病**无关**的因素是
    A. 种族与遗传   B. 过敏
    C. 创伤与刺激   D. 曝光
    E. 色素痣

（14～16 题共用题干）
   患者，女性，66 岁。右侧面颊皮肤可见一黑色结节，边缘呈珍珠样，中央有溃疡，慢性病程长期不愈合。

答案： 7. D 8. C 9. B 10. D 11. C 12. C 13. B

14. 对该患者诊断应首先考虑的疾病是
　　A. 脂溢性角化病　　B. 色素痣
　　C. 基底细胞癌　　　D. 鳞状细胞癌
　　E. 恶性黑素瘤

【解析】基底细胞癌好发于头、面部等曝光部位，多为单发，偶见多发，发展缓慢，极少转移，可以形成局部广泛破坏，部分皮损为线样珍珠边缘的结节，具有特征性。

15. 该病的临床类型**不包括**
　　A. 结节溃疡型　　　B. 色素型
　　C. 红斑型　　　　　D. 硬斑病样型
　　E. 浅表型

16. 该病的组织病理学表现**不包括**
　　A. 真皮内基底样细胞团块
　　B. 瘤细胞核质比增大
　　C. 基质以胶原增生为主，成纤维细胞增生不明显
　　D. 细胞间桥发达
　　E. 瘤体与周围间质之间存在收缩间隙

【解析】基底细胞癌的病理表现为部分与表皮相连的嗜碱性基底样细胞团块向真皮内呈浸润性生长，肿瘤细胞为基底样细胞，团块周边细胞呈栅栏状排列，细胞核较大，核/质比高，肿瘤团块与周边基质之间形成收缩间隙，基质以胶原增生为主，成纤维细胞增生不明显。

（17～18 题共用题干）
　　患者，男性，60 岁。躯干、四肢散在斑块 3 年余，皮损瘙痒不明显。查体：躯干、四肢散在大小不等的暗红色浸润性斑块，界限清楚，呈圆形、卵圆形或环状外观，部分形成隆起性结节。组织病理学示：表皮内散在深染脑回状单一核细胞，核大，周围有空晕，真皮浅层可见较多的淋巴细胞呈带状或

斑片状浸润，有异形性，即核深染，外形、大小不规则；免疫组化示：CD3（+）、CD4（+）、CD45RO（+），CD8（-）。

17. 对该患者最可能的诊断是
　　A. 皮肤淋巴细胞浸润症
　　B. 蕈样肉芽肿
　　C. 皮肌炎
　　D. 红皮病
　　E. 弥漫性大 B 细胞淋巴瘤

18. 除组织病理学及免疫组织化学外，对患者确诊最有价值的检查是
　　A. 血清学检查
　　B. CT
　　C. T 细胞受体基因重排
　　D. X 线平片
　　E. 皮肤镜检查

【解析】T 细胞受体基因重排主要用于当患者的临床表现高度提示蕈样肉芽肿（MF），但组织学和免疫表型分型结果不明确时。MF 可有皮肤内 TCR 基因克隆性重排阳性，但特异性不高，良性皮肤病也可能出现此现象，因此也需要结合临床综合分析。

四、案例分析题

【案例 1】患者，男性，56 岁，农民。左侧额部起斑疹、渐增大 6 个月余。患者半年前无明显诱因于左侧额部突然出现一绿豆大小的暗红色斑疹，边缘略隆起，表面覆着少许细小白色鳞屑，无痛、痒，未予重视。皮疹渐向周围蔓延、扩大至甲盖大小，颜色变成灰棕色且日晒或局部冷、热刺激后有瘙痒。自行外搽 0.1% 维 A 酸乳膏，皮疹不见好转。近 2 个月来，皮疹已增大至鸡蛋大小，影响患者容貌。发病来，患者无长期低热，无头痛、头晕，无全身关节酸痛等症状，

答案：　14. C　15. C　16. D　17. B　18. C

体重无明显减轻。既往史和个人史无特殊。否认家族遗传病史及类似病史。

第1问：根据患者病情特点，最可能的诊断是

　　A. 脂溢性角化症　　B. 萎缩性扁平苔藓

　　C. 多形性日光疹　　D. 局限性湿疹

　　E. Bowen 病　　　　F. 乳房外 Paget 病

第2问：该病的可能病因包括

　　A. 经常日光曝晒

　　B. 长期接触砷剂

　　C. 反复 HPV 感染

　　D. 反复真菌感染

　　E. 脂质代谢异常

　　F. 久用糖皮质激素外用制剂

【解析】Bowen 病可能与下列因素有关：①接触砷剂；②病毒感染，可在 HPV-5 引起的疣状皮肤发育不良的基础上发生；③外界刺激，部分皮损可在外伤或虫咬处发生；④与日晒和遗传因素也相关。

第3问：该病确诊后首选的治疗方法是

　　A. 外用 5% 氟尿嘧啶软膏

　　B. 液氮冷冻

　　C. CO_2 高能激光

　　D. 微波

　　E. 直线加速器电子束放射

　　F. 手术切除

第4问：需要与该病早期皮损进行鉴别的疾病包括

　　A. 局限性神经性皮炎

　　B. 斑块型银屑病

　　C. 体癣

　　D. 日光角化病

　　E. 湿疹

　　F. 浅表性基底细胞癌

【案例2】患儿，男性，18个月。反复皮疹6个月，加重伴发热6天。患者半年前无明显诱因下自脐周开始出现皮疹，为细小硬结，中央有白点，高出皮面。之后逐渐蔓延至全身，伴抓痕。先后于当地多家医院就诊，诊断为皮炎、传染性软疣、疣状囊性结构不良、疣状表皮发育不良等，给予外用药膏及中药外用治疗，皮疹无好转。6天前出现发热，体温最高 38.5℃，无咳嗽、流涕，且皮疹较前增多。查体：T 37℃，HR 130次/min，R 33次/min。一般情况可，头部、面部、颈部、躯干部可见暗红色丘疹，压之不褪色，伴有抓痕。浅表淋巴结未及肿大、前囟平软、张力不高，心肺查体无异常体征。腹软，肝、脾触诊不满意。皮肤活组织病理检查示：表皮及真皮见大量单一核细胞浸润，核多为肾形。组织免疫组化检查示：CD1a 阳性、HLA-DR 阳性、S100 阳性及 CD207 阳性。

第1问：根据患者病情特点，最可能的诊断是

　　A. 病毒疹

　　B. 白血病

　　C. 色素性荨麻疹

　　D. 勒-雪病

　　E. 湿疹

　　F. 淋巴瘤

第2问：与该病发病有关的因素包括

　　A. 朗格汉斯细胞存在单克隆增生、细胞周期调控异常及端粒缩短的现象

　　B. 免疫刺激

　　C. 反复 HPV 感染

　　D. 细胞因子水平的异常

　　E. 原癌基因 *BRAF* 的体细胞突变

　　F. 病毒感染

【解析】研究表明，与朗格汉斯细胞组织细胞增生症（LCH）发病相关的因素有：LCH 中的朗格汉斯细胞存在单克隆增生、

答案：【案例1】 1. E　2. ABC　3. F　4. ABCDEF　【案例2】 1. D　2. ABDE

细胞周期调控异常及端粒缩短的现象；LCH 细胞的克隆性增生可能是由免疫反应刺激引起的；某些细胞因子水平的异常可能与其发病机制相关，如 TNF-α、γ 干扰素、GM-CSF、IL-1、IL-2、IL-4、IL-10、IL-17 和 IL-17A 等；50% 的 LCH 患者存在原癌基因 *BRAF* 的体细胞突变。

第 3 问：该病确诊后，可选择治疗方法是
    A. 手术切除
    B. 使用抗生素
    C. 保护肝、肾功能
    D. 使用糖皮质激素
    E. 骨髓移植
    F. 应用长春新碱

【解析】朗格汉斯细胞组织细胞增生症的治疗原则：疾病仅累及皮肤的一线治疗方案是外用糖皮质激素，除此之外还可用咪喹莫特、抗生素和氮芥软膏；单一皮损可手术切除，以及 PUVA 或窄谱 UVB 治疗；皮损广泛或多系统受累的一线治疗方案是长春新碱联合糖皮质激素，还可应用沙利度胺、异维 A 酸、环孢素、甲氨蝶呤、干扰素 -α、硫唑嘌呤、阿糖胞苷、克拉屈滨，甚至骨髓、造血干细胞、肝脏或肺移植。

第 4 问：该病患者发生突变的基因是
    A. *P53*
    B. *U2AF1*
    C. *PICK1*
    D. *PIK3R2*
    E. *PIK3CA*
    F. 融合基因 *PLEKHA6-NTRK3*

【案例 3】患者，男性，42 岁。全身反复丘疹、结节 8 年余。病初双上肢出现绿豆大小的淡红色丘疹，渐增大，其顶部逐渐形成黑色痂，无痛和瘙痒，数周后自行消退，局部留下色素沉着。近来躯干和四肢成批出现丘疹。既往体健。体格检查：系统检查无异常。皮肤科检查：面、颈及四肢散在 2～10mm 大小的淡红色丘疹、结节，部分结节顶端有淡褐色痂，除痂后可见小的凹陷。实验室检查：WBC 7×10^9/L，N 65%，L 20%，EOS 3%；RBC 4.3×10^{12}/L，ESR 20mm/h。

第 1 问：根据患者的病情特点，最可能的诊断是
    A. 湿疹
    B. 白血病
    C. 淋巴瘤样丘疹病
    D. 皮肤结核
    E. 皮肤 B 细胞淋巴瘤
    F. 淋巴瘤

第 2 问：与该病发病有关的因素包括
    A. 过表达 CD30
    B. TCR 基因克隆性重排
    C. 病毒感染
    D. 非整倍体和染色体畸变
    E. 转化生长因子 β 的细胞表面受体失活突变
    F. 药物过敏

第 3 问：该病确诊后，可选择治疗方法是
    A. 低剂量使用甲氨蝶呤
    B. 光疗（PUVA 或 NB-UVB）
    C. 保护肝、肾功能
    D. 口服或局部用维 A 酸类
    E. 使用干扰素
    F. 使用抗 CD30 单克隆抗体药物

第 4 问：该病的组织病理学特征为
    A. 出现非典型性 CD30$^+$ T 细胞
    B. 出现典型性 CD30$^+$ T 细胞

答案：3. BCDF　4. ABCDEF　【案例 3】1. C　2. ABDE　3. ABCDEF　4. A

C. 出现非典型性 CD30$^-$ T 细胞

D. 出现典型性 CD30$^-$ T 细胞

E. 出现非典型性 CD20$^+$ T 细胞

F. 出现典型性 CD20$^+$ T 细胞

【案例 4】患者，男性，68 岁。全身反复红斑、脱屑伴瘙痒 2 年。2 年前患者全身弥漫性红斑伴瘙痒，多次治疗病情反复。查体：全身可见弥漫性红斑，表面伴有细碎鳞屑，皮肤硬，伴头皮斑片状脱发。腹部皮肤病理见真皮浅层血管周围广泛淋巴样细胞浸润，有 Pautrier 微脓肿形成；免疫组化见淋巴样细胞 CD3（+）、CD4（+）、CD8（-）。

第 1 问：根据患者病情特点，最可能的诊断是

A. 蕈样肉芽肿

B. Sézary 综合征

C. 淋巴瘤样丘疹病

D. 湿疹样皮炎

E. 皮肤 B 细胞淋巴瘤

F. 皮肤白血病

第 2 问：为进一步明确和评估疾病，需要完善的检查包括

A. 血常规和血涂片

B. T 组胞受体基因重排

C. 电镜检查

D. 流式细胞仪检测

E. 突变检测

F. 淋巴结活检

【解析】Sézary 综合征（SS）的评估需要完善下列检查：①血常规和血涂片检测到呈"脑形核"的 Sézary 细胞；②T 细胞受本（TCR）基因重排的克隆性；③淋巴结活检；④血液中 T 细胞亚群的流式细胞术能够客观、量化和可重复地识别并追踪 SS 患者血液系统受累情况。

第 3 问：确诊后可以采取的治疗措施包括

A. 体外光分离置换疗法

B. 使用干扰素

C. 使用维 A 酸

D. 化疗

E. 低剂量使用甲氨蝶呤

F. 使用组蛋白去乙酰化抑制剂

【解析】Sézary 综合征的治疗方法包括：体外光分离置换疗法，使用干扰素、维 A 酸，低剂量使用甲氨蝶呤，使用组蛋白去乙酰化抑制剂（如伏立诺他、罗米地辛），使用靶向药（如贝伦妥单抗 - 维多汀），单药化疗（如使用聚乙二醇化多柔比星脂质体、吉西他滨、嘌呤和嘧啶类似物），联合化疗，其他药物（普拉曲沙、来那度胺、阿仑单抗、硼替佐米、培布珠单抗）及造血干细胞移植。

第 4 问：该病的 5 年生存率为

A. 5% B. 16% C. 25%

D. 36% E. 45% F. 50%

【解析】与蕈样肉芽肿相比，SS 预后较差，属于侵袭性淋巴瘤，5 年生存率为 36%。

【案例 5】患者，女，70 岁。左肩、背部红疹 20 年。20 年前左肩背部被蚊虫叮咬后出现红色皮疹，逐渐扩大。查体：肺、腹无异常；左侧肩、背部可见淡红色及褐色斑或丘疹，轻度角化、结痂和脱屑，部分融合成片，大小约 12cm×10cm。全身浅表淋巴结未触及肿大。

第 1 问：为明确诊断首先选择的检查项目是

A. 肿块细针穿刺活检

B. 皮肤镜

C. 组织病理学检查

D. 细胞遗传学检查

E. 肿瘤标志物检测

F. 狼疮带试验

答案：【案例 4】1. B 2. ABDF 3. ABCDEF 4. D 【案例 5】1. C

第 2 问：患者组织病理显示：表皮角化过度，伴灶性角化不全，棘层肥厚，部分角质形成细胞有异形性，全层可见伴有巢状分布的 Paget 样细胞，呈圆形或卵圆形，胞质丰满，呈淡染，核周较空，无细胞间桥，部分核染色深，可见大的核仁及核分裂象；真皮浅层毛细血管周围淋巴细胞及组织细胞浸润；PAS 染色阴性。对该患者诊断考虑可能性最大的疾病是

  A. Bowen 病

  B. 日光角化病肥厚型

  C. 浅表性播散性恶性黑素瘤

  D. 佩吉特（Paget）样 Bowen 病

  E. Paget 病

  F. 银屑病

第 3 问：该病与其他表皮内有 Paget 样细胞疾病的鉴别方法是

  A. 免疫组织化学染色

  B. PAS 染色

  C. 甲苯胺蓝染色

  D. 直接免疫荧光检查

  E. 细胞遗传学检查

  F. 吉姆萨染色

【解析】佩吉特样 Bowen 病中的 Paget 样细胞 PAS 染色呈阴性。

第 4 问：该患者可采用的治疗方法包括

  A. 冷冻

  B. 电烧灼

  C. Mohs 显微外科手术

  D. 激光

  E. X 线、镭、钴

  F. 外用糖皮质激素软膏

答案：　2. D　3. B　4. ABCDE

第二十六章　非感染性肉芽肿、萎缩性皮肤病及其他皮肤病

一、单选题

1. 结节病最常累及的组织器官是
   A. 肝　　　　　　B. 骨骼
   C. 皮肤　　　　　D. 肺
   E. 脾

2. 结节病的可能病因**不包括**
   A. 感染因素　　　B. 微量元素缺乏
   C. 遗传因素　　　D. 免疫因素
   E. 某些化学物质

3. 结节病最常见的临床类型是
   A. 丘疹型　　　　B. 结节性红斑型
   C. 斑块型　　　　D. 皮下结节型
   E. 瘢痕型

4. 结节病最典型的组织病理变化是
   A. 表皮萎缩变薄, 基底细胞液化变性
   B. 真皮内上皮样细胞肉芽肿, 无干酪样坏死, 周围少量淋巴细胞浸润
   C. 真皮内栅栏状肉芽肿损害, 中央伴黏蛋白沉积
   D. 真皮内上皮样细胞肉芽肿, 伴干酪样坏死
   E. 真皮内上皮样细胞肉芽肿, 无干酪样坏死, 周围大量淋巴细胞浸润

5. 环状肉芽肿可能的诱因**不包括**
   A. 创伤　　　　　B. 昆虫叮咬
   C. 疫苗接种　　　D. 某些药物刺激
   E. 紫外线照射

6. 确诊环状肉芽肿的辅助检查是
   A. 直接免疫荧光检查
   B. 组织病理检查
   C. Kveim 试验
   D. ANA 检查
   E. 血管紧张素转换酶测定

7. 关于环状肉芽肿的描述, **错误**的是
   A. 容易引起系统性损害
   B. 皮损表现多种多样
   C. 典型的组织学表现是栅栏状肉芽肿, 中央为胶原变性区, 周边组织细胞和上皮样细胞呈栅栏状排列
   D. 病变主要位于真皮中上部, 也可累及真皮下部和皮下组织
   E. 皮损常会自行消退

8. 转移性克罗恩病的诊断依据**不包括**
   A. 有克罗恩病史
   B. 表现为非干酪性肉芽肿的多形性皮损
   C. 结肠镜下黏膜的炎症性改变、溃疡和鹅卵石样外观
   D. 表现为干酪性肉芽肿的多形性皮损

答案：　1. D　2. B　3. A　4. B　5. E　6. B　7. A　8. D

E. 小肠镜下黏膜的炎症性改变、溃疡和鹅卵石样外观

【解析】转移性克罗恩病的诊断前提条件为患有克罗恩病，若无肠道受累，则不能诊断为转移性克罗恩病。其他诊断依据包括多形性皮损，内镜检查到黏膜损害，影像学检查，病理活检示非干酪性肉芽肿等。

9. 黄色肉芽肿典型的病理表现是
    A. 大量的淋巴细胞浸润
    B. Touton 多核巨细胞
    C. 上皮样细胞肉芽肿
    D. 栅栏状肉芽肿
    E. 感染性肉芽肿

【解析】黄色肉芽肿成熟期皮损出现具有诊断价值的 Touton 多核巨细胞（核排列成花环状，中间为嗜酸性无定型物质，周围为泡沫状胞质）、组织细胞、泡沫细胞和异物巨细胞。

10. 类脂质渐进性坏死的特点**不包括**
    A. 多发于中青年
    B. 多伴有糖尿病
    C. 胫前有紫红色硬皮病样斑块
    D. 病情呈渐进性发展
    E. 组织病理表现为真皮干酪样坏死

【解析】类脂质渐进性坏死的组织病理表现为真皮至皮下组织不同程度的肉芽肿性炎症、胶原变性和硬化，组织细胞呈栅栏状排列。

11. 下列关于异物肉芽肿的描述，**错误**的是
    A. 有皮肤外伤史
    B. 皮疹部位与受伤部位一致
    C. 手、足及暴露部位多见
    D. 急性发病，通常伴发全身反应
    E. 皮疹常为单发，分布不对称

【解析】异物肉芽肿发病经过较缓慢，病变逐渐局限，往往无全身反应，仅有局部压迫症状。

12. 皮肤淋巴细胞浸润症典型的临床表现是
    A. 多见于儿童
    B. 好发于四肢，呈多发性丘疹、结节
    C. 好发于面部，呈单发或多发性浸润性斑块
    D. 不会自然消退
    E. 多见于老年女性

【解析】皮肤淋巴细胞浸润症好发于 45 岁以下的成年男性，皮疹单发或多发，表现为浸润性斑块，面部常见，可消退，常复发。

13. 下列治疗方法**不适合**于皮肤淋巴细胞浸润症的是
    A. 口服糖皮质激素
    B. 口服沙利度胺
    C. 外用他克莫司软膏
    D. 口服羟氯喹
    E. 化疗

【解析】皮肤淋巴细胞浸润症有自限性，预后良好，可选择抗疟药、沙利度胺、避光药物，局部或系统应用糖皮质激素，X 线照射和冷冻治疗等。

14. 下列关于面部偏侧萎缩的描述，**错误**的是
    A. 一侧颜面皮肤、皮下组织、肌肉，甚至骨骼出现进行性萎缩
    B. 常沿着三叉神经分布，也可累及一侧颜面躯体或对侧躯体
    C. 常于 20 岁左右发病
    D. 不合并其他系统损害
    E. 尚无有效治疗方法

【解析】面部偏侧萎缩常合并多种眼科、神经科症状，眼部病变包括角膜炎、虹膜炎、

答案：9. B　10. E　11. D　12. C　13. E　14. D

虹膜睫状体炎、白内障、同侧眼球内陷、视神经萎缩、Horner 综合征、虹膜异色症及葡萄膜炎等，其中 Horner 综合征最多见；神经系统异常包括三叉神经痛、双侧杰克逊癫痫、同侧偏头痛、同侧脑钙化、面瘫及感觉障碍等。

15. 斑状萎缩**不包括**
    A. Jadassohn-Pellizari 型皮肤松弛症
    B. Schweninger-Buzzi 型皮肤松弛症
    C. 皮肤痘疮样斑状萎缩
    D. 继发性斑状萎缩
    E. 进行性特发性皮肤萎缩

【解析】进行性特发性皮肤萎缩是皮肤局部出现灰棕色萎缩，萎缩下方浅表血管显露并呈进行性发展的疾病，不属于斑状萎缩。

16. 斑状萎缩的典型临床表现是
    A. 皮肤局部出现灰棕色萎缩斑，表面血管显露
    B. 局部皮肤发生圆形或椭圆形萎缩、松弛的疝样斑
    C. 局部皮肤萎缩斑，表面呈羊皮纸样改变
    D. 局部皮下组织萎缩，表面皮肤正常
    E. 局部皮肤萎缩伴色素脱失

17. 先天性皮肤松弛症的临床表现**不包括**
    A. 皮肤松弛   B. 皮肤硬化
    C. 多发性疝   D. 肺气肿
    E. 憩室

18. 下列关于穿通性毛囊炎的描述，**错误**的是
    A. 好发于青壮年
    B. 多发生于臀部、四肢近端伸侧
    C. 穿通的物质含坏死的胶原纤维
    D. 组织病理示：无弹力纤维变性
    E. 无特效治疗方法

【解析】穿通性毛囊炎组织病理表现为毛囊口扩张，充满混杂的变性弹力纤维、变性胶原和炎细胞角化物，常见到卷曲毛发。

19. 色素性荨麻疹的特征性体征是
    A. Nikolsky 征   B. Gottron 征
    C. Auspitz 征   D. Darier 征
    E. 针刺反应

【解析】Nikolsky 通常见于寻常型天疱疮、中毒性表皮坏死松解症和葡萄球菌性烫伤样皮肤综合征，Gottron 征见于皮肌炎，Auspitz 征见于寻常型银屑病，Darier 征见于色素性荨麻疹，针刺反应见于白塞病疾病活动期。

20. 获得性免疫缺陷综合征的皮肤表现**不包括**
    A. 皮肤瘙痒   B. 嗜酸性毛囊炎
    C. 慢性肉芽肿病   D. 脂溢性皮炎
    E. Kaposi 肉瘤

【解析】慢性肉芽肿病是由多种基因突变引起的罕见病，以肺、皮肤、淋巴结和骨骼反复细菌与真菌感染为特征。

21. 下列关于获得性免疫缺陷综合征的描述，**错误**的是
    A. 脂溢性皮炎是最常见的皮肤损害
    B. 皮肤瘙痒可以是 HIV 患者最常见的主诉
    C. 皮肤干燥是常见的早期表现
    D. 可出现嗜酸性毛囊炎
    E. 银屑病发病率明显增加

【解析】HIV 感染中，银屑病的发病率没有明显增加，随着 HIV 疾病的进展，银屑病的临床表现可以发生变化，稳定的斑块型银屑病可加重或进展为其他严重类型的银屑病。

答案： 15. E   16. B   17. B   18. D   19. D   20. C   21. E

22. 多重自身免疫综合征常见的皮肤病变**不包括**
    A. 白癜风　　　　　B. 斑秃
    C. 天疱疮　　　　　D. 特应性皮炎
    E. 大疱性类天疱疮

23. 下列关于多重自身免疫综合征的描述，**错误**的是
    A. 与免疫耐受失衡有关
    B. 指同一患者至少同时出现 2 种或 2 种以上自身免疫性疾病的临床综合征
    C. 皮肤自身免疫性疾病分为器官特异性和器官非特异性两类疾病
    D. 器官特异性皮肤自身免疫性疾病是指仅累及皮肤和黏膜
    E. 器官非特异性皮肤自身免疫性疾病是指累及皮肤和内脏

【解析】多重自身免疫综合征（MAS）是指同一患者至少同时出现 3 种或 3 种以上自身免疫性疾病的临床综合征。

24. 患者，女性，37 岁。右下肢斑块 10 年，破溃伴疼痛 1 个月。合并 1 型糖尿病且控制不佳。查体：右侧胫前见 18cm×8cm 大小的黄红色斑块，中央溃疡。组织病理示：真皮内边界不清楚的渐进性坏死灶，间有上皮样细胞、组织细胞及多形核白细胞浸润。对该患者最可能的诊断是
    A. 坏疽性脓皮病
    B. 丹毒
    C. 类脂质渐进性坏死
    D. 寻常型狼疮
    E. 结节性红斑

25. 患者，女性，30 岁。躯干、四肢萎缩斑 10 年。开始为水肿性红斑，渐演变为灰棕色萎缩斑，逐渐累及四肢，无其他症状。查体：左上肢、腹部、右大腿片状、不规则形的淡褐色至灰棕色斑片，表面略凹陷，边界清楚，其下可见静脉纹理。组织病理示：表皮萎缩，真皮结缔组织变薄，胶原呈均匀玻璃样变性，皮下脂肪层正常。对该患者最可能的诊断是
    A. 斑状萎缩
    B. 进行性特发性皮肤萎缩
    C. 系统性硬皮病
    D. 硬化萎缩性苔藓
    E. 血管萎缩性皮肤异色症

【解析】斑状萎缩皮损菲薄，呈淡蓝白色，稍隆起，指压有疝孔感觉，组织病理示胶原纤维无改变；系统性硬皮病为全身对称性弥漫性硬化，假面具脸、腊肠指是典型表现；硬化萎缩性苔藓为界限清楚的萎缩斑，表面呈羊皮纸样改变，组织病理有特征性改变；血管萎缩性皮肤异色症多见于面部、四肢，呈对称分布，边界不清楚，可见红斑、斑驳状色素沉着、毛细血管扩张和皮肤萎缩。

26. 患儿，女性，2 岁。躯干、四肢皮疹 1 年。查体：躯干、四肢弥漫分布圆形或卵圆形暗褐色斑疹和斑丘疹，皮损摩擦后表面出现风团。对该患者最可能的诊断是
    A. 湿疹　　　　　B. 丘疹性荨麻疹
    C. 色素性荨麻疹　D. 玫瑰糠疹
    E. 多形红斑

27. 患者，男性，39 岁。左上肢水疱、血疱 5 天，泛发全身 1 天。近 2 个月不规则发热。3 年前有输血史。查体：T 38.1℃，急性病容，全身浅表淋巴结肿大。左侧上肢自肩部至手部分布水肿性红斑，上有簇集性水疱、血疱，部分坏死结痂；头部、面部、躯干、四肢散在米粒至黄豆

答案：　22. D　23. B　24. C　25. B　26. C　27. C

大水的疱，基底有红晕。抗 HIV 抗体阳性，$CD4^+$ T 淋巴细胞计数 <200 个 /μl。对该患者的诊断是

A. 水痘

B. 泛发性带状疱疹

C. 获得性免疫缺陷综合征合并播散性带状疱疹

D. 获得性免疫缺陷综合征合并水痘

E. Kaposi 水痘样疹

【解析】该患者有输血史、抗 HIV 抗体阳性、$CD4^+$ T 淋巴细胞计数 <200 个 /μl 符合 AIDS 的诊断标准。播散性带状疱疹表现为典型带状疱疹的基础上，全身出现散在的水痘样的皮疹。

28. 患者，男性，18 岁。右下肢红斑 17 年，静脉曲张伴沉重感 10 年。查体：右下肢自大腿至胫前有 37cm×18cm 不规则暗红色斑片，压之褪色，局部呈瘤样暗红色结节；右下肢浅表静脉曲张；右下肢较左下肢明显粗大。血常规正常，右下肢彩色血管多普勒显示深、浅静脉发育畸形。对该患者的诊断是

A. Sturge-Weber 综合征

B. Klippel-Trenaunay 综合征

C. Kasabach-Merritt 综合征

D. Cobb 综合征

E. Marshall-White 综合征

【解析】Klippel-Trenaunay 综合征是一种先天性的外周静脉疾病，其典型表现为单侧肢体毛细血管瘤（鲜红斑痣多见）、肢体浅静脉曲张、骨与软组织增生三联症；Sturge-Weber 综合征是包括三叉神经分布区的单侧面部鲜红斑痣以及伴颅内血管瘤病表现的综合征；Kasabach-Merritt 综合征表现为突然增大的血管瘤，伴有局部和 / 或全身瘀

点、瘀斑、血小板减少；Cobb 综合征表现为脊髓节段支配的皮区出现葡萄酒色血管瘤或动、静脉畸形，伴有脊柱后侧凸或神经、消化、泌尿和骨骼的多种异常；Marshall-White 综合征又称为 Bier 贫血斑，通常表现为四肢末端苍白斑。

二、多选题

1. 结节病的皮损类型包括
   A. 丘疹型　　　　B. 结节性红斑型
   C. 斑块型　　　　D. 瘢痕型
   E. 冻疮样狼疮型

2. 下列检查有助于结节病诊断的是
   A. 胸部 CT
   B. 组织病理检查
   C. PPD 试验
   D. Kveim 试验
   E. 血清 ACE 活性检测

3. 环状肉芽肿的常见皮损类型包括
   A. 局限型　　　　B. 泛发型
   C. 穿通型　　　　D. 皮下型
   E. 巨大型

4. 黄色肉芽肿的临床分型包括
   A. 幼年型黄色肉芽肿
   B. 成人型黄色肉芽肿
   C. 渐进坏死性黄色肉芽肿
   D. 经典型黄色肉芽肿
   E. 副肿瘤性黄色肉芽肿

5. 幼年型黄色肉芽肿可累及的器官包括
   A. 皮肤　　　　　B. 眼
   C. 肺　　　　　　D. 腹腔脏器
   E. 中枢神经系统

答案：　28. B
　　　1. ABCDE　2. ABCDE　3. ABCD　4. ABC　5. ABCDE

6. 组织病理表现为泡沫细胞浸润的疾病包括
   A. 环状肉芽肿
   B. Rosai-Dorfman 病
   C. 幼年型黄色肉芽肿
   D. 渐进坏死性黄色肉芽肿
   E. 结节性黄瘤

【解析】环状肉芽肿的病理特点是胶原变性区周围见组织细胞和上皮样细胞呈栅栏状排列；Rosai-Dorfman 病表现为真皮内弥漫分布大量淡染的泡沫样细胞，可见伸入运动；幼年型黄色肉芽肿表现为真皮内组织细胞、泡沫细胞和典型的 Touton 多核巨细胞；渐进坏死性黄色肉芽肿显示坏死区周围有形态异常的巨细胞、大量 Touton 多核巨细胞和泡沫细胞浸润；结节性黄瘤表现为真皮内大量泡沫细胞和多核巨细胞，脂质染色阳性。

7. 皮肤淋巴细胞浸润症的组织病理表现为
   A. 表皮萎缩，棘层变薄
   B. 真皮大片细胞浸润，以淋巴细胞浸润为主
   C. 真皮内可见中性粒细胞、组织细胞和浆细胞浸润
   D. 皮肤附属器和血管周围浸润更为明显，无生发中心形成
   E. 真皮内有黏蛋白沉积

【解析】皮肤淋巴细胞浸润症病变发生在真皮，表皮正常；皮肤附属器和血管周围浸润更为明显，无生发中心形成。

8. 关于婴幼儿腹部离心性脂肪营养不良的描述，正确的是
   A. 皮损局限于腹部
   B. 多见于儿童
   C. 表现为边界清楚的淡蓝色萎缩性斑片，皮下血管清晰可见
   D. 组织病理为表皮萎缩，真皮胶原纤维变性、减少，皮下脂肪消失
   E. 具有自限性

【解析】婴幼儿腹部离心性脂肪营养不良的皮损呈离心性缓慢扩展，可累及腹部大部分区域，甚至腹股沟以及胸、背部，不累及面、颈、四肢和臀部。

9. 下列疾病可累及皮下脂肪组织的有
   A. 脂膜炎
   B. 面部偏侧萎缩
   C. 局部全层萎缩
   D. 进行性特发性皮肤萎缩
   E. 婴幼儿腹部离心性脂肪营养不良

【解析】局部全层萎缩又称为环状脂肪萎缩，系局部发生的皮肤及皮下脂肪萎缩，有时可伴有肌肉、骨骼萎缩或者发育不全；进行性特发性皮肤萎缩是表皮萎缩，真皮深层胶原增生、均质化，而皮下脂肪组织正常。

10. 关于色素性荨麻疹的描述，正确的是
    A. 属于皮肤型肥大细胞增生病
    B. 常见于儿童，弥漫分布，常表现为斑疹、斑丘疹和斑块，偶尔出现水疱
    C. 也可见于成人，皮损持续性存在，系统（骨髓）累及常见
    D. 组织病理为皮损处真皮内肥大细胞灶性或弥漫性浸润
    E. Gottron 征阳性

【解析】Gottron 征见于皮肌炎，Darier 征是色素性荨麻疹的特征性体征。

11. 下列属于原发性免疫缺陷病范畴的是
    A. 抗体缺陷
    B. 细胞介导免疫受损
    C. 联合 B 细胞与 T 细胞缺陷
    D. 吞噬细胞功能缺陷
    E. 补体缺陷

答案：　6. BCDE　7. BDE　8. BCDE　9. ABCE　10. ABCD　11. ABCDE

12. 免疫缺陷病常见的皮肤表现是
   A. 脓皮病
   B. 慢性皮肤黏膜念珠菌病
   C. 湿疹
   D. 毛细血管扩张
   E. 紫癜

【解析】免疫缺陷病常见的皮肤表现有脓皮病、慢性皮肤黏膜念珠菌病、湿疹、进行性种痘症、毛细血管扩张、疱疹感染、疣、口腔溃疡、皮肌炎样综合征、紫癜、肉芽肿等。

13. 关于回状颅皮的描述，正确的是
   A. 又名褶皱性厚皮症
   B. 分真性回状颅皮和继发性回状颅皮两种类型
   C. 只见于男性，少有家族遗传
   D. 表皮、真皮均有增厚
   E. 可手术切除

14. KID 综合征的临床特征包括
   A. 血管性角膜炎
   B. 鱼鳞病样角化过度性斑块
   C. 先天感音神经性耳聋
   D. 肝硬化
   E. 甲营养不良

【解析】KID 综合征又称为角膜炎 - 鱼鳞病 - 耳聋综合征（Keratitis-Ichthyosis-Deafness syndrome），是一种罕见的遗传性外胚叶发育不良性皮肤病，临床特征包括血管性角膜炎、鱼鳞病以及先天感音神经性耳聋。其他尚有掌跖网状角化过度、稀毛症、局部无汗症、甲营养不良和跟腱发紧等，少数患者可有龋齿、牙营养不良、出汗障碍、口腔黏膜白斑、小脑萎缩等，患者容易伴发真菌感染及肿瘤。

15. 下列疾病与其致病基因对应正确的是
   A. CHILD 综合征——*PTPN11* 基因突变

   B. 多发性黑子综合征——*NSDHL* 基因突变
   C. 先天性毛细血管扩张性大理石样皮肤——*ARL61P6* 基因突变
   D. 先天性皮肤异色病——*RECQL4* 突变
   E. 痣样基底细胞癌综合征——*KRT14* 基因突变

【解析】CHILD 综合征的发病机制是 *NSDHL* 基因突变；80%KID 综合征患者是因为 *GJB2* 基因突变；多发性黑子综合征（豹纹综合征）是由编码 11 型非受体蛋白酪氨酸磷酸酶的 *PTPN11* 基因突变引起的，是努南综合征的一个等位基因；先天性毛细血管扩张性大理石样皮肤的发病可能与 *ARL61P6* 基因纯合子缩短性突变有关；先天性皮肤异色病属于常染色体隐性遗传，*RECQL4* 的突变是大多数先天性皮肤异色病的原因；痣样基底细胞癌综合征是一种常染色体显性遗传疾病，由 *KRT14* 基因突变引起。

16. SAPHO 综合征的临床症状包括
   A. 滑膜炎　　　　B. 痤疮
   C. 脓疱病　　　　D. 骨肥厚
   E. 骨髓炎

17. POEMS 的临床特征包括
   A. 多发性周围神经病
   B. 器官肿大
   C. 内分泌障碍
   D. M 蛋白血症
   E. 皮肤改变

18. Sturge-Weber 综合征除鲜红斑痣外，还可引起的损害包括
   A. 血小板减少　　B. 癫痫发作
   C. 青光眼　　　　D. 卒中样症状
   E. 智力障碍

答案：　12. ABCDE　13. ABCDE　14. ABCE　15. CDE　16. ABCDE　17. ABCDE　18. BCDE

【解析】血小板减少是 Kasabach-Merritt 综合征的临床表现之一。

19. 抗磷脂抗体综合征的主要表现包括
    A. 血栓形成　　　B. 血小板减少
    C. 习惯性流产　　D. 神经精神症状
    E. 皮肤表现

20. 多重自身免疫综合征（MAS）指同一患者至少同时出现 3 种或 3 种以上自身免疫性疾病的临床综合征，其中 MAS1 型的病变包括
    A. 天疱疮
    B. 自身免疫性甲状腺疾病
    C. 重症肌无力
    D. 巨细胞性心肌炎
    E. 多发性肌炎

三、共用题干单选题

（1～3 题共用题干）

患儿，男性，2 岁。头、面部皮疹半年。皮疹初发于面部，逐渐增多、变大。查体：头皮、面部散在多个黄豆至樱桃大小的黄红色丘疹、结节，表面无糜烂或溃疡。辅助检查：血常规、肝功能、肾功能、血脂、梅毒血清学试验结果均正常。

1. 对该患儿最有可能的诊断是
    A. 二期梅毒
    B. 幼年型黄色肉芽肿
    C. 色素性荨麻疹
    D. Spitz 痣
    E. 发疹性组织细胞瘤

【解析】患儿梅毒抗体阴性排除二期梅毒疹；色素性荨麻疹表现为斑疹、斑丘疹，摩擦后产生风团；Spitz 痣是来源于黑素细胞的后天性良性肿瘤，发生于 3～13 岁的儿童及少年面部的单发性红色丘疹、结节；发疹性组织细胞瘤好发于躯干部，面部少见。

2. 对于该患儿确诊最有价值的实验室检查是
    A. 过敏原检查　　　B. 组织病理检查
    C. 真菌镜检　　　　D. 斑贴试验
    E. 皮肤 CT

【解析】组织病理为幼年型黄色肉芽肿诊断的金标准。

3. 下列关于该病的描述，**错误**的是
    A. 可累及眼部，严重者出现失明
    B. 少数累及肺、肝、脾和心包膜
    C. 如果并发神经纤维瘤可发生髓性增殖
    D. 皮疹在 1～2 岁内可完全自然消退
    E. 常引起系统性损害

（4～5 题共用题干）

患者，男性，36 岁。全身皮疹 1 年。皮疹初发于颈部，逐渐增多、增大和蔓延。查体：颈部、躯干、双上肢散在多个皮色、淡红色丘疹和环状斑块，表面无鳞屑、糜烂和溃疡。PPD 试验阴性，双肺 X 线检查未见异常。

4. 关于该患者的诊断，可能性**最小**的疾病是
    A. 结节病
    B. 扁平苔藓
    C. 环状肉芽肿
    D. 离心性环状红斑
    E. 丘疹坏死性结核疹

【解析】丘疹坏死性结核疹为皮肤结核疹，PPD 阳性，丘疹可有坏死、溃疡和瘢痕，组织病理早期为白细胞破碎性血管炎。

5. 该患者组织病理检查示：真皮浅、中层见胶原纤维不完全变性区，周围组织细胞呈栅栏状排列，兼有少量淋巴组织细胞

答案：　19. ABCDE　20. ABCDE
　　　　1. B　2. B　3. E　4. E　5. C

浸润。则对该患者最可能的诊断是
A. 结节病
B. 扁平苔藓
C. 环状肉芽肿
D. 离心性环状红斑
E. 丘疹坏死性结核疹

（6～8题共用题干）

患者，男性，36岁，同性恋。双小腿和足部皮疹半年。近半年来体重下降15kg，偶有低热，伴腹泻，每天4～5次水样便，无关节肿痛。查体：体温37.5℃，消瘦体型，浅表淋巴结肿大，双足趾、胫前散在米粒至核桃大小的紫红色或紫蓝色出血性丘疹、结节、斑块，部分斑块表面溃疡、结痂。舌侧缘有多个紫蓝色丘疹、结节。

6. 关于该患者的诊断，可能性**最小**的疾病是
A. 淋巴瘤
B. 类风湿结节
C. 扁平苔藓
D. 变应性皮肤血管炎
E. Kaposi肉瘤
【解析】该病例皮疹以紫红色或紫蓝色丘疹、结节和斑块为主，从皮疹形态和皮疹部位分析扁平苔藓、变应性皮肤血管炎和Kaposi肉瘤都可考虑；如果浅表淋巴结肿大，淋巴瘤也不能排除。而类风湿结节是指类风湿关节炎患者的关节附近出现的无痛性结节，该病例不符合。

7. 对于该患者确诊价值**最小**的实验室检查是
A. 双下肢血管造影
B. 皮肤和淋巴结活检
C. 梅毒血清学检测和抗HIV抗体检测
D. HHV-8检测
E. $CD4^+$细胞计数
【解析】青年男性、同性恋、低热和体重

下降、慢性腹泻和浅表淋巴结肿大高度怀疑为获得性免疫缺陷综合征，梅毒血清学检测、抗HIV抗体检测和$CD4^+$细胞计数是必须进行的基本检查，双下肢的紫蓝色出血性丘疹、结节、斑块，首先考虑艾滋病合并肿瘤，是否是Kaposi肉瘤可结合HHV-8检测和组织病理检查。

8. 关于该病的治疗，描述**错误**的是
A. 皮损内注射长春碱
B. 小的单发皮损可冷冻治疗
C. 多发性、较大皮损可分次手术切除
D. 高效抗逆转录病毒治疗
E. 局部放疗

（9～11题共用题干）

患者，男性，59岁。胸、背部皮疹1年。肾衰竭病史3年，现行血液透析治疗。查体：胸、背部较多毛囊性丘疹、脓疱，中央有白色角栓，去除角栓有出血性凹陷。

9. 对该患者最可能的诊断是
A. 表皮囊肿
B. 细菌性毛囊炎
C. 马拉色菌性毛囊炎
D. 穿通性毛囊炎
E. 多发性脂囊瘤伴感染
【解析】穿通性毛囊炎多见于慢性肾功能不全者，特征性表现为红色毛囊性丘疹，中央有角栓，无明显自觉症状。

10. 对于该患者确诊价值最大的实验室检查是
A. 皮肤超声
B. 皮损组织病理检查
C. 细菌培养
D. 皮肤镜
E. 真菌镜检及培养

答案： 6. B 7. A 8. C 9. D 10. B

【解析】穿通性毛囊炎病理显示毛囊口扩张，充满混杂的变性弹力纤维、变性胶原和炎细胞角化物，常见到卷曲毛发，可与其他疾病鉴别。

11. 下列关于该病的治疗，**错误**的是
    A. 外用角质剥脱剂
    B. 外用维A酸
    C. PUVA
    D. 口服维A酸类药物
    E. 口服糖皮质激素

【解析】穿通性毛囊炎的治疗可系统及外用维A酸类药物、角质剥脱剂，PUVA也有效。

（12～16题共用题干）
患者，男性，46岁。鼻根部皮疹2年。皮疹初为黄豆大小的淡红斑，逐渐扩大增厚。无发热、关节肿痛和脱发。查体：患者鼻背部及左下眼睑见直径为6 cm暗红色浸润性斑块，表面光滑，无压痛。

12. 关于该患者的诊断，可能性**最小**的疾病是
    A. 皮肤淋巴细胞浸润症
    B. 盘状狼疮
    C. 结节病
    D. 环状肉芽肿
    E. 皮肌炎

13. 该患者组织病理表现为表皮大致正常，真皮浅、深层弥漫性片状淋巴样细胞浸润，无细胞异形性，以血管和附属器周围为著，胶原间未见黏蛋白沉积。抗核抗体谱正常。对该患者最可能的诊断是
    A. 皮肤淋巴细胞浸润症
    B. 红斑狼疮
    C. 结节病
    D. 环状肉芽肿
    E. 皮肌炎

14. 下列适合于该病治疗的方法是
    A. 外用或系统应用糖皮质激素
    B. 口服沙利度胺
    C. 外用他克莫司软膏
    D. 口服羟氯喹
    E. 化疗

15. 该病的临床特点**不包括**
    A. 多见于中年男性
    B. 发病初期伴有明显的全身症状
    C. 好发于面部，其次背部、胸部
    D. 皮疹为单发或多发性浸润性斑块
    E. 组织病理以真皮内片状淋巴样细胞为主，无细胞异形性

【解析】皮肤淋巴细胞浸润症患者皮疹无自觉症状，无全身症状。

16. 下列疾病**不属于**皮肤假性淋巴瘤范畴的是
    A. 皮肤淋巴细胞浸润症
    B. 虫咬反应
    C. 皮肤炎性假瘤
    D. 光线性类网织细胞增生症
    E. 急性苔藓痘疮样糠疹

【解析】皮肤假性淋巴瘤包括一组疾病，主要有：光线性类网织细胞增生症、皮肤淋巴细胞浸润症、药物性假性淋巴瘤、皮肤淋巴细胞瘤、皮肤炎性假瘤、持续性结节性节肢动物叮咬反应等。

（17～20题共用题干）
患者，女性，12岁。左侧臀部和下肢红色皮疹12年。皮疹无明显症状，院外诊断为炎症性线状表皮痣。查体：左侧臀部、外阴和下肢皮肤有鳞屑性红斑，伴疣状丘疹和斑块，沿布氏线分布。左侧严重短肢缺陷。

答案： 11. E　12. E　13. A　14. E　15. B　16. E

17. 根据病史和临床表现，最符合的诊断是
    A. KID 综合征
    B. SAPHO 综合征
    C. CHILD 综合征
    D. POEMS 综合征
    E. Sturge-Weber 综合征

【解析】CHILD 综合征是一种罕见的 X 连锁显性遗传的先天性多系统疾病，又称为先天性偏侧发育不良伴鱼鳞病样红皮病及肢体缺陷综合征，临床以出生时或出生后不久出现单侧鱼鳞病样红皮病，或带状炎性红斑性角化性皮损，常无症状，偶尔为双侧。同时伴有半侧身体的严重肢体缺陷。

18. 该病通常**不累及**的脏器是
    A. 骨　　　　　B. 脑
    C. 肺　　　　　D. 肾
    E. 骨髓

【解析】CHILD 综合征的骨骼表现为同侧骨发育不良，脑、肺、肾和心脏可以受累。

19. 该病的皮肤损害包括
    A. 疣状黄瘤　　　B. 日光角化病
    C. 化脓性肉芽肿　D. 扁平苔藓
    E. Bowen 病

20. 该病最特征性的皮肤组织病理学改变是
    A. 真皮、表皮交界处苔藓样界面皮炎
    B. 表皮疣状增生
    C. 表皮棘层松解
    D. 真皮乳头层泡沫样组织细胞浸润
    E. 真皮胶原增生硬化

【解析】CHILD 综合征皮损的组织病理学改变最特征性的是真皮乳头层充满泡沫样组织细胞，其他表现有表皮角化过度、角化不全、棘层肥厚。

（21～23 题共用题干）

患者，女性，43 岁。全身红色皮疹伴发热 10 天。患者 5 周前因种痘样水疱病口服药物（具体药物不祥），皮疹基本消退。既往有青霉素过敏史。查体：体温 38.5℃，急性病容，心率 110 次 /min，耳后、颌下和腹股沟淋巴结肿大，质软。面部弥漫性红肿，躯干、四肢泛发黄豆至蚕豆大小的水肿性紫红色丘疹、斑块，部分呈虹膜样。

21. 对该患者最可能的诊断是
    A. 传染性单核细胞增多症
    B. 多形红斑型药疹
    C. 皮肤白血病
    D. 白塞病
    E. 系统性硬皮病

【解析】患者有用药史，有青霉素过敏史，虽然原发病疱疹样皮炎用药经过不祥，结合目前皮疹特点，首先考虑多形红斑型药疹。

22. 如果患者治疗种痘样水疱病时，连续口服氨苯砜 5 周，伴有贫血和肝功能异常，则对该患者最可能的诊断是
    A. 传染性单核细胞增多症
    B. 多形红斑型药疹
    C. 皮肤白血病
    D. 氨苯砜综合征
    E. 白塞病

【解析】有氨苯砜初次服用史，潜伏期一般为 2～12 周（多为 5 周左右），皮损多表现为泛发性斑疹，皮疹可融合，亦可出现紫癜样皮损和眶周水肿，除皮疹外，可出现多系统受累。

23. **不宜**用于该患者的处理措施是
    A. 停用氨苯砜
    B. 系统使用大剂量糖皮质激素
    C. 保肝

答案：　17. C　18. E　19. A　20. D　21. B　22. D　23. D

D. 静脉注射甲氨喋呤

E. 预防感染

【解析】除立即停用氨苯砜外，及早应用糖皮质激素最关键。此外应使用保肝、护肝药，如还原型谷胱甘肽等，密切观察病情，预防继发感染，严格护理，高蛋白饮食，适当加用外用药物。

四、案例分析题

【案例1】患者，男，53岁。面部、躯干和四肢皮疹2年余。皮疹初发于面部，逐渐累及躯干、四肢。伴咳嗽、咳白痰。无外伤史，无糖尿病和高血压病史。查体：面颊部、躯干和四肢伸侧散在分布大小不一的红色丘疹、斑块、结节。双肺呼吸音粗，双肺闻及少量干性啰音。

第1问：根据患者的病情特点，诊断上可初步**排除**的疾病是

A. 结节病

B. 淋巴细胞瘤

C. 类脂质渐进性坏死

D. 皮肤淋巴细胞浸润症

E. 瘤型麻风

F. 异物肉芽肿

【解析】类脂质渐进性坏死好发于胫前，典型的临床表现为边界清楚的黄红色斑块，表面呈蜡样光泽，边缘有堤状隆起，中央可见毛细血管扩张、萎缩及溃疡，多见于糖尿病患者；皮肤淋巴细胞浸润症常为单发的浸润性斑块，面部好发；异物肉芽肿有外伤史，好发于手、足及暴露部位。

第2问：患者胸部CT示双肺轻度间质性肺炎，肺门和纵隔多处肿大淋巴结。组织病理示：真皮深层见大量上皮样细胞肉芽肿，周围有纤维组织包绕，见少量淋巴细胞浸润，结节中央无干酪样坏死。对该患者的最终

诊断是

A. 结节病　　　　　B. 淋巴瘤

C. 皮肤结核　　　　D. 脂肪瘤

E. 麻风　　　　　　F. 淋巴瘤样丘疹病

【解析】结节病的皮损表现多样，典型的组织病理为无干酪样坏死的上皮样细胞肉芽肿。肺和淋巴结最易受累。

第3问：该病最常累及的器官是

A. 心脏　　　　　　B. 肺

C. 骨髓造血系统　　D. 骨骼

E. 胃肠道　　　　　F. 眼睛

第4问：下列方法**不适合**于该患者治疗的是

A. 口服糖皮质激素

B. 口服沙利度胺

C. 口服甲氨蝶呤

D. 口服米诺环素

E. 皮下注射益赛普

F. 手术切除

【解析】结节病的药物治疗包括糖皮质激素、免疫抑制剂、维A酸、米诺环素、褪黑素、曲尼司特、己酮可可碱等。免疫抑制剂有甲氨蝶呤、硫唑嘌呤、环磷酰胺、环孢素、雷公藤总甙、沙利度胺等。对于顽固难治性系统性结节病可使用英夫利西单抗、依那西普等生物制剂。

【案例2】患者，女性，65岁。全身红斑10天，水疱、大疱8天。10天前躯干部出现红斑、肿胀，迅速蔓延至全身，发病2天后躯干、四肢出现松弛性水疱、大疱，继而破裂、糜烂，口腔及生殖器糜烂、疼痛严重，伴发热。患慢性淋巴细胞白血病5年，3个月前行骨髓移植。查体：T 38.2℃，口唇黏膜糜烂、渗液、结痂，舌背和舌两侧有点片状糜烂面。全身弥漫性红斑、肿胀，躯干、四肢

答案：【案例1】 1. CDF　2. A　3. B　4. F

伴有大量黄豆至核桃大小的松弛性水疱、大疱和糜烂。外阴红肿，局部糜烂和结痂。

第1问：根据患者的病情特点，该患者最可能的诊断是

    A. 中毒性表皮坏死松解症

    B. 扁平苔藓

    C. 急性移植物抗宿主病

    D. 副肿瘤性皮肤病

    E. 寻常型天疱疮

    F. 白塞病

第2问：该病的组织病理学特征性表现是

    A. 表皮细胞间水肿

    B. 卫星样细胞坏死

    C. 灶性基底细胞液化变性

    D. 真皮内黏蛋白沉积

    E. 胶原变性

    F. 真皮内血管周围淋巴细胞为主的炎症浸润

【解析】急性移植物抗宿主病的组织病理变化包括广泛表皮水肿，可伴棘层松解和水疱形成；表皮内可见坏死的角质形成细胞，与进入表皮的淋巴细胞形成卫星样细胞坏死，是特征性表现；基底细胞广泛液化变性；真皮浅层弥漫性淋巴细胞为主的炎症浸润。

第3问：需要与该病鉴别诊断的疾病包括

    A. 中毒性表皮坏死松解症

    B. 剥脱性皮炎

    C. 药疹

    D. 病毒疹

    E. 猩红热

    F. 寻常型天疱疮

第4问：下列方法中适合于该患者治疗的有

    A. 系统使用甲泼尼龙

    B. 口服环孢素

    C. 静脉注射甲氨蝶呤

    D. 体外光置换疗法

    E. 静脉注射英夫利西单抗

    F. NB-UVB 照射

【解析】系统使用糖皮质激素及免疫抑制剂是移植物抗宿主病的治疗方法。近年来有研究尝试各种光疗，如 UVB、PUVA、UVA1 及体外光置换疗法以及英夫利西单抗治疗。

【案例3】患儿，男性，7岁。反复全身红色皮疹伴脓肿7年，加重半个月。皮疹瘙痒剧烈，曾多次诊断为湿疹、疖肿，治疗后仍反复发作。病程中反复发生肺炎。仅半个月病情加重，伴发热。查体：T 38.3℃，特殊面容（眉弓突出、宽鼻梁、厚嘴唇、双眼内眦距离增宽），全身弥漫性红斑、丘疹，表面粗糙，四肢关节屈侧苔藓化，较多抓痕、溃疡、脓疱，臀部散在多处核桃大小的脓肿。实验室检查：WBC 10.2×10^9/L，EOS% 10.2%，IgE 4 200U/ml。

第1问：对该患者最可能的诊断是

    A. 特应性皮炎

    B. 自身敏感性皮炎

    C. 高 IgM 综合征

    D. 高 IgE 综合征

    E. Wiskotte-Aldrich 综合征

    F. 选择性 IgA 缺乏症

【解析】高 IgE 综合征的诊断标准包括：①婴幼儿期反复湿疹，复发性皮肤、肺部感染和寒性脓肿；②血清 IgE 显著增高（超过 2 000IU/ml）；③中性粒细胞趋化性障碍。

第2问：原发性免疫缺陷病可伴有血清高 IgE，下列疾病中需要与本病相鉴别的有

    A. 胸腺发育不良

    B. Omenn 综合征

答案：【案例2】 1. C　2. B　3. ABCDEF　4. ABCDEF　　【案例3】 1. D　2. ABCDEF

C. 湿疹血小板减少伴免疫缺陷综合征

D. 慢性肉芽肿病

E. 选择性 IgA 缺陷病

F. Nezelof 综合征

第 3 问：该病的诊断标准包括

A. 婴幼儿期反复湿疹、特应性皮炎

B. 复发性皮肤感染如毛囊炎、疖肿和寒性脓肿

C. 反复肺部感染

D. 血清 IgE 显著增高（超过 2 000IU/ml）

E. 中性粒细胞趋化功能障碍

F. 外周血嗜酸性粒细胞计数显著增加

第 4 问：关于免疫缺陷性皮肤病的描述，**错误**的是

A. 先天性胸腺发育不良是一种以 T 细胞缺陷为主的先天性免疫缺陷病

B. Wiskotte-Aldrich 综合征表现为免疫缺陷、血小板减少和湿疹等

C. 慢性皮肤黏膜念珠菌病属于 B 细胞性原发性免疫缺陷病

D. 选择性 IgA 缺乏症患者血清中 IgA 含量极低，而其他免疫球蛋白正常

E. 遗传性血管性水肿属于补体缺陷病，是常染色体隐性遗传病

F. 先天性无丙种球蛋白血症是由于 B 淋巴细胞缺陷所致

【解析】慢性皮肤黏膜念珠菌病属于 T 细胞性原发性免疫缺陷病，可行胸腺移植治疗。遗传性血管性水肿是常染色体显性遗传病，多有家族史。

答案：　3. ABCDE　4. CE

第二十七章　性传播疾病

一、单选题

1. 下列**不属于**性传播疾病的是
   A. 细菌性阴道病
   B. 女性假性湿疣
   C. 传染性软疣
   D. 性病性淋巴肉芽肿
   E. 阴道毛滴虫病

2. 下列疾病属于经典性病的是
   A. 急性女阴溃疡
   B. 雅司病
   C. 非淋菌性尿道炎
   D. 梅毒
   E. 尖锐湿疣
   【解析】经典性病即梅毒、淋病、软下疳、性病性淋巴肉芽肿、腹股沟肉芽肿。

3. 下列疾病属于性传播疾病的是
   A. 阴茎结核疹
   B. 鲍恩样丘疹病
   C. 口腔皮肤结核
   D. 假性湿疣
   E. 生殖器疱疹

4. 我国法定上报的性传播疾病**不包括**
   A. 软下疳　　　　B. 淋病
   C. 梅毒　　　　　D. 艾滋病
   E. 滴虫性阴道炎

5. 下列**不属于**梅毒实验室诊断方法的是
   A. 墨汁试验
   B. 性病研究实验室试验（VDRL 试验）
   C. 胶体金试验
   D. 快速血浆反应素环状卡片实验
   E. 血清不加热的反应素试验
   【解析】墨汁实验不作为常规的梅毒实验室诊断方法。

6. 最早出现的二期梅毒疹为
   A. 斑疹性梅毒疹　　B. 掌跖梅毒疹
   C. 扁平湿疣　　　　D. 脓疱性梅毒疹
   E. 丘疹性梅毒疹

7. 胎传梅毒和新生儿通过产道时感染的梅毒的主要区别是
   A. 梅毒血清不加热的反应素试验
   B. 是否有梅毒性斑疹
   C. 是否发生硬下疳
   D. 是否有 Hutchinson 三联征
   E. 荧光螺旋体抗体吸收试验（FTA-ABS）

8. 下列**不属于**晚期梅毒的是
   A. 结节性梅毒疹
   B. 树胶肿
   C. 近关节结节
   D. 梅毒性主动脉瓣关闭不全
   E. 红斑糜烂性梅毒疹

答案：　1. B　2. D　3. E　4. E　5. A　6. A　7. C　8. E

9. 二期梅毒最常见的骨关节损害是
   A. 骨折　　　　　B. 骨软骨炎
   C. 骨膜炎　　　　D. 骨髓炎
   E. 关节强直

10. 三期梅毒的皮肤黏膜损害**不包括**
    A. 梅毒性秃发　　B. 树胶肿
    C. 近关节结节　　D. 结节性梅毒疹
    E. 梅毒性纤维瘤
    【解析】梅毒性秃发是二期梅毒表现。

11. 下列属于二期梅毒的皮损表现是
    A. 扁平苔藓　　　B. 扁平疣
    C. 假性湿疣　　　D. 尖锐湿疣
    E. 扁平湿疣

12. 下列关于胎传梅毒的描述，**不正确**的是
    A. 经母体由胎盘传播
    B. 大多在妊娠 4 个月后传染给胎儿
    C. 胎传梅毒也可经父亲传染
    D. 胎传梅毒没有硬下疳表现
    E. 胎传梅毒儿生后即进入二期梅毒阶段

13. 梅毒患者血清固定是指梅毒患者经规则足量治疗后血清阳性的持续时间超过
    A. 6 个月　　　　B. 1 年
    C. 2 年　　　　　D. 3 年
    E. 4 年

14. 梅毒治疗的首选药物是
    A. 青霉素　　　　B. 罗红霉素
    C. 四环素　　　　D. 庆大霉素
    E. 头孢菌素

15. 关于一期梅毒的描述，**不正确**的是
    A. 梅毒血清试验阴性可排除一期梅毒
    B. 潜伏期一般为 2～4 周

C. 硬下疳是其主要表现
D. 在硬下疳处取材以暗视野检查可见苍白螺旋体
E. 通常患者起病前有不洁性接触史

16. 早期梅毒推荐普鲁卡因青霉素 G 一疗程总剂量为
    A. 600 万 U
    B. 800 万～1 200 万 U
    C. 1 200 万～1 800 万 U
    D. 1 500 万 U
    E. 2 400 万 U

17. 关于胎传梅毒的临床特点，描述**不正确**的是
    A. 患早期梅毒的孕妇传染胎儿的可能性大
    B. 晚期胎传梅毒的眼梅毒约有 90% 为基质性角膜炎
    C. 胎传梅毒不发生硬下疳
    D. 梅毒性鼻炎主要见于晚期胎传梅毒
    E. 神经性耳聋多发生于学龄期患儿

18. 下列关于心血管梅毒的治疗，描述**不正确**的是
    A. 应住院治疗，如有心力衰竭，病情控制后，再开始驱梅治疗
    B. 水剂青霉素应从小剂量开始，逐渐增加剂量
    C. 青霉素第 1 天，10 万 U，肌肉注射，q.d.
    D. 青霉素次天，20 万 U，肌肉注射，q.d.
    E. 对青霉素及头孢菌素过敏者，可选用多西环素或红霉素
    【解析】青霉素次天应为 10 万 U，肌肉注射，b.i.d.。

答案：　9. C　10. A　11. E　12. C　13. C　14. A　15. A　16. B　17. D　18. D

19. 关于梅毒螺旋体的描述,**不正确**的是
    A. 通常不易着色,又称苍白螺旋体
    B. 普通消毒剂、煮沸、干燥、低温均可将其杀灭
    C. 人工培养困难,通常接种于家兔睾丸进行保存及传代
    D. 为厌氧微生物,离开人体不易生存
    E. 可以以旋转、蛇形、伸缩 3 种方式运动

20. 银屑病与二期梅毒之间的鉴别最有意义的依据是
    A. 皮损颜色
    B. 累及范围
    C. 脱屑的程度
    D. 红细胞沉降率改变
    E. 梅毒血清反应阳性

21. 先天梅毒应用普鲁卡因青霉素 G 治疗时常用的剂量是
    A. 2 万 U/kg·d　　　B. 3 万 U/kg·d
    C. 4 万 U/kg·d　　　D. 5 万 U/kg·d
    E. 6 万 U/kg·d

22. 下列关于潜伏梅毒的描述,**不正确**的是
    A. 无临床症状或临床症状已消失
    B. 发生与机体免疫力较差有关
    C. 梅毒血清学检查为阳性
    D. 脑脊液检查正常
    E. 与治疗后暂时抑制 TP 有关

23. 下列关于梅毒性淋巴结炎的描述,**不正确**的是
    A. 潜伏期 3 周左右
    B. 结节质硬,不与周围组织粘连,活动
    C. 损害表面颜色正常,不化脓
    D. 初发为无痛性丘疹
    E. 疼痛剧烈

24. 下列关于梅毒性树胶肿的描述,**不正确**的是
    A. 又称梅毒瘤,是三期梅毒的标志
    B. 黏膜损害表现为坏死、溃疡
    C. 下肢皮损常为单发的无痛性皮下结节
    D. 皮损破坏性最强
    E. 好发于大腿,少数发生于骨骼、口腔、上呼吸道黏膜及内脏

25. 下列关于梅毒的治疗,描述**不正确**的是
    A. 早期梅毒每周肌内注射 1 次苄星青霉素,连续 3 次
    B. 心血管梅毒及神经梅毒治疗时应特别注意避免吉海反应
    C. HIV 感染者的梅毒治疗也是每周肌内注射 1 次苄星青霉素,连续 3 次
    D. 早期胎传梅毒患儿如无条件检查脑脊液,应按脑脊液异常进行治疗
    E. 妊娠梅毒患者如对青霉素过敏,可选用四环素或多西环素

26. 一期梅毒的主要临床特征是
    A. 硬下疳　　　　　B. 软下疳
    C. 下疳样脓皮病　　D. 扁平湿疣
    E. 多形红斑

27. 最常见的二期梅毒骨关节损害是
    A. 骨折　　　　　　B. 骨软骨炎
    C. 关节炎　　　　　D. 骨髓炎
    E. 骨膜炎

28. 对青霉素过敏的妊娠梅毒患者选用的治疗药物是
    A. 红霉素　　　　　B. 氯霉素
    C. 四环素　　　　　D. 链霉素
    E. 头孢菌素

答案:　19. B　20. E　21. D　22. B　23. E　24. E　25. E　26. A　27. E　28. A

29. 梅毒性鼻炎常见于
    A. 晚期梅毒
    B. 潜伏梅毒
    C. 早期胎传梅毒
    D. 早期获得梅毒
    E. 晚期胎传梅毒

30. 早期梅毒的病程是
    A. 2 个月内　　　B. 2 个月以上
    C. 2 年内　　　　D. 2 年以上
    E. 3 年内

31. 关于梅毒的诊疗,描述**不正确**的是
    A. 早期梅毒治疗后第 1 年每 3 个月复
       查 1 次,以后每半年复查 1 次,连续
       2~3 年
    B. 心血管梅毒的治疗应及早应用大剂
       量青霉素
    C. 血清反应由阴性转为阳性,应加倍量
       复治
    D. 血清反应固定阳性者,应做神经系统
       检查和脑脊液检查
    E. 妊娠梅毒患者分娩前每月复查 1 次
       梅毒血清反应

32. 晚期胎传梅毒的症状多发于
    A. 妊娠期　　　　B. 婴儿期
    C. 儿童及青春期　D. 中年期
    E. 老年期

33. 心血管梅毒患者**不会**出现的表现是
    A. 主动脉炎
    B. 主动脉瓣关闭不全
    C. 二尖瓣关闭不全
    D. 冠状动脉狭窄
    E. 主动脉瘤

34. 获得梅毒早期与晚期的分界时间为
    A. 1 年　　　　　B. 2 年
    C. 4 年　　　　　D. 5 年
    E. 根据症状出现的时间

35. 感染梅毒螺旋体后出现硬下疳的时间是
    A. 3 天　　　　　B. 1 周
    C. 3 周　　　　　D. 4 周
    E. 2 个月

36. 下列关于三期梅毒的组织病理检查,描
    述**不正确**的是
    A. 肉芽肿性浸润有浆细胞
    B. 肉芽肿性浸润常含有多核巨细胞
    C. 肉芽肿性浸润中血管较少
    D. 肉芽肿性浸润有上皮样细胞
    E. 肉芽肿性浸润有淋巴细胞

37. 晚期胎传梅毒的眼病为
    A. 疱疹性角膜炎　B. 睑球粘连
    C. 兔眼　　　　　D. 青光眼
    E. 间质性角膜炎

38. 下列关于吉海反应的描述,**错误**的是
    A. 是一种急性超敏反应
    B. 多在梅毒患者治疗后数小时发生
    C. 表现为寒战、发热、头痛、呼吸加快、
       心动过速、全身不适和原有疾病加重
    D. 严重时心血管梅毒常发生肺动脉破裂
    E. 泼尼松可用于预防

39. 下列关于梅毒的描述,**错误**的是
    A. 硬下疳期梅毒血清学反应可呈阳性
    B. 斑疹是二期梅毒最早发生的皮肤损害
    C. 硬下疳期梅毒血清学反应可呈阴性
    D. 早期潜伏梅毒可出现血清学复发
    E. 扁平湿疣常见于一期梅毒

答案: 29. C　30. C　31. B　32. C　33. C　34. B　35. C　36. C　37. E　38. D　39. E

40. 关于二期梅毒皮疹的特点，描述**错误**的是
    A. 皮疹对称、泛发，以掌跖部多见，多呈古铜色
    B. 皮损和分泌物中有大量的梅毒螺旋体，传染性强
    C. 皮疹一般无自觉症状
    D. 皮疹破坏性较强
    E. 皮疹可类似银屑病皮疹

    【解析】二期梅毒皮疹破坏性较弱，不经治疗数周可自行消退。

41. 下列关于淋病的治疗，描述**不正确**的是
    A. 头孢曲松钠对淋菌性咽炎疗效较好
    B. 妊娠期淋病用喹喏酮类和四环素类药物
    C. 淋菌性脑膜炎的疗程应满 2 周，淋菌性心内膜炎的疗程应满 4 周
    D. 新生儿淋菌性眼炎的治疗中单剂头孢曲松钠的剂量不能超过 125mg
    E. 治疗淋菌性盆腔炎时，除应用头孢曲松钠外，还同时口服甲硝唑或多西环素

    【解析】大观霉素对淋菌性尿道炎、宫颈炎、直肠炎效果好。头孢曲松钠对淋菌性咽炎效果好。孕妇禁用四环素。

42. 关于女性淋病的临床表现，描述**不正确**的是
    A. 症状较轻，急、慢性症状不易区分
    B. 如直肠、咽部出现感染，则症状较男性明显
    C. 宫颈内膜、尿道是最常见的受累部位
    D. 盆腔炎患者发生宫外孕的概率高
    E. 急性感染者常于性交后 2～5 天出现尿路刺激症状

    【解析】女性直肠、咽部出现感染时，症状较轻。

43. 男性非淋菌性尿道炎常见的并发症**不包括**
    A. 尿道狭窄
    B. 前列腺炎
    C. Reiter 综合征
    D. 直肠炎
    E. 附睾炎

44. 非淋菌性尿道炎的主要病原体为
    A. 链锁状杆菌
    B. 葡萄球菌
    C. 痘病毒
    D. 沙眼衣原体及支原体
    E. 乳头瘤病毒

45. 男性慢性淋病的主要病灶位于
    A. 尿道腺体及隐窝
    B. 前列腺
    C. 咽部
    D. 附睾
    E. 精囊

46. 淋病奈瑟菌主要侵入并在其内进行繁殖的细胞是
    A. 扁平上皮细胞
    B. 单层柱状上皮细胞
    C. 淋巴细胞
    D. 中性粒细胞
    E. 上皮细胞

47. 播散性淋病的典型皮肤损害为
    A. 紫癜型药疹样改变
    B. 结节性红斑
    C. 虹膜状或靶型红斑
    D. 全身泛发浅在的黄白色小脓疱
    E. 红斑基础上的坏死小脓疱

答案：　40. D　41. B　42. B　43. A　44. D　45. A　46. B　47. E

48. 下列关于淋病的治疗，描述**不正确**的是
    A. 新生儿淋菌性眼炎的治疗中单剂头孢曲松钠的剂量不能超过 125mg
    B. 妊娠期淋病禁用喹诺酮类和四环素类药物
    C. 大观霉素对淋菌性咽炎疗效较好
    D. 淋菌性眼炎的疗程应达到 7 天
    E. 治疗淋菌性盆腔炎时，除应用头孢曲松钠外，还同时口服甲硝唑或多西环素

49. 下列关于非淋菌性尿道炎的实验检查，描述**不正确**的是
    A. 男性尿道分泌物中革兰氏染色涂片检查中性粒细胞在油镜下平均每个视野≥5 个为阳性
    B. 临床实验室诊断中只需要见到达到阳性标准的中性粒细胞并排除淋病奈瑟菌感染即可作出初步诊断
    C. 女性宫颈分泌物在油镜下平均每视野多形核白细胞＞5 个有诊断意义
    D. 男性晨起首次尿的沉渣在高倍镜下平均每视野多形核白细胞≥15 个有诊断意义
    E. 首先需要用直接涂片、细菌培养确证无淋病奈瑟菌感染

50. 女性淋病中最多见的类型是
    A. 淋菌性输卵管炎
    B. 淋菌性宫颈炎
    C. 淋菌性盆腔炎
    D. 淋菌性前庭大腺炎
    E. 淋菌性尿道旁腺炎

51. 下列关于男性淋病的临床表现，描述**不正确**的是
    A. 潜伏期平均为 3～5 天

B. 5%～20% 的患者无明显临床表现
    C. 20% 的未经治疗的患者可并发附睾炎
    D. 80% 的咽部淋病奈瑟菌感染的患者无临床症状
    E. 成人淋菌性眼炎很少发生，一旦发生则很严重

52. 孕妇患有淋病时可选择的治疗药物是
    A. 红霉素　　　　　B. 氧氟沙星
    C. 米诺环素　　　　D. 多西环素
    E. 四环素

53. 关于淋病奈瑟菌的描述，**不正确**的是
    A. 是一种革兰氏阴性双球菌
    B. 适宜的生长温度是 32～36℃
    C. 主要寄居于黏膜表面的柱状上皮细胞内
    D. 不耐热，干燥环境存活 1～2 小时
    E. 人是淋病奈瑟菌是一种自然宿主

54. 下列关于淋病的描述，**错误**的是
    A. 致病菌为革兰氏阴性双球菌
    B. 淋菌性尿道炎可引起尿道狭窄
    C. 人类不是淋病奈瑟菌唯一的天然宿主
    D. 女性患者症状较轻微
    E. 男性患者可引起附睾炎

55. 女性非淋菌性尿道炎主要累及的部位是
    A. 阴道　　B. 尿道　　C. 宫颈
    D. 附件　　E. 盆腔

56. 下列关于非淋菌性尿道炎的描述，**不正确**的是
    A. 目前在欧美国家已超过淋病，跃居性病首位
    B. 该病尿道症状比淋病轻
    C. 患者有非婚性接触史或配偶感染史

答案：　48. C　49. C　50. B　51. C　52. A　53. B　54. C　55. C　56. D

D. 60% 的非淋菌性尿道炎是由支原体引起的

E. 有相当数量的患者症状轻微或无任何临床症状

57. 非淋菌性尿道炎的潜伏期通常是
    A. 1 周内　　B. 1～2 周　　C. 3～4 周
    D. 1～3 周　　E. 4～5 周

58. 非淋菌性尿道炎的主要病原体为
    A. 厌氧革兰氏阴性杆菌
    B. 沙眼衣原体、生殖支原体和解脲支原体
    C. 金黄色葡萄球菌
    D. 链球菌
    E. 阴道毛滴虫

59. 下列关于非淋菌性尿道炎的治疗原则，描述**不正确**的是
    A. 早期诊断，早期治疗
    B. 及时、足量、规则治疗
    C. 抗衣原体、支原体、真菌联合用药
    D. 同时治疗性伴
    E. 不同病情采用不同的治疗方案

60. 下列关于男性非淋菌性尿道炎的临床表现，描述**不正确**的是
    A. 典型表现为尿道瘙痒及轻重不等的尿痛及烧灼感
    B. 疼痛较淋病轻，尿道口轻度红肿
    C. 常有脓性分泌物，稀薄、量多
    D. 有的患者症状不明显，部分无症状
    E. 有"糊口"现象

61. 由杜克雷嗜血杆菌引起的性传播疾病是
    A. 软下疳　　B. 淋病　　　C. 梅毒
    D. 艾滋病　　E. 巨大湿疣

62. 软下疳的临床特征为
    A. 只在生殖器发生溃疡
    B. 无痛性生殖器溃疡
    C. 生殖器簇集小水疱
    D. 生殖器溃疡，常伴有无痛性腹股沟淋巴结肿大
    E. 生殖器溃疡、疼痛，常伴有疼痛性腹股沟淋巴结炎

63. 下列关于软下疳的临床表现，描述**不正确**的是
    A. 女性患者的损害较男性患者深，触痛明显
    B. 生殖器以外的部位也可以出现软下疳
    C. 通常无明显前驱症状
    D. 软下疳周围可出现多发卫星状溃疡
    E. 30%～50% 的患者可发生疼痛性腹股沟淋巴结炎

64. 下列关于软下疳的流行病学，描述**不正确**的是
    A. 主要通过性接触传播
    B. 女性患者明显多于男性
    C. 病原体为革兰氏阴性的杜克雷嗜血杆菌
    D. 主要流行于亚热带地区
    E. 通常无明显的前驱症状

65. 关于软下疳的损害，描述**不正确**的是
    A. 混合性软下疳是多种亚型同时存在
    B. 一过性软下疳损害小，4～6 天消失
    C. 丘疹性软下疳的表现类似二期梅毒的扁平湿疣
    D. 崩蚀性软下疳的溃疡发展迅速，广泛组织坏死
    E. 匐行性软下疳表现为长而狭窄的浅损害

答案：　57. D　58. B　59. C　60. C　61. A　62. E　63. A　64. B　65. A

66. 临床上可出现"对吻损害"的疾病是
    A. 扁平湿疣
    B. 生殖器疱疹
    C. 软下疳
    D. 性病性淋巴肉芽肿
    E. 腹股沟肉芽肿

67. 下列关于软下疳并发症的描述，**不正确**的是
    A. 50% 的患者可发生疼痛性腹股沟淋巴结炎
    B. 可有嵌顿包茎
    C. 尿道瘘是由于毁坏性溃疡所致的
    D. 腹股沟淋巴结炎多为双侧
    E. 阴囊、阴茎象皮肿是因淋巴回流障碍所致

68. 下列检查对诊断软下疳有意义的是
    A. 梅毒血清反应阳性
    B. 醋酸白试验反应阳性
    C. 甲苯胺蓝试验阳性
    D. 伊东 - 雷斯提纳反应阳性
    E. 醋酸白试验反应阴性

69. 由沙眼衣原体引起的性病是
    A. 软下疳
    B. 腹股沟肉芽肿
    C. 传染性软疣
    D. 尖锐湿疣
    E. 性病性淋巴肉芽肿

70. 腹股沟横痃出现的时间是
    A. 生殖器初疮发生 1～4 周后
    B. 生殖器初疮发生 2～6 周后
    C. 生殖器初疮发生 2 个月后
    D. 生殖器初疮发生 4 个月后
    E. 生殖器初疮发生半年

71. 下列属于性病性淋巴肉芽肿的病原体是
    A. 2 型沙眼衣原体
    B. 6 型沙眼衣原体
    C. 10 型沙眼衣原体
    D. 12 型沙眼衣原体
    E. 15 型沙眼衣原体

72. 下列关于生殖器初疮的描述，**不正确**的是
    A. 可无明显的自觉症状
    B. 溃疡多为单发
    C. 皮损最初为小丘疹、疱疹，后出现糜烂或溃疡
    D. 损害可在数天内痊愈，不留瘢痕
    E. 溃疡触痛明显

73. 关于腹股沟肉芽肿的病原体，描述**错误**的是
    A. 为肉芽肿荚膜杆菌
    B. 人类为唯一自然宿主
    C. 传染性较强
    D. 为革兰氏阴性球杆菌
    E. 在鸡胚卵黄囊中生长良好

74. 关于腹股沟肉芽肿的临床表现，描述**错误**是
    A. 该病潜伏期为 1 周～3 个月
    B. 可表现为肛周生殖器部位的无痛性溃疡
    C. 也可表现为腹股沟横痃
    D. 增殖型溃疡是该病最常见的一种临床表现
    E. 干燥的溃疡进展为瘢痕斑块
    【解析】该病发生于腹股沟的结节型皮损常被误认为淋巴结，其实是假性横痃。引起横痃的是性病性淋巴肉芽肿。

答案： 66. C　67. D　68. D　69. E　70. A　71. A　72. E　73. C　74. C

75. 下列关于腹股沟肉芽肿的治疗方案，**不正确**的是
    A. 多西环素 100mg，b.i.d.，疗程至少 8 周或直到所有皮损愈合
    B. 阿奇霉素 1g，每周 1 次，疗程 3 周或直到所有皮损愈合
    C. 环丙沙星 750mg，b.i.d.，疗程至少 3 周或直到所有皮损愈合
    D. 复方磺胺甲噁唑 800mg，b.i.d.，疗程至少 3 周或直到所有皮损愈合
    E. 苄星青霉素 240 万单位，肌内注射，每周 1 次
    【解析】苄星青霉素为治疗梅毒的药物，对腹股沟肉芽肿无效。

76. 关于腹股沟肉芽肿的诊断，描述**错误**的是
    A. 可通过对组织压片或病理切片行 HE 染色诊断
    B. 可通过对组织压片或病理切片行吉姆萨染色诊断
    C. 可通过对组织压片或病理切片行 Warthin-Starry 染色诊断
    D. 接种于鸡胚卵黄囊中进行培养
    E. PCR 法检测

77. 尖锐湿疣的好发部位是
    A. 足跖部
    B. 甲缘部
    C. 头、面部
    D. 皮肤与黏膜交界处
    E. 双手背
    【解析】HPV 易感染黏膜和支肤的鳞状上皮细胞。

78. 尖锐湿疣的病原体是
    A. 杜克雷嗜血杆菌
    B. 肉芽肿荚膜杆菌
    C. 人乳头瘤病毒
    D. 沙眼衣原体
    E. 人巨细胞病毒

79. 人乳头瘤病毒主要感染的组织是
    A. 血液
    B. 淋巴
    C. 结缔组织
    D. 表皮
    E. 真皮

80. 尖锐湿疣的诊断依据**不包括**
    A. 婚外性接触史或配偶感染史
    B. 必要时行组织病理检查
    C. 生殖器或肛门部位有单个或多个乳头状赘生物，表面粗糙
    D. 血液病毒抗体检测
    E. 醋酸白试验阳性

81. 需要与尖锐湿疣进行鉴别诊断的疾病**不包括**
    A. 扁平湿疣
    B. 珍珠状阴茎丘疹
    C. 疥疮
    D. 鲍恩样丘疹病
    E. 假性湿疣

82. 尖锐湿疣的平均潜伏期是
    A. 1 个月
    B. 2 个月
    C. 3 个月
    D. 4 个月
    E. 6 个月

83. 下列关于尖锐湿疣的组织病理表现，描述**错误**的是
    A. 表皮乳头瘤样增生伴角化不全
    B. 表皮中、上部可见空泡细胞
    C. 空泡细胞胞质着色深，核浓缩深染
    D. 空泡细胞为特征性改变
    E. 真皮浅层毛细血管扩张，周围淋巴细胞浸润
    【解析】尖锐湿疣的组织病理中的空泡细胞胞质着色淡，核浓缩，呈深染。

答案： 75. E 76. A 77. D 78. C 79. D 80. D 81. C 82. C 83. C

84. 下列关于生殖器疱疹的描述,正确的是
   A. HSV-2 的抵抗力强,通常的消毒剂不能灭活
   B. HSV-1 是生殖器疱疹的主要病原体
   C. 女性生殖器疱疹与宫颈癌的发生有密切关系
   D. 复发性生殖器疱疹常伴有明显的全身症状
   E. 潜伏 HSV-1 较潜伏 HSV-2 更易被激发致病

85. 下列关于生殖器疱疹的描述,**不正确**的是
   A. 1 年复发 6 次者为频繁复发
   B. 复发性生殖器疱疹最常见
   C. 复发性生殖器疱疹在原发性生殖器疱疹皮损消退后 1～4 个月以内复发
   D. 潜伏的 HSV-2 较 HSV-1 更易被激发致病
   E. 通常 50% 的 HSV-1 感染和 70% 的 HSV-2 感染在临床上无症状

86. 生殖器疱疹的主要传染源为
   A. 原发性生殖器疱疹患者
   B. 复发性生殖器疱疹患者
   C. 频繁复发者
   D. 亚临床型生殖器疱疹患者
   E. 症状明显的生殖器疱疹患者

87. 下列关于生殖器疱疹的描述,正确的是
   A. 复发性生殖器疱疹常伴明显的全身症状
   B. HSV-1 是生殖器疱疹的主要病原体
   C. HIV 感染者并发生殖器疱疹时病程较短
   D. 妊娠期生殖器疱疹可造成胎儿流产
   E. HSV 存在于患者血液中,主要靠血液传播

88. 下列关于复发性生殖器疱疹的临床表现,描述**不正确**的是
   A. 原发性生殖器疱疹皮损消退后 1～4 个月以内复发,复发感染通常发生在原来的部位
   B. 病程通常为 2～3 周
   C. 全身症状及皮损较原发性生殖器疱疹轻
   D. 患者复发前常有前驱症状
   E. HIV 感染者临床复发更频繁

89. 生殖器疱疹的治疗方案**不包括**
   A. 原发性生殖器疱疹应用抗病毒药物需连服 7～10 天
   B. 皮损处外用药膏有 3% 阿昔洛韦、酞丁胺霜等
   C. 复发性生殖器疱疹的治疗最好在前驱症状或损害出现 24 小时内开始应用
   D. 局部保持患处清洁、干燥
   E. 亚临床型生殖器疱疹患者需长期服用有效抗病毒药物

90. 艾滋病的传播途径**不包括**
   A. 共用餐具　　B. 医疗操作
   C. 母乳直接喂养　D. 人工授精
   E. 母婴传播
   【解析】HIV 可存在于患者多种体液中,但目前证实具有传播作用的仅为血液、精液、阴道子宫分泌物和乳汁。

91. 最具有 HIV 感染特异性体征的是
   A. 淡紫色或棕色斑
   B. 脂溢性皮炎
   C. 毛细血管扩张征
   D. 玫瑰疹样皮炎
   E. 口腔毛状白斑

答案: 84. C　85. C　86. D　87. D　88. B　89. E　90. A　91. E

92. 通过输血感染 HIV 的患者血清中出现抗 HIV 抗体的时间通常为
    A. 1 周内　　　　B. 3 个月
    C. 2～8 周　　　D. 6 个月
    E. 1 年

93. 下列关于艾滋病的描述，**不正确**的是
    A. 是 1981 年才被认识的一种性传播疾病
    B. 是由人类免疫缺陷病毒感染引起
    C. 目前分离出来的 HIV 有 HIV-1 和 HIV-2 两型
    D. HIV 属于 DNA 反转录病毒
    E. 少数患者感染后 3～4 周出现非特异性症状

94. 关于急性 HIV 感染的描述，**不正确**的是
    A. 临床症状比较轻，多为非特异性
    B. 多数患者无任何症状和体征
    C. 血清抗 HIV 抗体阳性
    D. 淋巴细胞比例轻度降低
    E. 少数患者感染后 3～4 周出现非特异性症状

95. 下列关于抗 HIV 治疗原则的描述，**不正确**的是
    A. 监测血浆病毒浓度
    B. 监测 $CD4^+$ T 细胞计数
    C. 在明显的免疫缺陷出现前实施抗病毒治疗
    D. 至少应用两种药物联合治疗
    E. 主要应用 IL-2 治疗

96. 关于艾滋病的描述，**不正确**的是
    A. 多数患者在感染初期无任何症状和体征
    B. 潜伏期患者是重要传染源

C. 脂溢性皮炎常为 HIV 感染最初的皮肤表现
    D. 窗口期内的患者无传染性
    E. 急性感染期血清抗 HIV 抗体阴性

97. 艾滋病并发的恶性肿瘤主要是
    A. 基底细胞癌　　　B. 鳞癌
    C. 霍奇金病　　　　D. Kaposi 肉瘤
    E. 湿疹样癌

98. 急性 HIV 皮疹主要是
    A. 丘疱疹和疱疹　　B. 斑疹和丘疹
    C. 糜烂　　　　　　D. 溃疡
    E. 斑块

99. 通过性交而感染 HIV 者血清中出现抗 HIV 抗体的时间为
    A. 1 周内　　　　　B. 4～8 周
    C. 4～6 周　　　　 D. 2～3 周
    E. 8～12 周

100. HIV 感染者的皮肤表现中表示预后差的标志为
    A. 毛细血管扩张征
    B. 银屑病
    C. 口腔毛状白斑
    D. 脂溢性皮炎
    E. Kaposi 肉瘤

101. 艾滋病的各种机会性感染主要累及部位是
    A. 心脏
    B. 血液系统
    C. 肾
    D. 皮肤
    E. 肺、胃肠与神经系统

答案： 92. C　93. D　94. C　95. E　96. D　97. D　98. B　99. E　100. B　101. E

102. **不属于**艾滋病常见的皮肤表现的是
    A. 口腔毛状白斑
    B. 玫瑰糠疹
    C. Kaposi 肉瘤
    D. 口腔念珠菌感染
    E. 脂溢性皮炎

103. 下列关于艾滋病的描述，**错误**的是
    A. HIV 感染到发病呈急性过程
    B. 卡氏肺孢菌病亦可见儿童患者
    C. 血清 $CD4^+$ 细胞测定可以评估患者的免疫力
    D. 非核苷类逆转录酶抑制剂治疗有效
    E. 磺胺类药物是治疗卡氏肺孢菌肺炎的首选药物

104. 关于细菌性阴道病的描述，**错误**的是
    A. 是生育年龄女性最常见的阴道感染
    B. 致病菌可以包含各种厌氧菌
    C. 以生殖道加特纳菌为主
    D. 正常女性阴道中不应检出加特纳菌
    E. 有阴道菌群失调而无症状的患者
    【解析】20% 的正常女性阴道中可检出加特纳菌。

105. 关于细菌性阴道病的发病机制，描述**错误**的是
    A. 由于阴道内生态环境改变所致
    B. 正常状态下阴道内乳酸杆菌占优势
    C. 乳酸杆菌可保持阴道内弱酸环境
    D. 发病可能与雌激素水平上升有关
    E. 可能与频繁性交、长时间使用抗生素或应用碱性清洁剂过度冲洗有关
    【解析】细菌性阴道病的发病机制可能是雌激素水平下降，导致阴道上皮萎缩，细胞糖原减少，影响乳酸杆菌生长。

106. 关于细菌性阴道病的临床表现，描述**错误**的是
    A. 典型表现是阴道分泌物轻度至中度增多
    B. 常于排卵期后加重
    C. 阴道分泌物为灰色或绿色的均质性糊样黏稠物
    D. 5% 的患者可无症状
    E. 胺试验可产生氨气味
    【解析】细菌性阴道病常于月经后加重。

107. 关于细菌性阴道病的实验室检查，描述**不正确**的是
    A. 取分泌物作生理盐水湿片，可见线索细胞
    B. 发现革兰氏阳性的加特纳菌为诊断此病最敏感和特异的指标
    C. 阴道分泌物中神经氨酸酶活性与该病严重程度成正比
    D. 加 0.1% 亚甲蓝盐水后可见乳酸杆菌减少而其他细菌增加
    E. 胺试验有诊断价值
    【解析】加特纳菌为革兰氏阴性的小球杆菌或杆菌。

108. 关于细菌性阴道病的诊断，描述**不正确**的是
    A. 应作加特纳菌和其他厌氧菌培养
    B. 阴道壁覆有均匀一致分泌物
    C. 阴道 pH＞4.5
    D. 阴道分泌物加 10% 氢氧化钾出现氨气味
    E. 阳性实验室化验结果是必需的诊断依据
    【解析】因为约 40% 健康女性加特纳菌培养也可为阳性，厌氧菌培养也为非特异性，故诊断该病无需作病原体培养。

答案： 102. B 103. A 104. D 105. D 106. B 107. B 108. A

109. 关于细菌性阴道病的治疗，描述**不正确**是
    A. 治疗原则是杀灭相关微生物，恢复乳酸杆菌占优势的阴道菌群
    B. 甲硝唑是首选药物
    C. 甲硝唑的常用剂量是 1 000mg/d，分 2 次口服，共 7 天，或 2g 顿服
    D. 不耐受口服者可外用甲硝唑凝胶
    E. 应常规对男性性伴同时进行治疗
    【解析】细菌性阴道病治疗时，对男性性伴治疗不一定能防止复发，不主张对男性性伴进行常规治疗。

110. 关于阴道毛滴虫的描述，**错误**的是
    A. 寄生于人类泌尿生殖道
    B. 阴道毛滴虫仅有滋养期而无包囊期
    C. 在 30～37℃和弱酸性环境生长繁殖最活跃
    D. 3～5℃时可存活 21 天，完全干燥时可生活 6 小时
    E. 是兼性厌氧原虫
    【解析】阴道毛滴虫在半干燥状态可生活 6 小时，完全干燥时很容易死亡。

111. 关于阴道毛滴虫病流行病学的描述，**错误**的是
    A. 可经直接传染和间接传染两种途径感染
    B. 直接传染包括通过性接触传染
    C. 围生期感染能引起新生女婴感染
    D. 间接感染为通过浴缸、泳池、浴巾等感染
    E. 该病高发年龄为性活跃的女青年
    【解析】该病中老年女性亦多见，多通过间接感染患病。

112. 关于阴道毛滴虫病的临床表现，描述**错误**的是
    A. 女性可表现为黄绿色或泡沫状阴道分泌物，带有臭味，有时可有血性
    B. 可伴有外阴瘙痒、刺痒、灼烧感或蚁行感
    C. 阴道检查可见阴道和宫颈黏膜充血、水肿，去除分泌物后可见点状出血和草莓状突起
    D. 累及尿道者可出现尿路刺激症状，甚至引起上行感染
    E. 男性患者表现轻微，无其他不适症状
    【解析】男性患者多数无表现或表现轻微，但也可有一过性尿道炎、不同程度尿路不适或刺激感，排尿时加重，甚至出现尿道炎和膀胱炎、龟头炎。

113. 关于阴道毛滴虫病的诊断描述**错误**的是
    A. 女性阴道壁取分泌物镜检可能发现毛滴虫
    B. 分泌物涂片找到虫体，检出率高
    C. 分泌物培养于 Diamond 培养基是诊断的"金标准"
    D. 可采用 ELISA 法等进行免疫学检查
    E. 应用核苷酸探针技术可检测阴道毛滴虫病
    【解析】阴道毛滴虫病诊断中女性分泌物镜检应在阴道后穹窿处取样。

114. 下列关于阴道毛滴虫病的治疗，描述**错误**的是
    A. 首选甲硝唑口服，7～10 天为 1 个疗程。妊娠期最初 3 个月禁用
    B. 局部维持阴道弱酸性有助于治疗
    C. 外用甲硝唑栓剂有效
    D. 治疗期间避免性交，勤清洗外阴，勤换内裤，同时性伴应进行检查和治疗。

E. 反复发作者,可于每次排卵后应用
   甲硝唑栓剂,持续 3 个月

【解析】阴道毛滴虫病反复发作者应在
月经干净后阴道局部用药。

115. 患者,男性,30 岁。感染梅毒,早期未
    发现症状,4 年后也未出现心血管和中
    枢神经等症状,查血梅毒血清反应为
    阳性。对该患者诊断为
    A. 早期隐性梅毒
    B. 晚期隐性梅毒
    C. 二期梅毒
    D. 三期梅毒
    E. 胎传梅毒

116. 患者,男性,25 岁。尿道流脓伴尿痛 2
    天。起病前 3 天有冶游史。查体:尿
    道口轻度红肿,可见中量的黄色分泌
    物,内裤有污秽。对该患者最可能的
    诊断是
    A. 非淋菌性尿道炎
    B. 非特异性尿道炎
    C. 前列腺炎
    D. 淋病
    E. 化脓性包皮龟头炎

117. 患者,男性,34 岁。尿痛、排尿困难,
    龟头红肿流脓 4 天。10 天前有不洁性
    接触史。查体:包皮、龟头红肿,尿道
    口肿胀外翻,有大量黄色脓液自尿道
    口溢出。对该患者最可能的诊断是
    A. 非淋菌性尿道炎
    B. 淋病
    C. 非特异性尿道炎
    D. 生殖器念珠菌病
    E. 滴虫性尿道炎

118. 患者,男性,36 岁。会阴钝痛 1 个月,
    尿痛 3 天。有冶游史。查体:尿道口
    轻度红肿,少量浆液性分泌物。前列
    腺轻度肿大。前列腺常规检查示高倍
    镜下白细胞(+++)。对该患者最可能
    的诊断是
    A. 非淋菌性尿道炎合并前列腺炎
    B. 前列腺炎
    C. 非淋菌性尿道炎
    D. 淋病
    E. 前列腺增生病

119. 患者,男性,29 岁。阴茎溃疡 5 天,伴
    疼痛。起病前 1 周有不洁性交史。查
    体:阴茎中段上方可见 3 个蚕豆大小
    的溃疡,互相融合,边缘不整齐,其表
    面覆盖灰黄色脓苔,有触痛。分泌物
    涂片可见末端钝圆、两极染色的短小
    杆菌,呈鱼群状排列。对该患者最可
    能的诊断为
    A. 硬下疳
    B. 腹股沟肉芽肿
    C. 生殖器疱疹
    D. 性病性淋巴肉芽肿
    E. 软下疳

120. 患者,女性,24 岁。小阴唇内侧密集小
    丘疹,表面光滑,不融合,呈"鱼子状",
    无自觉症状,醋酸白试验(-)。对该患
    者诊断为
    A. 尖锐湿疣   B. 扁平湿疣
    C. 假性湿疣   D. 生殖器疱疹
    E. 鳞状细胞癌

121. 患者,女性,25 岁。未婚,有性生活史。
    发现外阴赘生物 7 天,无痛痒。查体:
    外阴、阴道及宫颈可见多数淡红色的

答案: 115. B 116. D 117. B 118. A 119. E 120. C 121. B

菜花状赘生物，触之易出血。阴道中量黄色分泌物。对该患者最可能的诊断是

A. 扁平湿疣
B. 尖锐湿疣
C. 生殖器鲍恩样丘疹病
D. 假性湿疣
E. 宫颈癌

122. 患者，女性，27岁，孕36周。外阴起水疱伴疼痛3天。查体：左侧大阴唇内侧可见针尖大小的水疱，周围有红晕，壁薄，易破，有触痛。实验室检查：疱液 HSV-DNA 阳性。对该患者最可能的诊断是

A. 带状疱疹   B. 急性外阴溃疡
C. 白塞综合征   D. 生殖器疱疹
E. 硬下疳

123. 患者，女性，29岁。阴道分泌物增多3个月，伴有轻度瘙痒，性交后有臭味。查体：阴道壁薄薄一层灰绿色黏稠分泌物。对该患者最可能的诊断是

A. 霉菌性阴道炎
B. 细菌性阴道病
C. 滴虫性阴道炎
D. 念珠菌性阴道炎
E. 尿道炎合并阴道感染

124. 患者，女性，30岁，妊娠8周。阴道分泌物增多伴异味1个月。查体：阴道、宫颈充血不明显，阴道壁见稀薄匀匀灰色分泌物。该患者最适合的治疗方案是

A. 甲硝唑片口服
B. 甲硝唑栓剂阴道内给药

C. 克林霉素口服7天
D. 酮康唑栓剂阴道内给药
E. 特比萘芬口服

125. 患者，女性，58岁。阴道瘙痒伴分泌物增多2周。1个月前有公共泳池游泳史。绝经8年，否认近期性生活。查体：阴道黏膜及宫颈红肿，见大量黄绿色腥臭味分泌物，伴有点状出血。对该患者最可能的诊断是

A. 霉菌性阴道炎
B. 细菌性阴道病
C. 滴虫性阴道炎
D. 念珠菌性阴道炎
E. 尿道炎合并阴道感染

二、多选题

1. 下列属于性传播疾病的是

A. 疥疮   B. 体虱   C. 阴虱
D. 螨皮炎   E. 梅毒

2. 影响性病传播的因素包括

A. 经济发展引起的传统家庭生活模式改变
B. 人口流动加快与性观念的改变
C. 贫穷、商业性交易和安全套的推广程度
D. 公共卫生系统和医疗服务的效率
E. 性别的不平等和双重标准

3. 除性接触外，性传播疾病的传播途径还包括

A. 间接接触途径
B. 血液和血液制品途径
C. 母婴垂直途径
D. 医源性途径、器官移植、人工授精
E. 其他途径，如昆虫、空气、食物和水

答案： 122. D   123. B   124. C   125. C
　　1. ACE   2. ABCDE   3. ABCDE

4. 性病的传染源包括
   A. 性服务者
   B. 性开放及性乱者
   C. 吸毒者
   D. 供血者
   E. 叮咬过性病患者的蚊虫
   【解析】蚊虫为传播媒介, 其余选项均是传染源。

5. 接触后感染梅毒风险较高的损害是
   A. 硬下疳　　　　B. 扁平湿疣
   C. 玫瑰糠疹的母斑　D. 梅毒黏膜斑
   E. 妊娠性痒疹

6. 心血管梅毒治疗的注意事项包括
   A. 应住院治疗
   B. 如有心力衰竭, 应予以控制后, 再开始抗梅毒治疗
   C. 为避免吉海反应, 青霉素注射前 1 天口服泼尼松, 每次 10mg, b.i.d., 连续 3 天
   D. 水剂青霉素 G 应从小剂量开始, 逐渐增加剂量
   E. 对青霉素过敏者可用盐酸四环素

7. 关于梅毒的描述, 正确的是
   A. 梅毒病原体的检查可用暗视野显微镜法
   B. 梅毒螺旋体也有耐青霉素菌株
   C. 硬下疳有自发疼痛和压痛
   D. VDRL 试验也有假阳性
   E. 人是梅毒螺旋体的自然宿主

8. 梅毒的传播途径包括
   A. 性接触传染
   B. 垂直传播

C. 输血感染
D. 与梅毒患者接吻交换唾液
E. 哺乳

9. 梅毒螺旋体直接检查可采用的染色方法有
   A. PAS 染色　　　B. 吉姆萨染色
   C. 墨汁负染　　　D. 镀银染色
   E. 刚果红染色

10. 关于胎传梅毒的描述, 正确的是
    A. 可分为早期胎传梅毒、晚期胎传梅毒和先天性潜伏梅毒
    B. 其经过与获得梅毒相似, 特点是不发生心血管梅毒
    C. 梅毒性鼻炎多在出生后 1~2 个月内发生
    D. 早期胎传梅毒患儿常伴有营养障碍、消瘦、烦躁等症状
    E. 胎传梅毒可出现特征性牙齿改变
    【解析】胎传梅毒无一期梅毒改变, 这是与获得梅毒最大的不同。

11. 淋病的表现包括
    A. 急性尿道炎　　B. 直肠炎
    C. 子宫内膜炎　　D. 急性肾小球肾炎
    E. 肾盂肾炎

12. 男性淋病治疗不及时可出现的并发症包括
    A. 附睾炎　　　　B. 淋菌性前列腺炎
    C. 输精管炎　　　D. 后尿道炎
    E. 精囊炎
    【解析】男性淋病患者可引起一系列后尿道感染, 反复发作可形成瘢痕导致输精管狭窄或梗阻。

答案: 4. ABCD　5. ABD　6. ABCDE　7. ADE　8. ABCDE　9. BCD　10. ACDE　11. ABC
12. ABCDE

13. 妊娠期淋病可选用的治疗药物是
    A. 头孢曲松钠　　B. 米诺环素
    C. 环丙沙星　　　D. 大观霉素
    E. 头孢噻肟

14. 下列关于淋病奈瑟菌检查标本采集的描述，正确的是
    A. 男性标本采集应伸入男性尿道2~4cm
    B. 女性标本可直接采集阴道内黏液
    C. 患结膜炎的新生儿可取结膜分泌物
    D. 全身性淋病时可取关节液或关节穿刺液
    E. 采集样本前应嘱患者憋尿
    【解析】涂片直接镜检仅对男性尿道分泌物标本有诊断意义。女性宫颈分泌物标本涂片可提示诊断。

15. 女童淋病常表现为
    A. 弥漫性阴道炎　B. 外阴炎
    C. 直肠炎　　　　D. 结膜炎
    E. 会阴红肿
    【解析】结膜炎多为成人因自我接种或间接感染所致。新生儿为经母亲产道时传染。

16. Reiter综合征主要的症状为
    A. 非淋菌性尿道炎
    B. 关节炎
    C. 结膜炎
    D. 虹膜炎
    E. 直肠炎
    【解析】Reiter综合征是尿道炎、关节炎、结膜炎三联征。

17. 非淋菌性尿道炎的并发症包括
    A. 附睾炎　　　　B. 前列腺炎

    C. 尿道狭窄　　　D. Reiter综合征
    E. 间质性角膜炎

18. 软下疳的并发症包括
    A. 腹股沟淋巴结炎
    B. 无痛性溃疡
    C. 嵌顿性包茎
    D. 尿道狭窄
    E. 尿瘘
    【解析】软下疳的临床表现以生殖器部位疼痛性溃疡伴急性、化脓性、腹股沟淋巴结为特征。

19. 性病性淋巴肉芽肿的治疗药物是
    A. 多西环素　　　B. 红霉素
    C. 青霉素　　　　D. 米诺环素
    E. 头孢菌素

20. 关于性病性淋巴肉芽肿的描述，正确的是
    A. 病原体为6、11、15血清型沙眼衣原体
    B. 生殖器初疮主要表现为外生殖器小丘疹、疱疹、糜烂或溃疡
    C. 常伴有发热、头痛、乏力等全身症状
    D. 可并发无菌性脑膜炎、心包炎
    E. 可出现腹股沟横痃

21. 性病性淋巴肉芽肿的实验室检查包括
    A. 直接涂片法
    B. 酶联免疫吸附试验
    C. 斑贴试验
    D. 微量免疫荧光试验
    E. 暗视野显微镜检查

22. 性病性淋巴肉芽肿的治疗药物是
    A. 多西环素　　　B. 红霉素

答案：　13. ADE　14. ACDE　15. ABCE　16. ABC　17. ABD　18. ACDE　19. ABD　20. BCDE
　　21. ABD　22. ABC

C. 米诺环素　　　D. 头孢曲松钠

E. 青霉素

23. 可发生横痃样改变的疾病包括

A. 性病性淋巴肉芽肿

B. 软下疳

C. 硬下疳

D. 腹股沟肉芽肿

E. 艾滋病

24. 对尖锐湿疣诊断具有意义的依据是

A. 有不洁性交史或配偶感染史

B. 氧化酶试验阳性

C. 肛门外生殖器部位的良性皮肤黏膜赘生物

D. 醋酸白试验阳性

E. 表面粗糙易出血

【解析】氧化酶试验常用于奈瑟菌属的菌种鉴定。

25. 尖锐湿疣的药物治疗可选用

A. 0.5% 鬼臼毒素酊

B. 0.5% 足叶草酯酊

C. 氟尿嘧啶软膏

D. 50% 三氯醋酸溶液

E. 5% 咪喹莫特霜

26. 下列表述属于尖锐湿疣的亚临床感染或潜伏感染的是

A. 散在淡红色小丘疹

B. 微小的乳头状隆起

C. 肉眼不能辨认的皮损,醋酸白试验阳性

D. 皮肤黏膜外观正常,醋酸白试验阴性,实验室检查检出 HPV

E. 接触性出血

27. 临床上常用于诊断尖锐湿疣的试验包括

A. 醋酸白试验

B. 暗视野显微镜检查

C. 甲苯胺蓝试验

D. HPV-DNA 检测

E. 斑贴试验

28. 艾滋病的预防包括

A. 宣传艾滋病预防知识

B. 禁止共用注射器、针头

C. 使用进口血液、血液成分及血液制品时,需经严格 HIV 检测

D. HIV 感染者避免妊娠

E. 基因治疗

【解析】艾滋病目前尚无基因治疗方法。

29. HIV 感染者患带状疱疹的特点是

A. 累及范围常较大

B. 可出现水疱、大疱、血疱

C. 疼痛剧烈,极易继发细菌感染

D. 一般不引起脑炎、肺炎

E. 有自限性

30. HIV 进入人体血液后通常侵犯的细胞是

A. 淋巴细胞　　　B. 巨噬细胞

C. 中性粒细胞　　D. 朗格汉斯细胞

E. 嗜酸性粒细胞

【解析】HIV 主要侵袭的靶细胞是 $CD4^+$ T 细胞,并使单核巨噬细胞、B 淋巴细胞、$CD8^+$ T 细胞和 NK 细胞发生损伤。

31. HIV 感染者含有 HIV 的体液是

A. 唾液　　　　　B. 血液

C. 精液　　　　　D. 尿液

E. 泪液

【解析】HIV 可存在于 HIV 感染者多种

答案:　23. ABD　24. ACDE　25. ABCDE　26. CD　27. AD　28. ABCD　29. ABC　30. ABD

31. BC

体液中,但目前证实具有传播作用的仅为血液、精液、阴道子宫分泌物和乳汁。

32. 艾滋病常见皮肤病变包括
    A. 单纯疱疹　　　B. 口腔念珠菌感染
    C. Kaposi 肉瘤　　D. 玫瑰糠疹
    E. 荨麻疹

三、共用题干单选题

(1～2题共用题干)

患者,女性,31 岁。肛周新生物 1 个月。查体:肛周见 2 个红色斑块,大小分别为 1.5cm×1.5cm 和 2cm×2cm,表面湿润。

1. 对该患者诊断首先应考虑为
   A. 尖锐湿疣　　　B. 乳房外 Paget 病
   C. 鲍恩样丘疹病　D. 鳞状细胞癌
   E. 扁平湿疣

2. 对该患者首先采取的处理措施是
   A. 血 RPR+TPPA 检查
   B. 二氧化碳激光
   C. 手术切除+组织病理学检查
   D. 醋酸白试验
   E. 冷冻

(3～5题共用题干)

患者,女性,36 岁。二期梅毒患者,在第 1 天驱梅治疗过程中突起头痛、寒战、高热。查体:体温 39.5℃,呼吸 23 次/min,心率 108 次/min,血压 14.63/11.46kPa,心、肺系统未见异常,全身皮肤可见大小不一的风团。

3. 该患者出现的情况属于
   A. 药物疹　　　B. 荨麻疹
   C. 吉海反应　　D. 输液反应
   E. 青霉素过敏

4. 可以预防该情况发生的措施是
   A. 青霉素脱敏
   B. 肌内注射苯海拉明
   C. 青霉素皮试
   D. 口服小剂量泼尼松
   E. 口服氯苯那敏

5. 该情况发生的机制是
   A. 青霉素过敏
   B. 大量螺旋体被杀死而释放出的异种蛋白所致
   C. 输液反应
   D. 使用青霉素剂量过大所致
   E. 其他原因引起

(6～7题共用题干)

患者,男性,38 岁。阴茎破溃 1 周,疼痛不明显。近 3 个月内有多次不洁性交史。查体:冠状沟处见 2 个 1.5cm×0.8cm 大小的溃疡,表面清洁,具有软骨样硬度,无触痛。实验室检查:血清 RPR(-),TPPA(-)。

6. 对该患者的诊断首先应考虑为
   A. 性病性淋巴肉芽肿
   B. 软下疳
   C. 生殖器疱疹
   D. 梅毒
   E. 白念珠菌感染

7. 该患者治疗上应采取的方法为
   A. 头孢曲松钠 1g,肌内注射 1 次
   B. 大观霉素 2g,肌内注射 1 次
   C. 阿奇霉素 1g,一次性顿服
   D. 抗生素软膏局部外用
   E. 长效青霉素 240 万 U,肌内注射,每周 1 次,连续 3 次

答案: 32. ABCDE
1. E　2. A　3. C　4. D　5. B　6. D　7. E

（8～10题共用题干）

患儿，女性，10日龄。双眼流脓2天。查体：双侧球结膜充血，见较多黄色脓性分泌物。分泌物涂片检查见较多细胞内革兰氏阴性双球菌。

8. 对该患儿的诊断首先考虑为
   A. 淋菌性结膜炎
   B. 真菌性结膜炎
   C. 衣原体性结膜炎
   D. 病毒性结膜炎
   E. 金黄色葡萄球菌性结膜炎

9. 对该患儿的处理措施，**不正确**的是
   A. 头孢曲松钠按30～50mg/kg 静脉滴注，每天1次，连续1周
   B. 1%硝酸银溶液点眼，每天1次
   C. 生理盐水冲洗眼部，每1小时1次
   D. 头孢曲松钠按30～50mg/kg 静脉滴注1次
   E. 3天内复诊

10. 除对该患儿的上述治疗外，还需进行的处理是
    A. 联合抗疱疹病毒药物治疗
    B. 联合抗真菌药物治疗
    C. 患儿母亲接受抗真菌药物治疗
    D. 患儿母亲接受疱疹病毒药物治疗
    E. 患儿母亲接受抗淋病奈瑟菌药物和抗衣原体药物治疗

（11～12题共用题干）

患者，女性，23岁。白带增多5天，伴有外阴阴道瘙痒。其丈夫在1周前有不洁性交史。查体：外阴阴道弥漫性潮红，阴道内见较多豆腐渣样分泌物，宫颈口见大量黄色脓性分泌物。

11. 对该患者的诊断首先应考虑为
    A. 急性淋病
    B. 非淋菌性尿道炎
    C. 外阴阴道念珠菌病
    D. 阴道毛滴虫病
    E. 急性淋病合并外阴阴道念珠菌病

12. 如果无实验室条件进行病原学检查，对该患者的处理原则是
    A. 按急性淋病治疗
    B. 按急性淋病、非淋菌性宫颈炎和外阴阴道念珠菌病治疗
    C. 按外阴阴道念珠菌病治疗
    D. 按急性淋病和外阴阴道念珠菌病治疗
    E. 按非淋菌性尿道炎治疗

（13～15题共用题干）

患者，男性，33岁，已婚。尿道口脓性分泌物5天。10天前有不洁性接触史，性伴侣情况不详。查体：尿道口红肿，有深黄色脓性分泌物，腹股沟淋巴结肿大，触痛。尿道分泌物涂片，革兰氏染色，镜下可见大量中性粒细胞，细胞内可见数量不等的革兰氏阴性双球菌。

13. 对该患者的诊断首先考虑为
    A. 尖锐湿疣
    B. 滴虫性尿道炎
    C. 淋病
    D. 梅毒
    E. 艾滋病

14. 进行病原体培养时，取材要求是
    A. 排尿后
    B. 排尿后1～2小时
    C. 陈旧尿
    D. 尿道外口要用强力杀菌剂消毒后
    E. 用转送的培养基取材

答案： 8. A 9. D 10. E 11. E 12. B 13. C 14. B

15. 如此病原菌属耐青霉素菌株的感染，首选的治疗药物为
    A. 螺旋霉素　　B. 红霉素
    C. 四环素　　　D. 诺氟沙星
    E. 大观霉素

（16～17题共用题干）
患者，男性，32岁。尿道流脓、伴非尿痛3天。发病7天前有不洁性交史。查体：尿道口见大量黄绿色脓性分泌物。

16. 如果无实验室条件进行病原学检查，下列处理方法**不正确**的是
    A. 通知其性伴到性病门诊就诊
    B. 按照急性淋病合并非淋菌性尿道炎治疗
    C. 家庭内注意隔离及消毒
    D. 按照急性淋病治疗即可
    E. 治疗3天后复诊

17. 如果患者尿道分泌物病原学检查仅存在淋病奈瑟菌感染，首选的治疗方案是
    A. 红霉素500mg，口服，q.i.d.，连续1周
    B. 头孢曲松1g，肌内注射1次
    C. 环丙沙星400mg，一次性顿服
    D. 复方磺胺甲噁唑1g，口服，b.i.d.，连续1周
    E. 头孢拉定500mg，口服，q.i.d.，连续1周

（18～20题共用题干）
患者，男性，43岁。尿道口瘙痒及脓性分泌物2周。1个月前有不洁性接触史。查体：包皮、龟头无异常，可见中等量黏液脓性分泌物自尿道口溢出。分泌物涂片镜检：未见白细胞内革兰氏阴性双球菌。

18. 对该患者最可能的诊断是
    A. 滴虫性尿道炎

B. 非特异性尿道炎
C. 淋病
D. 生殖器念珠菌病
E. 非淋菌性尿道炎

19. 关于该病描述正确的是
    A. 性接触不是主要的传播途径
    B. 尿道分泌物涂片革兰氏染色可见中性粒细胞中有革兰氏阴性球菌
    C. 尿道分泌物涂片，100倍油镜下每视野中性粒细胞数不超过4个
    D. 40%～60%由沙眼衣原体D～K血清型引起
    E. 病原体为淋病奈瑟菌

20. 关于非淋菌性尿道炎的治疗原则，叙述**不正确**的是
    A. 早期诊断，早期治疗
    B. 抗衣原体、支原体、真菌联合用药
    C. 不同病情采用不同的治疗方案
    D. 同时治疗性伴
    E. 及时、足量、规则治疗

（21～22题共用题干）
患者，男性，42岁。尿道流脓伴排尿痛1天。发病5天前有不洁性交史。查体：尿道口见较多黄色脓性分泌物。拟诊为急性淋病，予以头孢曲松钠1g静脉滴注1次，3天后复诊尿道分泌物消失，尿痛缓解。7天后再次出现尿道分泌物伴排尿轻度疼痛，分泌物呈浆液性。治疗期间未有性交史。

21. 目前对该患者的诊断首先应考虑为
    A. 淋病复发
    B. 白念珠菌感染
    C. 非淋菌性尿道炎
    D. 慢性淋病
    E. 淋菌性前列腺炎

答案：15. E　16. D　17. B　18. E　19. D　20. B　21. C

22. 对该患者的处理方法**不正确**的是
    A. 尿道分泌物淋病奈瑟菌培养
    B. 若病原学检查结果为淋病奈瑟菌阴性,则不需要任何药物治疗
    C. 尿道分泌物涂片革兰氏染色观察中性粒细胞
    D. 嘱咐患者 2～3 个月后进行梅毒血清学试验和抗 HIV 抗体检测
    E. 尿道分泌物衣原体和支原体检查

(23～24 题共用题干)

　　患者,女性,26 岁,孕 37 周。白带增多 6 天。查体:外阴正常,阴道充血,大量浆液脓性分泌物,宫颈红肿,Ⅱ度糜烂。宫颈分泌物培养可见沙眼衣原体。

23. 对该患者最可能的诊断是
    A. 滴虫性阴道炎
    B. 淋病
    C. 细菌性阴道病
    D. 非淋菌性泌尿生殖道炎
    E. 念珠菌性阴道炎

24. 患者可选择的治疗药物是
    A. 红霉素　　　　B. 多西环素
    C. 氧氟沙星　　　D. 甲硝唑
    E. 青霉素

(25～27 题共用题干)

　　患者,男性,30 岁。尿道口脓性分泌物 1 周。半个月前有不洁性接触史。查体:尿道口红肿,有淡黄色黏液分泌物。尿道分泌物涂片(革兰氏染色):可见中性粒细胞,在油镜下平均每视野 10 个,细胞内未见革兰氏阴性双球菌。

25. 对该患者的诊断首先考虑为
    A. 梅毒
    B. 滴虫性尿道炎

C. 尖锐湿疣
D. 非淋菌性尿道炎
E. 艾滋病

26. 为确定病原菌,最好采用的检查为
    A. 组织病理学检查
    B. PCR
    C. 直接免疫荧光检查
    D. 暗视野显微镜检查
    E. 细胞培养

27. 该患者的治疗方案首选
    A. 苄星青霉素 240 万 U,分两侧臀部肌内注射,连续 3 周
    B. 米诺环素(美满霉素)100mg, b.i.d., 连续 7～14 天
    C. 大观霉素 2.0g,每天肌内注射,连续 10 天
    D. 头孢曲松钠(头孢三嗪)1～2g,静脉滴注,每 12 小时 1 次,疗程 2 周
    E. 环丙沙星 500mg,一次性口服

(28～30 题共用题干)

　　患者,男性,40 岁。会阴钝痛 2 个月,尿痛 3 天。有冶游史。查体:尿道口轻度红肿,少量浆液性分泌物。前列腺轻度肿大。前列腺常规检查:高倍镜下见白细胞。

28. 对该患者最可能的诊断是
    A. 前列腺增生症
    B. 前列腺炎
    C. 非淋菌性尿道炎合并前列腺炎
    D. 淋病
    E. 非淋菌性尿道炎

29. 为了明确诊断应采取的检查是
    A. 超声检查
    B. 尿常规

答案: 22. B　23. D　24. A　25. D　26. E　27. B　28. E　29. E

C. 尿培养

D. 直肠指检

E. 尿道分泌物和前列腺按摩液做病原学检查

30. 目前，该病治疗上常用的药物**不包括**

A. 红霉素   B. 青霉素

C. 多西环素   D. 氧氟沙星

E. 米诺环素

（31～32题共用题干）

患者，男性，30岁。不洁性接触5天后尿道口痒。查体发现少量黄、白脓性分泌物。

31. 该患者经正规治疗停药后1周仍有尿道不适，尿道口有少量稀薄分泌物。对该患者很可能的诊断是

A. 非淋菌尿道炎   B. 硬下疳

C. 淋病未愈   D. 性病恐惧

E. 肾结核

32. 该患者首选的治疗药物为

A. 青霉素   B. 红霉素

C. 阿奇霉素   D. 头孢曲松

E. 大观霉素

（33～35题共用题干）

患者，男性，34岁。尿道分泌物伴尿道瘙痒3天。发病10天前有不洁性交史。查体：尿道口轻度红肿，可挤出少量乳白色稀薄分泌物。

33. 对该患者的诊断应首先考虑的疾病是

A. 急性淋病

B. 非淋菌性尿道炎

C. 白念珠菌感染

D. 急性细菌性前列腺炎

E. 急性淋病合并非淋菌性前列腺炎

34. 比较合适该患者的治疗方案是

A. 红霉素2g，一次性顿服

B. 头孢曲松1g，肌内注射1次

C. 左氧氟沙星400mg，一次性顿服

D. 米诺环素100mg，b.i.d.，连续1～2周

E. 头孢拉定500mg，q.i.d.，连续1～2周

35. 若不及时进行正规治疗，该患者可能出现的并发症是

A. 肾小球肾炎   B. 脑膜炎

C. 肾盂肾炎   D. 皮肤溃疡

E. 附睾炎

（36～38题共用题干）

患者，男性，22岁。无保护的性接触5天后出现阴茎包皮疼痛性溃疡，腹股沟淋巴结肿大并压痛。

36. 对该患者最可能的诊断为

A. 软下疳

B. 腹股沟肉芽肿

C. 梅毒

D. 性病性淋巴肉芽肿

E. 皮肤鳞状细胞癌

37. 为明确诊断进行病原体培养，采用的培养基是

A. 普通培养基

B. 巧克力培养基

C. 乳糖蛋白胨培养基

D. 含血清的琼脂培养基

E. 含肉汤的培养基

38. 如用阿奇霉素治疗该病，推荐使用的治疗方案为

A. 500mg，q.i.d.，共7天

B. 500mg，b.i.d.，共3天

C. 1g/d，单剂量口服

答案： 30. B   31. A   32. C   33. B   34. D   35. E   36. A   37. D   38. C

D. 500mg/d, 单剂量口服

E. 500mg, b.i.d., 共1天

（39～41题共用题干）

患者，男性，30岁。左侧腹股沟淋巴结肿大、压痛1周。5周前有冶游史，后阴茎包皮上出现小丘疹、糜烂、溃疡，数天后自愈。1周前出现左侧腹股沟淋巴结肿大、压痛。肿大淋巴结组织病理学检查示：有星状脓肿，周围上皮细胞呈栅栏状排列。

39. 对该患者最可能的诊断为

A. 性病性淋巴肉芽肿

B. 软下疳

C. 梅毒

D. 腹股沟肉芽肿

E. 皮肤鳞状细胞癌

40. 该病的病原体是

A. 克雷伯杆菌　　B. 肉芽荚膜杆菌

C. 沙眼衣原体　　D. 杜克雷嗜血杆菌

E. 解脲支原体

41. 关于该病的治疗，描述**不正确**的是

A. 治疗期间禁止性生活

B. 早期、足量、规则治疗，定期追踪观察，预防晚期并发症

C. 性伴须同时治疗

D. 妊娠期和哺乳期女性患者首选的治疗药物为多西环素

E. 手术治疗要待抗生素治疗完成后才能进行

（42～43题共用题干）

患者，男性，27岁。阴茎包皮溃疡1周。1个月前有冶游史，20天后阴茎包皮上出现单发丘疹，逐渐发展成触之易出血的增生性、肉芽肿性溃疡损害，溃疡不痛，牛肉红样、质脆、有卫星状小溃疡。镀银染色可在组织切片中见到无鞭毛体。

42. 对该患者最可能的诊断是

A. 软下疳

B. 腹股沟肉芽肿

C. 梅毒

D. 性病性淋巴肉芽肿

E. 皮肤鳞状细胞癌

43. 不适合于该患者治疗的药物是

A. 红霉素

B. 多西环素

C. 复方磺胺甲基异噁唑

D. 阿奇霉素

E. 伊曲康唑

（44～45题共用题干）

患者，女性，37岁。外阴不适数日。查体：双侧小阴唇及尿道口周围多发、群集、排列规则的颗粒状小丘疹，部分呈绒毛状突起。

44. 如需进一步确诊，该患者首选的检查为

A. 细胞涂片检查

B. RPR

C. 疱疹病毒抗原检测

D. 醋酸白试验

E. 阴道分泌物检查

45. 对该患者最可能的诊断为

A. 假性湿疣　　B. 鲍恩样丘疹病

C. 尖锐湿疣　　D. 二期梅毒

E. 皮脂腺异位症

（46～47题共用题干）

患者，女性，24岁，孕35周。外阴起水疱，伴疼痛2天。查体：大阴唇内侧可见簇集的、针尖大小的水疱，周围有红晕，壁薄，

答案：39. A　40. C　41. D　42. B　43. A　44. D　45. A

易破,有触痛。实验室检查:疱液 HSV-DNA 阳性。

46. 对该患者最可能的诊断是
A. 带状疱疹   B. 急性外阴溃疡
C. 生殖器疱疹   D. 硬下疳
E. 白塞综合征

47. 如该患者所孕胎儿出生后第 4 天出现发热、黄疸和皮肤水疱,最可能的诊断为
A. Kaposi 水痘样疹
B. 新生儿溶血性黄疸
C. 水痘
D. 新生儿单纯疱疹
E. 带状疱疹

(48～49 题共用题干)
患者,男性,40 岁。包皮溃破伴疼痛 5 天。既往无类似发作史。查体:包皮内板见多个针帽大小的浅溃疡,呈群集排列。

48. 对该患者诊断首先应考虑为
A. 硬下疳
B. 生殖器疱疹
C. 软下疳
D. 性病性淋巴肉芽肿
E. 扁平湿疣

49. 对于该患者的处理,**不正确**的方案是
A. 阿昔洛韦 400mg,口服,b.i.d.,连续 3 天
B. 阿昔洛韦 200mg,口服,每天 5 次,连续 1 周
C. 局部以防治继发细菌感染为主
D. 禁忌性生活
E. 注意休息,避免饮酒

(50～52 题共用题干)
患者,女性,30 岁。不规则发热 1 个

月,全身泛发水疱,伴疼痛 5 天。3 年前因外伤曾输血。查体:口唇发红、干裂,急性病容,全身浅表淋巴结肿大,全身泛发潮红斑,其上有簇状分布的水疱、大疱,部分疱液内容物呈血性或形成血痂,部分皮疹中心坏死,形成黑褐色痂。实验室检查:Hb 108g/L,RBC 3.8×10^{12}/L,WBC 3.5×10^9/L,N 78%,L 9%,PLT 102×10^9/L;尿常规、粪便常规正常;肝、肾功能正常;抗 HIV 抗体(+)。

50. 对该患者的诊断应考虑为
A. 泛发性带状疱疹
B. 泛发性单纯疱疹
C. AIDS 合并带状疱疹
D. 成人水痘
E. AIDS 合并单纯疱疹

51. 该患者需要进一步进行的检查是
A. 胸部 X 线片
B. 血 CD4$^+$ T 细胞计数
C. 肝、胆、脾彩超
D. 血细菌培养
E. 血免疫学检查

52. 对于该患者,**错误**的治疗方案是
A. 静脉滴注更昔洛韦
B. 抗艾滋病治疗
C. 免疫调节剂治疗
D. 严格隔离
E. 预防细菌感染

(53～55 题共用题干)
患者,女性,33 岁,妊娠 10 周。阴道分泌物增多 5 个月。阴道、宫颈充血不明显,阴道壁有稀薄均匀灰色分泌物。

53. 对该患者的诊断首先考虑为
A. 霉菌性阴道炎
B. 细菌性阴道病

答案: 46. C 47. D 48. B 49. A 50. C 51. B 52. D 53. B

C. 阴道毛滴虫病

D. 念珠菌性阴道炎

E. 外阴阴道念珠菌病

【解析】该患者阴道、宫颈充血不明显，伴有阴道壁稀薄分泌物，首先怀疑细菌性阴道病。

54. 对该患者诊断价值**不大**的实验室检查是

A. 阴道分泌物涂片革兰氏染色

B. 尿常规

C. TPPA＋RPR

D. 阴道分泌物 pH 测定

E. 尿道分泌物细菌培养

【解析】因为约 40% 的健康女性加特纳菌培养也可为阳性，厌氧菌培养也是非特异性，故诊断该病无需作病原体培养。

55. 如镜检发现革兰氏阴性杆菌，合适该患者的治疗方案是

A. 甲硝唑片口服

B. 甲硝唑栓剂阴道内给药

C. 克林霉素口服 7 天

D. 酮康唑栓剂阴道内给药

E. 特比萘芬口服

【解析】该病患为妊娠期细菌性阴道病，甲硝唑不推荐用于妊娠最初 3 个月患者。

（56～58 题共用题干）

患者，女性，40 岁。阴道瘙痒伴分泌物增多 1 周。半个月前有公共浴池洗浴史。查体：阴道黏膜及宫颈红肿，大量黄绿色腥臭味分泌物，伴有"草莓样出血"。

56. 对该患者的诊断首先考虑为

A. 霉菌性阴道炎

B. 细菌性阴道病

C. 阴道毛滴虫病

D. 念珠菌性阴道炎

E. 尿道炎合并阴道感染

【解析】该患者为阴道毛滴虫间接感染所致，典型的查体表现可以提供线索。

57. 对该患者诊断价值**不大**的实验室检查是

A. 病原体悬滴法

B. 病原体革兰氏染色

C. 病原体常规培养基培养

D. 分泌物 PCR

E. ELISA 法

【解析】阴道毛滴虫培养选择肝浸汤培养基和蛋黄浸液培养基。

58. **不适合**该患者的治疗方案是

A. 采用 2% 的乳酸溶液冲洗阴道

B. 甲硝唑栓剂或泡腾片阴道用药

C. 口服甲硝唑或替硝唑

D. 嘱性伴同时检查和治疗

E. 治疗期间避免性生活，勤洗外阴及内裤

【解析】维持阴道弱酸环境有利于治疗，一般可选 0.5%～1.0% 的醋酸或乳酸溶液冲洗。

四、案例分析题

【案例 1】患者，女性，30 岁。肛周发现鸡蛋大的灰白色隆起性斑块，界限清楚，表面潮湿，有黏性分泌物，有恶臭。患者自述有多个性伴及不安全性行为。

第 1 问：对该患者主要考虑的疾病包括

A. 尖锐湿疣继发感染

B. 扁平湿疣

C. 直肠淋病奈瑟菌感染

D. 生殖器疱疹

E. 肛周脓肿

F. 深部真菌感染

答案：54. E　55. C　56. C　57. D　58. A

【案例 1】1. ABEF

【解析】肛周发现灰白色斑块，表面疑似合并感染，并且有不洁性交史，需全面考虑。但临床表现不符合直肠淋病奈瑟菌感染、生殖器疱疹。

第2问：为明确诊断应立即进行的检查项目是

- A. 真菌镜检和培养
- B. 非梅毒螺旋体抗原血清学试验
- C. 梅毒螺旋体抗原血清学试验
- D. 组织病理学检查
- E. 暗视野显微镜检查皮损梅毒螺旋体
- F. 动脉血气分析

第3问：诊断的依据包括

- A. 病史
- B. 临床症状
- C. 青霉素过敏史
- D. 实验室检查
- E. 体格检查
- F. 药敏试验结果

第4问：如患者 TRUST 阳性，滴度为 1:128，TPPA 阳性，抗 HIV 阴性，醋酸白试验阴性。下列处理措施正确的是

- A. 大剂量水剂青霉素静脉滴注
- B. 小剂量水剂青霉素肌内注射
- C. 首选红霉素口服
- D. 苄星青霉素肌内注射
- E. 使用抗生素治疗前开始口服小剂量泼尼松
- F. 配偶接受检查

【案例2】患者，女性，24岁，未婚。1年内有多次不洁性生活史。否认外阴溃疡史。本检发现 RPR 阳性，滴度为 1:4，TPPA 阳性。未予以治疗。查体未见明显梅毒疹。

第1问：根据该患者的临床特点，诊断考虑为

- A. 血清固定患者
- B. 玫瑰糠疹
- C. 神经梅毒
- D. 晚期梅毒
- E. 胎传梅毒
- F. 潜伏梅毒

【解析】患者否认一期梅毒硬下疳史，否认正规驱梅治疗，查体未见梅毒疹，考虑潜伏梅毒的可能性大。

第2问：该患者治疗方案可选用

- A. 长效青霉素 240 万 U，肌内注射，q.d.，共 3 次
- B. 青霉素过敏时可选用四环素 0.5g，q.i.d.，共 7 天
- C. 长效青霉素 240 万 U，肌内注射，q.w.，共 3 次
- D. 青霉素过敏时可选用红霉素 0.5g，q.i.d.，共 7 天
- E. 普鲁卡因青霉素 G 80 万 U，肌内注射，q.d.，共 10～15 天
- F. 青霉素 G 320 万 U，静脉滴注，b.i.d.，共 7 天

第3问：在该患者第 1 天的驱梅治疗过程中突起头痛、发热、寒战。查体：T 39.5℃，R 23 次/min，P 108 次/min，心肺系统未见异常。其发生的原因可能为

- A. 青霉素过敏
- B. 输液反应
- C. 其他原因引起
- D. 使用青霉素剂量过大
- E. 大量梅毒螺旋体被杀死而释放出异性蛋白
- F. 败血症

【解析】该患者出现吉海反应，是因为大量梅毒螺旋体被杀死，异种蛋白释放引起的急性过敏反应。

第4问：患者进行脑脊液检查的指征包括

- A. 伴视力、听力异常
- B. 出现神经症状

答案：　2. ABCDE　3. ABDE　4. DEF　【案例2】1. F　2. CE　3. E　4. ABCDE

C. 病程 1 年以上

D. 病情复发

E. 驱梅治疗 1～2 年 RPR 效价未能降低 4 倍以上

F. 2 年内 TPPA 未转阴

【案例 3】患者，男性，25 岁，未婚。冠状沟有分币大小的浅溃疡 20 天，无不适主诉，自服抗生素，外涂莫匹罗星等治疗无效。查体：冠状沟可见分币大小的浅溃疡，表面湿润，有少量浆液性分泌物。其余正常。

第 1 问：对该患者确诊的依据包括

A. 病史

B. 体检

C. 治疗经过

D. 肝、肾功能检查

E. 性病实验室特殊检查

F. 尿常规

第 2 问：对该患者诊断需要考虑可能的疾病是

A. 白塞病　　　　B. 黏膜银屑病

C. 鲍恩样丘疹病　D. 固定型药疹

E. 一期梅毒　　　F. 二期梅毒

第 3 问：为明确诊断，该患者需要进行的实验室检查包括

A. 分泌物暗视野显微镜检查

B. 分泌物细菌培养

C. RPR 检查

D. TPPA 检查

E. HSV 检查

F. HIV 检查

第 4 问：该患者的实验室检查结果为 RPR（+），滴度为 1:16，TPPA（+）。患者 1 个月前有不洁性接触史。适合该患者的治疗方案

A. 泼尼松 10mg，b.i.d.，口服 3 天

B. 头孢拉啶 0.25g，q.i.d.

C. 苄星青霉素 240 万 U，肌内注射，q.w.，连续 3 次

D. 环丙沙星 0.25g，口服，b.i.d.

E. 头孢曲松 0.25g，肌内注射，st.

F. 苄星青霉素 240 万 U，肌内注射，q.d.，连续 3 天

【案例 4】患者，男性，26 岁，已婚。在一次献血中查出梅毒 TPPA（+），病史中曾于 5 年前有 1 次不洁性接触史，当时未婚，无安全措施。无外阴溃疡、全身皮疹等其他不适。病程中未予治疗。

第 1 问：为明确诊断，该患者需要进行的检查包括

A. RPR＋TPPA 检查

B. 真菌检查

C. HIV 检查

D. HPV DNA 检测

E. HSV ELISA

F. 腰穿

【解析】患者有不洁性接触史，不除外梅毒，故行 TPPA 和 RPR 检查。并行 HIV 检查。

第 2 问：患者的检查结果显示，抗 HIV 抗体（−），RPR（−），TPPA（+）。该结果的意义及进一步处理建议是

A. 曾感染过梅毒现自愈

B. 1 个月后复查

C. 前带现象

D. 试验误差

E. 其妻应做 RPR 和 TPPA 检查

F. 无须治疗

第 3 问：患者血清稀释后复测 RFR（−），1 个月后复查 RPR（−），TPPA（+）。其妻检查

答案：【案例 3】 1. ABE　2. ADEF　3. ACDF　4. AC　【案例 4】 1. AC　2. ABCE　3. D

RPR（−），TPPA（−）。追问病史，患者 1 年前在树林中被黑色的黄豆大小的虫子叮咬，自行取出虫子，当时叮咬处略红、略痒，但很快消退，数天后患者出现轻度乏力和肌肉酸痛，在左上肢虫咬附近区域出现小红斑，并逐渐扩大成环形，2～3 周仍未消退，至当地诊所就诊，考虑蜱虫叮咬所致，予口服阿莫西林 1 个月治疗，皮疹经治消退，未再复发。下列说法中**错误**的是

- A. 曾感染过梅毒现自愈
- B. 曾感染过莱姆病已治愈
- C. 患者目前无传染性
- D. 技术性 TPPA 假阳性
- E. TPPA 生物学假阳性
- F. 无须治疗

第 4 问：下列实验室检查的诊断价值与 TPPA 相近的是

- A. VDRL
- B. TRUST
- C. FTA-ABS
- D. 醋酸白试验
- E. TPHA
- F. ANA

【案例 5】患者，男性，32 岁。自 2 周前肛周出现红色、高出皮面的皮疹，表面潮湿不适，无明显瘙痒。体格检查：肛周见 4～5 枚肉红的花生大小的扁平状丘疹，不融合，表面湿润。

第 1 问：为明确诊断，该患者首先需要进行的辅助检查是

- A. 病理活检
- B. 血 HIV 抗体检测
- C. 血 RPR 和 TPPA 检测
- D. ANA 检测
- E. 真菌镜检
- F. 血清 IgE 检测

【解析】患者肛周表现为扁平湿疣，注意前带现象。

第 2 问：对该患者可能的诊断为

- A. 肛周湿疹
- B. 艾滋病窗口期
- C. 传染性软疣
- D. 扁平湿疣
- E. 尖锐湿疣
- F. 一期梅毒

第 3 问：如患者查 RPR（−），TPPA（+）。则处理措施正确的是

- A. 对患者血清进行稀释几个滴度后再进行 RPR 检查
- B. 口服左氧氟沙星
- C. 液氮冷冻
- D. CO_2 高能激光
- E. 醋酸白试验
- F. HPV-DNA 检测

第 4 问：如患者查 RPR（−），TPPA（−），醋酸白试验（−），HPV-DNA（−），则进一步的处理措施是

- A. 皮损组织病理检查
- B. 抗 Dsg3 抗体和抗 Dsg1 抗体检测
- C. 直接免疫荧光检查
- D. 间接免疫荧光检查
- E. 血常规
- F. 尿常规

【解析】患者诊断排除梅毒和尖锐湿疣，考虑增殖型天疱疮的可能。

【案例 6】患者，女性，30 岁，孕 5 周。全身皮疹 1 周。皮疹无自觉症状，病程中无发热、关节痛及口腔溃疡。否认发疹前服药史，否认外阴溃疡史。体格检查：躯干四肢可见淡红色斑疹，对称分布，无鳞屑。

第 1 问：对该患者确诊最有价值的检查是

- A. 血 RPR 和 TPPA 检查
- B. 血常规、尿常规
- C. 组织病理检查
- D. 补体 C3、C4 检测

答案： 4. CE 【案例 5】1. C 2. DE 3. AEF 4. ABCD 【案例 6】1. A

E. ANA 检测

F. 真菌镜检

【解析】该患者怀疑二期梅毒，首选行 TPPA＋RPR 检查。

第2问：依据患者病史与皮疹特点，对该患者最可能的诊断是

A. 多形红斑　　　B. 二期梅毒

C. 荨麻疹　　　D. 系统性红斑狼疮

E. 湿疹　　　F. 玫瑰糠疹

第3问：如果患者 RPR（＋），1∶16，TPPA（＋），下列措施正确的是

A. 治疗首选苄星青霉素

B. 在妊娠最初3个月和妊娠末3个月各进行1个疗程的抗梅毒治疗

C. 对青霉素和头孢类药物过敏者，应用多西环素

D. 治疗后至分娩前应每月复查 RPR

E. 治疗后至分娩前每3个月复查 RPR

F. 3个月后复查，若血 RPR（＋），滴度为1∶8，应予以复治

第4问：如果患者 RPR（－），TPPA（－），抗HIV 抗体（－），对该患者诊断考虑可能性大的疾病是

A. 寻常型银屑病

B. 急性荨麻疹

C. 急性湿疹

D. 病毒疹

E. 亚急性皮肤型红斑狼疮

F. 盘状红斑狼疮

【案例7】患者，女性，36岁，已婚。全身皮疹5天，皮疹不痒。查体：躯干、四肢、手掌、足底泛发暗红色斑疹，手掌和足底红斑表面伴有领圈样脱屑。

第1问：对该患者可能的诊断是

A. 一期梅毒　　　B. 二期梅毒

C. 三期梅毒　　　D. 药疹

E. 病毒疹　　　F. 玫瑰糠疹

第2问：该患者首先进行的辅助检查是

A. 血常规

B. 尿常规

C. 梅毒血清学试验

D. C 反应蛋白

E. 抗链球菌溶血素 O 试验

F. 皮损组织病理检查

第3问：如患者查 RPR（＋），滴度为1∶128，TPPA（＋）。该患者进一步的处理措施包括

A. 检查 HIV

B. 首选苄星青霉素治疗

C. 如青霉素皮试阳性，可选择头孢曲松钠治疗

D. 短程口服中小剂量泼尼松

E. 如青霉素过敏，可选择米诺环素治疗

F. 口服西替利嗪

第4问：患者给予口服泼尼松 10mg 后青霉素皮试（－），给予注射苄星青霉素 240 万 U，当天出现发热，体温 39℃，全身皮疹加重，呼吸困难。下列处理措施正确的是

A. 吸氧

B. 物理降温

C. 立即予以甲泼尼龙 40mg 静脉滴注

D. 适当补液

E. 避免再次使用青霉素治疗

F. 1周后继续苄星青素治疗

【解析】该患者出现吉海反应，应吸氧、物理降温、立即予以甲泼尼龙 40mg 静脉滴注、适当补液、1周后继续苄星青素治疗。

答案：　2. B　3. ABDF　4. D　【案例7】1. BDEF　2. C　3. ABCDE　4. ABCDF

【案例8】患者，女性，36岁，孕14周。产检发现RPR（+），滴度为1∶16，在第一次建卡时查RPR（−），TPPA（−）。追问其丈夫曾于1个月前有一次不洁性接触史，无安全措施，之后夫妻有过一次性生活。

第1问：该患者需要完善的实验室检查包括
  A. 复查RPR B. 真菌检查
  C. TPPA检查 D. HPV DNA检查
  E. HIV检查 F. 腰穿

【解析】患者性伴有不洁性交史，且夫妻之间近期有性生活，但应考虑妊娠导致的RPR假阳性。复查TPPA+RPR，同时行HIV检查。

第2问：患者抗HIV抗体（−），RPR（+），滴度为1∶16，TPPA（+）。该检查结果的意义及处理措施是
  A. 新近感染的梅毒
  B. 给予苄星青霉素正规驱梅治疗
  C. 检查性伴的RPR、TPPA、HIV
  D. 性伴给予驱梅治疗
  E. 妊娠7个月再次给予驱梅治疗
  F. 无须治疗

【解析】患者此前梅毒阴性，目前考虑新近感染，为阻断母婴传播，应在妊娠早期和晚期各进行一次驱梅治疗。

第3问：该患者妊娠39周时顺产一名男孩，体重3.5kg，全身出现环状红色斑疹，手掌、足底均有类似暗红斑。该患儿可能性最大的诊断是
  A. 湿疹 B. 体癣和足癣
  C. 荨麻疹 D. 扁平苔藓
  E. 早期胎传梅毒 F. 晚期胎传梅毒

第4问：该患儿的处理措施包括
  A. 梅毒血清学试验

  B. 抗HIV抗体检测
  C. 血常规
  D. ANA检测
  E. 不需要任何处理
  F. 外用糖皮质激素乳膏

【案例9】患者，男性，72岁，已婚。在外院眼部手术前发现RPR（+），滴度为1∶4，TPPA（+）。该患者反应迟钝，记忆力下降明显。

第1问：给予该患者的处理措施包括
  A. 复查RPR、TPPA
  B. 询问是否有外阴溃疡或者躯干四肢的皮疹
  C. 询问是否有正规的驱梅治疗
  D. 性伴检查RPR和TPPA
  E. 给予驱梅治疗
  F. 建议神经内科医师会诊

第2问：患者配偶血RPR（+），滴度为1∶16，TPPA（+），否认有外阴溃疡和全身皮疹病史。该检查结果的意义及进一步处理措施是
  A. 考虑感染时间不明的潜伏梅毒
  B. 建议按照潜伏梅毒给予正规驱梅治疗
  C. 追问生育史
  D. 建议性病治疗后每3个月随访RPR
  E. 建议脑脊液检查
  F. 无须治疗

第3问：该患者的女儿现有一个3岁儿子。目前处理措施包括
  A. 患者女儿行RPR和TPPA检查
  B. 患者外孙行RPR和TPPA检查
  C. 患者女婿行RPR和TPPA检查
  D. 对患者女儿及女婿进行询问病史
  E. 无须处理
  F. 患者女儿进行脑脊液检查

答案：【案例8】 1. ACE 2. ABCDE 3. E 4. ABD 【案例9】 1. ABCDF 2. ABCDE 3. ABCD

第4问：患者复查 RPR（+），滴度为 1:4，TPPA（+）。进一步的处理措施包括

A. 头颅 MRI　　　B. 心脏彩超

C. 脑脊液常规　　D. 脑脊液生化检查

E. 脑脊液 TRUST　F. 脑脊液 TPPA

【案例10】患者，男性，34岁，已婚。不洁性接触后尿道轻度不适，有浆液性分泌物。尿沉渣涂片：白细胞 10 个 /HP。衣原体（+）。其配偶无任何自觉症状。

第1问：对该患者最可能的诊断为

A. 淋病

B. 非特异性尿道炎

C. 非淋菌性尿道炎

D. 生殖器念珠菌病

E. 滴虫性尿道炎

F. 前列腺炎

【解析】患者有尿道分泌物，衣原体阳性，首先考虑非淋菌性尿道炎。

第2问：该患者应选择的治疗方案是

A. 阿奇霉素 1g，一次顿服

B. 多西环素 100mg，b.i.d.，连服 4 天

C. 米诺环素 100mg，b.i.d.，连服 10 天

D. 氧氟沙星 400g，口服一次

E. 大观霉素 2g，肌内注射 1 次

F. 红霉素 0.5g，q.i.d.，连服 7 天

第3问：非淋菌性尿道炎的病原体包括

A. 滴虫　　　　　B. 生殖支原体

C. 解脲支原体　　D. 沙眼衣原体

E. 念珠菌　　　　F. 疱疹病毒

第4问：非淋菌性尿道炎的并发症包括

A. 前列腺炎　　　B. 输卵管炎

C. 宫外孕　　　　D. 附睾炎

E. 不孕症　　　　F. Reiter 综合征

第5问：该患者经阿奇霉素 1g 一次顿服治疗后症状完全消失，化验衣原体（-）。7 天后该患者症状复发。询问病史，治疗后第 4 天与妻子有性生活史。其妻无不适主诉。则该患者病情复发的原因可能是

A. 抗生素剂量不足

B. 感染解脲支原体

C. 治疗不及时，转为慢性

D. 抗生素疗程不足

E. 抗生素耐药

F. 妻子未同时接受治疗

【解析】对非淋菌性尿道炎的治疗，需注意治疗期间避免性生活，同时夫妻同治。

第6问：患者再次予阿奇霉素 1g 一次顿服治疗后症状完全消失，携其妻子来医院就诊，则下列最有确诊意义的检查是

A. 宫颈分泌物涂片

B. 宫颈分泌物淋菌培养

C. 衣原体 PCR 检测

D. 尿细菌培养

E. 尿常规检查

F. 阴道分泌物涂片

第7问：患者妻子宫颈分泌物衣原体检测阳性，按非淋菌性宫颈炎治疗。非淋菌性尿道炎 / 宫颈炎治愈的标准包括

A. 尿沉渣检查：白细胞 <6 个 /HP

B. 无尿道分泌物

C. 宫颈无红肿及异常分泌物

D. 尿沉渣衣原体检查阴性

E. 尿沉渣检查：白细胞 <10 个 /HP

F. 宫颈分泌物衣原体检查阴性

【解析】女性患者尿常规白细胞升高因素复杂，一般不考虑

答案：　4. ABCDEF　【案例10】1. C　2. ACF　3. ABCD　4. ABCDEF　5. F　6. C　7. BCDF

【案例11】患者，女性，33岁。发现外阴赘生物7天，无痒、痛。查体：外阴、阴道及宫颈可见数个淡红色菜花状赘生物，触之易出血。阴道有中量黄色分泌物。

第1问：对该患者最可能的诊断为

A. 扁平湿疣　　　　B. 假性湿疣

C. 扁平疣　　　　　D. 鲍恩样丘疹病

E. 宫颈癌　　　　　F. 尖锐湿疣

第2问：该患者确诊需要进行的检查包括

A. 醋酸白试验

B. 斑贴试验

C. HPV-DNA检测

D. 暗视野检查

E. 甲苯胺蓝试验

F. 血常规

第3问：引起尖锐湿疣常见的HPV亚型是

A. HPV-10　　　　　B. HPV-18

C. HPV-11　　　　　D. HPV-16

E. HPV-6　　　　　 F. HPV-9

第4问：致宫颈癌高危型HPV是

A. HPV-16　　　　　B. HPV-18

C. HPV-42　　　　　D. HPV-56

E. HPV-48　　　　　F. HPV-45

答案：【案例11】 1. F　2. ACE　3. BCDE　4. ABDF

附录一 皮肤与性病学模拟试卷（副高级）

一、单选题

1. 斑贴试验的适应证**不包括**
   A. 手部湿疹
   B. 进行性对称性红斑角化病
   C. 化妆品皮炎
   D. 接触性皮炎
   E. 职业性皮肤病

2. 下列关于 Wood 灯检查的结果，描述**错误**的是
   A. 黄癣呈暗绿色荧光
   B. 白癣呈亮绿色荧光
   C. 花斑糠疹呈棕黄色荧光
   D. 白癜风皮损呈瓷白色
   E. 迟发性皮肤卟啉病患者的尿液呈棕黑色

3. 下列关于 HIV/AIDS 的描述，**错误**的是
   A. 抗 HIV 抗体检测是 HIV 感染诊断的金标准
   B. 抗 HIV 抗体初筛查试验阳性者需要进行免疫印迹试验加以确证
   C. 外周血中病毒载量和 CD4$^+$ T 淋巴细胞计数是评价临床疗效的重要指标
   D. 有流行病学史，抗 HIV 抗体阳性，CD4$^+$ T 淋巴细胞数 <500 个 /μl，可诊断为艾滋病
   E. 有流行病学史，抗 HIV 抗体阳性，且有反复发作的口腔真菌感染，可诊断为艾滋病

4. 盐裂皮肤直接免疫荧光检查显示，获得性大疱性表皮松解症的 IgG 抗体沉积的部位是
   A. 表皮棘细胞间
   B. 角质层
   C. 真皮乳头层
   D. 表皮、真皮连接处的表皮侧
   E. 表皮、真皮连接处的真皮侧

5. 患者，男性，24 岁，未婚。阴茎溃烂 1 周，无疼痛。发病 3 周前有不洁性交史。查体：冠状沟见一处 2cm×2cm 大小的浅溃疡，基底软骨样硬度，表面有少量稀薄分泌物。对该患者的诊断首先考虑的疾病是
   A. 扁平湿疣
   B. 软下疳
   C. 生殖器疱疹
   D. 白塞病
   E. 硬下疳

6. 下列属于第三代维 A 酸的是
   A. 全反式维 A 酸
   B. 芳香维 A 酸乙酯
   C. 维 A 酸乙酰胺
   D. 维胺酯
   E. 依阿维 A 酸

7. 下列属于受体融合蛋白的生物制剂是
   A. 英夫利西单抗
   B. 杜普利尤单抗

C. 益赛普

D. 乌司奴单抗

E. 司库奇尤(苏金)单抗

8. 肉毒素注射治疗的适应证**不包括**

A. 肥厚性瘢痕　　B. 局部多汗症

C. 口周皱纹　　　D. 瘦脸

E. 腋下臭汗症

9. 容易导致低钾血症的药物是

A. 特比萘芬　　　B. 西替利嗪

C. 四环素　　　　D. 两性霉素 B

E. 阿昔洛韦

10. 下列生物制剂中作用靶点为 IL-17 的是

A. 益赛普　　　　B. 阿达木单抗

C. 苏金单抗　　　D. 英夫利西单抗

E. 乌司奴单抗

11. 鲍恩样丘疹病的好发部位**不包括**

A. 腹股沟　　　　B. 阴茎

C. 口周　　　　　D. 龟头

E. 肛周

12. 疣状表皮发育不良的临床分型**不包括**

A. 扁平疣型　　　B. 花斑癣型

C. 点状瘢痕型　　D. 肥厚斑块型

E. 泛发型

13. 儿童丘疹性肢端皮炎的常见病因**不包括**

A. 乙型肝炎病毒感染

B. EB 病毒感染

C. 分枝杆菌感染

D. 接种麻疹疫苗

E. 药物过敏

14. **不属于**川崎病的皮肤、黏膜表现是

A. 唇黏膜潮红、皲裂

B. 杨梅舌

C. 猩红热样红斑

D. 指 / 趾末端甲周脱屑

E. 留有色素沉着

15. 患儿,女性,3 岁。发热 4 天,全身皮疹 2 天。皮疹自面部开始逐渐蔓延全身。伴有咳嗽、流涕和咽痛。查体:体温 39.8℃,全身弥漫分布红色斑疹、斑丘疹;两侧球结膜充血,两侧近第一磨牙对应颊黏膜多个灰白色小点;耳后、颈后可触及肿大淋巴结。对该患儿最可能的诊断是

A. 风疹

B. 手足口病

C. 麻疹

D. 传染性单核细胞增多症

E. 水痘

16. 患儿,男性,6 岁。口周硬结、口腔溃疡 1 周。2 周前曾到当地牧牛场,直接用口吸吮奶牛乳头。查体:下唇部见 1 个半球形暗红色结节,表面结痂;口腔散在多个溃疡。对该患者最可能的诊断是

A. 挤奶人结节

B. 牛丘疹性口炎

C. 牛痘

D. 羊痘

E. 单纯疱疹

17. 下列出现探针贯通现象的疾病是

A. 疣状皮肤结核　　B. 蜂窝织炎

C. 麻风病　　　　　D. 痈

E. 寻常狼疮

18. 麻风杆菌侵入的黏膜部位主要是

A. 鼻黏膜　　　　　B. 口腔黏膜

C. 颊黏膜　　　　　D. 咽部

E. 睑结膜

19. 蜂窝织炎累及的部位是
    A. 皮下疏松结缔组织
    B. 皮下组织内淋巴管及周围组织
    C. 多个毛囊及其周围组织
    D. 毛囊深部及其周围组织
    E. 真皮血管周围

20. 麻风反应治疗的首选药物是
    A. 糖皮质激素　　　B. 免疫抑制剂
    C. 氨苯砜　　　　　D. 羟氯喹
    E. 利福平

21. 患者,男性,60 岁。左面部红肿伴发热 3 天。查体:左面部见水肿性红斑,边界较清,局部皮温高,压痛明显,表面无水疱。颈部及耳前淋巴结肿大。对该患者最可能的诊断是
    A. 接触性皮炎　　　B. 丹毒
    C. 蜂窝织炎　　　　D. 系统性红斑狼疮
    E. 带状疱疹

22. 流行性斑疹伤寒的病原体是
    A. 普氏立克次体
    B. 斑疹伤寒立克次体
    C. 恙虫立克次体
    D. Rickettsii 立克次体
    E. Conorii 立克次

23. 有助于立克次体病诊断的实验室检查是
    A. 肥达试验
    B. 外斐试验
    C. 嗜异性凝集试验
    D. 血培养
    E. 冷凝集试验

24. 莱姆病的病原体是
    A. 钩端螺旋体
    B. 伯氏疏螺旋体
    C. 苍白密螺旋体

    D. 回归热疏螺旋体
    E. 品他密螺旋体

25. 治疗立克次体感染的首选药物是
    A. 头孢他啶　　　　B. 青霉素
    C. 庆大霉素　　　　D. 多西环素
    E. 阿奇霉素

26. 患者,男性,25 岁。龟头红斑 1 个月余。起病前 1 个月曾有尿频、尿急、尿痛,自行口服抗生素(具体不详)1 周后好转。查体:发现龟头处多处环状红斑伴点片状糜烂,周边轻微隆起。双侧结膜充血水肿,右侧膝关节轻度肿胀,有压痛。对该患者诊断可能性大的疾病是
    A. 二期梅毒
    B. 念珠菌性龟头炎
    C. Reiter 综合征
    D. 扁平苔藓
    E. 银屑病

27. 头皮出现小片状鳞屑斑,毛发稀少,病发刚出头皮即折断,镜检可见充满病发的发内型关节孢子,应考虑的疾病是
    A. 石棉状糠疹　　　B. 黑点癣
    C. 白癣　　　　　　D. 黄癣
    E. 脓癣

28. 治疗皮肤型孢子丝菌病首选的药物是
    A. 碘化钾　　　　　B. 伊曲康唑
    C. 氯化钾　　　　　D. 糖皮质激素
    E. 抗生素

29. 与融合性网状乳头瘤病可能相关的真菌是
    A. 马拉色菌　　　　B. 放线菌
    C. 白念珠菌　　　　D. 克柔念珠菌
    E. 近平滑念珠菌

30. 下列对于毛霉病的诊断最有意义的依据是
    A. 病变部位表现为红斑、疼痛，局部可见坏死、结痂
    B. 病变部位检出菌丝
    C. 血培养
    D. 组织病理可以见到血栓形成和坏死
    E. 抗生素治疗有效

31. 患者，男性，25 岁。发现腋毛出现黄色结节 5 天。查体：双侧腋下腋毛上可见黄色结节颗粒，呈鞘状包被毛干，粘连较紧，毛干无光泽，易折断。患处皮肤外观正常。在滤过紫外线下可显荧光。对该患者诊断可能性最大的疾病是
    A. 毛发管型　　　 B. 体虱
    C. 毛结节病　　　 D. 腋毛癣
    E. 狐臭

32. 患者，男性，24 岁。胸部及双侧腋下出现多个浅褐色斑片，表面有细碎鳞屑，无明显自觉症状。真菌镜检可见弧形短菌丝及成群的圆形孢子。对该患者最可能的诊断是
    A. 玫瑰糠疹　　　 B. 银屑病
    C. 花斑糠疹　　　 D. 体癣
    E. 单纯糠疹

33. 下列关于隐翅虫皮炎的描述，**错误**的是
    A. 由隐翅虫叮咬皮肤所致
    B. 好发于夏、秋季
    C. 好发于暴露部位
    D. 典型皮损为水肿性红斑上有密集水疱、脓疱
    E. 严重者可出现发热、头痛

34. 患儿，男性，13 岁，学生。全身皮疹伴剧烈瘙痒 1 周。查体：手指缝及两侧、腋窝、脐周、腰围、下腹部、生殖器、腹

股沟处散在较多红色小丘疹及抓痕，阴囊多个黄豆大小的暗红色结节。对该患者诊断可能性大的疾病是
    A. 疥疮　　　　　 B. 丘疹性荨麻疹
    C. 湿疹　　　　　 D. 寻常痒疹
    E. 银屑病

35. 摩擦性苔藓样疹最常见的发病部位是
    A. 前臂　　　　　 B. 手背
    C. 肘　　　　　　 D. 膝
    E. 大腿

36. 患者，女性，75 岁。因发热 3 天伴咳嗽咳痰诊断为坠积性肺炎，静脉滴注莫西沙星 3 天，伴有大汗，体温渐下降，随后发现躯干部较多小水疱，无症状。查体：躯干泛发粟粒大小的薄壁水疱，基底无红肿。对该患者最可能的诊断是
    A. 寻常型天疱疮
    B. 白痱
    C. 脓痱
    D. 马拉色菌毛囊炎
    E. 脓疱型银屑病

37. 患者，女性，23 岁。左小腿皮疹半个月，不伴有自觉症状，无发热及关节痛。患者近 1 个月来因室温偏低，于办公桌下放置红外线电暖气取暖。查体：左小腿外侧见片状分布的暗紫红色斑，呈网格状，伴网状色素沉着及少量毛细血管扩张。对该患者最可能的诊断是
    A. 色素性紫癜性皮肤病
    B. 冻疮
    C. 热激红斑
    D. 网状青斑
    E. 瘀积性皮炎

38. 拔毛癣最常见的皮肤镜特点是
    A. 脱发斑光滑，少残留毛发

B. 感叹号发

C. 黑点征和断发

D. 正常，无外伤、感染的痕迹

E. 黄点征

39. 患者，女性，20岁，农民。面部黑色油性鳞屑伴头皮痒、脱发2年。皮肤科情况：面部表情呆板，除鼻唇沟、唇红线外，整个面部有污垢样黏着的油性黑褐色结痂。该患者诊断可能性大的疾病是

A. 脂溢性皮炎

B. 皮肤垢着病

C. 接触性皮炎

D. 皮肤黑变病

E. 局限性硬皮病

40. 患者，40岁。女性。右小腿胫前及踝关节红斑肿胀、色素沉着伴瘙痒、鳞屑4个月，外伤后外踝关节溃疡1个月，患者有右下肢静脉曲张病史18年。对该患者最可能的诊断是

A. 自身敏感性皮炎

B. 接触性皮炎

C. 慢性湿疹

D. 变应性皮肤血管炎

E. 瘀积性皮炎

41. 患儿，男性，4岁。出生1个月后开始反复出现面部对称性红斑、丘疹和鳞屑，伴瘙痒。1岁左右开始出现四肢屈侧红斑、丘疹和鳞屑，部分苔藓样变，偶有轻度渗出，伴剧烈瘙痒，影响睡眠，母亲有变应性鼻炎病史。对该患儿首先考虑的诊断是

A. 特应性皮炎

B. 自身敏感性皮炎

C. 慢性单纯性苔藓

D. 慢性湿疹

E. 接触性皮炎

42. 患者，男性，17岁。口周皮疹伴烧灼感2个月。喜食辛辣刺激性食物，常舔嘴唇。皮损为距离口周边缘5mm处散在红斑、丘疹、脓疱，表面脱屑。对该患者最可能的诊断是

A. 湿疹

B. 唇炎

C. 接触性皮炎

D. 口周皮炎

E. 特应性皮炎

43. 副肿瘤性天疱疮的临床特点**不包括**

A. 黏膜损害轻

B. 皮损呈多形性

C. 多来源于淋巴系统的肿瘤

D. 病情重

E. 对糖皮质激素反应较差

44. 下列**不是**多形红斑组织病理学表现的是

A. 表皮角质形成细胞坏死

B. 表皮下水疱形成

C. 表皮内水疱形成

D. 基底细胞液化变性

E. 真皮上部血管扩张，红细胞外渗

45. 脓疱型银屑病的关键驱动因素是

A. IL-12稳态的破坏

B. IL-22稳态的破坏

C. IL-23稳态的破坏

D. IL-17稳态的破坏

E. IL-36稳态的破坏

46. **不符合**寻常型银屑病的组织病理特征的是

A. 角化过度

B. 角化不全

C. 颗粒层减少或消失

D. 颗粒层增厚

E. 真皮乳头层毛细血管扩张，迂曲

47. 重症型银屑病指体表受累面积(BSA)超过
    A. 3%　　　B. 5%　　　C. 10%
    D. 15%　　　E. 20%

48. 患儿,女性,6岁。3个月前发现患儿胸、腹部有密集的肤色丘疹,逐渐增多,不伴瘙痒。查体:胸、腹部可见密集针头大小到粟粒大小的圆形、肤色丘疹,表面光滑有光泽。对该患儿最可能的诊断是
    A. 小棘苔藓
    B. 摩擦性苔藓样疹
    C. 扁平苔藓
    D. 点状硬皮病
    E. 光泽苔藓

49. 皮肌炎的诊断标准**不包括**
    A. 肌肉活检符合肌炎病理改变
    B. 心电图异常
    C. 肌电图为肌源性损伤
    D. 血清肌酶升高
    E. 对称性近端肌群和颈部肌无力

50. 系统性硬皮病最常见的首发症状是
    A. 关节痛　　　B. 雷诺现象
    C. 不规则发热　　　D. 肌无力
    E. 食欲减退

51. 患者,女性,35岁。1年前自面、手部出现皮疹,轻痒,日晒后加重,不伴有其他症状。查体:颧、鼻、外耳、手背部见暗红色斑块,表面附黏着性鳞屑,皮损中央萎缩,毛细血管扩张,边界清楚。实验室检查:血常规、尿常规正常;肝功能正常;血 ANA 阳性,效价为 1:100。对该患者最可能的诊断是
    A. 扁平苔藓
    B. 冻疮

C. 盘状红斑狼疮
D. 系统性红斑狼疮
E. 银屑病

52. 荨麻疹样血管炎与荨麻疹的主要区别**不包括**
    A. 风团内可见紫癜性损害
    B. 关节痛或关节炎
    C. 腹痛
    D. 风团持续时间可达 1~3 天甚至更长
    E. 白细胞碎裂性血管炎

53. 出现针刺反应的疾病是
    A. 扁平疣
    B. 湿疹
    C. 多形红斑
    D. 白塞病
    E. 结节性痒疹

54. 系统性结节性多动脉炎患者最常见的死因是
    A. 高血压　　　B. 心力衰竭
    C. 肾衰竭　　　D. 消化道出血
    E. 呼吸衰竭

55. 以上、下呼吸道肉芽肿性炎症、系统性坏死性小血管炎和微免疫性肾小球肾炎的三联征为特征性表现的疾病是
    A. 坏死性肉芽肿性血管炎
    B. 环状肉芽肿
    C. 间质肉芽肿性皮炎
    D. 多形性肉芽肿
    E. 类脂质渐进性坏死

56. 伴有剧烈瘙痒的紫癜性皮肤病为
    A. 老年性紫癜
    B. 湿疹样紫癜
    C. 皮质激素性紫癜

D. 过敏性紫癜

E. 暴发性紫癜

57. 患者，女性，40 岁。双下肢红斑、结节伴压痛 3 天，1 周前有咽痛、咳嗽病史。查体：T 36.2℃；双小腿伸侧可见散在分布黄豆至钱币大小的水肿性红色结节，局部皮温升高，压痛阳性。对该患者诊断可能性大的疾病是

A. 皮肤小血管炎

B. 白塞病

C. 疖肿

D. 结节性红斑

E. 丹毒

58. 线性 IgA 大疱性皮病首选的治疗方法是

A. 口服氨苯砜

B. 系统使用糖皮质激素

C. 系统使用免疫抑制剂

D. 口服伊曲康唑

E. 少量多次输血

59. 匐行性回状红斑最常见合并的肿瘤是

A. 食管癌 　　B. 乳腺癌

C. 肺癌 　　D. 膀胱癌

E. 胃癌

60. 疱疹样脓疱病患者常出现的电解质紊乱是

A. 高钾血症 　　B. 高钠血症

C. 低钾血症 　　D. 低钠血症

E. 低钙血症

二、共用题干单选题

（61～63 题共用题干）

患儿，男性，3 岁。全身红斑、丘疹 1 周。患儿 1 周前无明显诱因全身出现红斑、丘疹，伴发热，最高 38℃。既往无过敏史、无用药史。查体：全身弥漫性潮红斑、针尖

大小丘疹，疹间无正常皮肤，见"杨梅舌"，咽部红肿，无颊黏膜损害，口鼻周围见"苍白圈"，掌跖见少量脱屑。

61. 对该患儿最可能的诊断是

A. 猩红热 　　B. 麻疹

C. 风疹 　　D. 川崎病

E. 手足口病

62. 有助于该患儿确诊的辅助检查结果是

A. 咽部分泌物培养见金黄色葡萄球菌

B. 咽部分泌物培养见溶血性链球菌

C. 血常规见淋巴细胞升高，中性粒细胞降低

D. 胸部 X 线见肺部纹理增粗

E. 心电图示心率增快

63. 该患儿首选的治疗药物是

A. 青霉素类或头孢类

B. 喹诺酮类

C. 大环内酯类

D. 甲硝唑类

E. 氨基糖苷类

（64～66 题共用题干）

患者，男性，60 岁。全身斑块 1 年。查体：面部、躯干、四肢伸侧散在分布淡红色浸润性斑块，眉毛稀疏，部分脱落。周围神经干无肿大，浅感觉减退，无皮肤溃疡。

64. 对该患者最可能的诊断是

A. 结节性红斑 　　B. 血管炎

C. 多形红斑 　　D. 梅毒

E. 瘤型麻风

65. 有助于该患者确诊的辅助检查是

A. 血常规

B. 体液免疫检查

C. RPR

D. 组织病理检查和抗酸染色

E. 血管彩超

66. 该患者首选的治疗药物是
    A. 糖皮质激素　　　B. 联合化疗
    C. 抗组胺药　　　　D. 青霉素
    E. 免疫抑制剂

（67～68 题共用题干）

患者，女性，53 岁，农民。右上肢红色结节、破溃 1 年余。1 年前患者右手臂在收玉米时被刺伤，未予特殊处理。否认冶游史及外出旅游史。查体：右手背、前臂伸侧散在数个紫红色皮下结节，蚕豆至桂圆大小，呈线状排列，轻度压痛，局部结节表面溃疡、流脓、结痂。

67. 对该患者最可能的临床诊断是
    A. 游泳池肉芽肿
    B. 上皮样肉瘤
    C. 孢子丝菌病
    D. 梅毒性树胶肿
    E. 利什曼病

68. 该病诊断的金标准是
    A. 真菌镜检
    B. 真菌培养
    C. 组织病理学检查
    D. 精制孢子丝菌素皮肤试验
    E. PCR、巢式 PCR

（69～70 题共用题干）

患者，男性，25 岁。阴阜处剧烈瘙痒数天。经常发现内裤上点状污褐色血迹。经常出差住宿宾馆。

69. 该患者临床诊断可能性最大的疾病是
    A. 痒疹　　　　　　B. 疥疮
    C. 丘疹性荨麻疹　　D. 阴虱病
    E. 瘙痒症

70. 确诊该病应选择的实验室检查是
    A. 阴毛附着物镜检
    B. 皮损组织病理检查

C. 直接免疫荧光检查
D. TPPA＋RPR
E. HPV-DNA 检查

（71～73 题共用题干）

患者，男性，35 岁。右侧耳垂及右面部红褐色斑块 5 年。体格检查：体温正常，右侧颈部淋巴结肿大，右侧耳垂及右面部见红褐色浸润性斑块，覆有少量鳞屑。触之较软，其间见萎缩性瘢痕。

71. 如果玻片压诊出现棕黄色如苹果酱色，则对该患者最可能的诊断是
    A. 寻常狼疮　　　　B. 着色芽生菌病
    C. 盘状红斑狼疮　　D. 疣状扁平苔藓
    E. 结节病

72. 如果该患者诊断为寻常狼疮，其组织病理表现**不包括**
    A. 肉芽肿性结节
    B. 淋巴细胞浸润
    C. 基底细胞液化变性
    D. 中心可有干酪样坏死
    E. 抗酸染色见抗酸杆菌

73. 如果该患者诊断为寻常狼疮，下列关于该病的治疗，描述**错误**的是
    A. 一般以外用药物为主
    B. 应积极治疗患者其他部位结核病灶
    C. 通常采用 2～3 种药物联合治疗
    D. 疗程一般不少于 6 个月
    E. 小病灶可予外科手术切除

（74～75 题共用题干）

患者，男性，25 岁。足部游走性线状红斑伴瘙痒 7 天。平素健康，发疹前 10 天有进食生鱼史，无宠物喂养史，家族人员无类似病史。查体：一般情况良好，系统检查未见异常。皮肤科检查：足部可见匍行性、隆起性红斑。

74. 对该患者临床诊断可能性大的疾病是
    A. 疖疮 　　　　B. 线状皮炎
    C. 湿疹 　　　　D. 匐行疹
    E. 接触性皮炎

75. 为明确诊断应选择的实验室检查是
    A. 肝功能检查
    B. 直接免疫荧光检查
    C. 间接免疫荧光检查
    D. 真菌镜检
    E. 皮肤组织病理检查

（76～77题共用题干）

患者，女性，20岁。腹泻2天，皮疹半天。患者2天前出现腹泻，低热，自行口服诺氟沙星、"泻痢停"、对乙酰氨基酚等药物，半天前出现红色皮疹，追问病史，患者多年前有磺胺类药物过敏史。

76. 若专科查体发现患者上唇皮肤、黏膜交界处一枚指甲大小水肿性红斑，边界清楚，中央有水疱。则对该患者的诊断考虑为
    A. 多形红斑型药疹
    B. 固定型药疹
    C. 荨麻疹型药疹
    D. 血管炎型药疹
    E. 湿疹型药疹

77. 若查体发现患者全身散在分布水肿性红斑，中央有水疱，呈靶型改变，累及黏膜。则对该患者的诊断考虑为
    A. 多形红斑型药疹
    B. 固定型药疹
    C. 荨麻疹型药疹
    D. 血管炎型药疹
    E. 湿疹型药疹

（78～80题共用题干）

患者，男性，48岁。8天前无明显诱因开始出现高热，体温39～40.2℃，伴有头痛及肌肉酸痛，精神萎靡。1天前，患者自腋窝、躯干开始逐渐出现皮疹，表现为红色充血性斑疹，渐蔓延至身体其他部位。患者半个月前曾去国外旅游，并在当地停留3天。实验室检查：WBC 6×10^9/L，N% 65%，L% 22%，PLT 200×10^9/L。外斐反应：变形杆菌 OX_{19} 效价为 1:320，OX_2 及 OX_k 阴性。

78. 对该患者临床诊断最可能的疾病是
    A. 回归热
    B. 伤寒
    C. 流行性出血热
    D. 流行性斑疹伤寒
    E. 蜱斑疹伤寒

79. 关于该病的临床表现，下列描述**不正确**的是
    A. 多见于成年人
    B. 皮疹可融合发生坏疽
    C. 面部皮损常较重
    D. 可出现多系统血管炎
    E. 可累及中枢神经系统

80. 该患者治疗首选的抗生素是
    A. 氯霉素 　　　　B. 头孢菌素
    C. 克林霉素 　　　D. 庆大霉素
    E. 磺胺类药物

（81～83题共用题干）

患者，男性，58岁。患者因电击致左手、左胸部烧伤8小时入院。患者入院后第6天，左手及左胸部创面发红并有分泌物。分泌物真菌镜检发现有粗大菌丝。取多处坏死组织行真菌培养，诊断为电击伤继发皮肤毛霉病。

81. 毛霉病首选的治疗药物为
    A. 两性霉素B 　　B. 伊曲康唑
    C. 伏立康唑 　　　D. 特比奈芬
    E. 氟胞嘧啶

82. 下列关于毛霉病的叙述，**不正确**的是
   A. 播散型毛霉病最常见的播散部位为肺部
   B. 皮肤型毛霉病最轻
   C. 主要侵犯机体免疫功能低下的患者
   D. 鼻脑型毛霉病最为凶险
   E. 可累及鼻、脑、肺、皮肤等，甚至可血行播散到全身

83. 真菌镜检下毛霉病的菌丝特征为
   A. 45°分枝、分隔菌丝
   B. 宽大菌丝，呈90°分枝，不分隔
   C. 棕色、圆形、厚壁分隔孢子（硬壳细胞）
   D. 假菌丝、圆形或椭圆形孢子，有出芽
   E. 棕色、分枝、分隔菌丝或酵母样细胞

（84～85题共用题干）

患者，女性，60岁。外阴部皮疹伴瘙痒明显4年，加重1个月就诊。查体：双侧小阴唇浸润肥厚、皲裂、呈白色，以左侧小阴唇明显。

84. 对该患者最可能的诊断是
   A. 尖锐湿疣　　　B. 皮脂腺异位
   C. 白癜风　　　　D. 黏膜白斑
   E. 硬化萎缩性苔藓

85. 对该病诊断最有意义的检查是
   A. 组织病理检查　B. 真菌检查
   C. 滴虫检查　　　D. 醋酸白试验
   E. 皮肤镜检查

（86～88题共用题干）

患儿，男性，12岁。头部脓肿20天。20天前患者头皮发痒，脱发，头皮出现结节，并形成脓肿，伴耳后和枕后的淋巴结肿大和触痛。

86. 如果患者在当地口服青霉素治疗7天无效，诊断应考虑的疾病是
   A. 细菌性毛囊炎

   B. 脂溢性皮炎
   C. 脓癣
   D. 盘状红斑狼疮
   E. 脓疱疮

87. 如果真菌镜检阳性，下列描述**不正确**的是
   A. 病发可见发内或发外孢子以及菌丝
   B. 主要病原菌为犬小孢子菌
   C. 亲动物性皮肤癣菌常引起该病
   D. 亲土性皮肤癣菌常引起该病
   E. 发病机制为对真菌抗原产生迟发性超敏反应

88. 关于该病的治疗，描述**错误**的是
   A. 口服抗真菌药物
   B. 脓肿切开引流
   C. 可配合口服小剂量糖皮质激素
   D. 消毒个人用品
   E. 外用抗真菌药物

（89～90题共用题干）

患者，女性，56岁，渔民。双手水肿、红斑伴疼痛1天。患者1天前在下海打捞时双手伸入水下，感觉针刺样疼痛，迅速收回双手，发现皮肤表面留有水母触须。患者随即呼唤同伴帮助清除表面的水母触须，并用海水大量冲洗，之后未做进一步处理。现患者感觉胸闷、呼吸困难。

89. 下列关于该患者的处理措施，**错误**的是
   A. 口服抗组胺药物
   B. 吸氧
   C. 使用75%乙醇溶液冲洗双手
   D. 系统使用糖皮质激素
   E. 外用抗生素制剂

90. 如果查体发现患者双上肢鞭痕样红斑、轻度肿胀和较多散在的小水疱，整个皮损边界清楚。对于该患者的诊断应首

先考虑的疾病是

A. 接触性皮炎　　　B. 荨麻疹

C. 日晒伤　　　　　D. 水母蜇伤

E. 抓伤

(91～92题共用题干)

患儿,男,12岁,小学6年级学生。脱发2周。查体:右侧颞部见一约2cm×2cm大小的脱发区,其中央见少许断发。系统检查无异常发现。

91. 下列检查对该患者确诊价值**不大**的是

A. 真菌镜检　　　　B. 皮肤镜检查

C. 头发牵拉试验　　D. 组织病理检查

E. 心电图

92. 如果进一步查体发现脱发区形状不规则,头皮见表皮剥脱及出血点,皮肤镜提示为黑点征与断发,拉发试验阴性,诊断上应首先考虑:

A. 斑秃　　　　　　B. 白癣

C. 拔毛癣　　　　　D. 脂溢性脱发

E. 雄激素性脱发

(93～95题共用题干)

患者,女性,55岁。面部、四肢散在分布红色皮疹伴发热5天。查体:体温38.5℃,面部、四肢散在分布边界清楚的水肿性鲜红色结节、斑块,上覆假性水疱,触痛。

93. 该患者诊断可能性大的疾病是

A. 结节性红斑

B. 多形红斑

C. 变应性皮肤血管炎

D. 硬红斑

E. 急性发热性嗜中性细胞皮肤病

94. 该疾病诊断的标准**不包括**

A. 发热,体温>38℃

B. 急性发作的典型皮损

C. 组织病理学表现

D. 红细胞沉降率>20mm/h,白细胞计数>8.0×10⁹/L,外周血中性粒细胞比例>70%,C反应蛋白升高

E. 伴发自身免疫性疾病

95. 该患者首选的治疗药物为

A. 糖皮质激素　　　B. 丙种球蛋

C. 环孢素　　　　　D. 氨苯砜

E. 秋水仙碱

(96～97题共用题干)

患者,男性,55岁。全身鳞屑性红斑、斑块伴瘙痒5个月。患者5个月前无明显诱因出现头皮、面部红斑、鳞屑,瘙痒明显。随之躯干、四肢逐渐出现红色斑块。查体:头皮、额部可见红斑,表面有白色鳞屑;躯干、四肢可见大小不等的暗红色斑块,表面有白色鳞屑;肘、膝及第1、2指节背面可见红褐色毛囊性丘疹,中央有角栓,掌、跖皮肤可见对称分布、边界清楚的角化性斑块。

96. 对该患者最可能的诊断是

A. 红皮病

B. 脂溢性皮炎

C. 毛发红糠疹

D. 维生素A缺乏症

E. 银屑病

97. 该病的组织病理学表现**不包括**

A. 角化过度　　　　B. 角化不全

C. 角化不良　　　　D. 颗粒层增厚

E. 棘层肥厚

(98～100题共用题干)

患者,男性,32岁。面及手指末节红斑2个月,伴有四肢关节疼痛。查体:两侧面颊对称分布水肿性红斑,指/趾末节侧及甲周有暗红斑。双膝关节轻度水肿。实验室检查:WBC 3.0×10⁹/L,PLT 58×10⁹/L;ESR 68mm/h;24小时尿蛋白1.5g。

98. 对该患者最可能的诊断为
    A. 类风湿关节炎
    B. 系统性红斑狼疮
    C. 皮肌炎
    D. 混合性结缔组织病
    E. 硬皮病

99. 为明确诊断最有价值的实验室检查是
    A. 狼疮细胞检查
    B. 抗 ENA 多肽抗体谱
    C. 狼疮带试验
    D. 免疫球蛋白和补体检测
    E. 关节 X 线检查

100. 该患者的治疗应首选
    A. 环磷酰胺   B. 羟氯喹
    C. 糖皮质激素   D. 非甾体抗炎药
    E. 甲氨蝶呤

三、多选题

101. 关于继发性冷球蛋白血症的描述，**错误**的是
    A. 患者可伴有 HCV 感染
    B. 治疗包括抗凝剂及纤溶剂
    C. 组织病理表现为真皮和皮下组织血管栓塞，管壁周围炎细胞浸润
    D. 可继发于系统性红斑狼疮
    E. 烟酰胺治疗有效

102. 男性淋病治疗不及时可出现的并发症包括
    A. 附睾炎   B. 淋菌性前列腺炎
    C. 输精管炎   D. 后尿道炎
    E. 精囊炎

103. Reiter 综合征主要的症状为
    A. 非淋菌性尿道炎
    B. 关节炎
    C. 结膜炎

    D. 虹膜炎
    E. 直肠炎

104. 皮肤基底细胞癌在皮肤镜下的基本模式特征为
    A. 叶状结构
    B. 轮辐状结构
    C. 蓝灰色卵圆巢
    D. 灰蓝色小球
    E. 亮红白色无结构区

105. 组织病理表现为泡沫细胞浸润的疾病包括
    A. 环状肉芽肿
    B. Rosai-Dorfman 病
    C. 幼年型黄色肉芽肿
    D. 渐进坏死性黄色肉芽肿
    E. 结节性黄瘤

106. 下列检查有助于结节病的诊断的是
    A. 胸部 CT
    B. 组织病理检查
    C. PPD 试验
    D. Kveim 试验
    E. 血清 ACE 活性检查

107. 关于婴幼儿腹部离心性脂肪营养不良的描述，正确的是
    A. 皮损局限于腹部
    B. 多见于儿童
    C. 皮损表现为边界清楚的淡蓝色、萎缩性斑片，皮下血管清晰可见
    D. 组织病理为表皮萎缩，真皮胶原纤维变性、减少，皮下脂肪消失
    E. 具有自限性

108. HIV 感染者患带状疱疹的特点是
    A. 累及范围常较大
    B. 可出现水疱、大疱、血疱

C. 疼痛剧烈，极易继发细菌感染

D. 一般不引起脑炎、肺炎

E. 有自限性

109. 乳房外 Paget 病的好发部位是

    A. 女阴   B. 手足

    C. 阴囊   D. 会阴

    E. 肛周

110. 下列引起瘢痕性脱发的疾病是

    A. 斑秃

    B. 假性斑秃

    C. 雄激素性秃发

    D. 盘状红斑狼疮

    E. 黄癣

111. 适合早期蕈样肉芽肿的治疗方法是

    A. 免疫增强剂

    B. 口服维 A 酸类药物

    C. 外用氮芥

    D. X 线照射

    E. 光疗

112. Sézary 综合征的典型临床表现是

    A. 红皮病样皮损

    B. 乳酸脱氢酶升高

    C. 皮肤松弛

    D. 外周血中有肿瘤性 T 细胞

    E. 淋巴结肿大

113. 表皮痣的临床分型包括

    A. 腺样型

    B. 局限型

    C. 炎症型线状表皮痣

    D. 泛发型

    E. 增生型

114. 结节硬化症的主要皮肤表现包括

    A. 甲周纤维瘤

B. 色素减退斑

C. 面部血管纤维瘤

D. 胶原瘤

E. 鲨革斑

115. 汗管瘤的临床分型包括

    A. 眼睑型   B. 泛发型

    C. 发疹型   D. 局限型

    E. 毛囊型

116. 适用于治疗 Kaposi 肉瘤的物理疗法包括

    A. 585nm 脉冲染料激光、

    B. CO_2 高能激光

    C. 冷冻

    D. 非电子束放疗

    E. 电子束放疗

117. 下列属于 Fox-Fordyce 病特征的是

    A. 顶泌汗腺分布区域毛囊受累、皮脂腺肥大

    B. 腋下、乳头和会阴部的顶泌汗腺潴留

    C. 好发于青少年女性

    D. 常表现为月经期加重，妊娠期减轻

    E. 经常伴有剧烈瘙痒

118. 需要和黏膜白斑鉴别的疾病包括

    A. 白癜风

    B. 扁平苔藓

    C. 硬化萎缩性苔藓

    D. 盘状红斑狼疮

    E. 外阴皮炎后色素减退

119. 下列关于 Hailey-Hailey 病的描述，正确的是

    A. 是一种常染色体显性遗传病

    B. 致病基因是 *ATP2C1*

    C. 病理表现为表皮下水疱

    D. 通常在 10~30 岁发病

    E. 预后常留有瘢痕

120. 色素痣在病理上痣细胞的类型包括
    A. 透明痣细胞
    B. 上皮样痣细胞
    C. 淋巴细胞样痣细胞
    D. 巢状痣细胞
    E. 纤维样痣细胞

121. 色素失禁症的临床分期包括
    A. 丘疹期
    B. 红斑水疱期
    C. 疣状增生期
    D. 色素沉着期
    E. 色素减退/萎缩期

122. 提示白癜风处于进展期的依据包括
    A. 不断出现新发白斑
    B. 有同形反应
    C. 近期白斑处毛发变白
    D. 色素脱失斑无进一步扩大
    E. Wood灯下呈高亮的蓝白色荧光

123. 下列关于斑驳病的描述,正确的是
    A. 为常染色体显性遗传病
    B. 为常染色体隐性遗传病
    C. 额部中央有三角形或菱形白发
    D. 致病基因为 *KIT* 基因
    E. 白斑静止稳定

124. 库欣综合征的病因包括
    A. 库欣病
    B. 异位 ACTH 综合征
    C. 肾上腺癌
    D. 结节性肾上腺病
    E. 长期大量应用糖皮质激素

125. 皮肤小血管炎的组织病理特点是
    A. 真皮上部以小血管为中心的节段性分布的白细胞浸润
    B. 可见核尘、核破碎
    C. 真皮毛细血管及小血管内皮细胞肿胀、闭塞,纤维蛋白样变性
    D. 红细胞外溢
    E. 直接免疫病理可见血管壁 IgG、IgM 或 C3 沉积。

126. 皮肤钙沉着症的临床类型包括
    A. 特发性皮肤钙沉着症
    B. 转移性皮肤钙沉着症
    C. 营养不良性皮肤钙沉着症
    D. 医源性皮肤钙沉着症
    E. 创伤性皮肤钙沉着症

127. 可以诱导天疱疮的药物是
    A. D-青霉胺   B. 吡罗昔康
    C. 利福平   D. 头孢曲松
    E. 卡托普利

128. 需要与白色糠疹进行鉴别的疾病包括
    A. 白癜风   B. 贫血痣
    C. 无色素痣   D. 黄褐斑
    E. 花斑癣

129. 治疗大疱性类天疱疮可以选择的药物是
    A. 氨苯砜   B. 四环素
    C. 烟酰胺   D. 糖皮质激素
    E. 免疫抑制剂

130. 下列关于遗传性血管性水肿的描述,正确的是
    A. 发病与 *C1-INH*、*FXII*、*ANGPT1* 或 *PLG* 基因突变有关
    B. 分为 C1-INH 缺乏型和非 C1-INH 缺乏型
    C. 30 岁前起病,青春期加重
    D. 有发作性、自限性、非对称性,一般 3~5 天自然缓解
    E. 急性期治疗主要应用冻干新鲜血浆

131. IgA 血管炎的诊断标准包括
    A. 可触及性紫癜
    B. 弥漫性腹痛
    C. 组织病理提示典型白细胞碎裂性血管炎，伴有明显 IgA 沉积
    D. 关节炎或关节痛
    E. 24 小时尿蛋白 > 0.3g

132. 结核型麻风的神经功能障碍表现为
    A. 运动障碍　　B. 肌萎缩
    C. 出汗障碍　　D. 感觉障碍
    E. 畸形

133. 可由寒冷刺激诱发症状的疾病包括
    A. 红绀症　　　B. 红斑肢痛症
    C. 肢端发绀症　D. 冷球蛋白血症
    E. 雷诺现象

134. 下列属于黑棘皮病临床类型的是
    A. 良性黑棘皮病
    B. 肥胖性黑棘皮病
    C. 症状性黑棘皮病
    D. 恶性黑棘皮病
    E. 药物性黑棘皮病

135. SLE 引起的皮肤黏膜病变包括
    A. 皮肤血管炎　　B. 黏膜损害
    C. 斑秃　　　　　D. 多形红斑
    E. 蝶形红斑

136. 在皮肌炎的诊断中特异性较高的血清肌酶是
    A. AST　　　　B. CK
    C. ALT　　　　D. LDH
    E. ALD

137. 获得性大疱性表皮松解症的临床特点**不包括**
    A. 多幼年发病
    B. 皮肤在受到轻微摩擦或碰撞后出现水疱及血疱
    C. 好发部位为肢端及四肢关节伸侧
    D. 皮损愈后不留瘢痕
    E. 往往有家族史

138. 毛发红糠疹的临床类型包括
    A. 典型成人型
    B. 不典型成人型
    C. 典型幼年型
    D. 幼年局限型
    E. 不典型幼年型

139. 疱疹样天疱疮的特点是
    A. 皮损呈多形性
    B. 瘙痒明显
    C. 尼氏征阳性
    D. 多见于中老年人
    E. 预后较好

140. 关于种痘样水疱病的描述，**错误**的是
    A. 多数幼年发病，多见于 5~6 岁男孩
    B. 皮疹好发于曝光部位
    C. 皮疹表现为红斑、水疱、糜烂、结痂
    D. 愈合后不遗留瘢痕
    E. 青春期后可自愈

四、案例分析题

【案例 1】患者，女性，36 岁，已婚。全身皮疹 5 天。皮疹不痒。查体：躯干、四肢、手掌、足底泛发暗红色斑疹，手掌和足底红斑，表面伴有领圈样脱屑。

第 1 问：对该患者可能的诊断是
    A. 一期梅毒　　　　　B. 二期梅毒
    C. 三期梅毒　　　　　D. 药疹
    E. 病毒疹　　　　　　F. 玫瑰糠疹

第 2 问：该患者首先进行的辅助检查是
    A. 血常规

B. 尿常规

C. 梅毒血清学试验

D. C 反应蛋白检测

E. 抗链球菌溶血素 O 试验

F. 皮损组织病理检查

第 3 问：如患者查 RPR(+)，滴度为 1 : 128，TPPA(+)。该患者进一步的处理措施包括

A. 检查 HIV

B. 首选苄星青霉素治疗

C. 如青霉素皮试阳性，可选择头孢曲松钠治疗

D. 短程口服中小剂量泼尼松

E. 如青霉素过敏，可选择米诺环素治疗

F. 口服西替利嗪

第 4 问：患者给予口服泼尼松 10mg 后青霉素皮试(-)，给予注射苄星青霉素 240 万 U，当天出现发热，体温 39℃，全身皮疹加重，呼吸困难。下列处理措施正确的是

A. 吸氧

B. 物理降温

C. 立即予以甲泼尼龙 40mg 静脉滴注

D. 适当补液

E. 避免再次使用青霉素治疗

F. 1 周后继续苄星青素治疗

【案例 2】患者，男性，60 岁。面、颈部和双上肢红斑伴痒 1 年余。查体：体形消瘦，表情淡漠，反应迟钝，对答切题，心、肺、腹查体无异常，四肢肌力正常，神经系统病理征阴性。皮肤科情况：面、颈部、胸前、双手背及前臂伸侧可见对称性分布的紫红斑，界清，上覆少许鳞屑，双上肢红斑融合成手套样外观；口角和唇干燥、皲裂、脱屑。

第 1 问：对该患者诊断需要考虑的疾病是

A. 日晒伤

B. 多形性日光疹

C. 气源性接触性皮炎

D. 迟发性皮肤卟啉症

E. 药物光敏性皮炎

F. 烟酸缺乏症

第 2 问：光敏反应包括光毒反应和光超敏反应，与光超敏反应相比，光毒反应的特点是

A. 任何个体均可发病

B. 有一定的潜伏期

C. 皮损表现为日晒伤症状

D. 皮损不限于日晒部位

E. 病程长，可长期发作

F. 光敏剂浓度高，不发生化学反应

第 3 问：为了明确诊断和排除相关疾病，需要进一步询问的病史及完善的检查包括

A. 家族史及个人史包括饮酒史、饮食情况

B. 个人用药史

C. 斑贴试验

D. 光斑贴试验

E. 尿卟啉检测

F. 血清总 IgE 检测

第 4 问：该例患者为独居老人，以素食为主，长期酗酒，家属诉近期有痴呆症状，否认用药史，否认家族遗传史。对该患者最可能的诊断是

A. 日晒伤

B. 多形性日光疹

C. 气源性接触性皮炎

D. 迟发性皮肤卟啉症

E. 药物光敏性皮炎

F. 烟酸缺乏症

【案例 3】患者，女性，47 岁。躯干、四肢黄色丘疹 1 个月余。查体：系统检查未见明显异常。皮肤科检查：背部、腰部、臀部、双肘部、双大腿泛发性皮色至黄色实性丘疹，米粒至绿豆大小，孤立不融合，表面光滑，无压痛。

第1问：对该患者的诊断需要考虑的疾病有
- A. 发疹性黄瘤
- B. 进行性结节性组织细胞瘤
- C. 丘疹型环状肉芽肿
- D. 丘疹型结节病
- E. 发疹型汗管瘤
- F. 成人型黄色肉芽肿

第2问：为了明确诊断和排除相关疾病，需要进一步询问的病史及完善的检查包括
- A. 皮肤组织病理检查
- B. 直接免疫荧光检查
- C. 间接免疫荧光检查
- D. 抗核抗体全套测定
- E. 血脂检查
- F. 免疫组化检查

第3问：该患者病理检查示：表皮未见明显异常，真皮浅中层可见成团的泡沫细胞及散在的组织细胞、淋巴细胞浸润。血脂水平增高。对该患者最可能的诊断是
- A. 发疹性黄瘤
- B. 进行性结节性组织细胞瘤
- C. 丘疹型环状肉芽肿
- D. 丘疹型结节病
- E. 发疹型汗管瘤
- F. 成人型黄色肉芽肿

第4问：下列关于发疹性黄瘤的临床表现，描述正确的是
- A. 皮损可分批出现或突然发生
- B. 急性期炎症明显，皮疹周围有红晕
- C. 皮疹可自行消退
- D. 皮疹好发于肢体的屈侧及臀部
- E. 可有瘙痒或压痛
- F. 多累及高乳糜微粒血症者

【案例4】患者，女性，50岁。双下肢多个脓疱、溃疡伴疼痛6个月。患者6个月前发现双下肢散在丘疹、脓疱，很快形成大小不等的疼痛性溃疡，不断呈远心性扩大，有脓液，伴双下肢肌肉酸痛，无发热、关节痛等。皮肤科查体：双下肢见多个大小不等的深在溃疡，溃疡边缘为紫红色水肿斑块，局围有紫红色丘疹，溃疡底部有脓性分泌物和坏死组织。

第1问：对该患者最可能的诊断为
- A. 白塞病
- B. 孢子丝菌病
- C. 皮肤小血管炎
- D. 结节性多动脉炎
- E. 坏疽性脓皮病
- F. 结节性血管炎

第2问：该病最常见的伴发疾病为
- A. 恶性肿瘤
- B. 白血病
- C. 自身免疫病
- D. 炎症性肠病
- E. 感染性疾病
- F. 外伤

第3问：该病的诊断标准包括
- A. 活检标本显示中性粒细胞浸润
- B. 同形反应
- C. 炎症性肠病或炎症性关节炎史
- D. 组织进行细菌或真菌等病原体的培养呈阳性
- E. 溃疡多发，至少1处位于胫前
- F. 免疫抑制药物治疗后1个月内溃疡变小
- G. 愈合的溃疡部位有筛状瘢痕
- H. 病理提示白细胞碎裂性血管炎

第4问：可用于该病的治疗方法包括
- A. 应用抗组胺药
- B. 局部外用强效糖皮质激素
- C. 系统应用糖皮质激素
- D. 清创换药
- E. 联合应用免疫抑制剂，如环孢素、他克莫司等
- F. 应用 TNF-a 单抗
- G. 应用免疫球蛋白
- H. 血浆置换

【案例5】患者,女性,25 岁。面部反复起红斑、口腔溃疡 1 年余,加重 2 个月,伴头痛、四肢关节疼痛及发热。查体:T 38.5℃,面颊部见蝶形暗红色斑,口腔黏膜散在红斑、糜烂及浅溃疡,双手甲周红斑。患者不能准确回答问题,伴定向障碍。血常规示:WBC $4×10^9$/L, RBC $3.5×10^{12}$/L, Hb 118g/L, PLT $90×10^9$/L。尿常规示:尿蛋白(+++)。胸部 X 线提示:双侧少量胸腔积液。

第 1 问:为明确诊断,该患者需要做的辅助检查包括

- A. 血 ANA 抗体及滴度
- B. 肾活检病理
- C. 红细胞沉降率测定
- D. 皮肤组织病理检查
- E. 免疫病理检查
- F. 补体及免疫球蛋白检测
- G. 头颅 MRI

第 2 问:下列关于该病皮肤病理及免疫荧光病理的描述,正确的是

- A. 表皮角化过度
- B. 表皮萎缩
- C. 基底细胞液化变性
- D. 毛囊角栓
- E. 真皮血管周围有淋巴细胞浸润
- F. 患者皮损处 DIF 检查阳性率为 80%～90%,非皮损部位一般为阴性
- G. 胶原纤维嗜酸性变性

第 3 问:下列关于该病实验检查的描述,**错误**的是

- A. 抗 Sm 抗体是该病的标记抗体
- B. 多数患者的抗核抗体为阳性
- C. 部分患者梅毒血清学试验阳性
- D. 对诊断该病活动性密切相关的自身抗体是抗 RNA 抗体
- E. 低补体血症常表明患者处于活动期
- F. 皮肤狼疮带试验有假阳性也有假阴性

第 4 问:患者 ANA 阳性,抗 dsDNA 抗体阳性,24 小时尿蛋白 1.3g/L, C3 0.45g/L, ESR 66mm/h。下列适合于该患者的处理措施是

- A. 避免日晒
- B. 应用环磷酰胺
- C. 应用氯喹及羟氯喹
- D. 足量使用糖皮质激素
- E. 小剂量使用糖皮质激素
- F. 应用抗生素
- G. 血浆置换

【案例6】患儿,男性,5 岁。躯干、四肢反复红斑、水疱 3 个月。患者 3 个月前肘部红斑、水疱,数天后发展至躯干、四肢。否认服药史,否认家族类似病史。查体:以膝、肘、四肢伸侧为主散在或群集水疱、大疱,疱壁紧张,伴糜烂、结痂、色素沉着。

第 1 问:对该患者诊断应考虑的疾病包括

- A. 儿童类天疱疮
- B. 儿童线状 IgA 大疱性皮病
- C. 脓疱疮
- D. 葡萄球菌性烫伤样皮肤综合征
- E. 遗传性大疱性表皮松解症
- F. 水痘

第 2 问:下列有助于该患儿确诊的实验室检查有

- A. 皮肤组织病理检查
- B. 直接免疫荧光检查
- C. 透射电镜
- D. 疱液涂片和细菌培养
- E. 间接免疫荧光检查
- F. 盐裂皮肤免疫荧光检查
- G. 基因诊断

第 3 问:直接免疫荧光检查提示皮肤基底膜带有 IgG、C3 呈线状沉积;盐裂皮肤免疫荧光检查提示 IgG 线状沉积于盐裂皮肤的真皮侧。对该患儿诊断应考虑的疾病是

A. 单纯型大疱性表皮松解症

B. 暂时性棘层松解性皮病

C. 获得性大疱性表皮松解症

D. 脓疱疮

E. 儿童线状 IgA 大疱性皮病

F. 家族性慢性良性天疱疮

第 4 问：该病的共同表现包括

A. 多见于成年人，儿童和老年人也可发病

B. 基本损害为紧张性水疱

C. 不累及黏膜

D. 水疱位于表皮下

E. 真皮乳头层出现中性粒细胞微脓肿

F. 血循环中有抗Ⅶ型胶原的 IgG 抗体

【案例 7】患者，男性，55 岁，汉族。全身红斑、水疱、糜烂伴发热 3 天，口腔、会阴部糜烂 2 天。患者半个月前因牙痛口服卡马西平片，3 天前面、躯干、四肢出现红斑伴瘙痒，同时有发热，体温最高达 39℃，2 天前出现口腔、会阴部糜烂，伴疼痛。查体：T 38.5℃；R 20 次 /min；P 90 次 /min；BP 120/80mmhg。面、躯干、四肢可见大量黄豆到蚕豆大小的椭圆形水肿性红斑，大部分呈虹膜状，部分表面有水疱、大疱和糜烂，尼氏征阳性。口唇、颊黏膜、阴囊、阴茎可见大小不等的糜烂面，表面少许渗液。水疱、糜烂约占体表面积的 20%。

第 1 问：对该患者最可能的诊断是

A. 重症多形红斑（Steven-Jonson 综合征，SJS）

B. 中毒性表皮坏死松解症（TEN）

C. 中毒性休克综合征

D. SJS-TEN 重叠

E. 葡萄球菌性皮肤烫伤样综合征

F. 药物超敏反应综合征

第 2 问：对该患者进行筛查的易感基因是

A. HLA-A*31:01　　B. HLA-A*24:02

C. HLA-B*15:02　　D. HLA-B*57:01

E. HLA-B*58:01　　F. HLA-B*13:01

第 3 问：该病最常见的死亡原因是

A. 呼吸衰竭　　　　B. 肾衰竭

C. 心力衰竭　　　　D. 感染

E. 水电解质紊乱　　F. 消化道出血

第 4 问：该患者采用免疫球蛋白冲击治疗，目前推荐的剂量是

A. 0.4g/（kg·d），连用 3 天

B. 0.2g/（kg·d），连用 3 天

C. 1.0g/（kg·d），连用 3 天

D. 0.1g/（kg·d），连用 3 天

E. 0.5g/（kg·d），连用 3 天

F. 0.75g/（kg·d），连用 3 天

【案例 8】患者，男性，45 岁。四肢鳞屑性斑块伴瘙痒 2 年，右手指间关节肿痛 2 个月。患者 2 年前无明显诱因出现四肢暗红色鳞屑性斑块，伴瘙痒，在当地诊断为寻常型银屑病，不规则予以糖皮质激素外用，治疗后病情反复。2 个月前患者出现右手指间关节红、肿、痛，在当地治疗（具体不详）后无明显好转。查体：四肢见散在分布的指尖到钱币大小的暗红色斑块，边界清楚，部分表面有银白色鳞屑，蜡滴现象阳性，薄膜现象阳性，点状出现征阳性。右手第 2、3、4 指间关节肿胀，有压痛。

第 1 问：为明确诊断，该患者应进一步完善的检查包括

A. 血常规

B. 尿常规

C. C 反应蛋白测定

D. 红细胞沉降率检测

E. 类风湿因子检测

F. X 线

G. B 超

H. 血生化

第2问:该患者检查结果提示C反应蛋白升高,红细胞沉降率加快,类风湿因子阴性,右手X线提示关节边缘被侵蚀。对该患者最可能的诊断是

    A. 寻常型银屑病

    B. 扁平苔藓

    C. 关节病型银屑病

    D. 脓疱型银屑病

    E. 类风湿关节炎

    F. 骨关节炎

第3问:该患者治疗可使用的药物包括

    A. 阿维A   B. 非甾体抗炎药

    C. 甲氨蝶呤   D. 阿昔洛韦

    E. 依那西普   F. 阿达木

第4问:该患者考虑采用阿达木治疗,治疗前应进行的检查项目是

    A. 血、尿常规

    B. 肝、肾功能检查

    C. 胸片、心电图

    D. 腹部B超

    E. T-spot或PPD试验

    F. 乙肝及丙肝抗原检查

    G. 抗HIV抗体检测和RPR

    H. 血脂测定

【案例9】患者,男性,28岁,工人。寒战、高热伴剧烈头痛1周。起病前10天曾在草坪中睡午觉。查体:体温39.5℃,烦躁,头、面、颈、胸皮肤潮红,左侧会阴有1处直径约0.5cm的溃疡,表面覆有焦黑色痂,周边有稍隆起性红晕,左侧腹股沟淋巴结肿大,有触痛,眼结膜充血。肝右下肋15mm,质软、触痛。

第1问:对该患者诊断需要考虑的疾病是

    A. 斑疹伤寒

    B. 伤寒

    C. 钩端螺旋体感染

    D. 恙虫病

    E. 猫抓病

    F. 莱姆病

第2问:下列有助于明确诊断的实验室检查是

    A. 外斐反应OX_{19}滴度≥1:160

    B. 外斐反应OX_2滴度≥1:160

    C. 外斐反应OX_K滴度≥1:160

    D. 恙虫病东方体间接免疫荧光试验阳性

    E. 小鼠腹腔内接种分离到病原体

    F. PCR核酸检测到恙虫病东方体片段

第3问:该病除以上表现外,还可引起的临床表现包括

    A. 神经系统症状   B. 心肌炎

    C. 肺炎   D. 瘀斑

    E. 消化道出血   F. 肾损害

第4问:该患者治疗可选择的药物是

    A. 多西环素   B. 罗红霉素

    C. 氯霉素   D. 青霉素

    E. 头孢曲松   F. 阿奇霉素

【案例10】患者,男性,45岁,农民。右踝内侧溃疡伴疼痛2年。查体:右侧内踝可见直径1.5cm大小的溃疡,溃疡边缘隆起,周围可见片状暗红色斑片。自诉发病前曾有外伤史,给予局部外用消炎药物及清创治疗,效果均不佳,皮损逐渐扩大。

第1问:对该患者可能的诊断是

    A. 孢子丝菌病   B. 着色芽生菌病

    C. 疣状皮肤结核   D. 梅毒

    E. 鳞状细胞癌   F. 基底细胞癌

    G. 恶性黑素瘤

第2问:为进一步明确诊断,该患者需要进行的检查项目包括

    A. 组织病理检查

B. 真菌培养

C. 梅毒血清学试验

D. 细菌培养

E. 抗核抗体检测

F. 红细胞沉降率检测

G. 分枝杆菌培养

第 3 问：如果该患者组织病理显示表皮假上皮瘤样增生，真皮血管扩张，可见褐色圆形孢子，血管周围混合炎细胞浸润，则诊断考虑为

A. 孢子丝菌病　　　B. 着色芽生菌病

C. 疣状皮肤结核　　D. 梅毒

E. 鳞状细胞癌　　　F. 基底细胞癌

G. 恶性黑素瘤

第 4 问：患者确诊为着色芽生菌病，可采取的治疗方法包括

A. 口服伊曲康唑　　B. 口服特比奈芬

C. 口服碘化钾　　　D. 局部温热疗法

E. 光动力疗法　　　F. 手术切除

G. 口服伏立康唑

参考答案与解析

一、单选题

1. B

2. E 迟发性皮肤卟啉病患者的尿液在 Wood 灯下呈粉红 - 橙黄色荧光。

3. D 有流行病学史，抗 HIV 抗体阳性，且 CD4$^+$ T 淋巴细胞数 <200 个 /μl，可诊断为艾滋病。

4. E 盐裂皮肤直接免疫荧光检查时，获得性大疱性表皮松解症的 IgG 抗体沉积于表皮、真皮连接处的真皮侧，而大疱性类天疱疮的 IgG 抗体沉积于表皮、真皮连接处的表皮侧。

5. E

6. B 第一代维 A 酸是维 A 酸的天然代谢产物，主要为全反式维 A 酸、异维 A 酸和维胺酯。第二代维 A 酸为单芳香族维 A 酸，常用药物有阿维 A 酯、依阿维 A 酸、维 A 酸乙酰胺的芳香族衍生物。第三代维 A 酸为多芳香族维 A 酸，代表药物是芳香维 A 酸乙酯。

7. C 益赛普为重组 TNF-α 受体 - 抗体融合蛋白。英夫利西单抗是一种针对 TNF-α 的人 - 鼠嵌合单克隆抗体。杜普利尤单抗是一种完全人源化的 IgG4 抗体。乌司奴单抗是作用于白介素 -12/ 白介素 -23 的全人源化单克隆抗体。

8. A

9. D 两性霉素 B 使用期间可出现低血钾症，应高度重视，及时补钾。

10. C 益赛普、阿达木单抗及英夫利西单抗的作用靶点为 TNF-α；乌司奴单抗的靶点为 IL-12/IL-23；苏金单抗的作用靶点为 IL-17。

11. C 鲍恩样丘疹病的主要好发部位是：腹股沟、阴茎、龟头、阴唇及肛周。

12. E

13. E 现认为儿童丘疹性肢端皮炎的病因分为 3 类：①病毒感染，包括乙型肝炎病毒、EB 病毒、巨细胞病毒等；②细菌感染，包括 A 族乙型溶血性链球菌、葡萄球菌、分枝杆菌等；③接种疫苗，包括百白破、麻疹、腮腺炎疫苗等。

14. E

15. C 患儿有明显发热、咳嗽、流涕、咽痛、结膜充血，符合麻疹自上而下出疹的顺序特点，两侧近第一磨牙对应颊黏膜上可见灰白色小点（Koplik 斑），因此考虑麻疹的可能性大。

16. A

17. E 寻常狼疮皮损初起为鲜红或红褐色粟粒大小的结节，触之质软，稍隆起，结节表面薄嫩，用探针稍用力即可刺入，容易贯通，称为探针贯通现象。

18. A 麻风杆菌侵入人体后，主要分布于皮肤、黏膜、周围神经以及单核 - 吞噬细胞系统，在黏膜主要分布于鼻黏膜。

19. B 丹毒主要累及皮下组织内淋巴管及周围组织；疖肿主要累及毛囊深部及其周围组织。

20. A

21. B

22. A 流行性斑疹伤寒是由普氏立克次体引起的疾病，通过患者的人虱传染。

23. B

24. B

25. D

26. C 尿道炎、结膜炎及关节炎三联征，是 Reiter 综合征典型的临床表现，皮肤表现可出现环状龟头炎和银屑病样皮疹。

27. B

28. B

29. A

30. B

31. D

32. C

33. A 隐翅虫皮炎的发生主要与其强酸性毒液刺激有关。

34. A

35. B

36. B 该患者发疹前发热、大汗。发疹部位为躯干。皮疹表现为浅表透明水疱，周围无红晕、易破，无自觉症状，因此考虑为白痱，又称为晶形粟粒疹。

37. C 该患发病前长期用红外线照射。皮疹为网状暗紫红斑，伴网状色素沉着及毛细血管扩张，因此该患者诊断为热激红斑。

38. C 拔毛癖皮肤镜的典型表现为黑点征、断发，黄点征和感叹号发则多见于斑秃，斑秃的其他特点还包括脱发斑光滑，少残留毛发以及表皮正常，无外伤、感染的痕迹。

39. B 皮肤垢着病多见于女性青少年，好发于面部，皮损为反复发作的污垢样黏着的油性鳞屑样结痂。其发病与精神因素、头面部外伤或长期未擦洗有关。

40. E 患者有明确的静脉曲张病史，且皮损位于小腿下部，以红斑、肿胀、色素沉着及湿疹样表现为主，故符合瘀积性皮炎诊断。

41. A 患儿 2 岁以前发病，病程长，病情反复发作，有一级亲属的过敏史，有屈侧湿疹史，现有屈侧湿疹的表现，符合特应性皮炎诊断标准。

42. D

43. A 副肿瘤性天疱疮（PNP）多为来源于淋巴系统的肿瘤，巨大淋巴结增生症是我国 PNP 患者最常见伴发的肿瘤，病情较重，对糖皮质激素反应性较差。最常见的症状为口腔及唇部黏膜重度糜烂、出血。此外可出现扁平苔藓、多形红斑样皮损及肢端角化等。

44. C 多形红斑的组织病理学表现为表皮角质形成细胞坏死，表皮下水疱形成，基底细胞液化变性；真皮上部血管扩张，红细胞外渗，水肿明显，血管周围淋巴细胞及少数嗜酸性粒细胞浸润。

45. E

46. D 寻常型银屑病的组织病理特征为角化过度、角化不全、Munro 微脓肿，颗粒层变薄或消失，棘层增厚，表皮嵴长、末端较宽，乳头层血管扭曲扩张水肿，乳头层水肿向上伸长呈杵状，其顶部的棘层变薄。

47. C 临床上简单界定银屑病严重程度的方法称为 10 分制规则，即体表受累面积（BSA）≥10%（10 只手掌的面积），或 PASI≥10，或 DLQI≥10 即为重症型银屑病。

48. E

49. B 皮肌炎的诊断目前主要根据 1975 年 Bohan 和 Peter 提出的标准（简称 B/P 标准）：典型皮损，以及①对称性四肢近端肌群及颈部肌无力；②血清肌酶升高；③肌电图表现为肌源性损害；④肌肉活检符合肌炎病理改变。确诊皮肌炎需具有典型皮损及上述其他 3～4 项标准，确诊为多发性肌炎需具有 4 项标准且无皮损。

50. B 雷诺现象为系统性硬皮病最常见的首发症状，几乎见于 90% 患者，同时可有不规则发热、关节痛、食欲减退、体重下降等症状。

51. C

52. C

53. D

54. C 肾脏病变是系统性结节性多动脉炎患者最常见的死因，其次是心血管系统和胃肠道系统的并发症。罕见累及肺和脾。

55. A

56. B

57. D

58. A

59. C 匐行性回状红斑可合并肺癌、食管癌、乳腺癌、膀胱癌、宫颈癌，胃癌和前列腺癌等，以肺癌最常见。

60. E

二、共用题干单选题

61. A 该患儿发热，皮损为弥漫性潮红斑，见"杨梅舌"，口鼻周围见苍白圈，伴咽部充血，符合典型猩红热的表现。

62. B 猩红热是由 A 族乙型溶血性链球菌引起的急性呼吸道传染病，咽拭子或其他病灶的分泌物可培养出溶血性链球菌。

63. A 猩红热抗菌治疗首选青霉素类或头孢类抗生素。

64. E 患者皮损为浸润性红斑，毛发脱落，神经干肿大，符合典型瘤型麻风的表现。

65. D 瘤型麻风的组织病理变化主要是真皮内甚至皮下脂肪层有大量泡沫细胞浸润，皮肤附件破坏明显，抗酸染色见大量抗酸杆菌，对诊断有帮助。

66. B 麻风的治疗首选联合化疗（MDT），药物包括氨苯砜、利福平和氯法齐明。麻风反应的治疗首选糖皮质激素。

67. C

68. B

69. D

70. A　患者诊断考虑为阴虱病的可能性大，因此确诊应取阴毛附着物进行镜检，可以在毛干及根部发现虫卵与幼虫。

71. A　寻常狼疮皮损初起为鲜红或红褐色粟粒大小的结节，触之质软，稍隆起，结节表面薄嫩，用探针稍用力即可刺入、容易贯通（探针贯通现象），玻片压诊呈棕黄色，如苹果酱颜色（苹果酱现象）。

72. C　各型皮肤结核的共同特征是真皮内上皮样组织细胞、数量不等的多核巨细胞及淋巴细胞形成的结核结节，中央呈干酪样坏死，抗酸染色见结核分枝杆菌有助于诊断。

73. A　皮肤结核早期、规范和联合抗结核治疗是该病治疗的基本原则。对寻常狼疮和瘰疬性皮肤结核选用 2 种杀菌药和 1 种抑菌药，称"三联疗法"，对疣状皮肤结核、结核疹可选用 1 种杀菌和 1 种抑菌剂，称"二联疗法"，疗程为 2～6 个月。局部治疗可使用的抗结核药物软膏（如 5% 异烟肼软膏）、病灶局部封闭、外科手术切除和物理治疗等，但通常以全身抗结核治疗为主。

74. D

75. E　匐行疹的组织病理检查在真皮浅层可见较多淋巴细胞和散在嗜酸性粒细胞浸润，可见幼虫虫体。

76. B

77. A

78. D　患者于国外旅游后出现高热伴头痛、肌痛，同时在发病 7～8 天后出现全身充血性皮疹，行外斐反应提示：OX_{19} 阳性，OX_2 及 OX_k 阴性，这些证据提示患流行性斑疹伤寒的可能性较大。

79. C　流行性斑疹伤寒多见于成年人，婴幼儿发病率低。典型表现为：全身高热、头痛、肌痛、面部潮红、结膜充血。皮疹于起病 7～8 天后出现，为红色充血性斑疹，可融合发生坏疽，皮损初发于腋窝、躯干两侧，逐步蔓延到身体其他部位，但不累及面部。不典型表现有：有多系统血管炎，可累及其他器官，如中枢神经系统受累出现精神迟钝、昏迷。

80. A　流行性斑疹伤寒的治疗方法包括氯霉素和多西环素，有特效。有严重毒血症症状伴低血容量者应补充血浆、右旋糖酐、肾上腺皮质激素，必要时加用肝素等血管活性药物。

81. A

82. A

83. B

84. D

85. A

86. C

87. B

88. B

89. C　水母蜇伤时，处理切勿使用淡水或乙醇溶液冲洗，避免刺激导致刺胞大量排空，加重病情。

90. D

91. E　对该患者的诊断，斑秃、头癣、拔毛癖等均有可能，心电图对诊断意义不大。

92. C

93. E

94. E　急性发热性嗜中性细胞皮肤病（Sweet 病）诊断的主要标准：①急性发作的典型皮损。②组织病理学表现符合 Sweet 综合征。次要标准：①发热，体温 >38℃。②伴恶性肿瘤、炎症性肠病或妊娠，前驱有呼吸道或胃肠道感染。③对系统性糖皮质激素或碘化钾治疗反应好。④发病时异常的实验室检查结果（需要满足下述 4 条中的 3 条：红细胞沉降率 >20mm/h，白细胞计数 >8.0×10^9/L，外周血中性粒细胞比例 >70%，C 反应蛋白升高）。具备 2 条主要标准和 2 条次要标准可确诊。

95. A　Sweet 病的治疗首选糖皮质激素，0.5～1mg/（kg·d），连续 4～6 周，轻度局部皮损可以外用强效糖皮质激素。

96. C　根据特征性红褐色毛囊角化性丘疹、黄红色鳞屑性斑块、头皮脂溢性皮炎样表现和掌跖角化过度等特点，考虑毛发红糠疹的诊断。

97. C　毛发红糠疹的组织病理表现为弥漫性角化过度和毛囊口角化过度，间有点状角化不全，有时在角质层水平方向及垂直方向都可见交替存在的角化过度和角化不全，颗粒层增厚，棘层肥厚，基底细胞液化变性；真皮上部血管周围有轻度、非特异性、慢性炎症细胞浸润。

98. B　该患者面部蝶形红斑、水肿，指/趾末节及甲周有皮肤血管炎的表现，系统性红斑狼疮患者中有 70%～80% 患者出现关节炎的表现，并可出现蛋白尿等肾脏损害。血液系统表现中以贫血最常见，多为正细胞性正色素性贫血，白细胞减少（低于 4.0×10^9/L）较常见，综合以上考虑该患者最可能的诊断为系统性红斑狼疮（SLE）。

99. B　对于 SLE 的诊断，该患者目前已具备蝶形红斑、关节炎、肾脏损害、血液系统异常的表现，目前最需要的是免疫学方面的证据。

100. C　该患者诊断为 SLE，糖皮质激素是治疗最重要的药物，剂量根据病情活动程度而定。

三、多选题

101. BCE

102. ABCDE　男性淋病患者可引起一系列后尿道感染，反复发作可形成瘢痕，导致输精管狭窄或梗阻。

103. ABC　Reiter 综合征是尿道炎、关节炎、结膜炎三联征。

104. ABCDE　皮肤基底细胞癌（BCC）在皮肤镜下的基本模式特征为：①树枝状血管；②短细毛细血管扩张；③叶状结构；④轮辐状结构；⑤蓝灰色卵圆巢；⑥灰蓝色小球；⑦聚集性小点；⑧同心环状结构；⑨溃疡；⑩多发浅表糜烂；⑪亮红白色无结构区；⑫白色条纹/蝶蛹样结构。

105. BCDE

106. ABCDE

107. BCDE　婴幼儿腹部离心性脂肪营养不良的皮损呈离心性缓慢扩展,可累及腹部大部分区域,甚至腹股沟以及胸、背部,不累及面、颈、四肢和臀部。

108. ABC

109. ACDE　乳房外 Paget 病主要累及女阴、阴囊、会阴和肛周等顶泌汗腺分布区域。

110. BDE

111. ABCDE　早期蕈样肉芽肿(MF)可通过针对皮肤的治疗控制,包括:局部外用药(糖皮质激素、氮芥、维 A 酸类)、局部放疗、光疗;其他治疗包括:系统给予干扰素、维 A 酸、低剂量甲氨蝶呤等。

112. ADE

113. BCD

114. ABCDE

115. ACD　汗管瘤根据发病部位,临床可分为 3 型。①眼睑型:最常见,多发生于发育期以后的女性,尤其多见于下眼睑。②发疹型:男性青少年相对多见,成批发生于躯干前面及上臂屈侧。③局限型:常局限发生于女外阴,尤其是大阴唇,多伴有外阴瘙痒,常合并眼睑部位皮损,偶尔发生于手指伸侧或其他部位。

116. ABDE　局限于皮肤或黏膜的早期阶段 Kaposi 肉瘤(KS),用 585nm 脉冲染料激光、CO_2 高能激光治疗及激光凝固治疗取得良好效果;局限于皮肤或黏膜的 KS 和典型的结节性 KS 用放疗疗效较好;电子束放疗局限地穿透皮下,适用于浅表损害,对较深或一般放疗无效的 KS 可用标准的非电子束放疗。

117. ABCDE　Fox-Fordyce 病又称大汗腺痒疹或汗腺毛囊角化病,是只发生在顶泌汗腺分布部位的皮肤病。好发于青少年女性或刚成年的女性,瘙痒剧烈,慢性病程。部分患者月经期症状加重,妊娠期减轻。

118. ABCE

119. ABD　Hailey-Hailey 病,即家族性慢性良性天疱疮,病理表现为棘层全层松解,有时状如"倒塌的砖墙",为表皮内水疱。其愈后无瘢痕形成,可遗留色素沉着。

120. ABCE

121. BCDE　色素失禁症是一种 X 连锁显性遗传病,已发现有 *NEMO* 基因突变。该疾病可分为 4 期:红斑水疱期、疣状增生期、色素沉着期及色素减退/萎缩期。

122. ABC　Wood 灯下呈高亮的蓝白色荧光、色素脱失斑无扩大见于白癜风稳定期;同形反应、新发白斑、近期白斑处毛发变白均见于进展期。

123. ACDE　斑驳病属常染色体显性遗传病,致病基因为 *KIT* 基因,额部中央三角形或菱形白发为其特征,白斑损害静止稳定,不随年龄增长而发展。

124. ABCDE　库欣综合征按病因可分为内源性和外源性。内源性病因中以库欣病最为常见,异位 ACTH 综合征是由肾上腺以外的肿瘤(如肺癌产生类 ACTH 活性物质)导致糖皮质激素分泌增多。ACTH 非依赖性病因指原发于肾上腺的肿瘤（如肾上腺癌和肾上腺腺瘤）、结节性肾上腺病等，均能自主分泌大量的糖皮质激素。外源性病因指长期应用糖皮质激素所致的不良反应。

125. ABCDE　皮肤小血管炎为典型的白细胞碎裂性血管炎改变。

126. ABCDE　各选项均是皮肤钙沉着症的临床类型，特发性的原因不明，转移性与钙磷代谢异常有关，营养不良性与组织损伤相关，医源性是在医疗操作过程中将钙盐带入受损伤的皮肤所致，创伤性是外伤使外源性钙盐进入受伤的皮肤所致。

127. ABCE　药物性天疱疮易由 D- 青霉胺、卡托普利、吡罗昔康和利福平等含有巯基团的药物诱发。

128. ABCE

129. ABCDE

130. ABCDE

131. ABCDE　2010 年欧洲抗风湿病联盟（EULAR）推荐的 IgA 血管炎诊断标准：①必要条件：可触及性紫癜（非血小板减少性）；②弥漫性腹痛；③组织病理提示典型白细胞碎裂性血管炎，伴有明显 IgA 沉积，或增生性肾小球肾炎伴明显 IgA 沉积；④关节炎或关节痛；⑤肾脏累及：蛋白尿，24 小时尿蛋白 > 0.3g，或晨尿白蛋白与肌酐比值大于 30mg/mmol，或出现血尿、红细胞管型。以上必要条件①加上②～⑤中任意 1 条即可诊断为 IgA 血管炎。

132. ABCDE

133. ACDE

134. ABCDE　黑棘皮病临床上分为 8 型，包括良性、肥胖性、症状性、恶性、肢端性、单侧性、药物性及混合性。

135. ABDE

136. BE

137. ADE

138. ABCDE

139. ABDE　疱疹样天疱疮多见于中老年人，早期皮损为单发或者多发的环形或多环形红斑，表面有针头至绿豆大小水疱，或呈丘疱疹，偶可出现大疱，疱壁紧张，尼氏征阴性；自觉皮损部位瘙痒或者剧痒，病程缓慢，反复发作。发病以躯干为主，逐渐发展至臀部、四肢甚至全身，口腔黏膜很少受累。

140. AD

四、案例分析题

【案例1】
第 1 问：BDEF
第 2 问：C
第 3 问：ABCDE

第4问:ABCDF

【案例2】

第1问:ABCDEF 该患者皮损主要位于曝光部位,因此需要考虑发病机制与光敏相关的皮肤病及皮损主要位于曝光部位的皮肤病。上述疾病均可出现曝光部位的皮疹。

第2问:ACF 有一定潜伏期;皮损不限于日晒部位;病程长;可长期发作均为光超敏反应的特点。

第3问:ABCDE 血清总 IgE 检测主要与速发型超敏反应有关,与光敏反应无关。

第4问:F 根据患者以素食为主,长期饮酒,皮疹表现为曝光部位紫红色斑,类似日晒斑,双手皮损呈手套样外观,舌炎,伴有精神异常,故首先考虑烟酸缺乏症。

【案例3】

第1问:ABCDEF

第2问:AEF 该患者不考虑免疫性疾病,故不需要进行皮肤直接免疫荧光、间接免疫荧光检查及抗核抗体全套检查。

第3问:A 根据患者泛发性无痛性的黄色或肤色的丘疹,组织病理检查示成团的泡沫细胞,血脂水平增高,故首先考虑发疹性黄瘤。

第4问:ABCEF 发疹性黄瘤好发于肢体的伸侧。

【案例4】

第1问:E

第2问:D 33%~50% 的坏疽性脓皮病患者伴有经典的基础疾病,最常见的基础疾病是炎症性肠病,血液系统恶性肿瘤与单克隆丙种球蛋白血病、内脏恶性肿瘤、痤疮等也与其相关,外伤是该病的重要诱因。

第3问:ABCEFG 坏疽性脓皮病是一种排除性诊断。经典溃疡型坏疽性脓皮病的诊断标准,包括1条主要标准和8条次要标准。主要标准为:溃疡边缘的活检标本显示中性粒细胞浸润;8条次要标准为:①排除感染;②同形反应;③患者有炎症性肠病或炎症性关节炎史;④在4天内出现丘疹、脓疱或水疱溃烂;⑤周围红斑,边缘潜行和溃疡部位有压痛;⑥溃疡多发,至少1处位于胫前;⑦愈合的溃疡部位有筛状瘢痕;⑧在开始免疫抑制药物治疗后1个月内溃疡变小。满足主要标准和4条次要标准可作出诊断。

第4问:BCDEFG

【案例5】

第1问:ABCDEFG 血抗核抗体、皮肤组织病理、红细胞沉降率、补体、免疫球蛋白、免疫荧光病理均有助于疾病诊断,肾活检病理对狼疮肾炎的治疗及预后评估有价值,由于患者有不能准确回答问题、定向障碍症状,头颅 MRI 有助于排除头部器质性病变。

第2问:ABCDEG 系统性红斑狼疮(SLE)的病理变现为表皮角化过度,毛囊角栓,颗粒层增厚,表皮萎缩,表皮突变平,基底细胞液化变性,真皮血管及皮肤附属器周围见较致密的灶状淋巴细胞浸润。75% 的 SLE 患者皮损处或正常皮肤狼疮带试验阳性(沿真皮、表皮交界处有颗粒型免疫球蛋白及补体沉着)。

第 3 问：D　对诊断 SLE 活动性密切相关的自身抗体是抗 dsDNA 抗体。

第 4 问：ABCD　患者化验结果提示患者处于 SLE 活动期，且已有肾脏损害，应给予羟氯喹、足量糖皮质激素及免疫抑制剂联合治疗。

【案例6】

第 1 问：ABE

第 2 问：ABCDEFG

第 3 问：C

第 4 问：ABDEF

【案例7】

第 1 问：D　SJS 表皮剥脱面积小于 10% 的体表面积，TEN 表皮剥脱面积大于 30% 的体表面积，表皮剥脱面积介于 10%～30% 的体表面积为 SJS-TEN 重叠。

第 2 问：C　汉族 *HLA-B*15:02* 等位基因与卡马西平引起的 SJS-TEN 重叠相关，非亚裔 *HLA-A*31:01* 等位基因与卡马西平引起的 SJS-TEN 重叠相关。

第 3 问：D

第 4 问：C　对 SJS 或 TEN，目前推荐免疫球蛋白的剂量是 1.0g/（kg·d），连用 3 天。

【案例8】

第 1 问：CDEFG　该患者诊断考虑为关节病型银屑病的可能。该病在 X 线、核磁共振成像和 B 超等影像学检查时可示附着点炎、受累关节腔积液、滑膜增厚，严重者出现关节变形、关节腔狭窄或骨质破坏；并且 C 反应蛋白升高，红细胞沉降率加快，类风湿因子常阴性。

第 2 问：AC

第 3 问：BCEF　关节病型银屑病的系统药物包括非甾体抗炎药、甲氨蝶呤和生物制剂（如 TNF-α 抑制剂）等。

第 4 问：ABCEFG

【案例9】

第 1 问：D　焦痂与溃疡是恙虫病的特殊体征，见于 70%～98% 的病例。当皮肤被叮咬后，首先出现红色丘疹，继而变为水疱，以后中心部坏死，形成黑色痂，即焦痂，呈圆形或椭圆形，直径多为 0.2～1cm，也可小至 0.1cm 或大至 1.5cm，周围绕以红晕，稍隆起成围堤状。由于焦痂与溃疡不痛、不痒，通常匿于隐蔽处，患者和医生往往不易察觉，易造成漏诊和误诊。

第 2 问：CDEF　恙虫病患者变形杆菌 OX_K 抗原的外斐反应呈阳性，滴度≥1:160 有诊断意义；可通过间接免疫荧光法检测到各血清型特异性 IgM 及 IgG 抗体；取患者的血液接种小鼠腹腔，可分离到病原体；可通过 PCR 核酸检测到恙虫病东方体片段。以上实验室检查对于明确恙虫病的诊断有重要意义。

第 3 问：ABCDEF　立克次体可引起全身小血管炎、血管周围炎，可出现多功能脏器损伤。

第 4 问：ABCF　恙虫病治疗的药物包括四环素、氯霉素、多西环素，前两者有特效。儿童和妊娠期患者，选用大环内酯类药物。

【案例10】

第1问：ABCDE

第2问：ABCDG

第3问：B

第4问：ABCDEFG

附录二 皮肤与性病学模拟试卷（正高级）

一、多选题

1. Ramsay-Hunt 综合征的临床表现是
   - A. 剧烈头痛
   - B. 外耳道疱疹
   - C. 耳痛
   - D. 发生皮损的一侧面瘫
   - E. 发生皮损的对侧面瘫

2. 患儿，男性，3 岁。手、足皮疹伴发热 2 天。查体：体温 38.2℃，双侧手掌、足底、膝部及臀部散在较多绿豆至黄豆大小的红色斑丘疹、水疱，口腔舌部及齿龈散在绿豆大小的浅溃疡。引起该患儿发病的病原体是
   - A. HSV-1
   - B. CV-A16
   - C. HSV-2
   - D. MCV-1
   - E. EV-71

3. 挤奶人结节诊断的依据是
   - A. 有接触患病的奶牛史
   - B. 接触的部位发生半球形紫红色结节，中央凹陷
   - C. 表皮细胞中存在病毒嗜酸性包涵体
   - D. 表皮细胞空泡变性
   - E. 表皮棘层肥厚

4. 下列方法可用于治疗化脓性汗腺炎的是
   - A. 外用抗生素
   - B. 系统使用抗生素
   - C. 口服维 A 酸
   - D. 应用 TNF-α 拮抗剂
   - E. 外科疗法

5. 下列疾病可引起口腔糜烂或溃疡的是
   - A. 白塞病
   - B. 类天疱疮
   - C. 寻常型天疱疮
   - D. 药疹
   - E. 梅毒

6. 有助于麻风诊断的依据包括
   - A. 皮损伴有剧烈疼痛
   - B. 外周神经粗大
   - C. 皮损组织液涂片抗酸染色阳性
   - D. 皮损组织病理显示真皮内巨噬细胞肉芽肿
   - E. 皮损组织病理显示表皮和真皮之间存在无浸润带

7. 下列方法可用于治疗皮肤型孢子丝菌病的是
   - A. 口服伊曲康唑
   - B. 口服 10% 碘化钾
   - C. 口服特比萘芬
   - D. 手术切除
   - E. 光动力疗法

8. 患者，男性，21 岁。海中游泳时突感左上肢疼痛，随即返回岸上，发现左前臂线状排列的红斑和丘疹，疼痛逐渐加重，并出现水疱，躯干出现多个红色风团；15 分钟

后患者感觉胸闷、呼吸困难,其同伴紧急将患者送至医院。下列处理方法适合该患者的是
A. 使用生理盐水清洗左前臂
B. 使用 75% 乙醇溶液擦拭左前臂
C. 使用胶带黏贴左前臂
D. 使用 40℃温热水浸泡左前臂
E. 肌内注射肾上腺素

9. 患者,女性,48 岁。发现腰部、腹部皮下包块 3 个月。3 个月前无意中发现腹部有皮下包块,包块逐渐增多,无自觉症状。查体:腰部、腹部散在多个直径为 0.5~1.5cm 的类圆形皮下结节,表面皮肤正常,无触痛。对该患者可能的诊断是
A. 脂肪瘤
B. 皮肤纤维瘤
C. 绦虫病
D. 皮肤囊虫病
E. 隆突性皮肤纤维肉瘤

10. 结痂性疥疮的临床特点是
A. 通常发生于免疫功能严重低下者
B. 通常呈红皮病改变
C. 可出现结节和疣状斑块
D. 伴有大量鳞屑和痂
E. 基本无传染性

11. 慢性光化性皮炎的临床特征包括
A. 好发于青少年女性
B. 面颈及双手背红色丘疹、结节和斑块
C. 非日光暴露部位也可受累
D. 皮损常持续多年不愈
E. 患者对 UVB 异常敏感

12. 慢性放射性皮炎的临床特征是
A. 皮肤变硬
B. 皮肤萎缩
C. 色素异常

D. 皮肤干燥
E. 可继发基底细胞癌或鳞状细胞癌

13. 遗传性血管性水肿的预防和治疗方法是
A. 静脉注射糖皮质激素
B. 输注冰冻的新鲜血浆
C. 口服丹那唑
D. 气管切开
E. 皮下注射抗血浆型激肽释放酶抑制剂的单抗

14. 药物超敏反应综合征的诊断依据包括
A. 发病前 2~6 周内应用高风险药物
B. 麻疹样皮疹或红皮病
C. 外周血中嗜酸性粒细胞≥0.7×10^9/L 或不典型淋巴细胞>5%
D. 体温≥38℃
E. 肝、肾、肺、心脏等多器官损害

15. 下列可引起无菌性脓疱的疾病是
A. 掌跖脓疱病
B. 角质层下脓疱病
C. 嗜酸性脓疱性毛囊炎
D. IgA 型天疱疮
E. 连续性肢端型皮炎

16. 下列可引起关节病变的疾病是
A. 银屑病
B. 变应性皮肤血管炎
C. 白塞病
D. Reiter 综合征
E. 多中心网状组织细胞增生症

17. 下列可引起环状损害的疾病是
A. 亚急性皮肤型红斑狼疮
B. 扁平苔藓
C. 梅毒
D. 银屑病
E. 玫瑰糠疹

18. 与皮肌炎并发间质性肺炎密切相关的自身抗体是
    A. 抗 TIF-1γ 抗体
    B. 抗 NXP-2 抗体
    C. 抗 MDA5 抗体
    D. 抗 EJ 抗体
    E. 抗 Jo-1 抗体

19. 下列可引起雷诺现象的疾病是
    A. 系统性红斑狼疮
    B. 冷球蛋白血症
    C. 原发性红斑肢痛症
    D. 系统性硬皮病
    E. 闭塞性血栓性脉管炎

20. 关于嗜酸性粒细胞增多综合征（HES）的描述，正确的是
    A. 分为克隆性、特发性与淋巴细胞增生性
    B. 皮疹可表现为红斑、丘疹、结节或风团
    C. 可引起心力衰竭、胸腔积液和肝、脾肿大等
    D. 克隆性 HES 首选治疗药物是糖皮质激素
    E. 淋巴细胞增生性 HES 可发展为淋巴瘤

21. 患者，女性，37 岁。躯干、四肢皮疹伴瘙痒 1 个月余。查体：躯干、四肢散在多处红色水肿性斑片，表面群集或散在红色丘疱疹和小水疱。对该患者可能的诊断是
    A. 湿疹
    B. 疱疹样天疱疮
    C. 类天疱疮
    D. 线状 IgA 大疱性皮病
    E. BSLE

22. 患儿，男性，10 岁。全身红斑、脱屑 10 年。皮损初发于面部，逐渐增多，5 岁左右皮损蔓延至全身。红斑可在数小时至 2～3 天内消失，在其他部位再次出现，无瘙痒。随着年龄增长，全身皮肤逐渐粗糙、肥厚、脱屑及毛发增粗。其母亲有类似情况。查体：全身皮肤弥漫性粗糙、肥厚、脱屑，以四肢关节伸侧及手、足背部为著，双手掌、足底弥漫性角化增厚，躯干泛发地图状红色斑片，体毛粗大，牙齿、指/趾甲正常。与该患儿发病相关的致病基因是
    A. *ATP2A2*　　　B. *GJA1*
    C. *GJB3*　　　D. *GJB4*
    E. *ATP2C1*

23. 下列疾病可出现掌跖角化的是
    A. Olmsted 综合征
    B. 进行性对称性红斑角化症
    C. 毛发红糠疹
    D. 有汗性外胚叶发育不良
    E. 先天性厚甲症

24. 关于急性苔藓痘疮样糠疹的描述，正确的是
    A. 皮损好发于面、颈部
    B. 皮损表现为红色丘疹、丘疱疹、血疱、结痂
    C. 病情严重者可出现皮肤坏死、溃疡，伴有发热和关节痛
    D. 组织病理可见真皮血管周围淋巴细胞浸润，伴有红细胞外溢
    E. 病情顽固者可选择甲氨蝶呤或 IVIG 治疗

25. Kaposi 肉瘤的治疗方法包括
    A. 手术
    B. 外用 5% 咪喹莫特乳膏
    C. 脉冲燃料激光
    D. 肌内注射干扰素 α
    E. 口服西罗莫司

26. 患者，男性，62 岁。面部皮损 1 个月。皮损初为绿豆大小，逐渐增大，无自觉症状。查体：右侧鼻唇沟处见一个直径约 1.2cm 的半球形肤色结节，顶端轻度凹陷、结痂，质地较硬，无触痛。该患者皮损的组织病理表现是
    A. 病变基底部表皮向上和向下增生
    B. 病变两侧的表皮呈抱球状，中心可见火山口样的表皮凹陷
    C. 病变的表皮可见异形性
    D. 病变位于皮下组织
    E. 可见角珠形成

27. 下列疾病可引起泛发性皮肤色素沉着伴有色素减退的是
    A. 皮肌炎
    B. 皮肤淀粉样变
    C. 原发性皮肤 T 细胞淋巴瘤
    D. 遗传性泛发性色素异常症
    E. 融合性网状乳头瘤病

28. 下列疾病可引起脱发的是
    A. 头癣
    B. 扁平苔藓
    C. 石棉状糠疹
    D. 盘状红斑狼疮
    E. 梅毒

29. 下列疾病适合于光动力治疗的是
    A. 痤疮
    B. 鲍恩样丘疹病
    C. 基底细胞癌
    D. 鲜红斑痣
    E. Paget 病

30. 临床应用司库奇尤单抗（抗 IL-17A 单抗）的禁忌证是
    A. 活动性病毒性肝炎
    B. 活动性肺结核
    C. 克罗恩病
    D. 关节病型银屑病
    E. 重度斑块状寻常型银屑病

二、案例分析题

【案例 1】患者，男性，46 岁。包皮溃烂 2 周。发病 5 天后到一所医院就诊，TRUST 检查结果呈阴性，予以罗红霉素口服和 1：5 000 高锰酸钾溶液浸泡 1 周，病情未有好转。查体：包皮内板及冠状沟处见 3 个直径为 0.5～1.2cm 大小不等的糜烂，表面少量浆液性分泌物。

第 1 问：对该患者可能的诊断是
    A. 固定型药疹
    B. 硬下疳
    C. 软下疳
    D. 生殖器疱疹
    E. 白塞病
    F. 二期梅毒

第 2 问：为明确诊断，需要补充询问的病史及检查包括
    A. 发病前 2 周内有无患病及用药史
    B. 近半年内有无不洁的性接触史
    C. 包皮糜烂处是否伴有疼痛及触痛
    D. 两侧腹股沟淋巴结有无肿大和触痛
    E. 患者既往有无类似情况
    F. 配偶的健康情况
    G. 既往有无经常性口腔溃疡

第 3 问：患者包皮糜烂疼痛轻微，发病前 2 周内未患有其他疾病和用药史，既往身体健康，无类似情况发生，否认婚外性接触史。查体：患者包皮糜烂处触痛不明显，右侧腹股沟可触及直径约 2cm 的肿大淋巴结，无触痛，表面皮肤正常。该患者首选的实验室检查是
    A. 腹股沟淋巴结穿刺细胞学检查
    B. 分泌物细菌培养
    C. 分泌物真菌镜检
    D. 血清抗 HSV-2 抗体检测
    E. 腹股沟淋巴结活检
    F. TRUST 和 TPPA
    G. 分泌物 HSV-DNA 检测

第4问：患者 TRUST 阳性，滴度为 1∶16，TPPA 阳性。患者既往有青霉素过敏（药物性皮炎）史。该患者优先选择的治疗方案是

　　A. 红霉素 500mg，口服，q.i.d.，连续 2 周

　　B. 阿奇霉素 500mg，口服，q.d.，连续 2 周

　　C. 米诺环素 100mg，口服，b.i.d.，连续 2 周

　　D. 苄星青霉素 240 万 U，肌内注射，q.w.，连续 3 次

　　E. 苄星青霉素 240 万 U，肌内注射，q.w.，连续 3 次；泼尼松 10mg，口服，t.i.d.，连续 3 天

　　F. 头孢曲松钠 1g，静脉注射，q.d.，连续 2 周

　　G. 头孢曲松钠 1g，静脉注射，q.d.，连续 2 周；泼尼松 10mg，口服，t.i.d.，连续 3 天

第5问：患者口服米诺环素 2 周后包皮糜烂痊愈，此后未有复诊，平时酗酒和熬夜较多。半年后两侧腹股沟及股内侧出现红色皮疹，瘙痒。查体：两侧腹股沟及股内侧较多群集环状暗红色斑片、斑块，表面少量灰白色鳞屑。目前对该诊断考虑可能的疾病是

　　A. 环状肉芽肿　　　B. 股癣

　　C. 扁平苔藓　　　　D. 银屑病

　　E. 二期梅毒　　　　F. 急性湿疹

【案例 2】患者，女性，25 岁。左大腿黑色支损半年。半年前左大腿内侧出现 1 个黄豆大小的黑色隆起性皮损，到一家私人门诊行激光治疗，不久之后皮损复发，并逐渐增大，近 1 个月皮损伴有瘙痒和疼痛。查体：左大腿内侧见 2.5cm×1.8cm 大小的黑色斑块，表面溃疡、结痂；左侧腹股沟可触及 3 个肿大淋巴结。

第1问：对该患者可能的诊断是

　　A. 色素痣

　　B. 脂溢性角化病

　　C. 基底细胞癌

　　D. Bowen 病

　　E. 恶性黑素瘤

　　F. 扁平苔藓样角化病

　　G. 皮肤纤维瘤

第2问：患者皮损活检组织病理检查显示，表皮、真皮乳头层和网状层弥漫分布异形上皮细胞样细胞，在真皮下部呈巢状排列，较多核分裂象，部分细胞胞浆内可见黑素颗粒，测量厚度为 3.5mm；脂肪层未有受累。为明确诊断，该患者需要进一步完善的检查包括

　　A. 腹股沟淋巴结活检

　　B. Melan-A 免疫组化染色

　　C. HMB-45 免疫组化染色

　　D. S-100 免疫组化染色

　　E. PET-CT

　　F. 血清乳酸脱氢酶检测

第3问：患者免疫组化染色显示，Melan-A、HMB-45 和 S-100 均阳性，左侧腹股沟淋巴结活检显示淋巴结有异形细胞浸润，PET-CT 显示左侧腹股沟淋巴结转移灶，血清乳酸脱氢酶水平正常，诊断为恶性黑素瘤。患者的 TNM 分期和 Clark 分级分别是

　　A. $T_{2a}N_{2b}M_0$、Ⅱ级　　B. $T_{3a}N_{3a}M_{1a}$、Ⅱ级

　　C. $T_{3b}N_{2b}M_0$、Ⅲ级　　D. $T_{3a}N_{2a}M_{1a}$、Ⅲ级

　　E. $T_{3b}N_{2b}M_0$、Ⅳ级　　F. $T_{3a}N_{3b}M_0$、Ⅴ级

　　G. $T_{2b}N_{2b}M_0$、Ⅳ级

第4问：该患者目前可选的处理措施包括

　　A. 手术切除左大腿皮损，切缘为 2cm

　　B. 手术切除左大腿皮损，切缘为 3cm

　　C. 手术切除左大腿皮损，切缘为 1cm

　　D. 清扫左侧腹股沟淋巴结

　　E. 肌肉注射大剂量干扰素 α-2b

　　F. 放射治疗

　　G. 应用抗 PD-1 抗体

【案例3】患者,女性,31岁。白带增多、发黄伴外阴瘙痒1周。发病后使用洁尔阴清洗,症状未有改善。患者配偶10天前出现尿道流脓和尿道疼痛,确诊为急性淋病;尿道流脓3天前发生1次婚外性接触,未有安全措施,接触第2天与患者有1次性生活;此外,8个月前和3个月前各发生1次婚外性接触,接触后未有出现不适。查体:两侧小阴唇内侧隐窝处各见1个直径分别为0.4cm和0.6cm大小的红色鸡冠样新生物,表面粗糙;阴道及宫颈弥漫性潮红,轻度水肿,阴道内及宫颈口有大量黄色脓性分泌物,伴有明显异味。

第1问:该患者诊断考虑可能的疾病是

- A. 急性淋病
- B. 非淋菌性宫颈炎
- C. 念珠菌性阴道炎
- D. 阴道毛滴虫性病
- E. 假性湿疣
- F. 尖锐湿疣
- G. 细菌性阴道病

第2问:为明确诊断,该患者需要完善的实验室检查包括

- A. 取阴道分泌物进行淋病奈瑟菌、支原体、衣原体检查
- B. 取宫颈分泌物进行淋病奈瑟菌、支原体、衣原体检查
- C. 取阴道分泌物进行真菌、滴虫检查
- D. 取阴道分泌物进行涂片革兰氏染色检查
- E. 醋酸白试验
- F. 梅毒血清学试验
- G. 抗HIV抗体检测

第3问:患者宫颈分泌物检查淋病奈瑟菌阳性,衣原体阳性;阴道分泌物检查发现大量假菌丝和孢子;外阴新生物醋酸白试验阳性。梅毒血清学和抗HIV抗体检查结果均呈阴性。该患者目前正确的处理措施包括

- A. 静脉注射头孢曲松钠
- B. 口服左氧氟沙星
- C. 口服甲硝唑
- D. 口服伊曲康唑
- E. 口服克拉霉素
- F. 立即行液氮冷冻去除外阴新生物
- G. 立即行激光去除外阴新生物

第4问:患者治疗1周后复诊,白带显著减少。查体:两侧小阴唇内侧新生物较前略有增大,阴道黏膜和宫颈红肿明显减轻,阴道后穹窿及宫颈口有少量透明分泌物。该患者进一步的处理措施为

- A. 继续口服左氧氟沙星1周
- B. 取宫颈分泌物进行淋病奈瑟菌、衣原体检查
- C. 取阴道分泌物进行真菌镜检
- D. 取阴道分泌物进行真菌培养
- E. HPV-DNA分型检测
- F. 液氮冷冻或CO_2激光治疗
- G. 2~3个月后复查梅毒血清学试验和抗HIV抗体

【案例4】患者,男性,52岁。躯干、四肢皮损4个月余。皮损无瘙痒和疼痛。患者既往身体健康,父母和同胞无类似皮肤病变。查体:躯干、四肢弥漫分布密集肤色或淡红色扁平丘疹,直径为1~3mm,皮损不相互融合,表面无鳞屑及结痂,轻刮皮损表面未见蜡滴现象、薄膜现象和点状出血;口腔黏膜未见损害。

第1问:对该患者诊断考虑可能的疾病是

- A. 扁平苔藓
- B. 银屑病
- C. 急性苔藓痘疮样糠疹
- D. 汗管瘤
- E. 环状肉芽肿
- F. 黄瘤病
- G. 黏液水肿性苔藓

第 2 问：为明确诊断，该患者需要完善的实验室检查包括

A. 皮损组织病理检查

B. 血常规、尿常规、肝功能、肾功能、血脂测定、血糖测定

C. 胸部 X 线片

D. 腹部超声检查

E. 乙肝六项及丙肝抗体检测

F. 免疫球蛋白和补体检测

G. 抗核抗体检测

第 3 问：患者血常规、尿常规、肝功能、肾功能、血糖、血脂、免疫球蛋白、补体、抗核抗体全套检查结果均未见异常。胸片显示双侧胸膜轻度增厚。腹部超声显示脂肪肝和肝囊肿。皮损组织病理显示，真皮层胶原纤维增生伴玻璃样变，真皮浅层黏液样变性，伴小血管增生和少量炎细胞浸润。该患者进一步检查包括

A. 结晶紫染色

B. PAS 染色

C. 阿新兰染色

D. 血清免疫球蛋白电泳

E. 骨髓穿刺细胞学检查

F. T_3、T_4、TSH 和抗甲状腺球蛋白抗体检测

G. 抗 HIV 抗体检测

第 4 问：患者组织病理阿新兰染色阳性；免疫球蛋白电泳显示，IgG 阳性，轻链 λ 阳性，IgA、IgM 和轻链 κ 均呈阴性；T_3、T_4、TSH、抗甲状腺球蛋白抗体、抗 HIV 抗体和骨髓细胞学检查均未见异常。该患者可选择的治疗方法是

A. 外用糖皮质激素制剂

B. 口服阿维 A 酸

C. 口服甲氨蝶呤

D. 口服羟氯喹

E. UVA1 照射

F. 皮下注射阿达木单抗

G. 皮下注射司库奇尤单抗

【案例 5】患者，女性，67 岁。全身皮疹伴瘙痒 1 个月，起水疱半个月。在当地医院予以外用药物及口服抗组胺药物治疗，皮疹无明显好转。10 年前曾出现全身红色皮疹伴脱屑，在当地医院诊断为寻常型银屑病，予以输液及外用药治疗后皮疹消退，后皮疹一直未复发。查体：一般情况可，心、肺、腹未见明显异常。皮肤科情况：头部、面部、躯干及四肢弥漫性分布暗红色丘疹、斑片，上覆大量厚层白色鳞屑，刮除鳞屑后可见薄膜现象和点状出血。躯干和双大腿内侧散在 10 余个张力性水疱、大疱和血疱，尼氏征阴性。

第 1 问：为明确诊断，该患者需要完善的实验室检查包括

A. 切取红色丘疹进行组织病理检查

B. 切取水疱进行组织病理检查

C. 切取水疱进行直接免疫荧光检查

D. 切取水疱、大疱或血疱周围 1cm 以内外观正常的皮肤进行直接免疫荧光检查

E. 间接免疫荧光检查

F. 抗 Dsg1 抗体、抗 Dsg3 抗体和抗 BP180 抗体检测

G. 斑贴试验

第 2 问：患者血液实验室检查：WBC 9.67×10^9/L，N 69%，CRP 5.77mg/L，ASO 222U/ml，TG 2.43mmol/L。尿常规、粪便常规、肝功能、肾功能、电解质、免疫球蛋白、乙肝六项、梅毒血清学检查及抗 HIV 抗体检测结果未见异常。空腹血糖为 15.2mmol/L。B 超示：胆囊息肉。心电图、胸片均未见明显异常。红色丘疹组织病理示：表皮银屑病样增生，表皮角化不全，棘层肥厚，表皮突较规则延长；真皮乳头层水肿，血管扩张，血管周围以少量淋巴细胞为主浸润。水疱

组织病理示：表皮下水疱形成，疱液、真皮浅层血管周围及间质中较多嗜酸性粒细胞和少量淋巴细胞浸润。直接免疫荧光检查：皮肤基底膜带处 IgG 及 C3 呈均匀线状沉积，表皮棘细胞间未有 IgG、IgA、IgM 及 C3 沉积。间接免疫荧光检查：患者外周血中存在与正常人皮肤基底膜带成分相结合的 IgG 型自身抗体，滴度为 1∶640。对该患者诊断为

A. 疱疹样天疱疮
B. 大疱性类天疱疮
C. 落叶型天疱疮
D. 扁平苔藓样类天疱疮
E. 大疱性扁平苔藓
F. 寻常型银屑病
G. 泛发性湿疹

第 3 问：该患者首选的治疗方法是
A. 外用 0.1% 曲安奈德益康唑乳膏
B. 外用保湿剂
C. 药浴
D. NB-UVB 照射
E. 抽疱
F. 静脉滴注甲泼尼龙 60mg/d（患者体重为 50kg）
G. 外用 2% 莫匹罗星软膏

第 4 问：下列生物制剂可用于该患者治疗的有
A. 阿达木单抗
B. 益赛普
C. 司库奇尤单抗
D. 乌司奴单抗
E. 静脉注射免疫球蛋白
F. 奥马珠单抗
G. 英夫利西单抗

【案例 6】患者，男性，38 岁，体重 65kg。面部和四肢红色皮损 8 个月。皮疹初发于面部，逐渐增多、增大，并累及四肢，无瘙痒和疼痛。病程中无发热。查体：头皮、面部、四肢对称分布较多大小不等的紫红色和红褐色斑块，部分表面轻度脱屑和萎缩，少数皮损呈环状，无触痛。

第 1 问：对该患者可能的诊断是
A. 盘状红斑狼疮
B. 扁平苔藓
C. 银屑病
D. 梅毒
E. 结节病
F. 持久性隆起性红斑
G. 原发性皮肤 T 细胞淋巴瘤
H. 麻风

第 2 问：下列对该患者确诊具有较大价值的实验室检查是
A. 梅毒血清学试验
B. ANA 全套检测
C. 皮损组织病理检查
D. 皮肤直接免疫荧光试验
E. 皮损组织真菌培养
F. 皮损组织 PAS 染色
G. 皮损组织抗酸染色
H. PPD 试验

第 3 问：患者皮损组织病理检查显示，真皮内多个上皮样细胞肉芽肿，周边少量淋巴细胞浸润，不伴有组织坏死和血管病变，PAS 染色和抗酸染色均未见异常；皮损组织真菌培养未发现真菌生长；血 TRUST 阴性，TPPA 阴性；PPD 试验阴性。该患者需要进一步完善的辅助检查是
A. 血常规、肝功能检查、肾功能检查、电解质测定、血糖测定、红细胞沉降率测定
B. 心电图
C. ANA 全套检查
D. 胸部 CT

E. 肺功能检查

F. 支气管肺泡灌洗液 CD4$^+$/CD8$^+$ 比例检查

第 4 问：患者血常规：WBC 5.24 × 10^9/L，N 60.2%，L 25.5%，EOS 12.1%，Hb 133g/L，PLT 153 × 10^9/L；尿常规、肝功能、肾功能、电解质和血糖结果正常；ESR 62mm/h；ANA（+），滴度为 1∶1 000，颗粒型；肺部 CT 显示双侧肺门多个淋巴结肿大，双肺多处类圆形结节。下列处理措施适合该患者的是

A. 静脉滴注甲泼尼龙 80mg/d

B. 口服泼尼松 40mg/d

C. 口服羟氯喹 200mg/d

D. 口服米诺环素 200mg/d

E. 口服环孢素 200mg/d

F. 口服甲氨蝶呤 10mg，每周 1 次

G. 口服利福平 450mg/d

【案例 7】患者，女性，61 岁。发热 10 天，全身皮疹伴疼痛 1 周。病程中体温最高达 39.5℃，皮疹初发于颈部，迅速蔓延全身。当地医院查血常规显示：WBC 1.0 × 10^9/L，RBC 2.60 × 10^{12}/L，Hb 75g/L，PLT 102 × 10^9/L。既往有高血压病史 13 年，一直规则口服尼群地平。近 3 个月内未患有其他疾病及用药史。查体：体温 39℃，血压 140/82mmHg；颈、躯干及四肢泛发大小不等的鲜红色水肿性丘疹、斑块、结节，皮损触痛；浅表淋巴结不大；心、肺、腹部未见异常。

第 1 问：对该患者可能的诊断是

A. 急性荨麻疹

B. 多形红斑

C. 皮肤 T 细胞性淋巴瘤

D. 皮肤白血病

E. 急性发热性嗜中性细胞皮肤病

F. 结节性红斑

G. 结节性多动脉炎

第 2 问：为明确诊断，该患者需要完善的实验室检查包括

A. 血常规、尿常规及生化检查

B. ANA 全套检查

C. 肿瘤标志物检测

D. 血清降钙素原测定

E. 皮损组织病理检查

F. 肺部 CT

G. 腹部及盆腔超声

第 3 问：患者血常规：WBC 0.61 × 10^9/L，N 24.7%，L 66.4%，RBC 2.65 × 10^{12}/L，Hb 75g/L，PLT 103 × 10^9/L；尿常规、肝功能、肾功能、血脂、血糖、免疫球蛋白、补体、降钙素原均未见异常；ESR 140mm/h；CRP 109mg/L；ANA 全套：ANA（+），滴度为 1∶100，颗粒型，抗 SSA 抗体（-），抗 SSB 抗体（-），抗 dsDNA 抗体（-），抗 Sm 抗体（-）；肿瘤标志物检查：铁蛋白 260ng/ml；血培养未有细菌生长；心电图、肺部 CT、腹部及盆腔 B 超检查均未见异常。皮损组织病理检查显示：表皮未见异常，真皮浅层水肿，血管周围中少量淋巴细胞及中性粒细胞浸润，血管壁未见破坏和炎性细胞浸润。该患者进一步的处理措施是

A. 静脉使用抗生素

B. 静脉使用环磷酰胺

C. 口服非甾体抗炎药物

D. 骨髓穿刺细胞学检查

E. 骨髓活检

F. 皮下注射重组人粒细胞集落刺激因子

G. 输注浓缩红细胞

第 4 问：患者骨髓穿刺细胞学检查示：原始细胞增多，约占 18%，并见 Auer 小体，骨髓粒细胞可见病态改变造血现象；骨髓活检示：原始细胞增多并见 Auer 小体，骨髓粒、红、巨系细胞病态改变明显，结合临床考虑骨髓增生异常综合征 - 难治性贫血伴原始细胞增多（MDS-RAEB2）。该患者最终诊

断考虑的疾病是

A. 皮肤白血病

B. 皮肤淋巴瘤

C. 结节性红斑合并 MDS-RAEB2

D. 急性发热性嗜中性皮病合并 MDS-RAEB2

E. 结节性多动脉炎

F. 坏死性肉芽肿性血管炎

G. 白塞病合并 MDS-RAEB2

【案例 8】患者,男性,55 岁。臀部及双下肢溃烂伴疼痛 12 天。皮损初为小的红色隆起性皮疹和脓疱,逐渐增大,发生溃破,伴有明显疼痛。病程中无畏寒、发热、关节痛。查体:体温 36.8℃,血压 130/86mmHg;臀部及双小腿多处直径为 2~5cm 的、深浅不等的溃疡,边缘红肿,部分伴有破裂、水疱,溃疡表面有血性和脓性分泌物,触痛明显。

第 1 问:对该患者可能的诊断是

A. 鳞状细胞癌

B. 角化棘皮瘤

C. 深部真菌病

D. 溃疡性皮肤结核

E. 白塞病

F. 坏疽性脓皮病

G. Churg-Strauss 综合征

第 2 问:为明确诊断,需要完善的病史和实验室检查包括

A. 常规健康检查

B. ANA 全套检查

C. 皮损组织病理检查

D. 分泌物细菌培养及药敏试验

E. 分泌物真菌镜检及培养

F. 询问发病前有无外伤史及用药史

G. 询问患者既往健康状况

第 3 问:患者近 1 年内经常出现腹痛。发病前 2 周内无外伤及用药史。血常规:WBC 13.5×

10^9/L, N 80.3%, L 16.4%, RBC 4.13×10^{12}/L, Hb 112g/L, PLT 177×10^9/L;尿常规、肝功能、肾功能、血脂、血糖、免疫球蛋白、补体、ANA 全套、胸片、腹部超声检查结果未见异常;ESR 48mm/h;CRP 35mg/L;创面分泌物细菌培养见表皮葡萄球菌生长,未发现真菌。皮损组织病理显示:表皮坏死,真皮内大量中性粒细胞浸润,血管周围中性粒细胞、淋巴细胞浸润。该患者进一步的处理措施是

A. 静脉使用抗生素

B. 局限清创换药

C. 静脉使用大剂量糖皮质激素

D. 静脉注射免疫球蛋白

E. 骨髓穿刺细胞学检查

F. 肠镜检查

第 4 问:患者骨髓穿刺细胞学检查未见异常。肠镜检查考虑为溃疡性结肠炎。下列适合该患者治疗的药物是

A. 氨苯砜　　　　B. 米诺环素

C. 环孢素　　　　D. 他克莫司

E. 英夫利西单抗　F. 阿达木单抗

G. 依那西普

【案例 9】患者,女性,26 岁,孕 32 周。躯干及四肢红色皮疹伴瘙痒 20 天。20 天前患者腹部出现红色皮疹,逐渐增多,并蔓延至四肢,瘙痒明显,无发热及其他不适。查体:躯干及四肢广泛分布群集及散在的轻度水肿性红色斑疹和丘疹,伴有较多抓痕。实验室检查显示,血常规、尿常规、肝功能、肾功能、电解质、血糖、胆汁酸、ASO 及 CRP 检查结果基本正常。

第 1 问:对该患者可能的诊断是

A. 急性荨麻疹

B. 丘疹性荨麻疹

C. 疥疮

D. 急性湿疹

E. 多形红斑

F. 妊娠瘙痒性荨麻疹性丘疹和斑块

G. 药疹

第2问：患者外用炉甘石洗剂1周，躯干四肢皮疹未有好转，皮疹泛发全身，并且双手、足部出现较多张力性水疱、大疱，尼氏征阴性，眼部、口腔及外生殖器黏膜未见水疱和糜烂。发病前2周内无用药史。血常规检查显示：白细胞 $11.6 \times 10^9/L$，中性粒细胞百分比为52%，淋巴细胞百分比为18%，嗜酸性粒细胞百分比为25%；皮疹镜检未见疥螨。为明确诊断，该患者需要进一步完善的实验室检查是

A. 组织病理检查

B. 直接免疫荧光检查

C. 间接免疫荧光检查

D. 抗 Dsg1 抗体、抗 Dsg3 抗体和抗 BP180 抗体检测

E. 胸部 X 线摄片

F. 肺部 CT 扫描

G. 心脏彩超

第3问：患者皮损组织病理显示：表皮基底细胞灶性液化变性；真皮乳头层高度水肿，水疱形成，疱液及真皮浅层有较多嗜酸性粒细胞和淋巴细胞浸润。直接免疫荧光检查显示：皮肤基底膜带处 C3 呈线状均匀沉积，未见 IgG、IgA 和 IgM 沉积。间接免疫荧光检查显示：外周血中未检测到与正常人表皮棘细胞间成分或皮肤基底膜带成分相结合的 IgG 型自身抗体。对该患者诊断考虑的疾病是

A. 水疱-大疱型多形红斑

B. Steven-Johnson 综合征

C. 丘疹性荨麻疹

D. 妊娠类天疱疮

E. 疱疹样天疱疮

F. 获得性大疱性表皮松解症

G. 妊娠瘙痒性荨麻疹性丘疹和斑块

第4问：该患者可选择的治疗药物包括

A. 口服泼尼松

B. 口服甲泼尼龙

C. 口服西替利嗪

D. 静脉注射免疫球蛋白

E. 外用丁酸氢化可的松乳膏

F. 外用丙酸氯倍他索乳膏

G. 口服米诺环素

【案例10】患者，男性，16岁。全身红色皮疹伴瘙痒10天。皮疹初发于躯干，逐渐增多，蔓延至全身，轻度瘙痒。病程中无发热。查体：全身散在分布较多绿豆至黄豆大小的红色丘疹，表面薄层鳞屑。

第1问：为明确诊断，该患者需要完善的病史和检查包括

A. 发病前2周内有无呼吸道感染及用药史

B. 家庭成员有无患有皮肤病

C. 检查咽部有无充血，扁桃体有无红肿及脓性分泌物

D. Auspitz 征检查

E. 皮肤 CT 检查

F. 皮损组织病理检查

G. 血常规及抗链球菌溶血素 O 试验

第2问：患者发疹1周前出现鼻塞、流涕和咽痛，口服板蓝根5天后症状缓解。既往无药物过敏史。查体：咽部充血，两侧扁桃体 Ⅱ度肿大。血常规结果正常；ASO 600U/L；皮损组织病理显示：表皮角化过度、角化不全，角化不全处角质层内见中性粒细胞聚集，颗粒层变薄，棘层肥厚，表皮突规则下延；真皮乳头层毛细血管和小血管增生扩张，血管周围中性粒细胞和淋巴细胞浸润。对该患者的诊断是

A. 多形红斑

B. 扁平苔藓

C. 光泽苔藓

D. 玫瑰糠疹

E. 急性点滴状寻常型银屑病

F. 急性苔藓痘疮样糠疹

G. 急性湿疹

第 3 问：下列适合该患者的处理措施是

A. 口服头孢拉啶

B. 口服阿奇霉素

C. 外用丁酸氢化可的松乳膏

D. 外用曲安奈德益康唑乳膏

E. 外用他卡西醇软膏

F. NB-UVB 照射，b.i.d.

G. NB-UVB 照射，q.o.d.

H. 外用保湿剂

第 4 问：患者口服阿奇霉素及外用丁酸氢化可的松乳膏 1 周后全身皮疹略有好转。患者父亲自觉疗效太慢，遂带患者到某个体诊所就诊，静脉滴注地塞米松（10mg/d）和青霉素 6 天，全身皮疹完全消退。半个月后全身皮疹复发加重，并出现发热。查体：体温39.8℃，全身弥漫性红斑，轻度水肿，伴有较多小脓疱以及糜烂、结痂。目前该患者的处理措施是

A. 血常规、肝功能检查、肾功能检查、电解质测定、血糖测定、血脂测定、CRP 测定

B. 血培养

C. 皮损组织病理检查

D. 取脓液进行涂片镜检及细菌培养

E. 肺部 CT

F. 静脉滴注地塞米松 15mg/d

G. 降温、补液

第 5 问：患者血常规：白细胞 17.2×10^9/L，中性粒细胞百分比 86.5%，淋巴细胞百分比10.7%；肝功能、肾功能、电解质、血糖、血脂均正常；CRP 125.3mg/L；三次血培养均未有细菌生长；脓液涂片和培养未发现细菌；皮损组织病理：表皮细胞间水肿，棘层较多中性粒细胞浸润，部分聚集，真皮血管扩张，血管周围较多中性粒细胞和淋巴细胞浸润；肺部 CT：两肺炎症。下列适合该患者目前病情的处理措施是

A. UVA 照射

B. 静脉注射复方甘草酸苷

C. NB-UVB 照射

D. 口服阿维 A

E. 口服阿维 A 联合静脉滴注甲氨蝶呤

F. 1∶5 000 高锰酸钾溶液清洗

G. 静脉使用抗生素

H. 监测患者生命体征及血氧饱和度

【案例 11】患者，女性，25 岁，体重 50kg。面部红斑伴发热及四肢肌肉、关节疼痛 1 个月。面部皮疹无瘙痒，体温最高为 38.3℃，无头痛、头晕，饮食和大小便均正常。查体：体温 37.8℃，血压 120/76mmHg，呼吸平稳；鼻背及两侧面颊对称分布鲜红色轻度水肿性斑片；颈部、双腋窝及腹股沟处未触及肿大淋巴结；心、肺及腹部未见异常；四肢肌肉无肿胀和压痛，肌力正常；双膝关节轻度肿胀、压痛。

第 1 问：为明确诊断，该患者需要完善的实验室检查包括

A. 血常规、尿常规、24 小时尿蛋白测定、肝功能检查、肾功能检查、红细胞沉降率测定、CRP 测定

B. ANA 全套检测

C. 免疫球蛋白和补体测定

D. 血清肌酶检测

E. 胸片

F. 腹部及盆腔超声

G. 血培养

H. 心脏彩超

第 2 问：患者入院后血常规：WBC $2.78×10^9$/L，N% 39.2%，L% 46.4%，M% 12.6%，RBC

3.63×10^{12}/L，Hb 100g/L，PLT 85×10^9/L；尿常规：隐血（++），蛋白（++）；24 小时尿蛋白定量为 0.59g；肝功能：总蛋白和白蛋白轻度降低，ALT 135U/L，AST 32U/L；肾功能、血脂、血糖、电解质、血清肌酶、抗 TP 抗体、抗 HIV 抗体检查均正常；乙肝六项：HBsAg（+），抗 HBsAb（+），HBeAg（+）；免疫球蛋白显示 IgG 升高，补体 C3 0.61g/L；ESR 50mm/h；CRP 29.7mg/L；ANA 全套：ANA（+），滴度为 1 : 1 000，核均质型，抗 SSA 抗体（+），抗 SSB 抗体（+），抗 Sm 抗体（-），抗 dsDNA 抗体（+），抗核糖体 P 蛋白抗体（-）；血培养阴性；心电图显示 ST-T 改变。胸片：右下肺炎伴双侧少量胸腔积液；心脏彩超：少量心包积液。下列适合该患者的处理措施是

A. 静脉注射甲泼尼龙 60mg/d

B. 口服泼尼松 30mg/d

C. 口服硫唑嘌呤 100mg/d

D. 口服羟氯喹 400mg/d

E. 静脉滴注青霉素 640 万 U/L

F. 口服恩替卡韦 100mg/d

G. 静脉注射免疫球蛋白 20g/d，连续 5 天

H. 静脉滴注复方甘草酸苷 80mg/d

第 3 问：患者静脉滴注甲泼尼龙 60mg/d、复方甘草酸苷 80mg/d、头孢哌酮舒巴坦 2g/d 及口服恩替卡韦 100mg/d，第 2 天后体温即恢复正常，四肢肌肉和关节痛缓解，1 周后复查血常规、肝功能、肾功能、心电图结果正常。治疗上停用静脉滴注甲泼尼龙和复方甘草酸苷，改为泼尼松 60mg/d 和复方甘草酸苷口服；当天夜间患者出现兴奋，不能入睡；次日早晨患者出现头痛，测量血压为 220/120mmHg，15 分钟后患者出现意识丧失，四肢抽搐。该患者目前的处理方案是

A. 急诊头颅 CT

B. 急诊电解质、血糖

C. 血气分析

D. 静脉滴注乌拉地尔

E. 静脉注射安定

F. 静脉滴注甘露醇

G. 静脉注射呋塞米

第 4 问：患者静脉注射安定、甘露醇、呋塞米以及乌拉地尔等药物后意识恢复正常，四肢抽搐缓解，血压降至 140/90mmHg。急诊头颅 CT 显示腔隙性脑梗死，电解质、血糖和血气分析结果未见异常。遂行腰穿脑脊液检查，结果显示：脑脊液白细胞 12.5×10^9/L，蛋白 0.68g/L，糖和氯化物正常，ANA 阳性。下列适合于该患者的治疗方案是

A. 静脉滴注甲泼尼龙 500mg/d，连续 5 天

B. 静脉注射免疫球蛋白 20g/d，连续 5 天

C. 口服羟氯喹 300mg/d

D. 静脉注射环磷酰胺 600mg，每 2 周 1 次

E. 鞘内注射甲氨蝶呤 10mg 和地塞米松 5mg

F. 泼尼松剂量减量至 40mg/d

G. 静脉滴注左氧氟沙星 400mg/d

第 5 问：患者经过 4 周的治疗，病情稳定，糖皮质激素改为泼尼松 50mg/d 口服，羟氯喹口服 300mg/d；1 年后减量至泼尼松 10mg/d 和羟氯喹 200mg/d，并发现意外妊娠 6 周；8 个月后分娩一个女婴，查体发现该女婴面部、躯干散在多处环形水肿性斑片。为明确该女婴的病情，需要完善的实验室检查是

A. 血常规

B. 尿常规

C. 肝功能检查

D. 肾功能检查

E. 红细胞沉降率检查

F. 免疫球蛋白和补体检测

G. ANA 全套检查

H. TRUST 和 TPPA

I. 心电图

【案例 12】患者，男性，68 岁。面部和双手背红斑伴轻度瘙痒 3 个月，四肢肌肉酸痛无力 1 个月。病程中无发热、关节痛。患有高血压病 20 年和糖尿病 10 年，不规则口服氨氯地平、二甲双胍、阿卡波糖等药物。查体：双上眼睑及鼻背两侧对称分布水肿性紫红色斑片；双手指关节伸侧见紫红色扁平丘疹，表面轻度脱屑；四肢肌肉轻度肿胀、压痛，双上肢上举轻度困难，双下肢下蹲后站立困难。

第 1 问：为明确诊断，该患者需要完善的检查包括

　　A. 血常规

　　B. 尿常规

　　C. 24 小时尿蛋白定量

　　D. 血清肌酶水平检测

　　E. 胸部 X 线摄片

　　F. 耳鼻喉科会诊

　　G. 肌肉活检

　　H. 肌电图检查

第 2 问：患者体温 36.5℃，血压 167/95mmHg，体重 63kg，心肺听诊未见异常。血常规：白细胞 3.2×10^9/L，中性粒细胞百分比 66%，淋巴细胞百分比 30%，血红蛋白 98g/L，血小板 122×10^9/L；尿常规：隐血（+），蛋白（-）；24 小时尿蛋白定量为 0.12g/L；肝功能：总蛋白 51g/L，白蛋白 26g/L，ALT 168U/L，AST 355U/L，LDH 975U/L；肾功能：BUN 10mmol/L，Cr 122μmol/L；血糖为 13mmol/L；电解质：血钠 136mmol/L，血钾 3.2mmol/L；红细胞沉降率 65mm/h；血清肌酶：CK 1 871U/L，CKMB 90U/L；病毒性肝炎和抗 HIV 抗体筛查均未见异常；免疫球蛋白、补体以及 T_3、T_4 和 TSH 水平正常；ANA 全套：ANA 滴度为 1∶1 000，颗粒型，抗 Sm 抗体（-），抗 dsDNA 抗体（-），抗 SSA 抗体（-），抗 SSB 抗体（-），抗 JO-1 抗

体（-）；心电图、胸部 X 线摄片和腹部超声检查均未见异常。肌电图显示肌源性损害。三角肌活检显示肌纤维肿胀，横纹消失，部分肌纤维断裂，少量淋巴细胞浸润。对该患者诊断考虑的疾病是

　　A. 多形性日光疹

　　B. 混合性结缔组织病

　　C. 重叠综合征

　　D. 亚急性皮肤型红斑狼疮

　　E. 系统性红斑狼疮

　　F. 多形红斑

　　G. 皮肌炎

第 3 问：该患者目前的处理措施包括

　　A. 心内科会诊

　　B. 内分泌科会诊

　　C. 口服氯化钾

　　D. 静脉使用甲泼尼龙 80mg/d

　　E. 静脉注射甲氨蝶呤，每周 1 次，每次 15mg

　　F. 加强营养

　　G. 静脉注射丙种球蛋白

第 4 问：患者静脉使用甲泼尼龙 80mg/d、复方甘草酸苷 80mg/d，口服氯化钾 1g（b.i.d.）、奥美拉唑 20mg（b.i.d.）、钙片 1 片（b.i.d.）、氨氯地平 5mg（b.i.d.）以及皮下注射胰岛素 40U/d 等治疗 1 周，患者皮损和四肢肌肉症状未有改善，并出现发热、咳嗽、咳痰和胸闷，体温最高达 39.2℃。该患者进一步的处理措施是

　　A. 血培养及药物敏感试验

　　B. 痰培养及药物敏感试验

　　C. 复查血常规、CRP 和红细胞沉降率

　　D. 血气分析

　　E. 肌炎特异性抗体检测

　　F. 肺部 CT

　　G. 复查血清肌酶

【案例 13】患者，女，65 岁。口腔溃烂、疼痛5 个月，全身红斑、瘙痒 2 周。查体：全身泛发紫红色斑疹和扁平丘疹，表面覆有灰白色鳞屑，未有水疱、大疱及糜烂；双侧球结膜充血，眼睑糜烂；口腔黏膜多处大小不等的糜烂。系统检查未有发现异常。

第 1 问：对该患者可能的诊断是

A. 扁平苔藓

B. 白塞病

C. 类银屑病

D. 黏膜类天疱疮

E. 重症多形红斑

F. 副肿瘤性天疱疮

G. 梅毒

H. 移植物抗宿主反应

第 2 问：为明确诊断，该患者需要完善的实验室检查包括

A. 口腔黏膜组织病理检查

B. 皮损组织病理检查

C. 间接免疫荧光试验

D. RPR＋TPPA

E. 检测抗 Dsg1 抗体、抗 Dsg3 抗体和抗 BP180 抗体

F. 胸部 CT

G. 腹部及盆腔超声检查

第 3 问：患者既往身体健康。血常规、尿常规、肝功能、肾功能、止凝血检查、免疫球蛋白、补体、ANA 全套、胸部 CT 检查均未发现异常；血 RPR（＋），滴度为 1∶1，TPPA（－）；腹部超声：肝囊肿，脾轻度肿大；盆腔超声：左侧附件见 12cm×5.3cm 大小的密度不均匀的团块；皮损组织病理检查：界面皮炎改变，伴有少数角质形成细胞坏死；以正常人皮肤为底物的间接免疫荧光检查：夕周血中检测到与表皮棘细胞间成分相结合的IgG 型循环自身抗体，滴度为 1∶640。该患者进一步的处理措施是

A. 盆腔平扫及增强 CT

B. 肿瘤标志物检测

C. 口服羟氯喹

D. 口服异维 A 酸

E. 静脉使用甲泼尼龙 80mg/d

F. 使用大鼠膀胱黏膜进行间接免疫荧光检查

第 4 问：患者盆腔 CT 提示左侧附件占位性病变。以大鼠膀胱上皮为底物的 IIF 检查显示患者外周血中检测到与大鼠膀胱上皮相结合的 IgG 型循环自身抗体，滴度为1∶640。肿瘤标志物检测结果未见异常。该患者目前合适的治疗方案是

A. 口服泼尼松 60mg/d

B. 口服甲泼尼龙 60mg/d

C. 静脉滴注免疫球蛋白 20g/d，连续 5 天

D. 放疗

E. 化疗

F. 手术切除盆腔占位性病变并做组织病理检查

G. 口服硫唑嘌呤 150mg/d

【案例 14】患者，女性，37 岁。发热 11 天，全身红色皮疹 5 天。体温最高达 40℃，体温较高时伴有轻度头痛、头晕，无咽痛、咳嗽和咳痰。皮疹瘙痒不明显。查体：体温39.5℃，呼吸略急促，血压 110/75mmHg；全身泛发红色斑疹、斑丘疹；咽部无充血，双侧扁桃体不大。

第 1 问：对该患者可能的诊断是

A. 麻疹

B. 风疹

C. 传染性单核细胞增多症

D. 流行性斑疹伤寒

E. 丛林斑疹伤寒

F. 成人 Still 病

G. 药疹

第 2 问：为明确诊断，该患者需要完善的病史、体格检查和实验室检查是

A. 发病前 2～3 周内有无患有其他疾病及用药史

B. 发病前 2～3 周内有无到树林间活动史

C. 全身皮肤有无坏死和焦痂

D. 全身浅表淋巴结有无肿大

E. 血常规

F. 嗜异性凝集试验

G. 抗 VCA IgG/IgM 抗体

H. 血清铁蛋白水平

I. 外斐反应 OX_{19}/OX_K 抗原凝集试验

第 3 问：患者发病 10 天前曾到山区树林间旅游，发病前 2 周内身体健康，未有用药史。查体：右侧腋窝处见一个直径约 0.6cm 的圆形溃疡，表面覆有黑色焦痂；颈部、腋窝及腹股沟处未触及肿大淋巴结；四肢关节无红肿、触痛。血常规：白细胞计数为 9.2×10^9/L，中性粒细胞百分比为 60.8%，淋巴细胞百分比为 32.5%，血小板计数为 113×10^9/L；血清铁蛋白水平轻度升高；抗 VCAIgM 抗体阴性；OX_{19} 抗原外斐反应阴性；OX_K 抗原外斐反应阳性，滴度为 1：320。对该患者的诊断是

A. 传染性单核细胞增多症

B. 流行性斑疹伤寒

C. 成人 Still 病

D. 风疹

E. 丛林斑疹伤寒

F. 伴发嗜酸性粒细胞增多及系统症状的药疹

G. 麻疹

第 4 问：该患者还可能出现的临床表现是

A. 心肌炎

B. 间质性肺炎

C. 急性呼吸窘迫综合征

D. 肾衰竭

E. 肝大

F. 脾大

第 5 问：该患者合适的治疗药物是

A. 左氧氟沙星　　　B. 莫西沙星

C. 头孢曲松钠　　　D. 四环素

E. 红霉素　　　　　F. 米诺环素

G. 多西环素

【案例 15】患者，男性，46 岁。全身皮疹 10 天，发热 1 周。发疹前 2 周内因头部外伤应用苯巴比妥、破伤风抗毒素及阿洛西林等药物。查体：体温 38.8℃，血压 130/76mmHg，体重 70kg；双眼巩膜黄染明显；心率 110 次/min，律齐，未闻及杂音；两肺呼吸音粗，未闻及湿啰音。皮肤科情况：全身弥漫分布密集暗红色及铁锈色斑疹、斑片，表面泛发较多薄壁松弛性水疱、大疱，尼氏征阳性，全身皮肤松解面积为全身体表面积的 50%，眼部、口唇、口腔及外生殖器黏膜糜烂。血常规：WBC 4.31×10^9/L、N% 25.3%、Hb 125g/L、PLT 76×10^9/L；肝功能：白蛋白 21.9g/L，总胆红素 165.81μmol/L，丙氨酸转氨酶 1 449U/L、天冬氨酸转氨酶 768U/L，碱性磷酸酶 356U/L；血糖 5.62mmol/L；肾功能、电解质、血脂、止凝血全套、乙肝六项、抗 HCV 抗体、抗 TP 抗体、抗 HIV 抗体基本正常。

第 1 问：对该患者最可能的诊断是

A. 寻常型天疱疮

B. 落叶型天疱疮

C. 固定型药疹

D. 大疱性扁平苔藓

E. 重症多形红斑

F. 中毒性表皮坏死松解型（TEN）药疹

G. 大疱性脓疱疮

第 2 问：目前适合该患者的处理措施是

A. 静脉使用甲泼尼龙 80mg/d

B. 应用保肝药物

C. 静脉使用抗生素

D. 静脉注射免疫球蛋白（IVIG）20g/d

E. 输注人血白蛋白

F. 输注新鲜血浆

G. 换药包扎

H. 静脉注射甲氨蝶呤

第 3 问：予以患者地塞米松 15mg/d、维生素 C、葡萄糖酸钙、IVIG、还原型谷胱甘肽、腺苷蛋氨酸、复方甘草酸苷、磷霉素钠、新鲜血浆、人血白蛋白静脉滴注，补液支持治疗，皮肤黏膜护理及外用疗法等处理 5 天。患者发热一直未有好转，体温最高达 40.1℃，并出现咳嗽、咳痰；全身皮肤黏膜损害略有好转；复查两次血常规分别显示：WBC 0.38×10^9/L、N% 2.60%、L% 94.5%；WBC 0.73×10^9/L、N% 8.20%、L% 67.10%。该患者下一步的处理措施是

A. 停用地塞米松，改为甲泼尼龙 1g/d，连续 3 天

B. 痰培养及药敏试验

C. 痰液真菌镜检

D. 血培养

E. 停用磷霉素钠，改为美罗培南联合万古霉素

F. 肺部 CT

G. 密切监测生命体征及血氧饱和度

H. 骨髓穿刺细胞学检查

第 4 问：目前通常使用 SCORTEN 评估 TEN 药疹患者的预后，其评估指标包括

A. 白细胞 < $1\,000 \times 10^9$/L

B. 年龄 ≥40 岁

C. BUN > 10mmol/L

D. HR≥120 次/min

E. 合并恶性肿瘤

F. 血糖 > 14mmol/L

G. 碳酸氢根 < 20mmol/L

H. 第 1 天皮肤松解面积 ≥ 全身体表面积的 10%

第 5 问：在 SJS/TEN 疾病初期阶段应用可以阻止病情进展的药物是

A. 奥马珠单抗　　　B. 抗组胺药物

C. 万古霉素　　　　D. 益赛普

E. 英夫利西单抗　　F. 阿达木单抗

参考答案与解析

一、多选题

1. BCD

2. BE 患儿诊断考虑为手足口病。

3. ABC

4. ABCDE

5. ABCDE

6. BCDE 麻风患者的皮损通常伴有感觉障碍及闭汗。

7. ABCDE

8. CE 该患者诊断考虑为水母蜇伤,切勿用淡水或乙醇溶液冲洗,避免刺胞大量排空释放各种毒素而加重病情。

9. ACD 皮肤纤维瘤好发于四肢,通常表现为单个直径小于 1cm 的皮肤结节,表面呈褐色,可略微隆起。隆突性皮肤纤维肉瘤的皮损表现为肤色、暗红色或紫蓝色结节,表面隆起。

10. ABCD 结痂性疥疮传染性极强。

11. BCDE 慢性光化性皮炎好发于老年男性。

12. ABCDE

13. BCDE 抗组胺药物、糖皮质激素和肾上腺素对于遗传性血管性水肿均无效。遗传性血管性水肿急性发作时可输注冰冻的新鲜血浆,如果出现喉头梗阻可以行气管切开。口服丹那唑、氨甲环酸和皮下注射抗血浆型激肽释放酶抑制剂的单抗均可预防该病的发作。

14. ABCDE

15. ABCDE

16. ABCDE

17. ABCDE

18. CDE 抗 TIF-1γ 抗体和抗 NXP-2 抗体主要与恶性肿瘤相关性皮肌炎有关。

19. ABDE 原发性红斑肢痛症是一种由 *SCN9A* 基因突变引起的常染色体显性遗传性皮肤病,临床表现为四肢远端阵发性皮肤潮红、肿胀及剧烈灼痛,遇热后病情加重,遇冷后病情缓解。雷诺现象表现为手、足部阵发性苍白、青紫和潮红。

20. ABCE 克隆性 HES 首选治疗药物是伊马替尼。

21. ABCDE

22. BCD 该患者诊断考虑为可变性红斑角化症。

23. ABCDE Olmsted 综合征又称残毁性皮肤角化病和口周角化病,是由 *TRPV3* 和 *MBTPS2* 基因突变引起的遗传性皮肤病,表现为掌跖角化伴有指趾缩窄和离断,口周、肛周和臀部角化性斑块和丘疹，还可出现脱发、口腔黏膜白斑和甲营养不良，角化部位可继发鳞状细胞癌。

24. BCDE　Mucha-Habermann病（FUMHD）是一种罕见临床类型的急性苔藓痘疮样糠疹，皮损好发于四肢、躯干部位，可出现明显坏死和溃疡，并伴有发热、关节痛等症状。

25. ABCDE

26. ABCE　该患者诊断考虑为角化棘皮瘤，病变位于真皮。

27. ABCD　皮肤异色病样皮肌炎、皮肤淀粉样变、原发性皮肤T细胞淋巴瘤（CTCL）及遗传性泛发性色素异常症（DUH）均可表现为泛发性皮肤色素沉着伴有色素减退。融合性网状乳头瘤病表现为胸、腹部密集网状褐色斑疹及小丘疹。

28. ABDE　石棉状糠疹通常表现为头反厚积的鳞屑性斑片，不伴有脱发或断发。

29. ABCDE

30. ABC

二、案例分析题

【案例1】

第1问：ABCEF　生殖器疱疹损害表现为簇集或散在的绿豆大小的水疱、糜烂或浅溃疡；硬下疳和二期梅毒均可表现为生殖器黏膜的糜烂或溃疡，损害单个或多个。在梅毒的疾病早期或由于前带现象，TRUST可呈现阴性，因此一次的TRUST阴性结果不能排除梅毒。

第2问：ABCDEFG

第3问：F　尽管患者否认婚外性接触史，但是并不能仅根据这一方面排除梅毒。该患者诊断考虑梅毒的可能性大，因此首选的实验室检查是TRUST和TPPA。

第4问：G　对于青霉素过敏（皮试阳性或药物性皮炎）的梅毒患者，优先选择的替代药物是头孢曲松钠，其次是米诺环素（或多西环素）和大环内酯类药物。如果出现青霉素过敏性休克，不推荐使用头孢曲松钠。该患者对青霉素过敏（药物性皮炎），而且疾病初期口服罗红霉素无效，此外为预防吉海反应的发生，需要联合口服中小剂量糖皮质激素。

第5问：ABCDE　环状肉芽肿、股癣、扁平苔藓、银屑病、二期梅毒均可表现为环状损害。少数梅毒患者皮损伴有瘙痒。由于患者疾病早期驱梅治疗使用的药物是米诺环素，治疗结束后未有定期门诊随访，平时酗酒和熬夜较多，因此对于腹股沟及股内侧的红色斑片和斑块，诊断上应考虑到二期复发梅毒疹的可能，特别是鳞屑真菌镜检呈阴性结果和外用抗真菌制剂无效者。

【案例2】

第1问：ABCE　色素痣、色素型脂溢性角化病、色素型基底细胞癌、恶性黑素瘤均可表现为黑色斑块。Bowen病皮损表现为暗红色斑片或斑块，表面糜烂、结痂。扁平苔藓样角化病表现为红色、红褐色扁平丘疹或斑块，表面轻度脱屑。皮肤纤维瘤通常表现为坚硬皮下结节，表面可略隆起，呈灰褐色。尽管患者左侧腹股沟淋巴结肿大，但是未有进行组织病理检查之前尚无法确定与左大腿皮损之间的相关性。

第2问：ABCDEF　免疫组化染色有助于确定肿瘤细胞的来源，腹股沟淋巴结活检、PET-CT和血清乳酸脱氢酶检测有助于评估疾病的分期。

第3问:E 恶性黑素瘤TNM分期:Tis为原位癌,T_1为肿瘤厚度≤1mm,T_2为肿瘤厚度1~2mm;T_3为肿瘤厚度2~4mm,T_4为肿瘤厚度>4mm,各期肿瘤无溃疡为a,有溃疡为b;N_1为1个淋巴结受累,N_2为2~3个淋巴结受累,N_3为≥4个淋巴结受累,淋巴结组织病理有转移为a,临床有转移为b;M_1为远处皮肤淋巴结转移,M_2为有肺转移;M_3为有其他任何全身转移。Clark分级:Ⅰ级为原位癌,Ⅱ级为侵犯真皮乳头层,Ⅲ级为侵犯真皮乳头层下血管丛,Ⅳ级为侵犯真皮网状层,Ⅴ级为侵犯皮下脂肪层。

第4问:ADEG 恶性黑素瘤的治疗首选手术切除,根据肿瘤的厚度确定手术切缘,肿瘤厚度≤1mm时安全切缘为1cm,肿瘤厚度为1~2mm时安全切缘为1~2cm,肿瘤厚度>2mm时安全切缘为2cm。黑素瘤对放射治疗不敏感,如手术切缘阳性无法行第二次手术可考虑行放射治疗。

【案例3】

第1问:ABCDFG 尽管患者配偶确诊为急性淋病,但是患者白带异常可以由多种疾病引起,包括淋病、非淋菌性宫颈炎、念珠菌性阴道炎、阴道毛滴虫性病、细菌性阴道病等。细菌性阴道病分泌物性状为米糊状,不伴有阴道黏膜红肿及瘙痒,合并其他感染常掩盖典型表现。假性湿疣的损害表现为小阴唇内侧鱼籽样新生物。根据患者外阴新生物的形态,诊断考虑为尖锐湿疣的可能性大。

第2问:BCDEFG 女性患者进行淋病奈瑟菌、支原体和衣原体检查时应取宫颈分泌物作为标本,真菌、滴虫和阴道加特纳菌检查时取阴道分泌物作为标本。由于患者配偶有多次婚外性接触史,因此患者同时需要进行梅毒血清学检查和抗HIV抗体检测。

第3问:ABD 患者诊断为急性淋病、非淋菌性宫颈炎、念珠菌性阴道炎及尖锐湿疣,为多种病原体混合感染。为避免发生深部组织感染,该患者需要首先控制淋病奈瑟菌、衣原体、念珠菌感染之后,再处理尖锐湿疣。大环内酯类抗生素和唑类抗真菌药物不能同时使用。

第4问:AEFG 患者复查淋病奈瑟菌、衣原体和真菌需要在治疗结束1周后取材进行。由于患者近期与其配偶发生性生活,因此,2~3个月后还需要复查梅毒血清学试验和抗HIV抗体。

【案例4】

第1问:DEFG 泛发性汗管瘤、泛发性丘疹性环状肉芽肿、发疹性黄瘤病、黏液水肿性苔藓均可表现为泛发性、肤色或淡红色的光滑小丘疹。扁平苔藓的丘疹性皮损通常为紫红色或紫褐色,表面脱屑,可见Wickham纹;点滴状寻常型银屑病的皮损通常表现为绿豆至黄豆大小的红色小丘疹,表面脱屑,轻刮鳞屑可见蜡滴现象、薄膜现象和点状出血;急性苔藓痘疮样糠疹的皮损表现为红色丘疹,部分表面可见出血、坏死和结痂。

第2问:ABCDEFG

第3问:CDEFG 根据患者皮损特点和组织病理学表现,诊断考虑黏液水肿性苔藓。该病通常伴发甲状腺疾病、皮肌炎、单克隆免疫球蛋白血症、HIV感染、HCV感染、内脏恶性肿瘤等,因此需要进行选项C、D、E、F、G的检查以明确诊断和了解有无伴发相关的疾病。

第4问:ABCDE 目前尚无证据表明阿达木单抗和司库奇尤单抗对黏液水肿性苔藓的治疗有效。

【案例5】

第1问:ABDEF 患者诊断考虑寻常型银屑病合并自身免疫性大疱病的可能。

第2问:BF 根据患者的皮损特点和实验室检查结果,诊断考虑为寻常型银屑病合并大疱性类天疱疮。

第3问:ABCDEG 由于患者为寻常型银屑病合并大疱性类天疱疮,因此治疗上需要慎用大剂量系统性糖皮质激素。

第4问:ABCDEFG

【案例6】

第1问:ABCDEFG 播散性盘状红斑狼疮、肥厚性扁平苔藓、斑块状寻常型银屑病、二期梅毒、结节病、持久性隆起性红斑、原发性皮肤T细胞淋巴瘤、麻风和皮肤结核均可表现为紫红色斑块。梅毒和结节病的临床表现均复杂多样,可模拟其他很多种疾病。结节病的皮损可表现为丘疹、结节、斑块、溃疡,类似结节性红斑、冻疮样狼疮、银屑病、肉芽肿性玫瑰痤疮样损害。

第2问:ABCEFGH

第3问:ABCDEF 根据患者临床表现和皮损组织病理检查结果,诊断考虑为结节病。结节病可累及全身任何系统的器官,特别是肺。

第4问:BCDEF 患者诊断为结节病,伴有肺门淋巴结病变和肺内受累。治疗上可选择中小剂量糖皮质激素、免疫抑制剂、免疫调节药物及肿瘤坏死因子拮抗剂等。

【案例7】

第1问:CDE 结节性红斑的皮损好发于双小腿,严重时泛发四肢,为疼痛性及触痛性皮下结节,表面通常隆起发红;结节性多动脉炎的皮损好发于四肢,通常是按肢体动脉走向呈线状排列的皮下结节,疼痛及触痛。

第2问:ABCDEFG

第3问:ACDEFG 根据临床表现和实验室检查,对该患者诊断考虑为急性发热性嗜中性细胞皮肤病(Sweet病)合并血液系统疾病。Sweet病可由感染、药物、自身免疫及恶性肿瘤等原因所致。恶性肿瘤中主要为血液系统疾病,包括急性髓细胞性白血病、淋巴瘤、骨髓增生异常综合征和慢性髓细胞性白血病。肿瘤相关的Sweet综合征具有如下特点:①皮损严重;②皮损组织病理结果显示50%以上的病例缺乏明显中性粒细胞浸润;③皮损的复发率高且提示肿瘤的复发。

第4问:D

【案例8】

第1问:CDEFG 患者表现为臀部和下肢急性皮肤溃疡,溃疡的原因通常考虑各种感染、血管炎、坏疽性脓皮病、肿瘤等。Churg-Strauss综合征又称变应性肉芽肿性血管炎,特征是多脏器受累,组织病理表现为坏死性血管炎、嗜酸性粒细胞浸润和血管外肉芽肿。外周血嗜酸性粒细胞明显升高。皮损通常表现为皮下结节、瘀斑和溃疡。

第2问:ABCDEFG

第3问:ABCDEF 根据患者的临床表现和组织病理检查结果,诊断考虑为坏疽性脓皮病。

该病通常伴发炎症性肠病和血液系统疾病。治疗方法包括系统使用大剂量糖皮质激素、免疫抑制剂、生物制剂，以及局部清创换药等。

第 4 问：ABCDEFG

【案例 9】

第 1 问：BCDEFG

第 2 问：ABCD　　患者诊断考虑为自身免疫性大疱病的可能。妊娠期间禁忌放射学检查，影像学检查对于确诊帮助不大。

第 3 问：D

第 4 问：ABCDEF　　妊娠类天疱疮的治疗：对于病情轻微的患者，选择外用强效糖皮质激素和 / 或口服抗组胺药物；对于病情严重的患者，联合使用系统性糖皮质激素或免疫球蛋白治疗。患者通常在分娩后数周至数月病情逐渐缓解。

【案例 10】

第 1 问：ABCDEFG

第 2 问：E

第 3 问：ABCDEGH

第 4 问：ABCDEG　　患者目前诊断考虑为泛发性脓疱型银屑病，可能与使用大剂量糖皮质激素有关。目前治疗上尽量避免系统使用糖皮质激素。

第 5 问：BDFGH　　根据患者临床表现和组织病理检查结果，诊断为泛发性脓疱型银屑病，急性期不宜应用光疗。阿维 A 和甲氨蝶呤均是脓疱型银屑病一线的治疗药物，两者同时使用容易导致严重肝损害。

【案例 11】

第 1 问：ABCDEFGH　　对该患者的诊断考虑 SLE 的可能性大。血清肌酶检测有助于了解有无肌肉受累。血培养有助于明确发热是否是感染所致。

第 2 问：AFGH　　患者诊断为 SLE 活动期合并右下肺炎、乙肝、肝功能损害、心电异常，治疗上首选系统性糖皮质激素治疗，泼尼松剂量至少为 1mg/（kg•d），可以联合 IVIG 治疗，暂时不宜选择免疫抑制剂和羟氯喹治疗。由于青霉素可诱发或加重 SLE 的病情，因此抗感染治疗不宜选择青霉素。由于合并乙肝，系统使用大剂量糖皮质激素治疗的同时需要联合使用抗 HBV 药物如恩替卡韦，预防发生重症肝炎。

第 3 问：ABCDEFG　　考虑神经精神狼疮可能性大，可发生在 SLE 疾病的任何阶段，头颅 CT、电解质、血糖和血气分析有助于明确引起中枢神经症状的原因，有无脑出血、脑梗死，有无低钠血症、低氧血症、低血糖。目前首要的处理措施是控制血压和癫痫发作。

第 4 问：ABCDE　　患者确诊为狼疮性脑病，大剂量糖皮质激素冲击治疗、IVIG、羟氯喹、环磷酰胺及鞘内注射甲氨蝶呤、糖皮质激素均有助于病情的缓解。

第 5 问：ABCDEFGHI　　该女婴诊断考虑新生儿红斑狼疮的可能性大，行上述检查了解全身脏器受累情况，特别是有无心脏传导阻滞。此外，行 TRUST 和 TPPA 排除胎传梅毒。

【案例 12】

第 1 问：ABCDEFGH　　患者诊断考虑为皮肌炎、SLE 的可能。胸部 X 线摄片和耳鼻喉科会诊可了解有无合并相关性病变。

第2问：G　根据患者典型的皮损特征、肌肉病变、血清肌酶、肌电图和肌肉活检的检查结果诊断皮肌炎明确。

第3问：ABCDFG　患者肝功能异常，暂时不宜联合使用甲氨蝶呤。

第4问：ABCDEFG　肌炎特异性抗体检测有助于评估皮肌炎患者的病情及预后，如抗MDA5抗体阳性的患者容易并发间质性肺炎，对常规治疗抵抗。肺部CT检查有助于明确是否并发肺部感染及感染程度，此外有助于了解有无并发肺间质性病变及合并肺部恶性肿瘤。胸片分辨率低，容易导致一部分患者漏诊。

【案例13】

第1问：AFGH

第2问：ABCDEFG

第3问：ABF　根据患者临床表现和实验室检查结果，考虑副肿瘤性天疱疮的可能性大，行盆腔平扫及增强CT、肿瘤标志物检测、使用大鼠膀胱黏膜进行间接免疫荧光检查以明确诊断。

第4问：CF　患者诊断为副肿瘤性天疱疮，首要的处理措施是手术切除盆腔肿瘤，并行组织病理检查以明确肿瘤的类型。术前及术后可予以静脉注射免疫球蛋白，一方面控制天疱疮病情，另一方面降低术后感染的概率。

【案例14】

第1问：CDEFG　麻疹通常在发热3～4天后全身出现皮疹，皮疹持续5天左右体温开始下降，病程中伴有明显咳嗽。风疹通常在发热1天后全身出现皮疹，皮疹1～2天内迅速泛发全身。

第2问：ABCDEFGHI　躯干、四肢出现少数坏死和焦痂同时伴发高热、全身红色斑疹和斑丘疹是丛林斑疹伤寒突出的临床特征。血常规、嗜异性凝集试验、抗VCA IgG/IgM抗体检测有助于传染性单核细胞增多症的诊断。血常规、血清铁蛋白水平检测有助于成人Still病的诊断；OX_{19}抗原外斐反应和OX_K抗原外斐反应分别有助于流行性斑疹伤寒和丛林斑疹伤寒的诊断。

第3问：E　丛林斑疹伤寒又称为恙虫病，通常在树林里活动被恙螨叮咬所致。潜伏期为1～3周，躯干、四肢出现少数坏死和焦痂同时伴发高热、全身红色斑疹和斑丘疹是丛林斑疹伤寒突出的临床特征。OX_{19}抗原外斐反应阴性；OX_K抗原外斐反应阳性，滴度≥1∶160具有诊断意义。

第4问：ABCDEF

第5问：DEFG　丛林斑疹伤寒由立克次体感染所致，治疗上可选择四环素类、氯霉素和大环内酯类抗生素。

【案例15】

第1问：F

第2问：ABCDEFG　该患者诊断考虑为中毒性表皮坏死松解型型药疹，伴有明显的肝损害和血小板减少，因此不宜使用甲氨蝶呤。

第 3 问：BCDEFGH　考虑患者发热未有缓解和粒细胞缺乏的原因可能由严重感染所致，因此下一步的处理措施主要是明确发热和粒细胞缺乏的原因，而不是盲目增加糖皮质激素的剂量。

第 4 问：BCDEFGH

第 5 问：DEF　研究表明，在 SJS/TEN 疾病初期使用 TNF-α 拮抗剂可以阻止病情的进展，但需要掌握好应用的指征。